儿科临床药师的培养与考核体系

主　编　陆晓彤

副主编　张　健　李　方

编　委　（按姓氏笔画排序）

马姝丽　王　刚　王晓玲　卢庆红

田怀平　许　静　李　方　孙华君

何艳玲　张　健　张顺国　陆晓彤

陈　瑶　金　彦　赵瑞玲

人民卫生出版社

·北京·

图书在版编目（CIP）数据

儿科临床药师的培养与考核体系 / 陆晓彤主编 . —
北京：人民卫生出版社，2023.3
ISBN 978-7-117-34182-0

Ⅰ.①儿⋯ Ⅱ.①陆⋯ Ⅲ.①儿科—药剂师—人才培
养—研究 Ⅳ.①R192.8

中国版本图书馆 CIP 数据核字（2022）第 245023 号

| 人卫智网 | www.ipmph.com | 医学教育、学术、考试、健康，购书智慧智能综合服务平台 |
| 人卫官网 | www.pmph.com | 人卫官方资讯发布平台 |

儿科临床药师的培养与考核体系
Erke Linchuang Yaoshi de Peiyang yu Kaohe Tixi

主　　编：陆晓彤
出版发行：人民卫生出版社（中继线 010-59780011）
地　　址：北京市朝阳区潘家园南里 19 号
邮　　编：100021
E - mail：pmph @ pmph.com
购书热线：010-59787592　010-59787584　010-65264830
印　　刷：三河市尚艺印装有限公司
经　　销：新华书店
开　　本：787×1092　1/16　　印张：28
字　　数：664 千字
版　　次：2023 年 3 月第 1 版
印　　次：2023 年 4 月第 1 次印刷
标准书号：ISBN 978-7-117-34182-0
定　　价：89.00 元

参与编写者

（按姓氏笔画排序）

于丽婷（上海交通大学医学院附属上海
　　　儿童医学中心）
万　隽（厦门大学附属妇女儿童医院）
王小川（首都医科大学附属北京儿童医院）
王晓星（中日友好医院）
方　罗（浙江大学医学院附属儿童医院）
孔旭东（中日友好医院）
邢文荣（安徽省儿童医院）
朱　彦（上海市儿童医院）
朱正怡（浙江大学医学院附属儿童医院）
朱慧婷（江西省儿童医院）
乔　森（哈尔滨医科大学附属第六医院
　　　江南院区）
刘　莹（中日友好医院）
刘　莹（首都医科大学附属北京儿童医院）
刘红霞（上海市儿童医院）
刘昕竹（上海交通大学医学院附属新华医院）
杜朝阳（首都医科大学附属北京儿童医院）
李　中（大连市儿童医院）
李　敏（北京大学第一医院）
李云送（厦门大学附属妇女儿童医院）
李仁秋（昆明市儿童医院）
李朋梅（中日友好医院）
杨巨飞（浙江大学医学院附属儿童医院）
杨梦婕（苏州大学附属儿童医院）
吴玮哲（广州市妇女儿童医疗中心）
陈　勇（江西省儿童医院）
陈　辉（江西省儿童医院）
陈权耀（厦门大学附属妇女儿童医院）

陈超阳（北京大学第一医院）
欧阳珊（广州市妇女儿童医疗中心）
周　波（重庆医科大学附属儿童医院）
周　颖（北京大学第一医院）
钟建民（江西省儿童医院）
赵　琴（江西省儿童医院）
段彦彦（河南省儿童医院）
侯珂露（北京大学人民医院）
秦倩倩（山西省儿童医院）
袁丽华（南京医科大学附属儿童医院）
高明娥（山西省儿童医院）
唐淑含（哈尔滨医科大学附属第六医院
　　　　江南院区）
涂　琼（江西省儿童医院）
黄　亮（四川大学华西第二医院）
黄　琳（北京大学人民医院）
黄志毅（厦门大学附属妇女儿童医院）
黄建权（上海市儿童医院）
蒋樾廉（上海交通大学医学院附属上海儿童
　　　　医学中心）
普　明（昆明市儿童医院）
曾　娜（上海市儿童医院）
阙爱玲（江西省儿童医院）
蔡和平（安徽省儿童医院）
裴保方（河南省儿童医院）
潘秀铭（厦门大学附属妇女儿童医院）
薛智民（山西省儿童医院）
魏　然（北京大学第一医院）

前　言

儿童健康是全球高度关注的卫生问题之一,也是衡量社会进步和经济发展的重要指标。我国一直极为重视儿童健康,先后出台了一系列促进儿童健康问题的政策。2013 年 1 月,《中国国家处方集(化学药品与生物制品卷·儿童版)》的出版对保障儿童用药安全、有效、经济,最大可能地维护儿童健康权益起到了积极的推动作用。2016 年 10 月发布的《"健康中国 2030" 规划纲要》指出,全民健康是建设健康中国的根本目的,突出解决好妇女、儿童、老年人、残疾人、低收入人群等重点人群的健康问题。

儿科患者涵盖了新生儿期、婴儿期、幼儿期、学龄前、学龄期及青春期阶段的患者。儿童专科群体众多,疾病种类复杂,具有一定的综合性特点。各阶段儿童的生理、疾病和用药均有不同的特点,对药物反应的个体差异较大,不能当成缩小版的成人来用药。但目前儿童专用药物和剂型较少,用药风险大,超说明书用药比例高。儿童因年龄、适应证、剂量或给药方式不当等发生不合理用药情况的概率高。临床药师参与儿童药物治疗,能够阻止大部分用药错误,促进儿科合理用药。

培养优秀的儿科临床药师,为高风险用药的儿童群体提供高质量的药学服务,是极为重要的工作。卫生部于 2005 年 11 月发布了《关于开展临床药师培训试点工作的通知》,在全国范围内开展专科临床药师培训。上海交通大学医学院附属新华医院为全国首家小儿用药专业临床药师培训基地,2006 年 3 月起每年招收一年期脱产培训临床药师学员,迄今为止已为全国培养 48 名儿科临床药师。十几年来,各医疗机构临床药师培训基地建立了较为成熟的儿童专科临床药师培养体系,已培养了一批经过规范化专科培训、专业能力较强、考核合格的儿科临床药师。由于各个培训基地带教师资力量不足、培养模式不统一等原因,导致培训质量差异较大,统一儿科临床药师的培养与考核的标准,形成一套完整的培养与考核体系,有利于儿科临床药师人才队伍建设。

在此背景下,由上海交通大学医学院附属新华医院牵头,联合全国 21 家具有儿科临床药师培训经验的医疗机构,组织编写了《儿科临床药师的培养与考核体系》一书。本书旨在提高儿科临床药师的职业胜任力和实践能力,同时为儿科临床药师设计符合其专业特性的能级体系,提供良好的职业发展通道,并建立科学绩效管理体系。

本书回顾了儿科临床药师工作的开展情况和药师培养情况;设计了儿科临床药师的总体岗位要求和培养目标;针对儿童专科综合性强,分支专业较多的特点,对 15 个亚专业的儿科临床药师服务技能、要求进行了全面汇总,每个专业列举了 3~10 个儿童常见病种的药物治疗和药学监护;构建了临床药师能级体系和职业发展通道设计,根据儿科临床药师的专业胜任力,分为见习、初级、中级、高级儿科临床药师;并设计了儿科临床药师的能级评定方法和各能级临床药师的绩效管理体系。

本书的出版将有助于培养高素质的儿科临床药师,全面提升儿科临床药师的药学服务能力,为"健康中国 2030"奉献药师的力量!

陆晓彤

2022 年 6 月

目 录

第一章

儿科临床药师培养工作开展情况

第一节　国外儿科临床药师的工作模式和培养模式

一、概述

本节以美国和英国为代表,概述儿科药学服务的重要性和儿科药物治疗的特殊性,并以国外儿科临床药师的工作模式及培养模式为主线,对其具体工作职责、工作内容、绩效考核评估和培养模式进行介绍,以期为我国儿科临床药学的学科发展和人才培养提供参考。

二、美国儿科临床药师的工作模式和培养模式

美国是临床药学发源地,美国临床药师在提高患者用药的安全性、有效性和经济性方面发挥了重要作用。20 世纪 90 年代,美国临床药学学会(American College of Clinical Pharmacy,ACCP)通过了首版《药物治疗专家工作指导原则》,并以其作为药师的工作指南。该指导原则指出:药师不再只是药品调配人员,而应是药物使用专家。在 2011 年美国卫生系统药师协会(American Society of Hospital Pharmacists,ASHP)峰会上针对药学实践模式发表声明:药师应负责为医院和整个卫生系统患者提供安全、有效、高效和负责任的用药相关服务。在新的临床药学实践模式中,临床药师在医嘱审核、药物咨询、患者用药教育和药物重整(medication reconciliation,Med-Rec)等基本工作的基础上,直接参与患者临床药物治疗管理,提供直接的患者治疗服务(direct patient care,DPC),在药物选择、药物治疗方案调整以及监测患者药物治疗方面发挥自己的专业作用。

下文将通过概述美国儿科药学服务的重要性和儿科药物治疗的特殊性和挑战,以美国儿科临床药师的工作模式及药师培养模式为主线,对其具体工作职责、工作内容、考核评估、培养模式及成长历程分别进行介绍。

(一)儿科药师在医疗保健中的职责和儿科药学服务的重要性

儿科患者不是缩小版的成人,其在不同生长发育阶段的生理、病理以及用药存在一定的特殊性。因此,儿科药学服务应注重为婴儿、儿童和青少年提供安全有效的药物治疗,儿科药师的主要职责是为患儿提供合理的药物遴选和使用、药物治疗监测、用药错误预防、患者教育、临床研究和科学普及等方面的把关与指导。ASHP 通过发表关于儿科药学服务的声明,对儿科药学实践专科培训进行认证,并与儿科药学倡导组(Pediatric

Pharmacy Advocacy Group，PPAG）联合发表《儿科药学服务指南》，提出儿科药师在个性化给药和药物基因组学中的作用，进一步表明了儿科药学服务的重要性和专业性。ACCP也通过发表儿科药学教育意见书和儿科药物治疗学专家培训认证材料等，大力支持发展儿科药师的专业性实践工作。与此同时，美国儿科学会（American Academy of Pediatrics，AAP）发出声明，肯定了药师在多学科治疗团队中的重要性和在儿科患者照护中的积极作用，并建议处方医师尽可能邀请临床药师会诊，将临床药师作为团队成员负责药物治疗管理部分。由此可见，美国儿科临床药师的药学服务在医疗保健中具有一定的重要性和积极作用。

1. 美国儿童人口流行病学　儿童人口几乎占美国人口的三分之一，婴儿、幼儿和青少年患者在各种医疗机构（包括社区药房、诊所、急诊室和医院）中占相当大的比例。一项为期 10 年的研究显示，0~24 岁年轻人门诊就诊次数近 2 600 万次，较 65 岁及以上老年人的 1 400 万次门诊就诊次数显著增加，使用了更多数量的门诊医疗资源。尽管长期用药或慢性病用药通常与成年人，特别是老年人有关，但美国超过 14% 的儿童在 1 年中至少有 3 个月长期服用处方药。与此同时，有研究显示：15 岁以下儿科患者的住院率通常显著低于成人，而急诊就诊则与其近乎持平。儿科患者的较大门急诊占比及住院需求，均强调了儿科专科药学服务的持续性需求。

2. 防范用药错误　儿童用药安全是开展药物治疗的基本原则，预防用药错误至关重要。然而在临床用药过程中，即使不断提升软件技术和严格把控流程管理，仍有可能出现系统或人为错误。研究显示，由于儿童用药的特殊性，儿科患者出现用药错误的风险较成人明显增加，儿童用药错误率为 15%，而成人用药错误率为 5%。由于儿童药物剂量通常是根据体重等相关因素计算所得，计量单位的一致性和计算过程的准确性严重影响计算结果，引起用药错误的风险很高。研究显示，通过计算机医嘱输入提供自动药物剂量计算器和强制处方医嘱字段，可以有效减少计算错误的发生。同时，在调剂、配制和给药的过程中，形似听似（look-alike sound-alike，LASA）和一品多规药品的调剂、静脉溶液或口服混悬液的配制以及临床给药环节均存在用药错误的发生风险。因此，应预防用药错误，避免各个环节中可能存在的风险，保障临床用药安全需要多学科团队以及患儿／看护人的积极参与。由于用药错误在儿童中比成人更常见，因此儿科药师应主导药物安全工作，参与用药错误的审查，建立完善的识别、预防、解决和上报药物不良事件的流程制度，主动监测、评估用药错误的风险。

3. 组织评估和制定指南　在缺乏儿科患者临床数据的情况下，儿科用药指南和专家共识有助于规范临床药物使用。儿科药师应具备评估、制订和应用临床用药指南和共识的能力，积极参与指南多学科小组，通过整合临床药理方面的专业优势，在制定指南方面发挥积极作用。与此同时，要求所有决定儿科药物管理和使用的委员会都应至少有 1 名受过儿科培训的药师作为成员。

4. 药学服务时间和基本服务　对于药学服务时间的要求，在 ASHP 及 PPAG 联合发布的《儿科药学服务指南》中指出，应尽可能提供 24 小时儿科药学服务；如果 24 小时儿科药学服务不可行，应建立一个安全、规范的替代流程，要求 1 名儿科药师应随时待命，并提供可供紧急使用限量的药品库存。远程药物医嘱处理可在法律和法规允许的范围内用于帮助提供药学服务，但不能替代随叫随到的药剂师。基本服务包括为特殊的高危病房

（如儿科重症监护病房、新生儿重症监护病房、血液肿瘤科、手术室、急诊科）提供临床药学服务。

（二）儿科药物治疗的特殊性和所面临的挑战

儿童与成人在病理生理、发育和社会心理方面存在显著差异，其药代动力学和药效学（PK/PD）在生长发育过程中的变化会明显影响儿童的药物治疗选择和剂量要求，因此在药物治疗选择方面与成人患者存在差异。同时，儿科患者不同年龄段（例如幼儿与青少年）之间的社会心理差异，对特定药物剂型的接受程度，以及看护人的文化素养、宗教信仰和社会经济情况等因素，也是儿科药物治疗特殊性的一个重要维度。例如：6 岁以下的儿童通常无法吞咽固体剂型，因此口服液体是这一年龄阶段的首选。由于儿科药物治疗的特殊性，在儿科药物治疗管理中，需根据儿童发育药理学特点进行高度个体化的药物治疗。

由于儿科药物治疗的特殊性，用药过程中需特别关注儿童使用注意事项，因此在为儿科患者提供药学服务方面也面临着一些独特的挑战。由于美国食品药品管理局（Food and Drug Administration，FDA）批准的适应证对儿科患者群体的范围有限，超说明书用药经常发生，67%~96% 的门诊处方和约 79% 的儿科住院患者涉及超说明书用药。由于缺乏儿科专用药品，许多必需药物只能超说明书选择为成人设计的剂型和给药装置。然而这些药物的循证资料有限，缺乏儿科药代动力学、安全性和有效性数据，给儿童用药的选择和给药剂量计算带来很大的挑战。同时，儿科也被称为"哑科"，临床工作者与儿科患者在沟通交流方面也具有一定的限制，因此与其看护人的沟通和配合十分重要。综上，由于难以实施标准化系统以满足儿科患者的特殊需求，儿科临床药师作为多学科治疗团队的重要一员，应利用发育药理学方面的专业知识有效评估药物治疗方案，与团队成员积极合作，迎接面临的各种药物治疗挑战，努力为患儿提供最佳的药物治疗和药学服务。

1. PK/PD　儿科患者在 PK/PD 方面与成人患者存在显著差异，器官（如肾、肝）功能和药物分布空间（如全身水分）的差异直接影响药物的 PK/PD，因此发育药理学因素会影响儿童的药物治疗选择和剂量要求。与此同时，用于儿科患者的治疗药物通常缺乏药代动力学数据，在临床使用方面存在一定的风险。

2. 超说明书用药　儿科患者的超说明书用药是指超出美国 FDA 批准的适应证用药，主要包括：超年龄范围、超体重范围、无儿科临床资料、儿童使用禁忌、超适应证使用和超给药途径使用。研究表明，42%~100% 的儿科患者存在超说明书用药，并且超过 75%的批准用于成人的药物缺乏其对儿科患者相关剂量、疗效和安全性等的数据。由于儿童专用药品和相关说明书信息的缺乏，只要基于适当的临床判断，且超说明书用药经过药物与治疗委员会（Pharmacy and Therapeutics Committee，P&T）批准，必要的药品超说明书使用在临床上是被广泛接受的。然而，超说明书用药也存在一定的限制，如可能被保险公司拒绝承保、严重不良反应可能导致医疗责任、治疗某种疾病或特定年龄阶段（如新生儿）的经验有限，以及用于儿科患者的可用剂型有限。因此，仍然需要更多临床试验来补充儿科人群的药代动力学、安全性和有效性数据，并综合评价已发表的循证证据建立超说明书使用规则，其中特别注意患儿安全应该是最重要的考量因素。

3. 用药依从性　用药依从性是指患者按照医嘱服用药物或对年龄较小的儿科患者喂药的程度，对儿科患者具有一定的挑战性。用药依从性差可能会导致临床症状改善延迟、病情恶化以及因不良临床结果而增加的药物治疗。研究显示，从婴儿期到青春期，所有年龄阶段的儿科患者都存在用药依从性差的情况,原因主要包括:忘记给药时间、看护人和/或患者对用药存疑、社会经济限制、出现药物不良反应、不方便的药物剂型、不适宜的给药时间以及儿童心理因素。同时,由于门诊患者的用药依从性往往难以记录,主要依靠患者自我报告、剂量计数(例如药片或吸入器计数器)、临床医师的印象以及在适当时间监测血药浓度进行评价,对确立提高依从性的方法也是一项挑战,需综合评价影响患者依从性的因素,消除不良因素影响。有研究显示5岁以下的低龄儿童,在治疗哮喘等慢性疾病方面具有更好的用药依从性,这是因为看护人在患儿药物治疗中提供了必要的协助。因此,为儿童分发药物时,对看护人的用药教育也十分重要。

4. 其他因素 看护人、药物剂型等。

由于儿科患者多依赖于看护人的日常照护和协助给药,尤其是低龄儿童,因此看护人接受患儿特有的用药教育可以增加他们对药物治疗的信心和依从性。然而看护人的健康素养、文化或信仰、社会经济地位和家庭结构等方面各不相同,这就要求临床药师根据具体情况进行个体化指导。与此同时,儿科患者在使用特定药物剂型时也需要特别考虑,例如6岁以下的儿童通常无法吞咽固体剂型,因此口服液体是这一年龄阶段的首选。但是由于临床实践中儿童可用的剂型和给药装置有限,给儿科药物治疗选择带来了一定的限制。此外,大多数儿科药物的剂量计算是基于体重或体表面积,尤其是低龄儿童,这种个体化剂量使用液体制剂时可以更准确和容易地给药,但是由于剂型选择缺乏,必须使用含有固定剂量药物的固体剂型时,很难准确地给药和滴定,给临床用药的个体化调剂和给药带来很大的挑战。

(三)美国儿科临床药师的工作模式

美国临床药师是为所有医疗机构的患者提供全面药物治疗管理且已取得相关有效证照的执业人员,是受过专门高等教育和培训,具备在基于团队中所必需的临床能力的执业药师。临床药师集中在住院部和门急诊部开展工作,根据不同的岗位需求,具有不同的工作模式和侧重点。2014版《ACCP临床药师职业标准指南》阐明了临床药师的药学服务过程和记录文件,并列出了临床药师在参与临床协作中的8项标准:临床药师的任职资格、药师参与临床治疗的过程、记录文件、基于团队的实践和权限、专业发展及能力维持、职业精神和职业道德、研究和学术成绩以及其他专业责任。

1. 工作职责

(1)管理职责:临床药师参与临床治疗团队,与其他医务人员合作,开展全方位的药物治疗管理,以优化患者治疗效果,为患者提供高质量、协调一致的、以患者为中心的治疗服务,并最终达到保障和提升医疗质量的目的。

(2)临床职责:ACCP要求临床药师要将专业的药物治疗学知识、治疗经验及药师的判断力融为一体,以保证患者的药物治疗效果达到最佳。临床药师作为药物有效信息和使用建议第一手资料的提供者,其临床岗位职责包括发现、解决、预防药物相关的问题;制订、实施、交流药物干预措施;监测药物治疗的质量;提供药物信息咨询;促进用药安全。

(3)教学职责:教学是临床药师日常工作的重要组成部分,包括带教药学学生及培训学员;同时为患者和家属提供用药方面的教育,改善患者及家属药物治疗的依从性和对自身健康状况的认识。

(4)科研职责:尽管临床药师的作用不断拓展,科研工作仍然是临床药师职业的重要组成部分。临床药师通过提出研究问题，具体执行或参与临床、转化及医疗服务研究，并以循证的方法为临床问题产生最新证据，同时宣传和推广影响患者治疗质量的研究结果，支持和参与科研和学术活动，促进患者健康，提高医疗水平。开展相关研究，可减少用药错误、改善患者预后并有效利用医疗资源等，是巩固临床药师地位的重要手段。

（5）职业精神和道德：ACCP 指出临床药师与患者之间有契约关系，这种关系依赖于患者对临床药师的信任，以及临床药师在法律和伦理的框架下为了患者个人和患者群体的最佳利益所做的工作和奉献。临床药师应具有敬业精神：责任心强、追求卓越、尊重他人、诚实正直、关爱他人，遵守药学行业的道德规范，并遵守所有与药师相关的法律和道德标准。

（6）专业发展和能力维护：ACCP 指出临床药师应具备的专业能力包括临床问题解决、判断和决策的能力，交流和教育的能力，医学信息评估和管理的能力，患者群体管理的能力，以及广泛的治疗知识领域。临床药师还应通过参加正式和非正式的专业学术活动，来追求专业和职业发展。

2. 工作内容

（1）基本儿科药学服务：ACCP 将临床药学定义为，临床药师作为跨专业患者照护团队的成员，为患者提供药学照护，承担优化医疗相关结果的责任和义务。临床药学服务应优先考虑临床服务，为高危人群提供最高水平的药学服务，主要包括：剂量计算、医嘱审核、药学监护与查房、用药重整、药物治疗监测、药品不良事件监测、患者教育和药物信息咨询等基本工作。同时，临床药学服务应记录在案，最好记录在电子病历中。临床药师应尽可能提供直接的患者药学服务，根据合作实践协议直接参与患者的全面临床药物治疗管理，并负责药物治疗相关的服务的连续性。2014 版《ACCP 临床药师职业标准指南》明确指出，临床药师参与临床治疗团队，在相关实践活动、卫生系统、组织或机构范围内，与其他医疗专业人员开展符合国家执业法规的合作和全方位药物治疗管理，以优化患者治疗结果。

1）药物治疗选择和监测时应考虑的常规项目：儿科药学服务过程中，需对患者开展整体的药物治疗评估。对所有儿科患者在选择、使用和监测药物治疗时，考虑和评估如下常规项目：①使用正确的年龄、体重和身高；②考虑社会因素，如患者或看护人的健康素养和文化；③正确使用计量单位；④根据体重（如实际、理想、调整）计算和验证剂量；⑤评估目前的基本状况，并确定这种情况下的最佳药物治疗；⑥考虑并发症；⑦评估当前药物治疗的适宜性，包括补充和替代药物、补充剂和非处方药物；⑧评估用药依从性；⑨注意不适当的缩写和表示法；⑩评估潜在的药物不良反应（即向患者和 / 或看护人提出开放性问题）；⑪评价药物 - 药物、药物 - 食物的相互作用；⑫剂量精确到可测量的量，剂量四舍五入到最接近可测量剂量的 10% 是常见的做法，治疗指数窄的药物（如地高辛）应避免剂量舍入；⑬制订药物治疗监测计划，确定和评估疗效或安全性参数；⑭在每次就诊时调整药物和药物剂量；⑮向患者和看护人提供用药教育。

2）患儿年龄相关的特殊注意事项：儿科临床药师在儿科药学服务中，必须根据患儿不同年龄、疾病和文化等相关特定因素的差异，充分利用儿科药学专业知识和临床技能。尤其是针对不同年龄阶段的儿童，如婴儿、儿童和青少年不同阶段的特殊性，进行个体化药学服务。

在对婴幼儿开展药学服务时，由于低龄儿童的沟通交流限制，需向其看护人交代药物的目的、疗效和潜在不良反应。对于大龄儿童和青少年,需向患者和看护人同时交代药物的目的、疗效和潜在不良反应,让患者积极参与全程药物治疗管理。在 3 岁以下儿童的药物治疗管理过程中,需要注重回顾个人史、疾病史以及认知和运动功能发育评估等,记录体重、身高和头围(婴儿),评估生长百分位数,并定期评估基于体重的给药剂量。与此同时,还需注意药物的适宜性和给药剂型的选择,使用适当的测量装置量取口服液体制剂。注意由于年龄的原因可能出现的药物禁忌证。例如,在早产儿中使用头孢曲松可能影响胆红素与血清白蛋白的结合而增加患核黄疸的风险。大龄儿童药物治疗管理过程中的侧重点会有所不同,由于青春期往往处于叛逆和敏感阶段,通常被认为是用药依从性的"最低点",因此应该采取适当的用药教育和适合年龄独立性的给药方法来改善依从性,还需特别关注酒精、烟草、毒品滥用、性行为和社会心理等影响青少年健康的问题。

(2)高层次儿科临床药学服务:由于儿科药物治疗的特殊性和挑战,儿科药物治疗管理需要高度个性化,因此儿科药师需要具备针对儿科特性的药学实践管理技能,结合在发育药代动力学和药效学的专业优势,为住院和门诊的儿科患者提供专业的儿科临床药学服务。

1)处方集的维护:处方集是指医疗机构内的药物清单和相关信息列表,包括可用药物列表、药物信息和药物使用政策/指南,应由药物与治疗委员会(P&T)批准并定期更新,其维护和管理需基于循证并综合考虑临床、伦理、法律、安全和经济等因素,并且所有药物使用政策均应通过正式审查程序。

2)制定基于循证的实践指南和政策:儿科患者用药指南和共识有助于规范药物使用流程,尤其是在缺乏儿科数据的情况下。儿科药师应具有评估、制定和安全应用药物使用指南和共识的能力,在指导指南和共识制定方面发挥积极作用。在确定指南的研究领域并成立多学科指南制定小组后,临床药师作为成员应参与建立指南制定流程、查找和分析现有证据和制定指南或共识。通过评价证据质量,评估证据实时性以及是否包括特定人群(如新生儿、青少年)的药代动力学、安全性和有效性数据,使用现有儿科数据来设计最佳的剂量和监测方法,最终根据评价结果指导制定药物使用指南。若没有儿科数据,应评估成人药代动力学、安全性和有效性数据与儿科人群的相关性和可及性。

3)制定、评估和优化药物使用流程,以确保儿科患者的用药安全:通过药物使用评估(medication use evaluation,MUE)来评估儿科人群的药物使用流程,可以提高患者疗效。在对药物的获益存在疑问(如超说明书使用、存在争议或证据有限)、两种及以上药物之间进行选择的证据有限和药物使用过程(如处方、配制、调剂、给药、监测)需要分析的情况下,MUE 可达到评价疗效、提高安全性、标准化并优化药物治疗和最小成本的目的,同时也可进一步确保儿科患者的用药安全。

4)对政策、指南和药物使用过程进行持续的质量评估:政策、指南或共识在推行后,临床药师仍需对其可持续性、安全性和效果进行持续的质量评估,并进行相应的审查和修订。MUE 可指导政策、指南或临床实践的优化,但应考虑儿科患者特殊需要,尤其是在几乎没有儿科患者安全性或有效性数据的情况下,需警惕评估其安全性。指南评价过程中应报告独特或罕见的药物不良反应或错误风险,以补充儿科患者文献中的数据。在评价指南实施的效果时,儿科患者标准化药物使用过程的报告可以帮助增加用于儿科患者的使用证据。

5)科研、学术活动和教学:儿科临床药师在完成日常药学服务等相关工作的同时,科研、学术活动和教学工作也是日常工作的主要组成部分。由于缺乏确定儿童最佳药物治疗的临床试验,儿科药师应积极参与基于临床和实践的研究,以主要/共同研究者等方式参与临床药物试验的开展,制定试验药物的管理制度和规程。同时,还需了解针对特殊人群的相关政策和规程,呼吁建立儿童药物法案,鼓励制药企业开展儿科研究,以改善说明书的儿童用药部分内容,并进一步开展儿童用药的相关科研。儿科临床药师的教学工作包括:带教药学学生及培训学员,同时为患者和家属提供用药方面的教育。

3. 绩效评估　美国临床药师的工作地点比较分散、专业分工细化、工作模式成熟,在医疗团队中具有一定的角色、职责和预期能力。美国儿科临床药师是其中一个重要的专业方向,但是由于不同机构或组织用于评估临床药师的样本各不相同,对临床药师的能力要求亦有所差异。ACCP 致力于使临床药师在基于团队的直接患者治疗服务中具有开展综合药物治疗管理服务所需要的胜任力。这些胜任力要求分为 6 个方面:直接的患者治疗服务、药物治疗学知识、基于医疗体系的临床服务和公共健康、沟通、职业精神和持续的专业培养。因此,2016 年 ACCP 临床实践事务委员会制定了评估工具,包括临床药师在每个领域的可评估任务,充分考虑了更为广泛的临床药师实践、重要的标准和指南。在绩效评估方面,该临床药师评估模板可用于机构、组织和其他负责临床药师绩效评估和专业发展的人员,以确定临床药师是否达到预定的绩效标准。

由于 2016 年 ACCP 临床药师评估模板未将评估结果及相应的奖惩措施进行细致划分,因此,对于绩效评估中的达标结果及相应奖惩部分可参考美国药剂师协会(American Pharmacists Association,APhA)制定的"药师临床服务绩效评估"。药师临床服务绩效评估将业绩评级分为 5 个等级,并就每一个等级进行了相应的业绩描述(表 1-1-1)。

表 1-1-1　APhA 药师临床服务绩效评估等级评定表

业绩评级	业绩描述
5	持续超过预期: 在一致和统一的基础上超出业绩预期。在所有重要的责任和技能领域,工作都具有非凡的质量。达到所有临床目标。在实现临床目标方面做出特殊或独特的贡献
4	经常超过预期: 总是达到性能预期,并经常超出。在所有的责任和技能领域,工作都是高质量的。大多数临床目标得到了满足
3	持续符合预期: 始终符合性能预期,并可能定期超出预期。在所有重要的责任领域,工作都是高质量的。技能水平在某些领域可能是中等的。达到重要的临床目标
2	需要改进,以充分实现预期: 在 1 个或多个重要/基本职位要求上未能达到预期。没有达到 1 个或多个重要的临床目标。改进是必要的。必须概述和监视纠正性能的计划,并建立时间线来改进性能。此评级要求重新评估,以查看性能是否有所改善
1	未能达到预期: 不符合目标和目的。大多数重要的临床目标没有达到。职位的大部分方面都需要改进。必须概述和监控纠正性绩效计划,并建立改进的时间表。这一评级值得重新评估,以确定未来的就业状况

由于儿童群体的特殊性,进行儿童保健质量评价的方法非常复杂,需要考虑到这一群体特有的特征,即发育变化、依赖他人、不同于成年人的流行病学、贫困风险和种族 / 民族差异。儿童健康保险项目(children's health insurance program,CHIP)再授权法案提供资源,制定儿童保健质量评价和标准化评价报告,以改善儿童保健和疗效,规定儿童医疗保健质量评价的初始核心指标,并每年度更新,由美国各州的医疗补助制度(Medicaid)/ CHIP 自愿使用。2019 年更新的儿科患者用药管理服务质量评价见表 1-1-2。

表 1-1-2　2019 年更新的儿科患者用药管理服务质量评价

评价指标	简要说明
中央静脉相关血流感染(CLABSI)	在 ICU、专科护理区和其他住院地点的 CLABSI 标准化感染率
儿童期免疫状态	年满 2 岁并在 2 岁之前接种规定疫苗(4 针白喉、破伤风和非细胞性百日咳;3 针小儿麻痹症;1 针麻疹、腮腺炎和风疹;3 针乙型流感嗜血杆菌;3 针乙型肝炎;1 针水痘;4 针肺炎球菌结合物;1 针甲型肝炎;2 针或 3 针轮状病毒;2 针流感疫苗)的儿童比例
青少年免疫状况	年满 13 岁并在 13 岁之前接种规定疫苗(1 针破伤风白喉类毒素和非细胞性百日咳疫苗,1 针脑膜炎和 3 针人乳头瘤病毒疫苗)的青少年百分比
哮喘药物比例	在评价年度内,5~18 岁患有持续性哮喘的患者中控制药物与总哮喘药物之比 ≥ 0.5 的百分比
儿童和青少年同时使用多种抗精神病药物	1~17 岁的儿童和青少年同时接受 ≥ 2 种抗精神病药物治疗的百分比
一线心理社会照护在儿童青少年抗精神病药物治疗中的应用	1~17 岁儿童和青少年服用抗精神病药物新近处方的百分比,他们有社会心理照护作为一线治疗的记录
儿童处方使用注意缺陷障碍(ADHD)治疗药物的随访	新近处方 ADHD 药物的儿童在 10 个月内有 3 次随访的百分比,并且其中 1 次必须在首次调剂药物后的 30 天内
避孕照护 - 产后	有活产史的育龄女性在分娩后 3~60 天内获得最有效或中等有效避孕方法的百分比
避孕照护 - 最有效和中等有效的方法	处于意外怀孕风险的育龄女性中,使用美国 FDA 批准的最有效或中等有效避孕方法所占的百分比
医疗保健提供者和系统 ®CAHPS 5.0H 的用户评估(儿童版包括 Medicaid 和慢性病儿童补充项目)	评估看护人在提供儿童卫生保健方面的经验通过 Medicaid 和 CHIP,对慢性病儿童(83 个问题调查)和非慢性病儿童(48 个问题调查)的看护人分别进行问卷调查

(四)美国儿科临床药师的培养模式

1. 概述　美国儿科药师的培训起步早,经过多年的积累完善,培养模式已相对成熟化和系统化。美国儿科药师的培养历程呈进阶式,在药学院教育的基础上,进行住院药师培训或者在职培训。通常儿科专科药师会获得儿科药物治疗专科认证,逐步提高专业知识与实践经验。

其中药学院教育是入职的必经阶段,因为美国药学教育委员会(Accreditation Council for Pharmacy Education,ACPE)认证的药学博士(PharmD)是美国药师的职业准入学位,其余培训均为药师提升自身专业水平的进一步深造。取得 PharmD 学位者可参加北美注册药师考试,通过考试及各州的药事法规考试获得执业药师资格证。对于希望在儿科领域继续深造的药师,可以申请参加美国卫生系统药师协会(ASHP,美国住院药师培训唯一认证体系)认证的住院药师培训项目,第一年全科和第二年儿科专科,深入儿科专业领域、提升临床实践能力。对于没有接受过住院药师培训的在职药师,不同医疗机构会根据自身专业特色及儿科药师基本能力要求为药师设置一些培训项目,统称为在职培训。完成了所有必需的培训和考核后,大部分儿科专科药师会进一步考试获得药学专业委员会(BPS)的儿科专科药师认证。此认证并不是成为儿科专科药师的必要条件,但为自身专业提高、继续再学习和教育,以及寻找儿科专科药师职位等起到了越来越重要的作用。

2. 美国儿科药师培养模式及成长历程分阶段介绍

(1)药学院教育:美国药学院教育也称为 PharmD 课程,是指大学生在完成 2~4 年本科预科课程学习后,参加药学院校的准入考试。通过考试者进一步进行为期 3~4 年的药学专业课程学习。

1)理论知识教学和实践教学:PharmD 药学专业学位课程需经 ACPE 的标准认证,目前最新版 2016 年 ACPE 认证标准和指南规定 PharmD 药学专业学位课程中应包含儿科内容。同时,2016 年 ACPE 认证标准建议 PharmD 项目将特殊人群(如儿科患者)的病理生理和药物治疗方案的改变、剂量的计算和调整、阳性和阴性结果的药物监测纳入课程当中。

PharmD 阶段的实践分为两部分,初级药学实践(introductory pharmacy practice experience,IPPE)和高级药学实践(advanced pharmacy practice experience,APPE)。实践目的是培养学生入门级别的药学服务能力。ACPE 标准规定,学生需要掌握为各年龄段人群提供药学服务所需的知识和技能(尤其是特殊人群,如儿科患者)。在美国大学药学院 PharmD 项目调研回复的 86 所院校中,53.2%(41/77)的院校提供儿科 IPPE,97.4%(74/76)的院校提供儿科 APPE。最常见的内容是住院患儿服务培训、儿科重症监护室轮转(pediatric intensive care unit,PICU)、新生儿重症监护室轮转(neonatal intensive care unit,NICU)。ACCP Pediatrics PRN 建议,全部药学院均应开设儿科 IPPE 和 APPE,为日后希望成为儿科药师的学生提供学习机会。

2)师资:ACPE 标准规定,PharmD 阶段带教人员大多数为美国执业药师。ACCP Pediatrics PRN 联合意见小组建议,全部儿科带教人员均应在儿童医院完成第 1 年住院药师培训(postgraduate year one of pharmacy residency training,PGY1)。此外,每所药学院至少拥有 1 位经过系统儿科药学培训的全职教师,该教员不仅要参与临床实践,还要为儿科学术做出贡献,要求其必须满足以下三个条件之一:①完成儿科第 2 年住院药师培训(postgraduate year two of pharmacy residency training,PGY2);②完成儿科药师科研培训;③完成 PGY1 并拥有最少 3~4 年儿科临床实践经验。为了满足学生需要,大多数学校还需要聘请具有儿科药物治疗学专业知识,且获得与专职教职员工相似的培训和经验水平的附属会员或兼职讲师,以开展课程教学和实践教学。

3)教学方法:美国大学药学院 PharmD 项目调研结果显示,在 PharmD 项目中应用的儿科教学方法主要有课程讲座（lecture）、基于案例教学／学习法（case-based instruction/learning）、分组讨论（discussion）、实验室（laboratory）、团队合作学习法（team-based learning,TBL）、问题导向教学法（problem-based learning, PBL）、自主学习（independent learning）、自我导向学习法（self-directed learning）、文献报告会（journal club）、模拟（simulation）和专题研讨会（workshop），其中59.2%的院校认为课程讲座使用最多，而18.3%则认为基于案例教学／学习法使用最多。PharmD阶段课堂教学方法多种多样，还有文献报道了苏格拉底教学法、角色扮演、混合编组教学法等。

PharmD的实践教学方法包括：跟随式学习法（shadowing）、患者访谈、场景模拟、社区服务（service learning）、真实环境实践等。其中跟随式学习法指学生跟随带教老师，对其所讲、所做进行模仿学习；社区服务是指学生通过在社区药房进行实践，达到学习知识并服务社区患者的目的。

4）考核与评估方法：包含平时小考、期末大考、客观结构化临床考试（objective structure clinical examination，OSCE）等。其中，客观结构化临床考试考核内容较全面，不同考站模拟不同的场景，学生在各站轮流接受考官的单独考察，主要考察学生的处方重整能力、沟通能力、限时决策能力等。

（2）住院药师培训：美国住院药师培训分为PGY1和PGY2两个阶段。PGY2是在PGY1的基础上继续深化，通过提高学员对复杂病例分析和提供临床药学服务的能力，培养某一专业领域内的临床药学专家。

1）PGY1：PGY1为通科培训，主要是培养学员临床通科知识和实践技能的强化，同时锻炼学员的领导力、教学能力、管理能力、科研能力、应用医学信息能力等，要求学员有一定的独立工作能力。因为医院的PGY1主要目的是培养全科医院临床药师，因此大部分医院PGY1项目在综合教学医院或者社区医院进行，少数在专科医院。

Ⅰ.准入标准：培训者需已取得或者在规定时间内获得PharmaD学位和执业药师资格证书。

Ⅱ.实践内容：根据ASHP标准，培训者在PGY1阶段要完成最短12个月的培训。实习内容一般分为三部分：入职培训，轮转（必修、选修），纵向（对科研、教学、门诊咨询服务等方面能力的长期培训）。轮转为培训的主要内容，分为必修和选修，地点可以在综合医院或专科医院，比如儿童医院。在综合医院实习的学员需完成多科室轮转，积累为不同人群提供药学服务的经验，可能包括儿科；而在儿童医院实习的学员全部轮转内容均在儿科不同专业完成，掌握基本的儿科知识，并具备一定的为儿科患者提供药学服务的能力。

Ⅲ.师资：ASHP要求PGY1的带教人员必须满足以下条件之一：①完成经ASHP认证的PGY1项目并至少拥有一年的药学实践经历；②完成经ASHP认证的PGY1、PGY2项目，并至少拥有6个月的药学实践经历；③如未完成ASHP认证住院项目，则应具备3年以上的实践经历并达到其他的要求和标准。

Ⅳ.教学及带教方法：上述PharmD阶段的课堂教学方法在住院药师培训中依然适用。PGY1培训一般以4~6周为1个周期，每个周期由不同老师带教。

Ⅴ.考核与评估：带教人员在PGY1开始、中期、结束时均需对受训者进行评价。起始评估是对学员的入门知识进行评估，以期为随后的培训提供参考。中期评估是带教人员与学员之间相互反馈的过程,根据反馈结果调整学习计划。总结性评估是在每一项实习内容结束时,学员与其带教人员对预期目标的完成情况进行交流,并由带教人员做出口头和书面的评价。

2)PGY2 :PGY2 为专科培训,分类以专业为基础,包括儿科药学、疼痛管理、老年药学等 35 个不同的专业领域。对于儿科药师,PGY2 是在 PGY1 的基础上专门培养药师在儿科的工作能力,提高药师在儿科药物治疗和专业决策方面的能力,着重提升学员在某一领域的专业性,同时要求其具备较强的独立工作能力。无论 PGY1 是以成人为主的综合性医院还是在儿童医院,儿科专科 PGY2 在培训的能力范围、目标和目的均与 PGY1 不同。ASHP 和 PPAG 联合为儿科专科 PGY2 培训制定了统一的目标、标准和要求。与 PGY1 相比,PGY2 学员应拥有更强的自学能力与更高的专业素养,同时应具备独立工作的能力。ASHP 和 PPAG 要求经过儿科专科 PGY2 培训后,受训药师必须具备 5 个能力。培训项目须制订明确、详细的目标和计划,并在培训期间进行至少 1 次评价。

第一个必备能力:实施高效、安全的患者药学服务能力。

与治疗小组合作,按照固定的患者服务模式为儿科患者提供全面的药物治疗管理。要求受训药师能够高效地与治疗小组其他领域的医疗工作者合作,并有效地与患者、患者家属、患者监护者进行沟通。为了儿科患者用药的安全性和有效性,合理地收集、整理和分析相关信息,建立以患者为中心的个体化药物治疗方案和监测、随访计划。

第二个必备能力:提高开展复杂患者服务的临床工作能力和科研能力。

在培训结束后,受训药师应具备管理儿科处方集和整个用药过程的能力。在受训期间,应建立或者完善一份药物类别总结、新药专著、药物治疗指南或与儿科患者服务相关的协议(包含用药安全技术改进建议书)。还应参与用药评价或儿科服务质量改善审查,进行儿科用药事件上报和监测。通过实践、分析相关背景数据,发现儿科用药系统改进的机会。

此外,住院药师还需具备主导儿科药学服务项目质量改进或开展科研项目的能力,并最好通过致力于一个质量改进或研究项目完成评价并达标。如无法实现,也必须在培训结束前通过多个项目来完成所有目标。受训药师除了具备以上临床科研的实施能力外,还需具备有效的书写和口头表达能力,将科研项目的结果书写成合适的发表形式,并在本地、省内或者全国范围的儿科药学相关会议上进行口头表述或者书面上的发表。

第三个必备能力:管理和领导能力。

儿科专科药师 PGY2 培训的必备管理和领导能力主要集中在两个方面:一是在儿科专科职业方向进行自我发展和提高的领导技能;二是儿科药学服务的管理技能。

为保证自身职业发展能成功进行,受训药师必须展现出与同行和其他医疗服务者的有效交流能力和团队合作精神,包括有效的时间管理、解决意见分歧、谈判技巧和多学科团队领导能力。同时也需要持续地进行自我反思和评价,清楚地认识到自己的优缺点,谦虚地接受他人意见,制订合理的自我发展方案,提升个人表现。

儿科药学服务的管理能力则体现在以药学部门为中心,发现重要的部门需求,制订满足部门需求的计划,代表药学部门参加医院内的各种项目、活动和委员会等,与团队、部门和医院的目标同步,实施部门改进项目。

第四个必备能力:教学、宣教和科学普及。

作为儿科专科药师,受训药师在培训单位应作为儿科专科用药的知识源泉,负责该领域最新文献和学习材料的更新,为药学部其他药师提供技术和知识上的支持和教育。还需设计教学方案和方式,应用有效的书面、口头等各种方式宣教和科学普及儿科药学相关知识,并通过回顾教学的过程,对其结果和有效性做出客观评价。

受训期间重要的教学任务是带教培训。不管是带教药学院学生、药房技工,还是其他医疗专业的学员,受训药师应该根据受教对象的需求实施相应的带教方式,应用和练习带教的基本技能:指导、示范、教练和协助。

第五个必备能力:紧急抢救。

根据医院的急救程序和制度,合理应用急救药物,准确计算和配制急救药物,有效地参与患者急救。受训药师需要进行儿童高级生命支持培训并获得证书。

在必备的五大能力培训基础上,培训单位可提供四个方面的选修内容,即药学院教学培训、开展新的儿科药学服务、临床科研和儿科药学学术发展,以满足不同需求的受训药师。

Ⅰ.师资:ASHP 要求儿科 PGY2 带教人员必须满足以下两个要求。①完成儿科 PGY2 住院药师培训并且至少有 1 年的儿科专科药学实践经历。②没有完成 PGY2 住院药师培训但至少有 3 年的儿科专科药学实践经历。PRN 在师资方面的建议与上述 PGY1 部分一致。

Ⅱ.教学及带教方法:PGY2 与 PGY1 一致。

Ⅲ.考核与评估:PGY2 与 PGY1 的评估方式基本一致,同样分为起始评估、中期评估、总结性评估。评估方式包括学员自评与师生互评。培训机构、带教老师及学员的所有评估数据均通过 ASHP 为住院药师培训项目专门设置的 ResiTrak 系统上传与存档。

(3)在职培训:目前尚未见儿科药师在职培训的相关标准,尽管儿科药学倡导组(Pediatric Pharmacy Advocacy Group,PPAG)声明这些培训项目非常重要,但是未对具体项目做出推介,仅对培训内容和培训方式作以简单推荐,并强调医疗单位应根据自身情况进行培训项目的设计。有文献对培养儿科药师基本能力所需培训内容做了初步推荐,见表 1-1-3。

表 1-1-3　推荐在职培训项目

儿科药师必修培训	儿科药师选修培训
依据体重计算剂量	肠外全营养液配制
药物附加剂与防腐剂	静脉给药装置与技术
儿科文献研读	氨基糖苷类抗菌药物与万古霉素的药代动力学
合理剂型选择	与儿童、医护人员的沟通技巧
合理给药途径与剂量	改善药物口服适宜性、口服药物给药装置与技巧
维持液的选择与剂量计算	儿童 / 新生儿生命维持药物剂量与剂型
药代动力学进展	用药与哺乳
不同年龄生理生化指标正常值范围(如清除率、理想体重等)	
常见病原体与抗菌药物经验治疗	
儿科临床疾病诊疗指南(如社区获得性肺炎)	

（4）儿科药物治疗专家认证：儿科药物治疗专家认证考试由美国药学专业委员会（BPS）组织与管理，只有通过相关认证考试，才可以成为 PBS 认证的儿科药学专家（board certified pediatric pharmacy specialists，BCPPS）。相对于以上几个阶段，通过认证考试的儿科药学专家在专业领域中具有更高的专业性和权威性。

1）资历要求：在美国成为儿科药物治疗专家需满足以下三个条件。①取得美国执业药师资格证，并保证申请时证书在有效期内。②在取得执业药师资格证后完成 4 年的药学专业实践经历，在这 4 年中至少有 50% 的时间进行儿科专业相关活动；或完成 PGY1 后进行 2 年药学实践，2 年中至少有一半时间要进行儿科专业相关活动；或完成 PGY2 儿科专业培训。③通过儿科药学专业资格认证考试。

2）考试内容及占比：患者管理（patient management）占 58%；实践管理（practice management）占 20%；信息管理与教育（information management and education）占 18%；公共卫生与宣传（public health and advocacy）占 4%。

三、英国临床药师的培养和工作模式

（一）背景介绍

在英国，政府从税收中拨款为居民提供免费医疗，并对医院实行控费管理。据统计，英国国家医疗服务体系（National Health Service，NHS）中约有 15% 的医疗消费为药品支出，在没有临床药师参与的情况下，英国患者在就诊及转诊时约产生 30%~70% 的用药错误，导致医疗效益降低，如住院时间延长、入院次数增加等，每年政府需要承担与此相关的药品浪费价值高达 9 000 万英镑。因此，NHS 要求药师优先确保患者初诊、入院及出院时用药准确和合理，并推行药师参与用药管理，对患者用药费用进行监控。虽然目前英国的法律法规尚未规定医院必须配备的药师人数，但英国十分重视药师的培养与其作用的发挥，几乎每个病区都配置 1 名临床药师，有的还为其配备药学技术员。全英医院仅药师在卫生技术人员中就占到了 10%。而英国药师的高水平发展除了体现在医疗机构设置的临床药师数量上，还体现在他们拥有的处方权或辅助处方权。

英国政府自 2002 年开始宣布药师开具辅助处方的合法化；2003 年部分药师开始接受辅助处方培训，开放了药师的辅助处方权；2004 年已有药师进行了开具处方的实践；2006 年创建了药师独立处方权，也是世界上第一个赋予药师独立处方权的国家。2013 年这项权利进一步扩大，部分药师可以在药房给患者进行简单的检查、诊断，开具处方药物。处方权的扩大也让英国药师在临床诊疗中发挥了更大的作用。

综上所述，英国医院设置一定数量的临床药师以及临床药师被赋予的"处方权"，在一定程度上能够促进临床合理用药，提升患者用药安全和药物治疗的依从性，帮助政府节省费用。

（二）英国药师的教育和培养

1. 英国的药学教育　英国药师需要有完备的专业知识以及良好的沟通能力，要成为一名药师，必须接受系统的药学教育。首先必须在皇家药师协会授权的大学里修读满 4 年的硕士课程（master in pharmacy，MPharm），英国目前有 26 所大学被授权提供此类课程。修读完 4 年的硕士课程后还要在社区药房或医院药房进行 1 年的实习，之后通过英国皇家药师协会的准入考试，考核合格后便可以成为一名药师。

2. 药师学制种类 英国药学院学生要成为一名注册药师,参加并通过注册评估考试有 3 条途径:4 年制 MPharm 学位(其中一部分可在海外学习),然后经过 52 周的预注册培训;5 年制 MPharm 学位,含中间预注册培训 52 周;2 年药学专业基础学位(包括第 1 年学位加工作经验和学习技能),然后 2~4 年 MPharm 学位,最后是 52 周的预注册培训。目前在英国选择第一种学习方式的学生占大多数,因为学习课程更紧凑、更连贯。而对于一年 1 次的药师注册考试,每个考生只有 3 次考试机会,3 次考试均不通过的学生则需重返学校再学习后方能参加考试。根据英国药学委员会(general pharmaceutical council,GPhC)2019 年公告显示,根据 2019 年 9 月注册评估结果,参加报名评估的考生有 1 057 人,通过评估的考生有 731 人,通过率为 69.2%。与去年同期相比提高了 4%。据统计,2019 年经 GPhC 注册的药师为 5.4 万人,英国每万人配备药师的数量为 8.2 名。

3. 课程设置和培养计划 目前,英国大多数药学院的课程设置通常是第一学年、第二学年学习专业基础课,理论与实践课比例相当。第三学年以实践技能课为主,实践教学课时占总学时的 78%,其中案例研讨、社区医院走访及跨专业学习各占 20%。。第四学年在第三学年课程的基础上还需要完成一个研究项目(实验室、社区、医院、制药公司等方向),并要求撰写论文,以后再用 3 个月的时间选修 2 门以科研为主的课程,并参加医院或制药公司的实践工作。此外,第四年的学生可申请为期 3 个月的实习项目,包括海外科研院系的实习或英国本地医院、工厂的见习。

4. 教学方式 英国高等教育大多实行交叉学科的教学形式,注重理论课、实验课及实践教学有机结合。学生主动参与在课堂上的教学讨论,培养自主学习与实践能力,也可有效锻炼学生独立创新能力。除讲座及课堂教学为理论教学课外,其他均为实践教学课,学时数约占总学时数的 40%。理论课平均每周授课时长 5~6 小时,实验课包括实验室培养和临床能力和思维培养,平均每周 10~15 小时,小班讨论和导师辅导,还有一部分课为现场授课,主要是在社区药房或医院内,由执业药师或其他临床专家为学生现场带教。

5. 学业评价方式 学生的学业评价主要根据课堂教授课程和最后 1 年的研究项目来执行。教授课程中,学生表现评价包括授课表现和考试,分别占 40% 和 60%。授课表现包括出勤率(10%)和课堂作业(90%)。课堂作业一般由小组作业和论文两部分组成,小组作业和论文约分别占 40% 和 60%。研究项目的评价和国内相似,包括学位论文和论文答辩两部分。

6. 跨专业教育 英国跨专业教育发展中心将医药学类跨专业教育(inter-professional education,IPE)定义为 2 种以上专业互相学习以改善合作和服务质量的教育过程。专业主要包括临床、护理、药学等健康相关专业和社会工作。近年来逐步发展的药学类 IPE,发现均能有效促进学生获得团队协作必备技能和知识,提升与其他卫生保健专业人员的沟通和合作能力,培养成员间相互信任与尊重,消除成见,从而有效提升临床治疗的质量。

(三)英国药师的工作内容

1. 英国医院药师概况及职业方向 英国药师的工作目标是增进和改善民众健康,保证患者用药安全。英国药剂人员必须具备的要求有:①能提供以人为本的护理;②能与他人合作开展工作;③能与患者进行有效沟通;④能不断提升自身专业知识和技能;⑤能很好地运用专业知识分析判断;⑥行为举止专业;⑦尊重和维护患者的权利;⑧为患者保密和尊重患者隐私等。

英国药师的职业方向是多样化的,通过药学注册考试后,其执业场所可以是社区药房、二级医院、三级医院、初级医疗机构、学校、医药企业、大学研究型实验室等,也可以成为一名独立处方药师。目前,英国约有60%的药师在药房、药店工作,约20%在医院工作。英国医院药师的工作职位也比较多样化,主要包括:临床药师、药品资讯药师、无菌药物配制药师、电子处方药师、教育培训药师、高级顾问药师等。而高级顾问药师指在特定的临床专科或职业领域,对患者医疗、科研及教育方面发挥重要作用的药师,如儿科ICU、安全用药、高级顾问药师等。英国卫生部创立高级顾问药师这一职位旨在保持国立卫生研究院的临床优势以提升患者医疗并加强专业领导,其相当于我们国内的总药师。

英国医院药师职称体系与我国情况有诸多类似,主要与工作年限和资质高低挂钩,从5~9级依次进行划分:5级为初级药师,6~7级为中级药师,8~9级为高级药师(根据专业素养、培训技能和临床经验再细分A~D四个等级),通常8D或9级药师为药学服务经理即药学部主任。

英国临床药师的日常工作亦是按照专业分组,例如肿瘤学、外科、儿科、心血管、妇产科、血液学、抗感染、卒中学等。初级药师入职后,需要经过2~3年的专业组轮转以及继续教育学习,根据自己的特长确定专业,最后向国家药学委员会提出申请,认证评定后便升职为中级药师。相对初级药师而言,中级药师被赋予了更多的工作内容,比如每周参加多学科小组的会议,与医护人员共同参与制定医院或当地的指南、编写医院内部的处方集等。与中级药师晋升途径相同,高级药师也需要通过GphC评定,但是成为高级药师后可以选择继续临床药学服务工作或者从事医院行政管理工作。另外,全英约有50名专家级别的药师被授予药师顾问资格,他们是各专业领域的药学专家,不仅日常参与临床药学服务工作,同时还进行课题研究、大学授课、讲座等工作。

2. 英国临床药师的工作内容　英国并没有"临床药师"这一专属称谓,但在医院工作的注册药师如经过轮转,确定自己临床专业方向以后就是相关专业的临床药师。英国临床药学组包括:新生儿和儿科药学组、伦敦儿科及新生儿组、英国肝脏药学组、英国国家儿科加护病房组、英国国家女性药学组、国家儿科药物研究组、英国临床药学会、英国药品资讯服务组。

3. 专科临床药师的主要工作内容

(1)药学查房:英国的临床药师查房是单独进行的,一般不跟随临床医师共同查房。他们进行药学查房时,新入院患者、新转科患者和出院患者是查房的重点对象。通过与患者交谈、查看病历和用药记录、与社区家庭医师、药师交流,获得患者的药物信息,并将以上信息进行有效整合。

(2)患者出入院沟通和教育:对于新入院患者,临床药师需进行床旁交流,询问既往疾病史、用药史和过敏史等问题。对于出院患者,临床药师需要严格审查出院带药与住院期间内使用的药品是否一致,以确保带药是适合其疾病治疗所需,并指导其正确使用这些药品,如口服华法林需定期监测INR、气雾剂等装置的使用方法以及健康生活方式的宣教等;另外还要以传真或邮件的形式向家庭医师提供患者住院期间的治疗情况,以利于患者出院后的序贯治疗。

(3)参与医师查房:临床药师需在病房投入大量时间,其中80%以上的时间在病房参与临床治疗工作,如审核医师医嘱;回答临床上的有关药物使用和治疗的咨询,如药物剂量、副作用、相互作用、药物供应、给药途径、药物过量处理、静脉药物配伍等级；或与临床营养师沟通以便开具全胃肠外营养医嘱和指定类型的肠内喂养来满足患者的临床需要，对医师使用超说明书用药进行合理评估；关注治疗药物监测（TDM），在血药浓度超出建议范围时，及时建议医师对患者用药剂量进行合理的调整。

（4）门诊咨询：一般职称 7 级以上的临床药师（相当于我国主管药师及以上职称）每周会在药师诊室工作 1~2 次，也就是国内的药师门诊。常见的药师门诊有人类免疫缺陷病毒（HIV）门诊、妇科手术门诊、肾移植门诊、哮喘门诊、肿瘤门诊等。药师询问患者的症状、用药史、过敏反应等信息。与医师不同的是，药师和患者交流的内容主要围绕患者用药方面的情况，包括药物可能的不良反应、用药注意事项和预期效果等，如教患者学会带有储雾罐吸入器的使用技巧；针对儿科患者给药吸管的使用建议；建议患儿家属在餐时或餐后服药，以避免药物副作用；服药时避免同时食用牛奶及含钙产品，以预防药物相互作用；儿童用药时，有些药片可掰碎或溶解于水等合理用药知识。

（5）其他：专科临床药师除了参加临床药学工作以外，还参与医院的药物使用管理，如抗菌药物管理、参与临床用药规范制定、用药错误报告及分析、药物预算及控制等。

4. 儿科临床药师的教学及培训工作

（1）为专业委员会撰写文章：儿科药师可以申请成为英国儿童处方集（BNF for Children）的编辑之一，提供儿科用药的专业意见，保障儿童安全用药等；可参与国家健康学会的关于管理儿科用药的指南；可被医师邀请撰写教科书"儿科用药"章节。

（2）为初级药师编写培训教材：儿科专家药师为培训材料担当顾问，例如药物使用与儿童健康。培训材料以工作手册的形式，其中包括教学内容和需要初级药师掌握的临床练习，以及英国药学研究生教育中心（CPPE）儿童健康培训手册等。

（3）为医学院学生提供教学：英国的教学医院附属于医学院，儿科临床药师可以带教最后一年级的医科生，旨在训练其开具处方和确保处方安全的能力。

（4）为患儿及家属提供科普文章：如英国儿童肝病基金会邀请儿科药师撰写慢性肝病及胆管闭锁的儿童用药相关文章。

（四）英国临床药师的绩效考核

一直以来，诸多英国医院在尝试为临床药师设计公平合理的绩效考核办法。但由于临床药师工作的特殊性，通常在多学科团队中工作，与医师、护士相互协作，难以精确分离，使得衡量临床药师的绩效较为困难。美国的研究已经将一些临床药学活动与改善患者结果联系起来；北爱尔兰医院的研究以减少住院时间和重新入院率为指标，而英格兰东南部的研究以临床药师与医院标准化死亡率降低的相关指标。其他医院相关的研究也有提出绩效评估可从以下几方面指标进行设计：①临床药师识别和纠正的处方错误；②在护理说明中记录入院后 24 小时内，对患者进行药物信息整合的百分比，以及所需的下一步工作；③在出院前就药物副作用咨询的患者百分比；④患者出院后，审查后的 6 个月内，慢病患者病用药信息收集的百分比；⑤在患者有记录过敏的情况下，对处方的干预减少百分比。

以利兹儿童医院和东约克郡医院的绩效考核为例，他们设定的衡量药师工作指标主要有：①消耗性错误和操作性错误比例；②收到患者的投诉和称赞数量；③完成医学信息查询数量④ 72 小时内完成药物调配数量；⑤完成 2 级临床检查数量；⑥药房干预的数量；

⑦对患者进行药物咨询的人数。

本节对国外儿科临床药师培养、工作模式和相应绩效考核评估方法做了详细介绍，以药学院教育、住院药师培训、在职培训和药物治疗专家认证等职业发展和成长历程为主线，对贯穿在国外儿科临床药师培养模式中的课程设置、教学方法、师资要求、实践内容、培训方式和考核评估等进行了全面、细致的介绍。国外经过多年实践，在人才培养方面积累了相对成熟的经验，建立了较为系统的培养体系，可充分借鉴其较为成熟的经验，结合我国的人才培养现状，搭建并完善适合我国的科学且系统的儿科药师培养体系。

（王晓玲　杜朝阳　朱慧婷　刘莹　王小川）

第二节　我国开展儿科临床药学工作的现状

一、我国临床药学的发展历程

我国临床药学起步于20世纪80年代，部分医药院校陆续设立了"临床药理"及"临床药学"专业，但仍较难开展实际工作，临床药学工作处于探索阶段，主要是跟随临床医生开展查房，提供一些用药咨询，开展药物不良反应监测等工作。

胡晋红教授曾于2001年率先提出"全程化药学服务"（total pharmaceutical care，TPC），即药师在患者用药前、用药中及用药后提供药学服务，服务内容主要涵盖对患者及家属进行用药知识宣教，使其了解药物可能带来的利益与风险；监测药物不良反应并及时处置；对药物治疗效果进行随访，评估治疗效果；以及药学信息服务、药物利用研究、药物经济学研究等。

2002年1月，卫生部、国家中医药管理局联合颁布《医疗机构药事管理暂行规定》第四章第十七条明确规定，逐步建立临床药师制，临床药师应由具有本科以上学历并取得中级以上药学专业技术资格人员担任，其主要职责是参与查房、会诊和设计个体化给药方案等。在卫生部和中国医院协会的倡导下，2006年我国开始实行临床药师规范化培训，培养不同专业的专职临床药师，为我国医院临床药学的发展奠定了人才基础。2008年1月，卫生部发布了关于开展临床药师制试点工作的通知，通知包括了《临床药师制试点工作方案》及其配套实施细则等内容，标志着我国临床药师制的正式确立。2011年1月出台的《医疗机构药事管理规定》也明确要求，二级以上医疗机构设立临床药师团队，开展临床合理用药工作。随着医疗改革的深入，为医院药学的发展提出了新的机遇和挑战，促使药学服务意识增强。临床药学学科进入快速发展时代，初步建立了我国以临床药师为主体的临床药学服务体系。

2018年11月，国家卫生健康委员会和国家中医药管理局联合印发的《关于加快药学服务高质量发展的意见》提出，加快药学服务转型，深入落实临床药师制，进一步发挥临床药师作用，提升服务能力，促进临床合理用药。

二、我国医疗机构临床药学工作发展概况

（一）医疗机构临床药学服务体系、管理制度的建立

2017年国家执业药师发展研究中心等多家机构对我国三级医院临床药学服务现状

进行调研,结果显示,292 家三级医院在制度建设方面,样本内医院绝大多数均已建立了临床药师制建设方案(82.3%)、临床药师管理制度(94.2%)和临床药师工作制度(97.1%)。服务项目收费方面,仅 18.4% 的样本医院对临床药师提供的服务收费,收费项目主要集中在治疗药物监测(51.0%)和药师会诊(66.7%)。

2018 年国家执业药师发展研究中心对我国二级医院临床药学服务现状进行调研,结果显示,311 家二级医院在制度建设方面,样本内医院中大多数已建立了临床药师管理制度(78.1%),尽管大多数二级医院临床药学服务具备一定的管理制度,但仅半数左右的样本医院建立了临床药师绩效考核制度。在药学服务项目收费方面,样本医院中仅有 9.8% 对临床药师提供的服务实行收费,收费项目也是主要集中在治疗药物监测(36.8%)和药师会诊(36.8%)。

在绩效考核方面,两项调查结果接近,开展临床药师绩效考核的医院占比约为 60%,仍有 40% 的医院未开展临床药师绩效考核工作。

(二)医疗机构药学服务工作模式

中国医院协会药事管理专业委员会对我国 31 个省(自治区、直辖市)的 4 430 家医疗机构进行调研,2019 年发表了《医疗机构药学服务规范》(以下简称《服务规范》)。该《服务规范》围绕医疗机构药学服务工作中的组织与制度建设、人员资质管理、服务范围、信息管理等内容,对药学服务的项目内容及要求、服务过程、服务质量控制与评价改进等内容进行规范,可指导各地医疗机构开展规范化和高质量药学服务,促进临床合理用药。

1. 药学门诊 服务内容包括收集患者信息、药物治疗评价、用药方案调整、制订药物治疗相关行动计划、患者教育和随访六个环节。

2. 处方审核 可包括人工审核和信息系统辅助审核两种形式。经审核判定为不合理处方,药师应联系处方医师,建议其修改或者重新开具处方,对于严重不合理用药或者用药错误,应当拒绝审核通过,并上报医务部门。药师需定期对不合理处方情况进行点评、汇总、统计,上报医务部门、药事管理与药物治疗学委员会(组),医务部门针对药学部门反馈的问题,会同临床科室,提出整改措施,并督促相关科室落实、执行。

3. 药物重整 比较患者目前正在使用的所有药物方案与药物医嘱是否一致过程,对不适当用药进行调整,并做详细全面的记录,来预防医疗过程中的药物不良事件,保证患者用药安全的过程。

4. 用药咨询 药师利用药学专业知识和工具向患者、患者家属、医务人员以及公众提供药物信息,宣传合理用药知识,交流与用药相关问题。内容包括药品的名称、用法用量、疗效、用药注意事项、药物间相互作用、贮存方法、药品不良反应识别及处置,以及特殊剂型指导、患者用药教育和疾病的预防等。

5. 用药教育 对患者进行合理用药指导,为患者普及合理用药知识,目的是增强患者用药知识,预防药品不良反应的发生,提高患者用药依从性,并降低用药错误的发生率。

6. 药学查房 以临床药师为主体,在病区内对患者开展以安全、合理、有效用药为目的的查房过程。包括药师独立查房和药师与医师、护士医疗团队的联合查房。

从药物的有效性、安全性、经济性和适宜性等方面对初始治疗方案进行用药合理性分析,记录并干预不合理医嘱。

7. 用药监护 医疗机构药师应使用药学专业知识向患者提供直接的、负责任的、与药物使用相关的监护,以期提高药物治疗的安全性、有效性与经济性。

药师可利用药物基因检测、治疗药物监测等手段,结合药动学和药效学情况,制定个体化用药治疗方案,对患者实行用药监护。

8. **居家药学服务**　医疗机构为患者居家药物治疗提供个体化、全程、连续的药学服务和普及健康知识,开展用药评估、用药教育,帮助患者提高用药依从性,保障药品贮存和使用安全、合理,进而改进治疗结果。居家药学服务具体内容包括但并不限于以下内容:①药物重整、药物治疗管理;②用药咨询;③用药教育;④科普宣教;⑤清理家庭药箱。

(三) 人员配备

《2021 中国卫生健康统计年鉴》中显示,截至 2020 年底年我国共有卫生人员约 1 398.3 万人,其中药师(士)约 49.6 万人,占比 3.54%。以下对人员配备进行简要阐述。

1. **三级医疗机构**　我国三级医院平均每百张病床配备医院药学专业技术人员 5.6 名,配备临床药师数量为 0.43 名。临床药师的学历主要集中于大学本科和研究生,占比分别为 36.9% 和 54.6%,本科以下和博士研究生的临床药师占比较小,分别为 3.8% 和 4.7%。本科以上的临床药师,专业主要集中于药学和临床药学,分别为 60.2% 和 17.4%。硕士研究生以上的临床药师中,仅有 13.5% 的临床药师硕士专业为临床药学,10.4% 的临床药师硕士专业为药学。获得博士研究生的临床药师专业全部为药理学、药剂学、药物化学等医药相关专业,但无临床药学、药学或临床医学专业。

调查样本内临床药师的职称主要集中于初级和中级职称,分别占 30.7% 和 47.2%。样本内临床药师在医药领域工作的年限分布较为均衡,总体来说工作年限在 1~5 年者较多,占 37.6%;从事临床药学工作的年限则主要集中于 1~5 年,占比高达 61.1%。从事专业方面,样本内 64.8% 的临床药师从事的专业为专科,仅 9.2% 从事通科工作。随着临床药学学科的不断发展,临床药师从事临床药学工作年限逐年增长,高级职称比例也会逐年提高,临床药学人才队伍会逐步壮大。

调研发现样本内临床药师的最高从业资质认证主要集中于国家级专科培训认证占 63.3%,最高从业资质为国家级通科和省级通科的临床药师较少,仅分别占 2.3% 和 1.7%,有 30.4% 的样本内临床药师未获得任何通科或专科临床药师的资质认证。

同时,样本内临床药师中持有中国医院协会和中华医学会临床药学分会临床药师培训结业证书者达到 54.3%,持医院协会和中华医学会临床药学分会临床药师师资证书者占 16.2%,而临床药师进修培训证书、出国参与相关临床药师培训以及参与其他培训的临床药师则相对较少,分别仅 4.6%、2.4% 和 6.2%。由此可见,临床药师培训机构还有待加强,开展在职临床药师培养仍然十分迫切。

2. **二级医疗机构**　现阶段二级医院临床药学专业技术人员的配置方面,平均每百张病床配备医院药学专业技术人员 5.7 名,配备临床药师数量为 0.4 名。在药学专业技术人员的基本信息分布方面,样本内医院的药学专业技术人员年龄主要集中于 25~30 岁 (25%),学历主要集中于本科(21%)及本科以下(22%),职称则主要集中于初级职称(25%)。在药学专业技术人员的工作内容方面,药品调剂仍是样本内医院药学专业技术人员的主要工作内容,其占比高达 27.3%,远高于专职临床药学服务工作人员占比(3.7%),尤其是从事药学科研工作人员仅占总体的 0.9%。基层医院临床药师的培养任重而道远。

（四）软硬件设施

除了具备日常办公所需要的办公地点、电脑、互联网、局域网、资料室及文献检索工具等软硬件设施，在临床药学服务相关设施条件方面，三级医院样本内绝大多数医院(93.6%)都购置了临床合理用药软件，二级医院占比为60.6%。另外，三级医院仅有30.0%在病区为临床药师提供了专用办公地点。

（五）医患满意度

三级医院样本内96.9%的医师认为与其配合的临床药师所从事的工作对临床医疗有帮助，共有97.1%的医师认为自己采纳了临床药师的用药建议或给药方案。调研发现患者对病史或用药史检查、用药指导、用药咨询和药学查房这四项服务的满意度普遍较高，分别为77.8%、81.3%、79.2%和76.1%，而对服务不满意的患者比例均在5%以下。

在二级医院，从医师对临床药师的了解情况来看，基本了解(42.0%)和了解一些(38.1%)占多数，听说过但不了解(10.7%)的情况也同时存在。对临床药师提出的用药建议或给药方案的态度主要为部分采纳(82.5%)，认为目前临床药师的工作对其医疗工作有一些帮助的占比82.6%，同时80.4%的医师认为其所在科室的临床药师基本胜任临床药学工作。二级医院就诊的患者大多并不了解临床药学服务，还有一部分患者从未听说过临床药学服务。

三级医院临床药学学科发展较快，临床药师深入参与临床药物治疗工作，由此也获得了临床医师的高度认可。在二级医院，由于药师队伍人才培养的限制，临床药师无论从人数上，还是参与临床工作的程度上都存在一定的差距。

三、开展儿科临床药学工作的必要性

儿童经历了自胎儿至青少年各年龄阶段，是体格和智能处于生长发育动态过程中的特殊人群，与成人有很大差异，如儿童的体液比重、相对体表面积均显著高于成人，而其肝、肾等器官的代谢功能未发育成熟，儿童的药物代谢动力学特性也与成人存在很大的差异。同时，儿童在不同的发育时期(新生儿期、婴儿期、幼儿期、学龄前期、学龄期到青春前期)，各项生理指标与疾病特点存在一定差异，各期发育程度不同，具有各自的用药特点。因此，儿科临床药师所面对的患者具有一定的特殊性。

因儿童特殊的病理生理特点、专用药品和剂型的缺乏、药物临床治疗数据的不足，导致儿童成为用药的高风险人群。因此，亟需儿科临床药师提供全程化的药学服务，提高儿童疾病治疗的安全性和有效性。另外，儿科患者有发病急、变化快的特点，加上患儿家属心情急迫、沟通困难，使儿科合理用药既是一个重点，又是一个难点。

儿童专科医院因其职能定位及患者需求的不同，决定了其儿科临床药学发展规模、提供药学服务质量内涵与成人综合性医院存在着差异。与综合性医院药学服务涵盖的药学门诊、处方审核、药物重整、用药咨询、用药教育、药学查房、用药监护、居家药学服务等各服务项目内容及要求相比，针对儿童群体特点开展的药学服务及专业技术人员配备等情况，国内尚缺少大规模的研究数据。

四、我国儿科临床药学工作中存在的问题与对策

（一）健全法律法规及服务规范，确保药师执业有法可依

1. 完善法律法规 临床药师应用药学专业知识，向公众、患者和医务人员提供直接

的、负责任的与药物治疗有关的药学服务,从而保障用药安全、优化治疗效果、节约治疗费用。由于疾病复杂多样性、患者之间存在个体差异,尤其是儿科患者,疾病变化相对更加迅速且难以把握,可能发生治疗失败或病情加重等情况,儿科药师在药物治疗中面临更大的挑战,执业过程中存在更大的风险。目前,国家卫生健康委员会协同有关部门,将修改完善法律草案,加快推动《药师法》立法进程,以明确临床药师作为医疗服务团队成员,及其所担负的职责、权利与义务,使儿科临床药师能早日依法执业。

2. 建设服务补偿机制 2010 年 7 月,《关于公立医院改革试点的指导意见》提出,要逐步取消药品加成政策,对公立医院由此减少的合理收入,采取增设药事服务费等途径予以补偿。随着该项工作的全面推进,增设药事服务费成为取消药品加成后保证医院正常运营的合理补偿措施之一。2017 年 1 月,国家卫生计生委药政司指出,将强化药事服务的作用,推进合理的补偿机制建设。2020 年 2 月《关于印发加强医疗机构药事管理促进合理用药的意见的通知》提出,在医疗服务价格中统筹考虑药学服务的成本和价值。

在全国实施"医保预付"后,通过医保基金基础性作用和杠杆作用,发挥临床药师在促进合理用药,减少药物滥用,减少药源性损害,提高治疗效率,缩短患者住院天数等方面的积极作用,推动药事服务费补偿机制的落地,从而减少药学专业人才的流失。

(二)完善管理制度及标准操作规程,确保药学服务同质化

制度是要求部门成员必须共同遵守的规程,是规范和约束员工操作行为的标准性文件。联合委员会机构(Joint Commission Institution,JCI)对于药品管理和使用模块,要求通过制度化管理实现标准化操作流程。在日常的临床诊疗过程中,每一个环节都存在发生差错的风险,完善管理制度,建立系统的、全面的、规范的标准操作规程(standard operating procedure,SOP)能有效避免在提供药学服务时发生错误,更有利于实现药学服务的同质化。2021 年,中国医院协会药事管理专业委员会发布了《医疗机构药事管理与药学服务》,包括药学门诊、处方审核、药物重整、用药咨询、用药教育、药学查房、用药监护、居家药学服务等药学服务项目与内容,对服务流程、质量控制与评价改进等提出了明确要求,对指导和规范医疗机构药学服务,促进合理用药起到重要作用。

(三)人才队伍数量不足,专业素质有待提高

1. 临床药师数量不足,队伍建设亟待加强 我国儿童诊疗总体存在"看病难,看病贵"问题,其原因为综合医院儿科部分萎缩、专科医院人满为患、社区诊疗儿科基本空白及资源分配不均等。这与我国医疗机构现有药学人员占比偏低,且从事儿科临床药学工作的人员严重缺乏,导致儿科临床药师人才数量与发展的需要存在着极大差距。因此,加强临床药师人才队伍建设、培养儿科药学人才是解决这一矛盾的关键。

2. 知识结构不合理,与临床实践有差距 首先,我国传统的药学教育大多侧重于药物化学,而一名合格的临床药师不仅应该是一个药学方面的专家,还应掌握临床医学的知识,以及与医生和患者沟通交流的技巧。其次,药学专业的学历教育中,医学相关的基础课程设置较少,针对儿科学的基础课程更少。再者,我国儿科临床药师培训基地数量有限,培训能力有限,无法满足儿科药师培养的需求。因此,儿科临床药师素质不能充分适应新形势下的需要,难以将安全合理用药的理论知识与临床实践很好地结合,缺乏临床思维,未能真正提供以患者为中心的药学服务。高素质复合型的临床药师缺乏是临床药学工作难以开展的一个重要原因。

（四）支持儿科药学服务的信息化手段有待提高

信息化支持对临床药学服务的规范管理,促进合理用药至关重要。合理用药软件,在医师开具医嘱时自动提示药物的相互作用和配伍禁忌等信息,帮助药师审核药品使用的适应证和用法用量,从而提高处方审核质量。我国儿科临床药师人员配备多有不足,很多医疗机构利用合理用药软件,配合医院信息系统(HIS),可以对用法用量不适宜、药物之间配伍禁忌、不良相互作用等问题医嘱予以提醒,但由于处方前置审核系统中缺乏儿科用药信息及规则维护,难以根据年龄、体重、发育状态等个体信息对用药剂量、潜在药物使用安全等问题进行实时审核,故临床药师仍难以实现及时有效的用药干预。

另外,由于儿童的临床用药参考资料甚少,药品说明书提供的信息远远不能满足临床需要。信息系统的数据库构建需要儿科临床药师根据药物说明书、药物的作用特点、循证医学证据、循证药学证据、诊疗指南等设定专属于儿童的有关适应证、用法用量、药物相互作用、禁忌证等方面的审核规则,将不同的情况设置为不同的规则等级,这是目前合理用药软件所欠缺的重要部分。

（五）儿科临床用药资料缺乏,超说明书用药现象普遍

由于儿童专用药品及临床用药资料缺乏,导致超说明书用药现象普遍存在。这就给制订药物治疗方案,为临床提供合理用药决策支持带来了极大的困难。尤其是新生儿作为儿童中的特殊群体,组织器官(如肾脏、肝脏等重要代谢器官)尚未发育成熟,机体各种酶系统也不健全,药物的吸收、分布、代谢和排泄等过程及毒理学反应均不同于其他年龄段的儿童,与成人差异更大。目前,儿科临床药师对临床超说明书用药问题主要是通过系统的文献搜集,对药物研究证据(文献)进行循证评价分析,获得药物在安全性、疗效和经济等方面的研究资料作为依据,以提高儿童临床治疗效果、避免或减少药物毒性反应。

为改善我国儿童用药现状,国家相继出台政策鼓励儿童专用药品的研发,增设儿科临床试验研究机构、群体药动学、成人药动学数据外推法、药物临床综合评价等方式补充儿科临床用药数据参考。广东省、山东省及东北三省等多个省级药学会组织临床和药学专家,根据本地区疾病及临床实际情况,定期编撰超说明书用药目录,其中包括部分儿科药物,相信未来会有更多权威、可靠的数据资料可应用于儿科临床实践。

2022年3月新修订的《中华人民共和国医师法》第二十九条对"超说明书用药"作出规定:医师应当坚持安全有效、经济合理的用药原则,遵循药品临床应用指导原则、临床诊疗指南和药品说明书等合理用药。在尚无有效或者更好治疗手段等特殊情况下,医师取得患者明确知情同意后,可以采用药品说明书中未明确但具有循证医学证据的药品用法实施治疗。因此,"超说明书用药"并不意味着不合理用药、违法用药或试验性用药,在特定情况下,有文献和循证医学证据支持,并获得患者知情同意,可以采用超说明书用药。《医师法》的修订是我国临床用药管理法规的重大突破,对从业医师和药师具有重要意义,也为医疗机构超药品说明书用药提供了重要立法支撑。

（六）加强推广儿科个体化、精准化给药技术

安全性及有效性是药物治疗的核心内容,加强儿科患者用药监测,积极开展治疗药物监测和药物基因检测,为患儿的个体化给药和精准用药提供了强有力的支持。然而,用药监测首先需要对患儿进行采血,尤其对于低龄儿童,这一操作常使家属产生顾虑,造成监测接受度相对较低。

1. 治疗药物监测　针对儿科患者，在监测药物血药浓度时，采用无痛苦或痛苦最小的微量血样采样或体液采样等技术，将有助于提高患儿及家属的依从性。儿科治疗药物监测将促使临床药师积极地根据药动学参数、从药动学方面调整用药，给予个体化、合理化治疗方案，为临床上选药、换药、停药、合并用药及调整剂量提供可靠依据。

2. 个体化基因检测　儿科发育药物基因组学提出，在儿童成长发育的过程中，基因表达的动态变化始终存在。药物或毒物可能在特定的发育阶段改变或破坏个体的发育方式，即特定时期的儿童可能会对药物或毒物作出反应（如氯霉素导致的灰婴综合征等）。将基因导向的个体化药学服务纳入药学实践中，积极推广药物基因检测，根据相关的基因检测结果，提出个体化药物治疗方案（包括药物的种类和用量），使临床药物治疗更加安全有效，从而减少药物治疗费用和风险。

因此，通过健全药学相关的法律法规、加大政策支持力度、完善管理制度、配套软硬件设施、加强队伍建设及人才培养等措施，实行专科药师、通科药师、科研药师等岗位分层培养与管理，以利于儿科临床药学学科的发展。

五、我国儿科临床药学发展方向与展望

2020 年 2 月《关于印发加强医疗机构药事管理促进合理用药的通知》提出，鼓励开设药学门诊、居家社区药学服务及规范"互联网＋药学服务"等药学服务范围。据此，笔者将儿科临床药学发展方向及启示汇总如下：

（一）开设多种形式的药学门诊

1. 慢病及专科药学门诊　儿科患者作为药物治疗学中的特殊人群，尤其是有慢性疾病（如肾病综合征、哮喘、癫痫、肿瘤、肥胖和多动症等）需要长期用药，或同时服用多种药物时，保证患儿的治疗效果及用药安全都是十分关键的。临床药师可以根据慢病患儿的用药特点，开设儿童慢病特色药学门诊，为儿科患者使用药物提供个性化的咨询途径，并设计和优化用药方案，建立全面"以儿科患者为中心"的有效的药学服务模式。根据年龄段建立新生儿特色药学服务门诊，或根据儿童保健特点建立儿童肥胖营养药学服务门诊等。目前，多家医院已开展有针对性的专科药学门诊，相信随着药师整体素质的提升及公众对药师职业的认知，药学门诊会得到长足的发展。

2. 儿童多学科综合评估门诊　多学科综合评估模式是指在儿科疾病的诊断和治疗过程中，医师、护师、临床药师、心理咨询师、营养师及物理治疗师等来自不同专业的人员组成一个团队，根据患儿的病情及治疗情况联合出诊。对于儿科患者来说，尤其是危重症或疑难病例存在治疗情况紧急、治疗过程复杂及病情多变等特点，为了提供更加有效的治疗方案，应开设多学科综合评估门诊。通过团队全方位的综合评估，对患儿的诊疗、康复和营养等方面共同作出决定，提供综合管理及治疗方案。

众所周知，多重用药会使患儿的医疗总费用增加，药物相互作用和药品不良反应的发生概率升高，处方的错误率也可能会相应升高，并使用药依从性明显降低。儿童多学科综合评估门诊还可以着眼于管理儿童多重用药，通过整理患儿的用药医嘱进行用药管理。临床药师可基于药学专业知识，结合患儿的特殊生理、病理特点，在综合评估门诊中充分考虑药物之间的相互作用，药物与食物的相互作用、药物不良反应等，确定最佳用药方案；加强儿童用药安全教育，提高用药依从性。

2019 年 8 月，北京市医院管理中心搭建"京城药师"服务平台，22 家市属医院全面开设药学门诊，为患者用药指导开通门诊通道，其中药师独立出诊的药学门诊 48 个，联合门诊 20 个。首都医科大学附属北京儿童医院和首都儿科研究所分别开设了哮喘用药咨询门诊及儿童药学专科门诊。"京城药师"成为国内首个集团化的专业齐全的药学门诊，形成药学服务新模式的良好开端。

（二）推广"互联网 + 药学服务"

"互联网 + 医疗"等创新模式是医院发展的重要方向，也是医院药学发展的新契机。通过互联网药学服务实现药师的职能最大化，最大程度满足公众对药学服务需求，突破传统"一对一""面对面"的模式，运用电子信息和网络通信技术，满足公众对合理用药的需求，能够缓解药师资源紧缺，实现资源科学合理配置，使公众实时共享智能化、全程化、专业化及个性化的远程药学服务。

1. 开展互联网 + 药学服务　为贯彻落实《国务院办公厅关于促进"互联网 + 医疗健康"发展的意见》有关要求，进一步规范互联网诊疗行为，2018 年 7 月国家出台了一系列关于互联网诊疗、互联网医院、远程医疗服务的管理规范。

互联网医院主要面向常见病、慢性病复诊患者。目前涉及的药学服务项目主要有处方审核、药学门诊、药学会诊、在线咨询、健康宣教等。让患儿足不出户，即可享受到优质的药学服务。

2. 建立区域性处方审核中心　自 2018 年 6 月国家卫生健康委员会颁布《医疗机构处方审核规范》以来，医疗机构陆续推进线上前置审方系统。然而，审方系统价格昂贵，部分医疗机构近期难以实现处方前置系统线上审方，导致审方工作效率低，且容易出现因标准掌握不统一所致的漏审或过度干预。根据《互联网医院基本标准（试行）》规定，药师人力资源不足时，可通过合作方式，由具备资质的第三方机构药师进行线上处方审核。因此，构建区域性审方中心势在必行。建立区域性审方中心，将有效地利用三甲医院的药学资源，使部分医疗机构审方药师人手不足、人员资质不足、审方系统难以企及等难题迎刃而解。

3. 新媒体开展用药教育、科普宣教　随着互联网的发展，即时通信软件、公众号服务平台、语音二维码等已渗入日常生活。通过公众号服务平台，推广、普及用药安全知识，如家庭常备药物的选择与应用、家庭药箱的整理、常见疾病的药物治疗知识等，提高公众合理安全用药意识；将药物应用信息编码录入语音二维码，对患儿的用法用量实现即时、多次指导，避免遗忘及剂量差错；药师也可利用即时通信软件、语音通话等沟通方式，对患儿的用药结果进行追踪，实现用药过程中及用药后的远程指导与治疗评估，实现从院内到院外的全程药学服务。目前，很多医疗机构的药学部或药剂科都建立了新媒体平台，如福棠儿童用药咨询中心、复旦儿科药学、新华 e 药学服务、安徽儿童用药咨询等，发挥药学专业的资源优势及渠道的传播优势，将科学权威、通俗易懂及新颖有趣的科普资源向全社会广泛传播，保障和促进儿童用药安全。

（三）促进儿科临床药理学及临床试验研究

1. 建立多中心儿童临床试验研究协作网络　目前，全国范围内尚缺乏关于儿童全年龄段多中心的临床试验研究中心。对于患常见病、多发病和明确诊断为慢性病的患儿，为了使治疗效果最大化，降低药品不良反应和经济支出，可将药物经济学、药物治疗学知识与社区流行病学特点及患者的个体情况相结合,制订、修改及完善个体化的药物预防和治疗方案。我国江浙沪地区建立儿科协作网络,借助各个区县已建立的"医保"互助信息交互平台,结合互联网与儿科医疗,实现各成员单位之间联通诊疗信息、互认医学检验及互传医学影像等信息化管理,为儿童多中心临床试验的开展、儿童临床药理学研究、儿童药动力学监测及儿童血药浓度监测等提供平台,以方便全国范围内药学资源共享。

2. 儿童群体药动学　儿童尤其是新生儿为特殊群体,基于伦理等方面的原因,血药浓度的采样点少,传统药动学无法进行研究,导致临床缺乏大量儿童药代动力学数据,临床药物治疗过程中,医师和患儿都承担着较大风险。

随着群体药动学(population pharmacokinetics,PPK)研究方法的发展,可将群体而非个体作为分析单位,将经典药代动力学与统计学原理结合。研究中可以综合考察临床药动学中各种影响因素,如胃肠道疾病、肝脏疾病、肾脏疾病、年龄、性别、体重、遗传背景、饮食等,各种不同因素对药动学影响大小能够采用结构参数进行估算,并采用统计学方法对结构参数的变异及预测误差进行估算。通常对每个个体病例只需采集较少几个数值点,需要增加病例数,采用稀疏数据即可进行研究,解决了儿童采样困难的问题。另外,采用成人或国外儿童群体药动学模型外推可以得到我国儿童模型,进而获取我国儿童个体药动学参数。这种方法对于儿童药动学研究和临床给药方案的确定均有重要意义。

(四)建立医联体及区域医疗中心

医联体是均衡医疗资源、实现医疗人才和患者合理流动的重要载体。医联体存在紧密、松散等多种形式,不同的医联体具有不同的优势。2018年北京开展了市属医院紧密型儿科医联体建设试点工作,以一种全新的形式,形成了统一的规则和标准,消除了以往阻碍医联体互动的技术障碍,实现了技术与管理的融合。第一批试点由首都医科大学附属北京儿童医院、首都儿科研究所两所核心医院牵头。通过医联体实现患者信息共享;优质医师、药师人才资源共享;更为各方搭建合作平台,为人才培训、多中心研究的开展创造条件。

(五)开展儿童药品临床综合评价与政策研究

为了解决儿童专用药品、适宜剂型或规格缺乏,药品说明书儿童数据不完善等问题,近年来各部门保障儿童用药工作力度不断加强。自2011年起,国家明确鼓励儿童专用药品研发生产,并且完善儿童用药目录,相继出台了《关于保障儿童用药的若干意见》《关于临床急需儿童用药申请优先审评审批品种评定基本原则及首批优先审评品种的公告》,并制定了"鼓励研发申报儿童药品清单"等。同时,要求建立儿童用药综合评价体系及临床数据库,通过分析儿童用药数据并定期开展综合评价,进一步论证安全性、有效性、经济性,在提高临床合理用药及综合评价能力的同时,为政府制订药品遴选、定价采购等决策提供数据支持。

互联网及信息技术的发展,为儿科临床药学带来了机遇与挑战。相信儿科临床药师在临床实践中能够不断提高专业素质,融入治疗团队,在国家政策的支撑下,拓宽药学服务范围,使得儿科临床药学蓬勃发展。

(唐淑含　金彦　乔森)

第三节　我国开展儿科临床药师培训工作的现状

儿科临床药师在儿童合理用药中担负着极其重要的作用,不仅应重视对正常发育指标与生理参数、生理特征、代谢特点的认识与掌握,还要结合药物在儿童不同发育时期的吸收和代谢特点,进行合理用药选择,谨慎用药,避免用药安全隐患。

由于儿童处于生长发育期间,身体各系统机能与成人有较大差异,对药物的代谢和排泄也与成人相异。加之目前很多药物缺少儿童适宜的剂型和规格,特别是一些治疗浓度范围窄的药物更易引起药物不良反应事件。根据近年来《国家药物不良反应监测年度报告》,我国0~14岁儿童不良反应约占整体人群为9%~10%,因此儿童用药安全问题更应引起重视。目前儿童专用药品的品种少,适宜的剂型、规格缺乏;儿科临床用药信息不足,超说明书用药现象普遍;药物不良反应发生率高,不合理用药和用药错误可能更严重。因此,儿科临床药师培训不仅具有重要性,更具有特殊性。

一、儿科临床药师培训工作的发展

早在2002年,《医疗机构药事管理暂行规定》就明确提出:医疗机构必须实行临床药师制,药学部门要建立以病人为中心的药学管理工作模式,开展以合理用药为核心的临床药学工作,参与临床疾病诊断、治疗,提供药学技术服务,提高医疗质量。卫生部于2005年11月发布了《关于开展临床药师培训试点工作的通知》,公布了全国19家医院作为试点工作培训基地,旨在培养优秀的临床药师。临床药师培训试点基地的主要工作是招收符合条件的临床药师学员,进行为期1年的全脱产进修。培训方式是在临床药师和临床医师的指导下,以直接参与临床用药实践为主,适当课程教育为辅,紧密结合临床工作实际,培养临床药物应用型人才,提升参与临床药物治疗工作能力。2006年3月,首批小儿用药专业临床药师在上海开始培训,2011年全国各家基地全面开展小儿用药专业临床药师培训工作。

国家卫生健康委员会临床药师培训工作的开展,培养出一批批优秀的临床药师学员和师资,如星星之火,在全国范围带动了临床药学的发展。经过十几年的发展,目前中国医院协会药事管理专业委员会已有超过100家临床药师培训基地,并且发展了一批师资培训基地。除了一年期小儿用药专业专科化培训之外,中国医院协会药事管理专业委员会2020年新设小儿用药(通科)专业,为基层医院开展儿科通科药学服务培养人才。

中华医学会临床药学分会也于2016年在全国各地成立了临床药师学员和师资培训基地。各专业均制订了临床药师培训学员手册,对规范化培训的要求基本一致。

二、儿科临床药师的培训要求

临床药师的培养是一个从无到有的过程,涉及许多方面,需要以点带面、从易到难、逐步完善,儿科临床药师的培养更具有其特殊性。如今,我国儿科临床药师培训工作经过多年实践,各试点工作培训基地也接连培养出一批批儿科专科临床药师。

目前,国内儿科专科临床药师的培训模式多采用理论专业知识学习和临床药学实践相结合,通过"理论"和"实践"双管齐下,形成儿科专业临床药师培养体系。药师从学校毕业后,往往从事药剂科的常规工作,再教育和进修的机会不多,所掌握的药学知识在日新月异的药学发展中逐渐老化。因此,临床药师必须重新扎实其药学专业知识,补充临床理论知识,再结合临床实践培养和建立临床思维,才能更好地胜任儿科临床药学上的工作。在临床药师的培训过程中,会逐步树立临床药师的团队合作意识,培养与医护人员保持日常交流及沟通的习惯,以及与患者沟通的方式和注意事项。形成"医师、药师、患儿和家属"的新型伙伴关系。同时应重视临床药师在药物临床研究方面的能力培养,培训期间积极鼓励临床药师参与药物临床研究,逐渐培养其科研能力。

(一)学习专业理论知识

作为儿科专业临床药师,在进入临床工作之前必须针对性强化儿科药物治疗学知识,掌握文献检索方法以补充和更新儿科临床理论知识。

1. 学习药学专业知识　临床药师应具备专业知识,能够在较短时间内学习、掌握各种新药的性能、特点、配伍、不良反应,以及药学专业技术上的把握、新药特性的研究等。除了自身专业方面的药理学、药动学、药剂学等知识外,还需要对药品剂量、规格、厂家等信息有所掌握,并经得起临床一线医师的提问。多数培训基地会在带教老师的指导下组织学员学习处方集中儿科专业相关内容,掌握药物的作用机制、药物效应动力学、药物代谢动力学、适应证、常用剂量及给药方法、不良反应等;不常用药品需了解其适应证、常用剂量及禁忌证。带教老师通过讲解药品知识,重点介绍同类药品区别、使用限制等,为临床药师在临床实践奠定理论基础。由于呼吸系统感染为儿科常见病,其他专业的临床药师在开展临床实践前也应该掌握常用呼吸系统用药的特点,可以邀请院内呼吸专业的临床医师为临床药师进行相关的用药专题讲座,分享其用药经验。应学习掌握基本循证医学方法,了解最新医学、药学资讯,借鉴各种疾病的临床治疗指南、专家共识等开展药物治疗。

2. 学习临床理论知识　对于临床药师来说,传统的药学教育在基础医学和临床医学等相关学科的知识和技能方面的培养上存在明显不足。在临床药师的培养过程中,多数培训基地重视对基本临床医学知识的强化培训,以便让儿科临床药师尽快做好进入临床工作的准备。考虑到与医学生培训的不同,临床药师可对疾病的发病机理、流行病学特点、诊断标准和临床治疗原则等作初步熟悉,重点掌握药物治疗及预后,尤其应熟练掌握不同情况下的药物选择方案。随着培训的推进,儿科临床药师应逐渐对正常发育指标与生理参数、生理特征、代谢特点认识与掌握,并能结合药物在不同发育时期的代谢特征和使用特点,进行合理用药选择。除了医学基本知识外,临床药师根据儿科特点,应掌握儿科常用的辅助检查、生化检验、影像诊断、病理诊断的基础知识,以及各项指标变化和诊断报告的临床意义;应掌握一定的临床医学知识,可以理解医师选择药物治疗方案的原因、目的,减少交流沟通的障碍,以便更快、更好地融入治疗团队中。

(二)参与药学临床实践

在巩固和完善儿科理论知识的前提下,临床药师学员才能逐渐进入临床实践过程。

临床实践中要积极培养建立临床思维。各培训基地将临床药师派往相关临床科室进行轮转,在带教老师的指导下,参加查房、药历书写、病例讨论、用药咨询、用药教育、会诊等工作;熟悉各专科疾病状况,掌握用药特点;合理选择和使用药物;预防、监测、上报药物的不良反应等。通过这些实践与学习,既巩固了临床药师临床基本知识,又提高了临床药师的实践能力。另外,还可以深入临床科室,开展合理用药知识以及相关政策的宣传,提高临床医师合理用药水平,减少医药资源的浪费和药物不良反应的发生。

1. 药学查房　在临床查房过程中,带教老师通过病例分析加深学员对疾病的发病机制、临床症状、体征、辅助检查、治疗、预后的认识。随着培训的逐步深入,学员应熟悉临床诊疗流程,直接面对患者,参与一些具体病例的诊疗过程,进行基本临床实践,如:进行体格检查、采集病史、诊断、建立药历、书写病程记录、参加病案讨论等。带教老师要求学员每天自主完成药学查房工作,结合医师的治疗方案制订药学监护计划,实施药学监护,包括疗效监护、不良反应监护等。对重点患者,开展治疗药物监测和药物基因检测,实施精准药物治疗。经过这种日常药学查房工作的训练,临床药师学员可以反复强化临床知识,同时也提高与医师和患者的沟通交流能力,并为自己未来独自开展临床药学工作积累经验。

过硬的专业知识是良好沟通的基础,日常学习和工作是良好沟通的条件。临床药师在培训过程中可在带教老师的指导下同医师讨论病情和治疗方案,主要涉及药物治疗,遇到自己的专长应勇于发表见解,同时注意表达方式和沟通方法,遇到自己不太清楚的问题时不要轻易回答,应查阅有关资料之后再明确答复。药物的应用方法及时间正确与否,可以直接影响药物的治疗效果,临床药师可以在工作中向护理人员介绍合理用药方面的知识和意义,如药物的配伍禁忌、给药途径、给药方法和给药时间等方面的内容。通过相互交流使护理人员能够从理论上认识合理用药的重要性以及不合理用药的危害。

2. 撰写药历　除常规药学查房外,学员应尽早接受药历书写培训。药历作为临床思维的体现,涵盖了患者诊断的依据,记载了医师对病情的分析,对治疗的反应等。通过药历,临床药师可了解某一特定患者的发病和药物治疗的总过程,从而为临床医师或患者提供药学咨询或服务,指导个体化给药方案等。此外,通过药历还可以了解临床科室的用药情况,包括常用药物、特殊药物的用药数量和用药习惯,为药物利用等研究提供必要的数据和资料。通过药历书写培训,可以培养学员从临床诊断到治疗的完整的临床思维模式,提高临床药学服务的水平。

药历分为教学药历和工作药历。临床药师培训期间主要进行教学药历的书写培训。教学药历包括药历首页、入院记录、病程记录和出院记录4部分,其中首页包括患者的体重、既往用药史、诊断、治疗原则等,病程记录包括治疗原则和治疗方案及分析、药学监护计划和用药指导等及结果(疗效、不良反应和依从性等),还有临床药师参与临床工作情况和治疗方案的变化等。出院记录主要包括药物治疗小结、出院后继续治疗方案及用药指导等。教学药历需要临床带教医师及带教药师进行考核评分,药历质量的高低,不仅能体现临床药师系统的临床思维,还能培养理论联系实践的习惯,帮助药师积累临床用药经验,锻炼其书面表达能力。

3. 病例讨论　病例讨论作为临床药师教学与日常医疗工作的重要形式之一,可以将基本理论分析和解决实际问题相结合,提高归纳整理、重点分析和口头表达等各方面的能力。各培训基地按照培训大纲要求,通过病例讨论的形式来推进临床药师人才培养,在深入临床参加查房和轮转过程中,学员根据培训计划完成带教老师布置的日常作业,通过日常药学查房和患者教育等医疗活动,积极寻找与用药相关的问题和病例,并归纳整理,与同期学员和带教老师一起分享讨论,例如是否存在药物相互作用以及可能的不良反应;治疗效果是否明确等。

通过病例讨论这种形式,可以培养学员对病历资料及对各种常规检查、检验报告的阅读能力,逐步建立系统的临床思维。通过问题的提出和分析,逐渐提高学员归纳整理和解决问题的能力,不断增强学习信心,强化口头表达训练。

4. 用药教育 用药教育是临床药师开展临床药学服务中一个较好的切入点,是临床药师初期锻炼的有效途径也是保障患儿用药安全的重要手段。用药教育分为在院患者教育和出院患者教育,在院患者教育针对患者住院期间的用药进行宣教,解除患者对药物治疗的困惑,提高疾病急性期的疗效。慢病患儿出院后仍需在院外继续接受药物治疗,如果患儿家属对出院后继续接受药物治疗目的不清楚,对出院所带药品知识缺乏了解,会造成继续药物治疗的依从性不佳,直接影响患儿身心康复,严重者甚至可能重新入院治疗。针对上述情况,临床药师要主动对患儿进行出院用药指导,面对面与患儿及家属进行沟通,宣传药物使用的注意事项,解答患儿或家属的问题,使家属正确理解药物治疗的重要意义并承担起相应的责任。通过用药教育,既能保证患者的用药安全,提高依从性,也可以使临床药师不断巩固自身的专业知识,增强交流沟通的能力,进一步提升临床药学服务水平。

5. 力所能及参与科研工作 在儿科临床药师的培养过程中,也要鼓励学员参与药物临床试验研究及实验室相关工作,锻炼学员严谨的逻辑思维能力,提高学员的综合科研素质。拥有儿科药物临床试验的医院,可以要求临床药师参与临床药理试验研究,在临床试验开展过程中掌握规范的诊疗方法,提高临床药学知识水平,从多方面重视培养儿科临床药师的科研能力与素质,使其更好地开展和胜任临床药学工作。

三、儿科临床药师培训的不足及探索

《医疗机构药事管理规定》要求医疗机构配备临床药师,加强临床合理用药的监督作用。临床药师需要掌握丰富的药学知识,同时成为临床药物治疗专家,在临床治疗团队中发挥重要价值。尽管政府及政策都大力鼓励并扶持临床药师的培养,同时对儿科临床药学的重视度也有了极大提高,但目前我国儿科临床药师的培训仍存在以下不足:

1. 儿科临床药师培训规模不够 尽管近些年政府相关部门及医疗机构加强了对儿科临床药师的培养,但儿科临床药师培训基地还远远不能满足临床需求。目前我国儿科临床药师的培养,尚未建立完善的培养体系,每年参加儿科临床药师培训的临床药师依然较少,儿科的临床药师资源难以满足全国儿科临床合理用药的需求,仍然需要各医疗机构积极改进和完善培养模式,全国各级医疗机构之间加强交流培养,共同形成儿科临床药师培养的良性循环。

2. 临床知识储备不足 目前我国医疗机构的临床药师大多毕业于医药院校,专业以药学居多。加之我国医药院校的药学专业基本以化学及其相关科目为教学基础科目,而临床课程相对较少。药学专业的学生临床医学基础知识和实践技能较为薄弱。因此,临床药师培训应对临床各学科知识进行强化培训,主要通过课程培训与自主学习两种方式,补充相关临床专业知识。同时,临床药师还应熟练掌握其所在专业的常用医学检查、辅助检查、影像及病理诊断等相关临床诊断知识,以及熟知治疗药物监测等个体化用药诊断技术。此外,临床药师应不断学习本专科疾病相关的临床诊疗指南、临床治疗原则和治疗进展。

3. 精准用药技能培训缺乏　精准用药是保证儿科安全合理用药的重要技能,但目前的儿科临床药师培养模式往往缺乏这一环节的培养。随着个体化精准医学时代的来临,在影响临床诊疗的同时也对临床药学服务提出了更高的要求。以治疗药物监测、药物基因组学、群体药代动力学、药代动力学/药效动力学结合模型为主要技术手段的精准化药学服务具有巨大的发展潜力。因此,需要儿科临床药师在培训内容上做出创新,将药物基因组学、药代动力学等专业知识及技能的培养融入在培训过程中,充分提升儿科临床药师工作的技术性和科学性。

四、小结

儿童处于生长发育和器官功能逐渐成熟的阶段,儿科疾病临床表现及临床用药特点与成人不同,儿童合理用药与用药安全问题日益成为全世界关注的热点。随着医疗体制改革的不断深化,临床药师的作用越来越重要,对于儿科专科临床药师的需求尤为迫切。然而,我国现有临床药师培养模式不能完全满足儿科临床的需求,如在校培养课程设置不平衡,儿科临床药师培训基地数量有限,医疗机构在职培训的师资匮乏、规范化难以保证。建议增加儿科临床药师培训基地,并鼓励综合医院与儿科专科医院联合培养儿科临床药师,同时,儿科医院可根据本机构医疗特色探索在职培养的创新模式,加强师资队伍的培养和规范化体系建设,培养高素质的儿科临床药师,为儿童合理安全用药保驾护航。

(周　颖　李　敏　陈超阳　魏　然)

参考文献

［1］ LISTED N. The consensus of the Pharmacy Practice Model Summit [J]. American Journal of Health-System Pharmacy, 2011, 68 (12): 1148-1152.

［2］ EILAND L S, BENNER K, GUMPPER K F, et al. ASHP–PPAG Guidelines for Providing Pediatric Pharmacy Services in Hospitals and Health Systems [J]. J Pediatr Pharmacol Ther, 2018, 23 (3): 177-191.

［3］ TYLER L S, COLE S W, MAY J R, et al. American Society of Health-System Pharmacists. ASHP guidelines on the pharmacy and therapeutics committee and the formulary system [J]. Am J Health Syst Pharm, 2008, 65 (13): 1272-1283.

［4］ ACCP. Standards of practice for clinical pharmacists [J]. Pharmacotherapy, 2014, 34 (8): 794-797.

［5］ BOULLATA J I, GILBERT K, SACKS G, et al. A. S. P. E. N. clinical guidelines: parenteral nutrition ordering, order review, compounding, labeling, and dispensing [J]. J Parenter Enteral Nutr, 2014, 38 (3): 334-377.

［6］ LEE M, BADOWSKI M E, ACQUISTO N M, et al. ACCP template for evaluating a clinical pharmacist [J]. Pharmacotherapy, 2017, 37 (5): e21-e29.

［7］ MISTRY K B, CHESLEY F, LLANOS K, et al. Advancing children's health care and outcomes through the pediatric quality measures program [J]. Acad Pediatr, 2014, 14 (5 suppl): S19-S26.

［8］ BHATT-MEHTAV, BUCK M L, CHUNG L M, et al. Recommendations for meeting the pediatric patient's need for a clinical pharmacist: a joint opinion of the Pediatrics Practice and Research Network of the American College of Clinical Pharmacy and the Pediatric Pharmacy Advocacy Group [J]. Pharmacotherapy the Journal of Human Pharmacology & Drug Therapy, 2013, 33 (2): 243-251.

［9］ PRESCOTT W A, DAHL E M, Hutchinson D J. Education in pediatrics in US colleges and schools of pharmacy [J]. Am J Pharm Educ, 2014, 78 (3): 1-9.

［10］甄健存, 陆进, 梅丹, 等. 医疗机构药学服务规范 [J]. 医药导报, 2019, 38 (12): 1535-1556.

［11］国家卫生健康委员会. 2019 中国卫生健康统计年鉴 [M]. 北京: 中国协和医科大学出版社, 2019.

［12］席晓宇, 姚东宁, 黄元楷, 等. 我国三级医院临床药学服务现状及问题研究 (一): 研究简介及临床药学服务基本条件分析 [J]. 中国药学杂志, 2017, 52 (19): 1746-1752.

［13］席晓宇, 姚东宁, 黄元楷, 等. 我国三级医院临床药学服务现状及问题研究 (二): 临床药师团队建设现状分析 [J]. 中国药学杂志, 2018, 53 (6): 472-476.

［14］崔力, 席晓宇, 姚东宁, 等. 我国三级医院临床药学服务现状及问题研究 (三): 临床药学服务开展现状分析 [J]. 中国药学杂志, 2018, 53 (10): 837-842.

［15］姚东宁, 黄元楷, 席晓宇, 等. 我国二级医院临床药学服务现状及问题研究 (二): 临床药学服务开展现状分析 [J]. 中国药学杂志, 2019, 54 (2): 75-82.

［16］王萍萍, 陈晓瑾, 廖莉, 等. 儿科临床药师开展全程药学服务的 SWOT 分析 [J]. 医院管理论坛, 2019, 36 (12): 43-45.

［17］陈敏, 张伶俐, 张川, 等. 儿科临床药师药学服务的成本- 效益分析 [J]. 中国药房, 2018, 29 (4): 483-486.

［18］卢金淼, 黄怡蝶, 李智平. 基于区域医疗联合体模式下的儿科创新药学服务的思考与实践 [J]. 中国医院用药评价与分析, 2017, 17 (12): 1604-1607.

［19］QORRAJ-BYTYQI H, HOXHA R, KRASNIQI S, et al. The incidence and clinical relevance of drug interactions in pediatrics [J]. J Pharmacol Pharmacother, 2012, 3 (4): 304-307.

［20］KIMLAND E, ODLIND V. Off-label drug use in pediatric patients [J]. Clinical Pharmacology & Therapeutics, 2012, 91 (5): 796-801.

［21］刘莹, 王晓玲. 我院儿科临床药师培养中的带教体会 [J]. 儿科药学杂志, 2015 (5): 48-50.

［22］丁楠, 刘东, 王卓. 小儿用药专业临床药师带教工作模式的探索和体会 [J]. 儿科药学杂志, 2015 (8): 52-55.

［23］闫美玲. 儿科临床药师培养模式探析 [J]. 继续医学教育, 2016 (30): 2.

［24］朱安祥. 临床药师在儿科药学监护中的作用 [J]. 临床合理用药杂志, 2015 (14): 87-88.

第二章

儿科临床药师的总体岗位要求和培养目标

随着我国医院临床药学工作的发展,医院药学工作已从"以药品为中心,以保障药品供应为主体"的药品供应模式向"以患者为中心,以提供药学专业技术服务为主体,参与临床用药,服务患者"的药学技术服务模式转变。早在 2002 年,卫生部、国家中医药管理局联合发布了《医疗机构药事管理暂行规定》,提出要建立临床药师制度,并强调药师要参与临床治疗。临床药师深入临床一线,为医务人员及患者提供与药物治疗相关的药学服务,促进合理用药,真正做到以患者为中心的服务理念。在临床药师培训中明确临床药师岗位要求和培养目标,不仅是整体培训内容和培训方法规划的前提,也是评价临床药师岗位胜任力和实践效果的重要参考。

儿童是药物治疗的最高风险人群之一,其体格、活动、智力、心理处于不断发育的过程中,生理、病理等方面都与成人有所不同,具有动态变化的特点;生长发育中的儿童对药物不良反应较成人更为敏感;儿科疾病临床表现可不典型,病情变化快,选择药物须慎重,更要求剂量适宜,因此儿科临床药师必须了解儿科药物治疗的特殊性,掌握药物理化性质、作用机制、不良反应、适应证和禁忌证,以及个体化用药方法和剂量。儿科临床药师的岗位要求和培养目标必然体现出一些不同于成人的专科特色,但由于目前国内对于临床药师的岗位要求尚缺乏统一标准,不同医疗机构临床药师岗位设置及其工作内容也存在一些差异,有必要讨论儿科临床师的岗位要求,并据以形成培养目标。

一、国家相关政策法规中对临床药学服务和临床药师的岗位要求

2011 年,卫生部、国家中医药管理局、总后勤部卫生部联合发布了《医疗机构药事管理规定》,对临床药学、临床药师都做出了定义,同时对临床药师的学历背景、任职条件、配备数量做了规定,要求医疗机构应当建立由医师、临床药师和护士组成的临床治疗团队,开展临床合理用药工作。临床药师应当全职参与临床药物治疗工作,对患者进行用药教育,指导患者安全用药。在对医疗机构药师工作职责的规定中,包含了对临床药师岗位的三方面要求:

1. **临床药物治疗工作** 参与临床药物治疗,进行个体化药物治疗方案的设计与实施,开展药学查房,为患者提供药学专业技术服务。参加查房、会诊、病例讨论和疑难、危重患者的医疗救治,协同医师做好药物使用遴选,对临床药物治疗提出意见或调整建议,与医师共同对药物治疗负责。掌握与临床用药相关的药物信息,提供用药信息与药学咨询服务,向公众宣传合理用药知识。

2. 临床用药管理工作　开展抗菌药物临床应用监测,实施处方点评与超常预警,促进药物合理使用;开展药品质量监测,药品不良反应和药品损害的收集、整理、报告等工作;处方或者用药医嘱审核,指导病房(区)护士请领、使用与管理药品。

3. 临床药学研究工作　结合临床药物治疗实践,进行药学临床应用研究;开展药物利用评价和药物临床应用研究;参与新药临床试验和新药上市后安全性与有效性监测。

2017 年,国家卫生与计划生育委员会办公厅、国家中医药管理局办公室发布了《关于加强药事管理转变药学服务模式的通知》,其中包括了加强临床药师队伍建设的要求:"各地要大力培训和合理配备临床药师,发展以病人为中心、以合理用药为核心的临床药师队伍。临床药师要积极参与临床药物治疗,实施药学查房和药师会诊,提供药品信息与用药咨询,开展临床药学教学和药学应用研究等,发挥在合理用药中的作用。"这些内容基本涵盖在《医疗机构药事管理规定》的临床药师的岗位范围内。同时该文件也在药学门诊、慢性病管理、用药监测评价等方面提出了一些新的临床药学服务内容:"有条件的医疗机构可以开设药师咨询门诊,为患者提供用药咨询和指导""通过信息化建设,加强对高血压、糖尿病等慢性病患者的随访,为患者提供药品配送、用药指导服务,加强合理用药宣传,保障用药更加安全""完善临床用药监测、评价和超常预警制度,对药物临床使用安全性、有效性和经济性进行监测、分析、评估"。

2018 年,国家卫生健康委员会、国家中医药管理局发布了《关于加快药学服务高质量发展的意见》,该文件进一步强调了对临床药师参与多学科会诊,药学门诊服务、慢性病管理的要求,指出"临床药师为门诊和住院患者提供个性化的合理用药指导。针对疑难感染性疾病、恶性肿瘤等疑难复杂疾病,要有临床药师参与药物治疗和会诊,提供多学科诊疗服务。探索实行药师院际会诊,为疑难复杂患者解决药物治疗问题。鼓励医疗机构开设合理用药咨询或药物治疗管理门诊,重点面向患有多种疾病、使用多种药品的患者""鼓励药师参与家庭医生团队签约服务,为长期处方患者提供定期随访、用药指导等服务。"

2020 年,国家卫生健康委员会、教育部、财政部、人力资源和社会保障部、国家医疗保障局、国家药品监督管理局联合发布了《关于加强医疗机构药事管理促进合理用药的意见》,该意见在加强医疗机构药学服务中强调"要强化临床药师配备,围绕患者需求和临床治疗特点开展专科药学服务。临床药师要积极参与临床治疗,为住院患者提供用药医嘱审核、参与治疗方案制订、用药监测与评估以及用药教育等服务。在疑难复杂疾病多学科诊疗过程中,必须要有临床药师参与,指导精准用药。探索实行临床药师院际会诊制度。鼓励医疗机构开设药学门诊,为患者提供用药咨询和指导。"

综上可见,我国相关政策法规中对临床药学服务和临床药师的岗位要求随着群众健康需求的增多不断发展,临床药师肩负着深入参与临床药物治疗、提供临床用药管理技术服务以及临床药学科研和教学等多方面的任务和职责,临床药师的专业能力也应该顺应时代发展的需要不断扩展和提升。

二、儿科临床药师的总体岗位要求

儿科临床药师是从事儿科药学服务的临床药师,其服务的人群具有特殊性,但作为临床药师中的一个专科方向,其服务内容、岗位职责,以及从事临床药学实践所必需的知识基础和技能是与所有临床药师相似的,因此结合我国对于医院药学发展中临床药学服务赋予的不断发展的内容要求,从事直接面对儿童的治疗团队时对儿科临床药师的要求,以及现行临床药师小儿用药专业培训大纲,我们尝试对儿科临床药师的总体岗位要求进行探讨,包括专业背景和资质要求、医院药学服务综合素质、临床药学服务能力、儿科专科药学服务理论基础和实践技能、临床药学教育能力,以及临床药学科研能力共 6 个方面的内容。

1. 专业背景和资质要求 儿科临床药师是为儿科患者提供全方位药物治疗管理的从业者,应接受过药学专业高等教育,取得药学专业技术资质,参加或在其职业规划中应参加国家临床药师培训并取得儿科临床药师培训证书。

2. 医院药学服务综合素质 ①熟悉《中华人民共和国药品管理法》《医疗机构药事管理规定》《处方管理办法》等法规文件的相关内容。②熟悉医院与药学服务相关的临床工作制度(如感染管理、危急值处理、会诊管理等制度),熟悉医院药事管理制度,具有法律意识和职业责任感,能自觉规范自身职业行为,尊重患者及家属,维护其合理用药权益。③熟悉医院药学服务的内容和药品从购进、存储、调剂、配置到患者使用的全流程,能够应用药事法规及医院相关管理制度,解决临床医护和患者的实际问题。

3. 临床药学服务能力

(1)参与患者临床药物治疗工作的能力

1)掌握药学查房、会诊、病例讨论、药物重整、医嘱审核的技巧和方法,协同医师做好药物使用遴选,对临床药物治疗提出意见或调整建议,与医师共同对药物治疗负责。

2)了解治疗药物监测方法和进展,能够结合患者病情、病理生理特点、实验室检查结果进行个体化药物治疗方案的设计与实施。

3)熟悉临床诊疗流程,熟悉医疗文书阅读及书写,具备与患者及其家属、与临床医疗专业技术人员进行沟通与交流的技能。

4)熟悉药品相关问题(DRP)分类和评估方法,具备发现药物治疗中潜在问题并优化和解决的能力。

(2)医疗体系临床服务和公共健康服务能力

1)参与医疗机构临床用药管理工作的能力:熟悉医院临床用药管理相关制度,能配合医院药物治疗与药事管理委员会要求,开展药物临床应用监测,实施处方点评与超常预警,促进药物合理使用;开展药品质量监测,药品不良反应和用药错误的收集、整理、报告等工作;开展处方或者用药医嘱审核,指导病房(区)护士请领、使用与管理药品;了解演讲技巧和方法,能开展面向其他医护人员的合理用药知识培训。

2)参与公共健康服务的能力:能结合医院实际,逐步探索开展药学门诊、互联网在线药学咨询、上门居家药学服务;了解药学科普的技巧和方法,能面向公众开展合理用药科普宣传。

4. 儿科专科药学服务理论基础和实践技能

(1)儿科临床专业理论知识与技能包括:了解儿童病理生理基础,熟悉儿童疾病诊疗常规及相关指南,掌握儿科常见疾病诊疗知识及技能。

1)了解儿童生长发育的生理特点。

2)了解小儿用药专业常见疾病病因、发病机制、病理生理。

3)熟悉儿童常见疾病的临床诊疗过程。

4）了解儿科常用的病原学检查方法，熟悉病原微生物分类及正常菌群与微生态平衡的基本概念，能正确评估临床微生物检查结果，指导临床抗感染治疗。

5）了解发热、咳嗽、喘息、腹痛、呕吐、腹泻、抽搐、皮疹、血尿、黄疸、水肿等症状在儿童疾病诊疗中的临床意义。

6）掌握小儿外科手术预防使用抗菌药物监测与评价方法。

7）熟悉儿科常用检验或检查项目在儿童疾病诊疗中的意义，对结果具有初步的分析和应用能力。

8）熟悉儿科及其各亚专业常见病的临床表现、治疗原则及相关治疗指南。

（2）结合儿科患者疾病特点，熟练运用药学理论知识，内容包括：药理学、药物治疗学、个体化治疗药物监测和药物基因组学、循证药学、药物相互作用、药物治疗指南等。

1）掌握儿科常用药品（包括常用中成药）的作用机理、药效学、药代动力学和药物基因组学、适应证、禁忌证、常用剂量和给药方法、不良反应、药物相互作用、临床评价等相关知识。

2）掌握儿科常见疾病的药物治疗原则及相关药物治疗监护要点，对制定和调整药物治疗方案提出适宜建议。

3）掌握儿童每日能量、液体量计算及根据体重或体表面积计算给药剂量，能注意药物给药途径和药物配制浓度、配伍及输注时间的控制。

4）熟悉治疗药物监测和药物基因检测指标与结果的分析及其在临床用药监护中的应用。

5）具备制订不同病理状态和不同生长发育阶段个体化用药方案的能力。

6）了解循证药学方法，能够利用信息检索工具查阅文献，具备对文献进行评价并为临床用药决策提供循证证据的能力。

5. 临床药学教育能力

（1）自我规划和自身教育：具备自我认识、自我评估和自我发展的技能；通过持续的专业培养，确定和实施促使个人提升和职业发展的方案；培养追求卓越和终身学习的精神。

（2）参与药学学校教育和毕业后岗位培训工作的能力：具备职业传承的思想，重视教学方法和技巧的培养和训练，积极参与药学学校教育和毕业后岗位培训项目，向学生、受训学员或其他医疗专业人员提供专业教育。

6. 临床药学科研能力　重视科研思维、方法和技能的培养和训练，能结合临床药物治疗实践，进行药学临床应用研究和开展药物利用评价；参与新药临床试验和新药上市后安全性与有效性监测。

需要说明的是，随着我国临床药师制相关工作的不断发展完善以及临床药师培养体系的初步形成，我国儿科临床药师队伍数量和素质不断提高，但儿科临床药师岗位仍会因医疗机构药学服务模式和临床药学发展水平的差异呈现出主要工作内容和重心的差异。在上述6个方面的要求中，2~4是其核心能力，应该注意这些要求和能力并非一蹴而就，需要一个临床药学服务知识、技能、经验逐步积累、不断完善的过程。不同级别儿科临床药师岗位必然存在差异化和不断进阶的要求，这是人才培养的必然规律，如何评估儿科临床药师是否达到岗位要求，其标准如何，在后面的章节中会有详细论述。

三、儿科临床药师的培养目标

上一部分讨论了对儿科临床药师岗位 6 个方面的要求,但从一个儿科临床药师的培养上看,我们更为迫切需要的是能够直接参与儿科药物治疗的药师,因此在培养目标上应该更加聚焦于基本的临床药学服务能力。现行临床药师培训大纲的描述比较准确,对于儿科临床药师的培养目标,就是通过培训,使儿科临床药师应掌握审核评估处方或用药医嘱、药物重整、用药监护、药物咨询能力、患儿及家属用药教育能力及常用抗感染药物临床应用与管理等药学服务能力。应掌握本专业相关药物治疗方案设计与评估、药品风险评估和药学监护等临床药师专业知识与技能,具有参与临床药物治疗和为患儿及家属提供用药教育与咨询服务的能力:

1. 了解儿科专业常见疾病的病因、发病机制、临床表现、诊断要点、治疗原则和治疗方法;能够阅读和分析小儿用药专业疾病相关的实验室检查、病理学检查、影像学检查和功能试验等辅助检查报告。

2. 掌握常用抗感染药物临床应用专业知识与技能,熟悉抗感染药物临床应用监测方法与指标控制。熟悉小儿用药专业常见感染性疾病的病理生理变化、临床表现、诊断和治疗原则,掌握相关抗感染治疗的药物、治疗评价和药学监护内容。

3. 熟悉儿科专业常用药品的相关知识,能够对儿童常见疾病药物治疗方案进行分析与评价,具有开展优化药物治疗方案工作的能力,内容包括:医嘱分析及审核、处方及医嘱点评、药品不良反应监测评价及上报、药品不良事件及药物性疾病应对处理、药物治疗方案的制定及优化。

4. 掌握儿科专业常见疾病药学服务工作能力,内容包括:药学评估、药物治疗风险评估、药学查房及问诊、药学监护计划建立、用药教育 / 指导、药物咨询、治疗药物重整、药学干预等。

5. 能够具备参与儿科专业常见疾病住院患者会诊的能力,具备为接受复杂药物治疗的患者提供药学监护的基本能力。

6. 具备今后可持续开展儿科专业临床药学工作的能力。

(黄　亮)

参考文献

[1] 卫生部, 国家中医药管理局, 总后勤部卫生部. 卫生部国家中医药管理局总后勤部卫生部关于印发《医疗机构药事管理规定》的通知 [EB/OL].(2011-03-30)[2022-10-21]. http://www. nhc. gov. cn/cms-search/xxgk/getManuscriptXxgk. htm？id=51113

[2] 国家卫生计生委办公厅, 国家中医药管理局办公室. 关于加强药事管理转变药学服务模式的通知 [EB/OL].(2017-07-12)[2022-10-21]. http://www. nhc. gov. cn/yzygj/s7659/201707/b44339ebef-924f038003e1b7dca492f2. shtml

[3] 国家卫生健康委员会, 教育部, 财政部, 等. 关于加强医疗机构药事管理促进合理用药的意见的通知 [EB/OL].(2020-02-26)[2022-10-21]. http://www. nhc. gov. cn/yzygj/s7659/202002/ea3b96d1ac-094c47a1fc39cf00f3960e. shtml

第三章

不同专业儿科临床药师服务技能要求

第一节　感染专业儿科临床药师服务技能要求

一、培养目标

掌握感染专业儿科临床药师基本知识与技能,培养在本专科深入开展临床药学服务的能力,能够具备开设儿科药学专科门诊、抗感染药物临床应用和管理方面的基本药学服务能力。

1. 了解感染病学相关的基础和临床理论,能够阅读和分析与感染性疾病相关的实验室检查、病理学检查、影像学检查等文件或报告。

2. 掌握常用抗感染药物临床应用专业知识与技能,熟悉抗感染药物临床应用监测方法与指标控制。熟悉常见感染性疾病的病理生理变化、临床表现、诊断和治疗原则,掌握相关抗感染治疗的药物、治疗评价和药学监护内容。

3. 系统掌握临床常用抗感染药物相关知识,能够对常见感染性疾病药物治疗方案进行分析与评价,具有开展优化抗感染药物治疗方案工作的能力,内容包括:医嘱分析及审核、处方及医嘱点评、抗菌药物管理、ADR/ADE 监测评价上报及处置、药物治疗方案的制订及优化。

4. 学会制订常见感染性疾病临床药物治疗监护计划,并能够独立开展临床药学监护工作,内容包括:治疗药物重整、药学查房及问诊、治疗风险评估、用药教育及指导、药物咨询等。

5. 初步具备参与重症感染患者的诊疗及提供药学监护的基本能力。

6. 具备今后可持续开展临床药学工作的能力。

二、培养大纲

内容包括:病理生理基础、诊断学基础、本专业病种的诊断及治疗常规及指南、诊疗操作常规、本专业相关感染性疾病诊疗知识及技能。

1. 微生物学

(1)了解本地区常见的病原菌及其耐药机制。

(2)了解并正确解读微生物学实验报告。

(3)了解抗感染药物敏感试验方法。

2. 诊疗方法和技术在感染性疾病的诊疗中的应用意义

(1)了解病史采集和体格检查的阳性体征在感染性疾病诊治过程中的意义。

(2)掌握全血细胞计数、C 反应蛋白、降钙素原及病原学检查的临床意义。

(3)初步掌握 X 线检查结果和相关检查结果的意义。

3. 掌握常见感染性疾病的病原学特点、病理特点、临床表现、抗感染药物选择原则、不良反应、禁忌证以及抗感染药物联合应用指征(中枢神经系统感染、腹腔感染、围手术期感染、真菌感染、传染性疾病)。

4. 熟练掌握《应用抗菌药物防治外科感染的指导意见》及《抗菌药物临床应用指导原则》。

三、培养内容

(一)中枢神经系统感染

中枢神经系统感染(infections of the central nervous system)是中枢神经系统的常见病之一。其病原体包括所有能致病的细菌、病毒、螺旋体(钩端螺旋体、梅毒螺旋体)、立克次体、真菌以及寄生虫原虫和虫卵等。根据受侵犯的主要部位,将中枢神经系统感染(颅内感染)分为两大类:凡感染或炎症反应仅累及软脑膜者称为脑膜炎;病原体侵犯脑实质引起炎症反应者称为脑炎。本部分主要内容详见第三章第三节神经内科专业儿科临床药师的服务技能要求中相关内容,主要有"化脓性脑膜炎""病毒性脑炎""急性播散性脑脊髓炎"。

(二)腹腔感染

腹腔内感染通常是由胃肠道炎症或破裂引起的。较少见的情况下,腹腔感染也可来自泌尿道或女性生殖道。腹腔感染通常由多种微生物引起,可导致腹腔脓肿或继发性腹膜炎,后者可能是广泛性的,也可能是局限性的(蜂窝织炎)。腹腔感染通常是由正常的黏膜防御屏障出现缺损,使得肠道正常菌群侵染腹腔所致。与这类感染相关的优势细菌是大肠菌群,主要有大肠埃希菌、克雷伯菌属、变形杆菌属和肠杆菌属、链球菌、肠球菌和厌氧菌。

复杂腹腔感染最重要的是感染源的控制,包括外科干预及抗菌药物的应用,其他包括复苏与器官功能支持。

1. 复苏与器官功能支持　　其目的是促进患者的直接恢复或暂时恢复,赢得病因治疗的机会,包括液体复苏、器官功能支持、营养及免疫支持。

2. 感染源控制

(1)腹腔冲洗及引流:减少坏死组织和各种炎性介质,广泛腹腔冲洗,不会导致感染的扩散,同时起到抗休克作用。

(2)药物的选择

1)抗菌药物的应用:引流不能代替合理的抗菌药物使用,抗菌药物也不能代替引流。抗菌药物可以清除腹腔残余细菌,减少毒素吸收,杀灭进入血液循环的细菌,防止细菌播散,防止第三类型腹膜炎发生,降低死亡率。

儿童腹腔感染可以分为社区获得性腹腔感染及医院获得性腹腔感染。社区获得性腹腔感染包括化脓性阑尾炎、消化道穿孔并腹膜炎,多为轻中度腹腔感染。病原体多为革兰氏阴性菌、厌氧菌,较少耐药。医院获得性腹腔感染包括手术部位感染、吻合口瘘并腹腔感染,可合并休克、脏器功能损害,多为重度腹腔感染。病原体多为耐药菌,如产 ESBL 的大肠埃希菌、阴沟肠杆菌、铜绿假单胞菌。复杂腹腔感染多为社区获得性感染,上消化道以肠杆菌科细菌(大肠埃希菌、克雷伯菌属、肠杆菌属)为主,厌氧菌的检出也逐渐增多;下消化道:除肠杆菌科细菌外,厌氧菌明显增多,主要是拟杆菌,尤其是脆弱拟杆菌。

2)常见感染类型与病原菌、药物治疗方案的选择、药物剂量见表 3-1-1~ 表 3-1-3。

表 3-1-1　常见感染类型与病原菌

常见感染类型	常见病原菌
胆囊炎	大肠埃希菌、克雷伯菌、肠球菌
远端小肠穿孔所致的感染	大肠埃希菌、克雷伯菌、脆弱类拟杆菌、梭菌属
近端小肠感染	大肠埃希菌、克雷伯菌属、变形杆菌
阑尾炎	大肠埃希菌、铜绿假单胞菌和厌氧菌(拟杆菌属)
脓肿	大肠埃希菌、克雷伯菌属、肠球菌和脆弱拟杆菌
结肠来源导致腹腔感染	绝大多数为厌氧菌感染
医院获得性腹腔感染	更常见铜绿假单胞菌、肠杆菌属等耐药菌株

表 3-1-2　胆道外复杂性腹腔内感染初始抗菌药物经验治疗方案

方案	抗菌药物
单一用药	厄他培南、美罗培南、亚胺培南西司他丁、替卡西林 - 克拉维酸和哌拉西林 - 他唑巴坦
联合用药	头孢曲松、头孢噻肟、头孢吡肟、头孢他啶,联合甲硝唑;庆大霉素或妥布霉素 + 甲硝唑或克林霉素 ± 氨苄西林

表 3-1-3　儿科复杂性腹腔内感染静脉给药剂量

抗菌药物	剂量[a]/$[mg/(kg \cdot d)]$	给药频次
阿米卡星[b]	15~22.5	每 8~24h
氨苄西林[c]	200	每 6h
氨苄西林 - 舒巴坦[c]	氨苄西林 200	每 6h
氨曲南[c]	90~120	每 6~8h
头孢吡肟[c]	100	每 12h
头孢噻肟[c]	100~150	每 6~8h
头孢替坦[c]	40~80	每 12h
头孢西丁	160	每 4~6h

抗菌药物	剂量 [a]/[mg/(kg·d)]	给药频次
头孢他啶 [c]	150	每 8h
头孢曲松 [c]	20~80	每 12~24h
头孢呋辛 [c]	150	每 6~8h
环丙沙星	20~30（单次不超过 0.4g）	每 12h
克林霉素	20~40	每 6~8h
厄他培南	3 个月 ~12 岁：30（不超过 1g/d）； ≥ 13 岁：1g/d	每 12h 每 24h
庆大霉素 [b]	3~7.5	每 8h
亚胺培南西司他丁	60~100	每 6h
美罗培南 [c]	120	每 8h
甲硝唑	30~40	每 8h
哌拉西林他唑巴坦 [c]	哌拉西林 200~300	每 6~8h
替卡西林 - 克拉维酸 [c]	替卡西林 200~300	每 6~8h
妥布霉素 [b]	2.0~7.5	每 8~24h
万古霉素 [b]	40~60，滴注 1h	每 6~8h

注：[a] 肝肾功能正常的剂量。mg/kg 的剂量必须依据总体重。[b] 需要监测药物的血浓度以及肾功能。[c] 如果可能有未引流的腹腔内脓肿，应使用最大剂量的 β- 内酰胺类抗菌药物。

（3）药学监护

【不良反应监护】

青霉素类药物：①使用前详细了解患儿既往用药史、过敏史、有无家族变态反应疾病史。以往对青霉素过敏者禁用，使用前必须做皮肤敏感试验，阳性反应者禁用。②肾功能严重损害者慎用。③使用前新鲜配制。④大剂量或肾功能不全患儿使用，可发生神经毒性反应（青霉素脑病）。

万古霉素：具有一定耳、肾毒性，应掌握适应证，轻症感染不宜选用。给药期间应定期复查肾功能，必要时监测听力。肝功能不全不需调整剂量。必要时需监测血药浓度。稀释液浓度需<5mg/ml，滴速应缓慢，以减少红人综合征、血栓性静脉炎。

【注意事项】

所有发热和腹痛的患儿，罹患复杂性阑尾炎或其他急性腹腔内感染的可能性极小，不建议常规使用广谱抗菌药物。复杂性腹腔内感染的患儿选择抗菌药物时，需要考虑感染发病场所（社区获得或医疗保健相关）、疾病的严重程度、抗菌药物在不同年龄儿童的安全性等因素。

在美国外科感染学会及美国感染病学会 2010 年发布的《成人及儿童复杂性腹腔内感染的诊断与处理》中，针对成人及儿童复杂性腹腔内感染的诊断与处理，如果患儿使用β- 内酰胺类抗菌药物出现严重不良反应，应选用环丙沙星联合甲硝唑或含氨基糖苷类抗菌药物的方案。新生儿坏死性小肠结肠炎应使用广谱抗菌药物治疗,如氨苄西林 + 庆大霉素 + 甲硝唑;氨苄西林 + 头孢噻肟 + 甲硝唑;或美罗培南。国内大多使用美罗培南。如果疑似耐甲氧西林金黄色葡萄球菌感染或氨苄西林耐药肠球菌感染,使用万古霉素。如果术中标本革兰氏涂片或培养提示真菌感染,需使用氟康唑或两性霉素 B。

(三) 围手术期抗感染

围手术期抗菌药物的预防性用药目的主要是预防手术部位感染,包括浅表切口感染、深部切口感染和手术所涉及的器官 / 腔隙感染,但不包括与手术无直接关系的、术后可能发生的其他部位感染。

1. **预防用药原则**　围手术期抗菌药物预防用药,应根据手术切口类别、手术创伤程度、可能的污染细菌种类、手术持续时间、感染发生机会和后果严重程度、抗菌药物预防效果的循证医学证据、对细菌耐药性的影响和经济学评估等因素,综合考虑决定是否预防用抗菌药物。但抗菌药物的预防性应用并不能代替严格的消毒、灭菌技术和精细的无菌操作,也不能代替术中保温和血糖控制等其他预防措施。

(1) 清洁手术(Ⅰ类切口):手术脏器为人体无菌部位,局部无炎症、无损伤,也不涉及呼吸道、消化道、泌尿生殖道等人体与外界相通的器官。手术部位无污染,通常不需预防用抗菌药物。

但在下列情况时可考虑预防用药:①手术范围大、手术时间长、污染机会增加;②手术涉及重要脏器,一旦发生感染将造成严重后果者,如头颅手术、心脏手术等;③异物植入手术,如人工心瓣膜植入、永久性心脏起搏器放置、人工关节置换等;④有感染高危因素如高龄、糖尿病、免疫功能低下(尤其是接受器官移植者)、营养不良等患者。

(2) 清洁 ~ 污染手术(Ⅱ类切口):手术部位存在大量人体寄殖菌群,手术时可能污染手术部位引致感染,故此类手术通常需预防用抗菌药物。

(3) 污染手术(Ⅲ类切口):已造成手术部位严重污染的手术。此类手术需预防用抗菌药物。

(4) 污秽 ~ 感染手术(Ⅳ类切口):在手术前即已开始治疗性应用抗菌药物,术中、术后继续,此不属预防应用范畴。

2. **抗菌药物品种选择**

(1) 根据手术切口类别、可能的污染菌种类及其对抗菌药物敏感性、药物能否在手术部位达到有效浓度等综合考虑。

(2) 选用对可能的污染菌针对性强、有充分的预防有效的循证医学证据、安全、使用方便及价格适当的品种。

(3) 应尽量选择单一抗菌药物预防用药,避免不必要的联合使用。预防用药应针对手术路径中可能存在的污染菌,如心血管、头颈、胸腹壁、四肢软组织手术和骨科手术等经皮肤的手术,通常选择针对金黄色葡萄球菌的抗菌药物。结肠、直肠和盆腔手术,应选用针对肠道革兰氏阴性菌和脆弱拟杆菌等厌氧菌的抗菌药物。

(4) 头孢菌素过敏者,针对革兰氏阳性菌可用万古霉素、去甲万古霉素、克林霉素;针对革兰氏阴性杆菌可用氨曲南、磷霉素或氨基糖苷类。

(5) 对某些手术部位感染会引起严重后果者,如心脏人工瓣膜置换术、人工关节置换术等,若术前发现有耐甲氧西林金黄色葡萄球菌(methicillin-resistant *Staphylococcus*

aureus,MRSA)定植的可能或者该医疗机构 MRSA 发生率高,可选用万古霉素、去甲万古霉素预防感染,但应严格控制用药持续时间。

(6)不应随意选用广谱抗菌药物作为围手术期预防用药。鉴于国内大肠埃希菌对氟喹诺酮类药物耐药率高,应严格控制氟喹诺酮类药物作为外科围手术期预防用药。

(7)常见围手术期预防用抗菌药物的品种选择,见表 3-1-4。

表 3-1-4 抗菌药物在围手术期预防应用的品种选择[a]

手术名称	切口类型	可能的污染菌	抗菌药物的选择
脑外科手术(清洁,无植入物)	I	金黄色葡萄球菌,凝固酶阴性葡萄球菌	第一、二代头孢菌素[c],MRSA 感染高发医疗机构的高危患者可用(去甲)万古霉素
脑外科手术(经鼻窦、鼻腔、口咽部手术)	II	金黄色葡萄球菌,链球菌属,口咽部厌氧菌(如消化链球菌)	第一、二代头孢菌[c]±[e]甲硝唑,或克林霉素 + 庆大霉素
脑脊液分流术	I	金黄色葡萄球菌,凝固酶阴性葡萄球菌	第一、二代头孢菌素[c],MRSA 感染高发医疗机构的高危患者可用(去甲)万古霉素
脊髓手术	II	金黄色葡萄球菌,凝固酶阴性葡萄球菌	第一、二代头孢菌素[c]
眼科手术(如白内障、青光眼或角膜移植、泪囊手术、眼穿通伤)	I、II	金黄色葡萄球菌,凝固酶阴性葡萄球菌	局部应用妥布霉素或左氧氟沙星等
头颈部手术(恶性肿瘤,不经口咽部黏膜)	I	金黄色葡萄球菌,凝固酶阴性葡萄球菌	第一、二代头孢菌素[c]
颌面外科(下颌骨折切开复位或内固定,面部整形术有移植物手术,正颌手术)	I	金黄色葡萄球菌,凝固酶阴性葡萄球菌	第一、二代头孢菌素[c]
耳鼻喉科(复杂性鼻中隔鼻成形术,包括移植)	II	金黄色葡萄球菌,凝固酶阴性葡萄球菌	第一、二代头孢菌素[c]
胸外科手术(食管、肺)	II	金黄色葡萄球菌,凝固酶阴性葡萄球菌,肺炎链球菌,革兰氏阴性杆菌	第一、二代头孢菌素[c]
心血管手术(腹主动脉重建、下肢手术切口涉及腹股沟、任何血管手术植入人工假体或异物,心脏手术、安装永久性心脏起搏器)	I	金黄色葡萄球菌,凝固酶阴性葡萄球菌	第一、二代头孢菌素[c],MRSA 感染高发医疗机构的高危患者可用(去甲)万古霉素

续表

手术名称	切口类型	可能的污染菌	抗菌药物的选择
肝、胆系统及胰腺手术[b]	Ⅱ、Ⅲ	革兰氏阴性杆菌,厌氧菌(如脆弱拟杆菌)	第一、二代头孢菌素或头孢曲松[c] ±[e]甲硝唑,或头霉素类
胃、十二指肠、小肠手术[b]	Ⅱ、Ⅲ	革兰氏阴性杆菌,链球菌属,口咽部厌氧菌(如消化链球菌)	第一、二代头孢菌素[c],或头霉素类
结肠、直肠、阑尾手术[b]	Ⅱ	革兰氏阴性杆菌,厌氧菌(如脆弱拟杆 c 菌)	第一、二代头孢菌素[c] ±[e]甲硝唑,或头霉素类,或头孢曲松 ±[e]甲硝唑
泌尿外科手术:进入泌尿道或经阴道的手术(经尿道膀胱肿瘤或前列腺切除术、异体植入及取出,切开造口、支架的植入及取出)及经皮肾镜手术	Ⅱ	革兰氏阴性杆菌	第一、二代头孢菌素[c]或氟喹诺酮类[d]
泌尿外科手术:涉及肠道的手术	Ⅱ	革兰氏阴性杆菌,厌氧菌	第一、二代头孢菌素[c],或氨基糖苷类 + 甲硝唑
关节置换成形术、截骨、骨内固定术、腔隙植骨术、脊柱术(应用或不用植入物、内固定物)	Ⅰ	金黄色葡萄球菌,凝固酶阴性葡萄球菌,链球菌属	第一、二代头孢菌素[c],MRSA 感染高发医疗机构的高危患者可用(去甲)万古霉素
外固定架植入术	Ⅱ	金黄色葡萄球菌,凝固酶阴性葡萄球菌,链球菌属	第一、二代头孢菌素[c]
截肢术	Ⅰ、Ⅱ	金黄色葡萄球菌,凝固酶阴性葡萄球菌,链球菌属,革兰氏阴性菌,厌氧菌	第一、二代头孢菌素[c] ±[e]甲硝唑
开放骨折内固定术	Ⅱ	金黄色葡萄球菌,凝固酶阴性葡萄球菌,链球菌属,革兰氏阴性菌,厌氧菌	第一、二代头孢菌素[c] ±[e]甲硝唑

注:[a]所有清洁手术通常不需要预防用药,仅在有前述特定指征时使用。[b]胃十二指肠手术、肝胆系统手术、结肠和直肠手术、阑尾手术、Ⅱ 或Ⅲ类切口的妇产科手术,如果患者对 β- 内酰胺类抗菌药物过敏,可用克林霉素 + 氨基糖苷类,或氨基糖苷类 + 甲硝唑。[c]有循证医学证据的第一代头孢菌素主要为头孢唑林,第二代头孢菌素主要为头孢呋辛。[d]我国大肠埃希菌对氟喹诺酮类耐药率高,预防应用需严加限制。[e]表中"±"是指两种及两种以上药物可联合应用,或可不联合应用。

3. 给药方案

(1)给药方法:给药途径大部分为静脉输注,仅有少数为口服给药。静脉输注应在皮肤、黏膜切开前 0.5~1 小时内或麻醉开始时给药,在输注完毕后开始手术,保证手术部位暴露时局部组织中抗菌药物已达到足以杀灭手术过程中沾染细菌的药物浓度。万古霉素由于需输注较长时间,应在手术前 1~2 小时开始给药。

（2）预防用药维持时间：抗菌药物的有效覆盖时间应包括整个手术过程。手术时间较短（<2小时）的清洁手术术前给药一次即可。如手术时间超过3小时或超过所用药物半衰期的2倍以上，术中应追加一次。清洁手术的预防用药时间不超过24小时，心脏手术可视情况延长至48小时。清洁-污染手术和污染手术的预防用药时间亦为24小时，污染手术必要时延长至48小时。过度延长用药时间并不能进一步提高预防效果，且预防用药时间超过48小时，耐药菌感染机会增加。

（四）真菌感染

侵袭性真菌病病原菌分为致病性真菌和条件致病性真菌。致病性真菌多呈地区流行，包括组织胞浆菌、粗球孢子菌、马尔菲尼青霉菌、巴西副球孢子菌、皮炎芽生菌、暗色真菌、足分枝菌和孢子丝菌等。条件致病性真菌有念珠菌属、隐球菌属、曲霉属、毛霉属、放线菌属、诺卡菌属等，当前我国以念珠菌、曲霉和隐球菌常见。

1. 总体治疗原则

（1）治疗策略：对尚未发生侵袭性真菌感染的高危患者可考虑进行预防性治疗；对可能已发生侵袭性真菌感染的患者进行诊断性试验治疗；对很可能已发生侵袭性真菌感染的患者进行经验治疗；对确诊患者进行目标治疗。

（2）治疗药物选择：根据感染部位、致病真菌种类及患者病理生理状态选择用药。在病原真菌未明确前，可参考常见的病原真菌给予经验治疗；明确病原真菌后，可根据经验治疗的疗效和药敏试验结果调整给药。

（3）初始治疗：重症患者常需要静脉给药，或采用注射和口服给药的序贯疗法，通常不推荐常规联合治疗；严重感染者或初始治疗不能控制的感染，应采用有协同作用的抗真菌药物联合治疗。

（4）疗程通常较长，需要考虑患者的免疫状态、感染病原菌和药物种类，一般在6~12周或以上。

（5）辅助治疗：在应用抗真菌药物的同时，应积极治疗可能存在的基础疾病，增强机体免疫功能。

（6）手术：有指征时需进行外科手术治疗。

2. 常见侵袭性真菌病的治疗原则

（1）曲霉病的治疗原则：诊断侵袭性曲霉病后必须进行快速且强有力的针对性治疗。宜选药物：伏立康唑，两性霉素B及其含脂制剂；可选药物：伊曲康唑、泊沙康唑、卡泊芬净、米卡芬净。初始治疗时需要静脉给药，不推荐常规采用联合治疗，在标准治疗不能控制或多部位严重感染时可考虑联合治疗。纠正粒细胞缺乏状态在治疗中至关重要，可以应用粒细胞集落刺激因子或粒细胞/巨噬细胞集落刺激因子。

部分患者需手术切除局部曲霉侵袭感染病灶。检测血清中半乳甘露聚糖（galactomannan，GM）水平有助于判断治疗效果和预后，但半乳甘露聚糖水平降至正常并不能作为停止抗真菌治疗的标准。

抗曲霉治疗疗程通常较长，最短为6~12周，根据治疗反应其疗程可达数月或更长，需根据个体情况而定。停药指征：临床症状和影像学病灶基本消失，微生物学清除以及免疫抑制状态的逆转。

（2）念珠菌病的治疗原则：念珠菌血症是当前最常见的系统性或侵袭性念珠菌病，白念珠菌是念珠菌血症最常见的致病原,但近年来非白念珠菌的比例不断升高。

1)诊断时需注意开放性标本(如痰标本)培养念珠菌阳性的价值有限,切忌仅根据痰标本培养阳性决定初始治疗。

2)念珠菌血症应在明确诊断后尽早进行抗真菌治疗。念珠菌病开始治疗的时机取决于对危险因素的临床评价、侵袭性念珠菌病的血清标志物检测和非无菌部位真菌培养结果的综合分析。

3)应重视念珠菌种属的鉴别及药物敏感试验结果。

4)宜选药物:氟康唑、卡泊芬净、米卡芬净、两性霉素 B 及其含脂制剂;可选药物:伏立康唑、伊曲康唑、泊沙康唑、氟胞嘧啶。

5)治疗方案应根据病情严重程度、病原体及其药敏情况、抗真菌药物暴露史及当地念珠菌流行病学状况做出相应调整。

6)对于光滑念珠菌和克柔念珠菌引起的感染,宜选用棘白菌素类或两性霉素 B 治疗。

7)念珠菌血症患者原则上应拔除深静脉置管,并进行眼底检查。

8)念珠菌病的抗真菌治疗疗程因不同部位感染而异。念珠菌血症的抗真菌治疗疗程为血培养阴性后再用 2 周。骨髓炎的疗程通常为 6~12 个月,关节感染的疗程至少为 6 周。其他念珠菌病治疗疗程尚不明确,一般认为一旦培养和 / 或血清学检查结果转阴时应停止治疗,通常在 2 周以上。

(3)隐球菌病的治疗原则

1)对疑有播散、或伴有神经系统症状、或血清隐球菌荚膜多糖抗原检测阳性的患者,应行腰椎穿刺进行脑脊液隐球菌检查以判断是否有中枢神经系统感染。

2)中枢神经系统隐球菌病治疗时,诱导治疗宜选两性霉素 B 或其含脂制剂联合氟胞嘧啶,如无法耐受者可选氟康唑治疗;巩固和维持治疗宜选氟康唑。诱导治疗疗程 2~4 周,巩固和维持治疗疗程为 6~12 个月。必要时可考虑脑脊髓液引流与局部应用两性霉素 B。

3)非中枢神经系统隐球菌病治疗时,免疫抑制和免疫功能正常的轻至中度隐球菌病患者宜用氟康唑治疗,疗程为 6~12 个月;重症隐球菌病和隐球菌血症患者的治疗同中枢神经系统感染。

4)手术治疗适用于单个病灶需明确诊断或影像学持续异常且抗真菌治疗无效的患者。

3. 真菌感染的病原治疗　临床应用中尚需依据患者的感染部位、严重程度、基础情况以及抗真菌药物在人体内的分布特点及其毒性大小等,综合考虑个体化治疗方案,见表 3-1-5。

4. 真菌感染的药学监护

(1)伊曲康唑

【疗效监护】

血药浓度监测:监测谷浓度,通常在用药后 2 周后服药前抽血。使用 HPLC 或 LC-MS/MS 测定,有效治疗窗为 1~4µg/ml。

【不良反应监护】

本药注射液含羟丙基 -β- 环糊精,其经肾小球滤过清除,故重度肾功能损害(肌酐清除率<30ml/min)者禁用;轻至中度肾功能损害者慎用,并密切监测血清肌酐,如疑似出现

表 3-1-5　侵袭性真菌病的病原治疗

病原体	宜选药物	可选药物
曲霉属	伏立康唑,两性霉素 B 及其含脂制剂	伊曲康唑,棘白菌素类,泊沙康唑
念珠菌属	氟康唑,棘白菌素类	两性霉素 B 及其含脂制剂,伏立康唑,伊曲康唑,泊沙康唑
隐球菌属	氟康唑,两性霉素 B 及其含脂制剂 + 氟胞嘧啶	伊曲康唑
毛霉	两性霉素 B 及其含脂制剂	泊沙康唑
组织胞浆菌	伊曲康唑	两性霉素 B 及其含脂制剂
球孢子菌	氟康唑、伊曲康唑	两性霉素 B 及其含脂制剂
皮炎芽生菌	伊曲康唑	两性霉素 B 及其含脂制剂,氟康唑
马尔尼菲青霉	两性霉素 B(2 周),继以伊曲康唑(静脉及口服),然后口服。AIDS 患者长期服用	伊曲康唑
暗色真菌	伊曲康唑、伏立康唑	泊沙康唑、氟胞嘧啶
孢子丝菌属	伊曲康唑	两性霉素 B 及其含脂制剂

肾毒性,应考虑改用本药口服制剂治疗。

【注意事项】

口服给药时,片剂应伴正餐,且于每天同一时间服用。分散片应餐后立即给予,可加水分散均匀后服用,亦可含于口中吮服或吞服。胶囊应餐后立即给予,整粒吞服。口服液:应空腹服用,先于口中含漱 20 秒后再吞服,用药后至少 1 小时内不应进食。基于口服液的药动学特点,不推荐用于有即发性全身性念珠菌病风险患者的初始治疗。颗粒应餐后立即给予,加水搅拌溶解均匀后服用。需要注意的是本药胶囊和口服液不可互换使用。因相同剂量下,使用口服液的暴露量大于使用胶囊的暴露量,且两种制剂黏膜暴露量的不同致使其局部作用有差异,仅口服液对口腔和 / 或食管念珠菌病有效。

(2)伏立康唑

【疗效监护】

在负荷剂量下 2 天可达到稳态,但未给予负荷剂量时则需要 5~7 天。建议在用药后 3~5 天(负荷剂量下)采血。

监测给药前 30 分钟内的血药浓度(谷浓度),《中国伏立康唑个体化用药指南》中推荐谷浓度的治疗范围为 0.5~5μg/ml。通常建议的谷浓度范围为 1~5μg/ml。日本指南推荐 1~2μg/ml<谷浓度<4~5μg/ml。英国指南建议对于预后不良的某些真菌感染如中枢感染、多发感染灶等,推荐 2μg/ml<谷浓度<4~6μg/ml。口服制剂应于餐前或餐后至少 1 小时服用。

【不良反应监护】

常见不良反应为视觉异常(20.6%,小于 1% 的患者需停药)。异常持续时间通常小于 30 分钟,一般在给药后 30 分钟开始,不需要特殊处理。

鳞状细胞癌罕见,年龄、白种人、高日晒、伏立康唑总累积剂量和伏立康唑治疗时间是鳞状细胞癌发生的独立危险因素。如果发生鳞状细胞癌或黑色素瘤,伏立康唑应停止使用。

【注意事项】

本药干混悬剂应以 46ml 水(不可使用其他溶剂)溶解并稀释,使终浓度为 40mg/ml。临用前需振摇 10 秒,并以喂食用注射器给药。口服制剂的生物利用度较高(96%),故有临床指征时,静脉滴注和口服给药途径可相互转换。本药用于预防接受异基因造血干细胞移植高危患者的侵袭性真菌感染时,应从移植当天开始且用药最长时间为 100 天。根据侵袭性真菌感染的发生风险尽可能缩短预防用药天数(根据中性粒细胞减少或免疫抑制确定)。仅免疫抑制或移植物抗宿主病持续时,移植后的最长预防用药天数方可持续至 180 天。伏立康唑在成人中呈非线性药动学。在儿童中其药动学特点较为复杂,14 岁以上及体重>50kg 的 12~14 岁的青少年与成人类似;12 岁以下的儿童呈现较大的差异,且呈线性药动学特点。因此,成人与儿童在使用伏立康唑时需采取不同的用法用量。

(3)泊沙康唑

【疗效监护】

用药 7 天后监测谷浓度。也有文献提出对于预防用药的患者可用药后 48 小时抽血。预防真菌感染时,谷浓度应>0.7μg/ml;治疗曲霉菌感染时,谷浓度应>1.0μg/ml。

考虑到泊沙康唑达稳态的时间较长,有文献提出在预防真菌感染时可监测用药后 48 小时的浓度,目标值为谷浓度>0.35μg/ml。目前缺乏泊沙康唑浓度的安全范围,欧洲药监局建议谷浓度不超过 3.75μg/ml。

【不良反应监护】

一般耐受性良好,偶见恶心,呕吐,腹泻,腹痛等胃肠道反应,可能出现肝酶升高,高胆红素血升高。

罕见肾上腺功能不全、过敏反应、Q-Tc 延长(临床意义不明)。发生过心律失常［如先天性或获得性 Q-T 间期延长、心肌病(尤其是心力衰竭)、窦性心动过缓、已出现症状性心律失常、合用可导致 Q-T 间期延长的药物］的患者慎用。

【注意事项】

本药混悬液必须于进餐期间或进餐后立即(20 分钟内)服用;对无法进餐者可伴营养液或碳酸饮料服用;对无法进餐且不能耐受口服营养液或碳酸饮料的患者,应考虑使用其他抗真菌治疗或密切监测有无突破性真菌感染。伴非脂肪餐单剂服用本药 200mg 后,平均 C_{max} 和 AUC 比空腹状态约高 3 倍,伴高脂肪餐(约 50g 脂肪)服用时则约高 4 倍;伴营养补充液(14g 脂肪)单剂服用本药 400mg 后,平均 C_{max} 和 AUC 比空腹状态约高 3 倍。为确保达到足够的血药浓度,本药混悬液必须于进餐期间或进餐后立即(20 分钟内)服用;对无法进餐者可伴营养液或碳酸饮料服用;对无法进餐且不能耐受口服营养液或碳酸饮料的患者,应考虑使用其他抗真菌治疗或密切监测有无突破性真菌感染。

(4)棘白菌素类药物：棘白菌素类药物主要包括卡泊芬净和米卡芬净,主要对假丝酵母菌属和曲霉菌属有效,而对其他霉菌和酵母菌的活性相对较弱,包括新生隐球菌。棘白菌素类对治疗或预防肺孢子菌肺炎没有作用。

【不良反应监护】

偶见肝酶升高,高胆红素血升高,碱性磷酸酶升高。用药期间,监测出现肝功能检查异常的患者有无肝功能恶化,并权衡继续用药的利弊。

组胺介导的症状:包括皮疹、面部肿胀、瘙痒和发热感(输液速度相关,考虑应用抗组胺药物)。

罕见:速发型过敏反应,溶血性贫血。

【注意事项】

1)卡泊芬净的注意事项:复溶液在不超过 25℃条件下最长可保存 1 小时,若在不超过 25℃条件下保存本药稀释液,则必须在 24 小时内使用;若在 2~8℃条件下保存本药稀释液,则必须在 48 小时内使用。

2)米卡芬净的注意事项:不能使用注射用水溶解本药(该溶液为非等渗性)。如从配制到输液结束时间超过 6 小时,应将输液袋遮光(不必将输液管遮光)。如确定病原体非曲霉菌或念珠菌,或使用本药后无效,则不应继续使用。

(5)两性霉素 B:国内上市的静脉制剂有两性霉素 B 脱氧胆酸盐和两性霉素 B 脂质体。本药对严重深部真菌感染有效,但毒性大,不良反应多见,因此用药时须权衡利弊。普通制剂如中断本药治疗 7 天以上,需重新从小剂量(0.25mg/kg)开始逐渐增至所需量。治疗累积剂量大于 4g 时可引起不可逆性肾功能损害。

【不良反应监护】

肾毒性:可伴有或不伴有肾钙质沉着症。处理:充分水化可降低肾毒性:使用本药前后均给予 500ml 0.9% 氯化钠注射液,避免合并使用肾毒性药物。

肾小管酸中毒:电解质紊乱,表现为低钾血症、低镁血症和低钙血症。可对症处理。

发热和寒战:使用本药前可给予解热镇痛药,如吲哚美辛、布洛芬、对乙酰氨基酚和抗组胺药如异丙嗪,静脉滴注时可同时给予琥珀酸氢化可的松 25~50mg 或地塞米松 2~5mg,鞘内注射时宜同时给予小剂量琥珀酸氢化可的松或地塞米松。

静脉炎:为了避免药液漏出血管外和防止静脉炎的发生,滴注前后可用等渗葡萄糖液静脉滴注。

【注意事项】

配制说明:

1)静脉滴注液:本药粉针剂 50mg 以灭菌注射用水 10ml 溶解,再以 5% 葡萄糖注射液(pH>4.2)稀释,使浓度不超过 0.1mg/ml。不可用氯化钠注射液溶解或稀释。

2)鞘内注射液:取 5mg/ml 本药液 1ml,以 5% 葡萄糖注射液 19ml 稀释,使终浓度为 250μg/ml(浓度不超过 250μg/ml,pH>4.2)。

3)雾化溶液:用灭菌注射用水溶解成 0.2%~0.3% 溶液应用;超声雾化吸入时本药浓度为 0.01%~0.02%。

4)膀胱冲洗液:本药 5mg 加入 1 000ml 灭菌注射用水。

【给药说明】

1）静脉滴注时宜缓慢避光滴注，每次滴注时间至少 6 小时。同时避免药液外漏引起的局部刺激。静脉给药剂量不应超过 1.5mg/（kg·d）。

2）鞘内注射时取所需药液量以脑脊液 5~30ml 反复稀释，并缓慢注入。

（五）传染性疾病

1. 麻疹　麻疹是由麻疹病毒引起经呼吸道传播的急性呼吸道传染病，主要临床特征为发热、流涕、咳嗽、眼结膜充血、颊黏膜可见麻疹黏膜斑和皮肤斑丘疹。麻疹感染尚无特定的抗病毒疗法，主要为支持及对症治疗，对并发症的治疗。

（1）支持治疗：患儿应隔离至出疹后 5 日，若有并发症者，隔离需延长至出疹后 10 日。患儿应卧床休息，居室应经常通风，保持空气新鲜，保持室内温度和湿度恒定，避免直接吹风受寒和强光刺激，衣服不宜过多，以免过凉或过热。保持口腔、鼻、眼、耳的清洁，用生理盐水每日清除分泌物和外耳分泌物。供给充足的水分和富有营养的易消化食物，供给适量维生素，如维生素 A、B、C、D 和钙剂等。

1）药物的选择：WHO 建议应给予所有患急性麻疹的患儿维生素 A，小于 6 个月的患儿每日 50 000IU，6~11 个月 100 000IU，大于 12 个月 200 000IU，在诊断为麻疹的当日和第 2 日各给予一剂，口服。

2）药学监护

【不良反应监护】

数日内大剂量服用维生素 A（婴幼儿超过 30 万 U）6 小时后可发生急性中毒，表现为异常激动或骚动、头晕、嗜睡、剧烈头痛、复视等。婴儿可出现前囟隆起、激惹、惊厥、呕吐等颅内压增高的表现。长期大剂量使用可引起牙龈出血、唇干裂等慢性中毒症状，停药后多在 1 周内可缓解，亦可持续数周。过量使用可致严重中毒，甚至死亡。

【注意事项】

①维生素 A：肾衰竭患儿禁用，慢性肾功能减退患儿慎用；婴幼儿对维生素 A 敏感，应慎用。②如果患儿眼部有明显的维生素 A 缺乏或严重营养不良的临床症状，可以在 2~4 周后口服给予第三剂。③如果使用水溶性维生素 A 口服液，可加入米汤、果汁或其他饮料中服用。

（2）对症及并发症治疗：高热患者给予物理降温或小剂量退热剂，以免骤然热退而致虚脱及皮疹隐退出现险象。烦躁不安者可适当应用些镇静剂，咳嗽剧烈时给予祛痰镇咳或超声雾化。

2. 水痘　水痘（varicella，或 chickenpox）是由水痘 - 带状疱疹病毒（VZV）初次感染引起的急性传染病。主要发生在婴幼儿和学龄前儿童，成人发病症状比儿童更严重。以发热及皮肤和黏膜成批出现周身性红色斑丘疹、疱疹、痂疹为特征，皮疹呈向心性分布，主要发生在胸、腹、背，四肢很少。冬春两季多发，其传染力强，水痘患者是唯一的传染源，自发病前 1~2 日直至皮疹干燥结痂期均有传染性，接触或飞沫吸入均可传播，易感儿发病率可达 95% 以上。该病为自限性疾病，一般不留瘢痕，如合并细菌感染会留瘢痕，病后可获得终身免疫，有时病毒以静止状态存留于神经节，多年后感染复发而出现带状疱疹。

患儿应早期隔离，直到全部皮疹结痂为止，一般不少于病后两周。与水痘患者接触过的儿童，应隔离观察 3 周。该病无特效治疗方法，主要是对症处理及预防皮肤继发感染，保持清洁,避免抓搔。加强护理,勤换衣服,勤剪指甲,防止抓破水疱继发感染。积极隔离患者,防止传染。

(1)抗病毒治疗:对免疫能力低下的播散性水痘患者、新生儿水痘或水痘性肺炎、脑炎等严重病例,应及早采用抗病毒药物治疗,阿昔洛韦是目前治疗水痘-带状疱疹的首选抗病毒药物,但须在发病后 24 小时内应用效果更佳。或加用 α- 干扰素,以抑制病毒复制,防止病毒扩散,促进皮损愈合,加速病情恢复,降低病死率。

对于 ≤ 12 岁的健康儿童,我们建议不给予抗病毒治疗。该人群的水痘常为自限性疾病。虽然阿昔洛韦可小幅缩短症状持续时间并降低症状严重程度,但必须权衡这些益处与下列情况:不良反应(包括罕见但可能严重的不良反应)、花费,以及在就诊开处方时传播感染的可能性。

若要进行抗病毒治疗,例如免疫功能正常但发生水痘并发症风险较高的患者,应尽可能在皮疹出现后 24 小时内开始。临床试验数据发现在症状发作 24 小时内启动抗病毒治疗的益处更大。此外,在免疫功能正常的宿主中,病毒复制常在皮疹发作后不超过 72 小时即停止。

1)药物的选择:对于 ≥ 2 岁且肾功能正常的患者,给予口服阿昔洛韦或伐昔洛韦,具体如下:对于 2~12 岁儿童以及青少年,阿昔洛韦口服普通制剂每剂 20mg/kg(最大剂量 800mg),一日 4 次,连用 5 日;伐昔洛韦每剂 20mg/kg(最大剂量 1 000mg),一日 3 次,连用 5 日。

对于免疫功能受损的宿主,我们建议初始治疗采用静脉给予阿昔洛韦。不过,根据年龄、疾病严重程度和基线实验室检测结果的不同,抗病毒治疗方案也有差异,具体如下:

≥ 1 岁儿童和青少年,阿昔洛韦,1 500mg/(m²·d),分 3 次给药;或者 30mg/(kg·d),分 3 次给药。

对于免疫功能受损但发生重度水痘风险较低的特定患儿,如果能够在门诊密切随访,初始治疗也可使用伐昔洛韦:一次 20mg/kg(最大剂量 1 000mg),一日 3 次。疗程常为 7~10 日。静脉给药治疗应持续至无新发皮损。此后可以换为口服治疗,直至所有皮损都已结痂。

对于肾功能下降者以及 <1 岁的儿童,发生严重散播性 VZV 感染(如肺炎、脑炎、血小板减少、严重肝炎)的新生儿采用静脉阿昔洛韦[30mg/(kg·d),分 3 次给药]治疗 10 日。

2)药学监护

【不良反应监护】

对于需要静脉给予阿昔洛韦治疗的患者,宜缓慢滴注,否则可发生肾小管内药物结晶沉淀,引起急性肾衰竭。每次滴注时间应在 1 小时以上。应在此治疗期间监测血尿素氮和肌酐水平。

【注意事项】

用药期间应补充足量的水分,以防药物在肾小管沉积。严重免疫功能缺陷者长期或多次使用本药后可能引起单纯疱疹病毒和带状疱疹病毒对本药耐药。

(2)对症支持治疗:局部治疗以止痒和防止感染为主,可外搽炉甘石洗剂,疱疹破溃或继发感染者可外用 1% 甲紫或抗菌药物软膏,抗组胺药有助于瘙痒的对症治疗。应给予对乙酰氨基酚治疗发热,特别是儿童。避免给予水杨酸盐类药物,因为病毒感染时使用阿司匹林可能引发 Reye 综合征。

（3）并发症治疗：应尽量剪短指甲，以免抓挠引起明显皮肤破损和继发性细菌感染。继发感染全身症状严重时，可用抗菌药物。忌用皮质类固醇激素，以防止水痘泛发和加重。

3. 手足口病　手足口病（hand foot and mouth disease, HFMD）是由肠道病毒（enterovirus, EV）感染引起的一种儿童常见传染病，5 岁以下儿童多发。多数患儿临床症状轻微，以发热和手、足、口腔臀部等部位斑丘疹和丘疱疹为主要临床表现，少数患儿可累及神经系统并出现心肺损伤，甚至导致死亡。手足口病临床分型可以分为 5 期。第 1 期手足口出疹期，第 2 期神经系统受累期，第 3 期心肺功能衰竭前期，第 4 期心肺功能衰竭期，第 5 期恢复期。

根据国家卫生健康委《手足口病诊疗指南》（2018 年版），小儿手足口病的治疗方案如下：

（1）一般治疗：普通病例门诊治疗。注意隔离，避免交叉感染；清淡饮食；做好口腔和皮肤护理。

积极控制高热。体温超过 38.5℃ 者，采用物理降温（温水擦浴、使用退热贴等）或应用退热药物治疗。常用药物有：布洛芬口服，每次 5~10mg/kg；对乙酰氨基酚口服，每次 10~15mg/kg；两次用药的最短间隔时间为 6 小时。

保持患儿安静。惊厥病例需要及时止惊，常用药物有：如无静脉通路可首选咪达唑仑肌内注射，每次 0.1~0.3mg/kg；体重<40kg 者，最大剂量不超过 5mg/ 次；体重>40kg 者，最大剂量不超过 10mg/ 次。地西泮缓慢静脉注射，每次 0.3~0.5mg/kg，最大剂量不超过 10mg/ 次，注射速度 1~2mg/min。需严密监测生命体征，做好呼吸支持准备；也可使用水合氯醛灌肠抗惊厥；保持呼吸道通畅，必要时吸氧；注意营养支持，维持水、电解质平衡。

（2）病因治疗：目前尚无特效抗肠道病毒药物。研究显示，干扰素 α 喷雾或雾化、利巴韦林静脉滴注早期使用可有一定疗效，若使用利巴韦林应关注其不良反应和生殖毒性。不应使用阿昔洛韦、更昔洛韦、单磷酸阿糖腺苷等药物治疗。

（3）重症治疗：重症病例可出现脑水肿、肺水肿及心力衰竭，应控制液体入量。

1）药物的选择

①控制颅内高压：限制入量，积极给予甘露醇降颅压治疗，每次 0.25~1.0g/kg，每 4~8 小时一次，20~30 分钟快速静脉注射。根据病情调整给药间隔时间及剂量。严重颅内高压或脑疝时可加大剂量至每次 1~2g/kg，2~4 小时 1 次，必要时加用呋塞米。人血清白蛋白提高胶体渗透压，减轻脑水肿。用法：每次 0.4g/kg，常与利尿剂合用。

②酌情应用糖皮质激素治疗，第 3 期和第 4 期可酌情使用，第 2 期不主张使用。参考剂量：甲基泼尼松龙 1~2mg/（kg·d）；氢化可的松 3~5mg/（kg·d）；地塞米松 0.2~0.5mg/（kg·d），病情稳定后，尽早减量或停用。个别病例进展快、病情凶险可考虑加大剂量，如在 2~3 天内给予甲基泼尼松龙 10~20mg/（kg·d）（单次最大剂量不超过 1g）或地塞米松 0.5~1.0mg/（kg·d）。

③合理应用血管活性药物：第 3 期血流动力学常是高动力高阻力，表现为皮肤花纹、四肢发凉，但并非真正休克状态，以使用扩血管药物为主。常用米力农注射液：负荷

量 50~75μg/kg,维持量 0.25~0.75μg/(kg·min),一般使用不超过 72 小时。将血压控制在该年龄段严重高血压值以下、正常血压以上,可用酚妥拉明 1~20μg/(kg·min),或硝普钠 0.5~5μg/(kg·min),一般由小剂量开始逐渐增加剂量,逐渐调整至合适剂量。血压下降时,可应用正性肌力及升压药物治疗,如:多巴胺 5~20μg/(kg·min)、去甲肾上腺素 0.05~2μg/(kg·min)、肾上腺素 0.05~2μg/(kg·min)或多巴酚丁胺 2.5~20μg/(kg·min)等,从低剂量开始,以能维持接近正常血压的最小剂量为佳。

④酌情应用静注人免疫球蛋白,总量 2g/kg,分 2~5 天给予。第 2 期不建议常规使用 IVIG,有脑脊髓炎和高热等中毒症状严重的病例可考虑使用。第 3 期应用 IVIG 可能起到一定的阻断病情作用,第 4 期使用 IVIG 的疗效有限。

⑤其他对症治疗:降温、镇静、止惊。

2)药学监护

【不良反应监护】

对症支持治疗保持患儿安静镇静、止惊,如普通镇静剂效果不好者,考虑给予咪达唑仑或吗啡。若需要使用这类镇静药品时,须注意血压,若这些药物造成血压降低,则应该立即停用。

糖皮质激素可增强抗炎作用、减轻炎症渗出及阻断免疫反应,但有可能出现水钠潴留、精神症状、上消化道大出血、继发感染、停药后疾病反跳等不良反应。

【注意事项】

首先,患儿应留在家中,直到体温正常、皮疹消退及水疱结痂,一般须隔离 2 周。其次,应做好患儿的各项护理工作,注意营养支持。患儿用过的玩具、餐具或其他用品应彻底消毒,防止病毒交叉反复感染。患儿应适当休息,给予清淡、可口、易消化、富含维生素的食物,必要时可适量服用维生素 B、维生素 C 等,以增强机体免疫力,提高抗病毒能力。对于因口腔溃疡而影响进食的患儿,可适当补液,以维持正常的生理需要。多饮温开水,促进病毒排泄。保持口腔和皮肤的清洁,促进破溃处愈合,预防继发细菌感染。由于患儿往往不能较好地表达不适,且病情变化较快,应密切观察其体温变化和精神状态,尤其是要注意体温持续升高而皮疹不明显的患儿,以便及早发现病情向重型进展,及时采取有效的抢救措施。

(刘 莹 李朋梅 王晓星 孔旭东)

第二节 呼吸内科专业儿科临床药师服务技能要求

一、培养目标

掌握儿童呼吸内科相关药物治疗方案设计与评估、药品使用风险评估和药学监护等临床药师专业知识与技能,培养在本专科深入开展临床药学服务的能力,包括为患儿及家属提供用药教育与咨询服务的能力,具备开设儿科药学专科门诊、参与疑难复杂病例会诊的能力。

1. 熟悉儿童呼吸专业常见疾病的病因、发病机制、临床表现、诊断要点、治疗原则和治疗方法。

2. 能够熟练阅读和分析儿童呼吸专业疾病相关的实验室检查、病理学检查、影像学检查和功能试验等辅助检查报告。

3. 掌握儿童呼吸内科常用药品的相关知识,能够对儿童呼吸内科常见疾病药物治疗方案进行分析、评价及优化,能够制定药物治疗监护计划。

4. 掌握儿童呼吸专业常见疾病药学服务工作能力,包括:药物治疗效果评估、药物治疗风险评估、药学查房及问诊、药学监护计划建立、用药教育／指导、药物咨询、治疗药物重整、药学干预等。

5. 具备参与儿童呼吸专业常见疾病住院患者会诊的能力,具备为接受复杂药物治疗的患者提供药学监护的基本能力。

6. 掌握儿童呼吸内科需要开展治疗药物监测和基因检测的品种,熟练运用血药浓度监测及基因检测结果制定个体化给药方案。

7. 掌握不同生理、病理状态下儿科药物选择及治疗方案优化调整的方法。

8. 掌握儿童呼吸内科常用药物吸入装置的使用方法,掌握儿童呼吸内科门诊慢病药物治疗依从性评估、用药管理和随访方法。具备独立开展儿科专科药学门诊服务的能力。

二、培养大纲

1. 熟悉儿童呼吸系统生长发育特点。

2. 熟悉儿童呼吸内科常见疾病病因、发病机制、病理生理。

3. 熟悉儿童呼吸内科常见疾病的诊疗原则。

4. 了解下列诊疗方法和技术在儿童呼吸内科疾病诊疗中的意义。

(1)体格检查。

(2)血液常规、生化检查。

(3)动脉血气分析。

(4)痰涂片检查、微生物培养及药敏。

(5)肺功能检查(包括支气管舒张／激发试验)。

(6)呼出气一氧化氮检查。

(7)过敏原检测。

(8)胸部 X 线、CT 检查。

(9)儿童支气管镜检查。

5. 熟悉下列常见症状、体征在儿童呼吸内科疾病诊疗中的意义。

(1)发热。

(2)咳嗽、喘息。

(3)呼吸急促、呼吸困难。

(4)胸闷、胸痛或胸部不适。

(5)发绀。

(6)咯血。

(7)胸腔积液。

6. 熟悉呼吸内科疾病相关的实验室检查结果,对结果具有分析和应用能力。

(1)血液常规及各项生化、免疫学等检查。

(2)尿液常规、尿量及微量蛋白等检查。

(3)大便常规、隐血试验。

(4)脑脊液常规、生化、免疫学检查。

(5)细菌和真菌的涂片、培养及药敏试验。

(6)血气分析、血糖、电解质检测。

(7)病毒、支原体、结核、螺旋体等微生物学检查。

7. 应掌握的主要病种如下：

(1)急性上呼吸道感染。

(2)毛细支气管炎。

(3)肺炎。

(4)变应性鼻炎。

(5)支气管哮喘。

三、培养内容

(一)急性上呼吸道感染

急性上呼吸道感染的病原体以病毒为主,可占原发上呼吸道感染的 90% 以上,其次为非典型病原体。细菌感染少见,常继发于病毒感染之后。由于目前尚无特效的抗病毒药物,故上呼吸道感染的治疗以充分休息、对症处理、预防并发症为主,同时重视一般护理和支持疗法。

1. 一般治疗　注意休息、居室通风、多饮水。婴儿食欲不佳可适当减少哺乳量,少量多次进行哺乳。病毒性上呼吸道感染者,应告诉患儿家长该病的自限性和治疗目的,防止交叉感染及并发症。

2. 对症治疗

(1)退热

1)物理降温:因为会明显增加患儿不适感,不推荐使用温水擦浴退热,更不推荐冰水或乙醇擦浴方法退热。除非患儿对退热药过敏或者不能耐受,可以优先选择温水擦浴。

保持环境温度在 24~26℃,不要给发热患儿穿得过少或过多,掌握冷保暖、热脱衣的原则。

2)药物的选择

≥2 月龄,肛温 >39.0℃（口温 38.5℃,腋温 38.2℃）,或因发热出现了不舒适和情绪低落的发热儿童,推荐口服对乙酰氨基酚,剂量为每次 10~15mg/kg,2 次用药的最短间隔时间为 4~6 小时,每 24 小时不超过 4 次。

≥6 月龄儿童,推荐使用对乙酰氨基酚或布洛芬,布洛芬的剂量为每次 5~10mg/kg,2 次用药的最短间隔 6~8 小时,每 24 小时不超过 4 次。

布洛芬与对乙酰氨基酚的退热效果和安全性相似,在一种药物疗效不好的情况下可以考虑换用另一种药物。不推荐对乙酰氨基酚联合布洛芬用于儿童退热,也不推荐对乙酰氨基酚与布洛芬交替用于儿童退热。虽然对乙酰氨基酚联合布洛芬或与布洛芬交替使用降低体温比单用其中任一种药物效果要好,但不能改善患儿舒适度。糖皮质激素不能作为退热药用于儿童退热。

3）药学监护

【不良反应监护】

布洛芬：①少数患者可出现恶心、呕吐、胃烧灼感或轻度消化不良、胃肠道溃疡及出血、转氨酶升高。头痛、头晕、耳鸣、视物模糊、精神紧张、嗜睡、下肢水肿或体重骤增。②罕见皮疹、过敏性肾炎、膀胱炎、肾病综合征、肾乳头坏死或肾衰竭、支气管痉挛。

对乙酰氨基酚：①长期大量用药会导致肝肾功能异常；②偶见皮疹、荨麻疹、药物热及粒细胞减少。

【注意事项】

布洛芬：①对其他非甾体抗炎药过敏者及对阿司匹林过敏的哮喘患者禁用；②支气管哮喘、肝肾功能不全、凝血机制或血小板功能障碍（如血友病）患儿慎用；③有消化性溃疡史的患儿，胃肠道出血、心功能不全、高血压患儿应在医师指导下使用；④该药不宜长期或大量使用，用于止痛不得超过 5 天，用于解热不得超过 3 天。

对乙酰氨基酚：①对阿司匹林过敏者慎用；②肝、肾功能不全者慎用，严重肝、肾功能不全者禁用；③服用期间不得饮酒或含有酒精的饮料；④该药不宜长期使用，用于止痛不超过 5 天，用于连续解热不超过 3 天。

（2）镇静：有热性惊厥史或发生热性惊厥的患儿可予以镇静、止惊等处理。按照不同的治疗目的，热性惊厥的治疗分为急性发作期治疗、间歇性预防治疗及长期预防治疗。

1）药物的选择

急性发作期治疗：多数热性惊厥呈短暂发作，持续时间 1~3 分钟，不必急于止惊药物治疗。若惊厥发作持续>5 分钟，则需要使用药物止惊。首选静脉缓慢注射地西泮 0.3~0.5mg/kg（≤ 10mg/ 次），速度 1~2mg/min，如推注过程中发作终止即停止推注，若 5 分钟后发作仍未控制或控制后复发，可重复一剂；如仍不能控制，按惊厥持续状态处理。如尚未建立静脉通路，可予咪达唑仑 0.3mg/kg（≤ 10mg/ 次）肌内注射或 100g/L 水合氯醛溶液 0.5ml/kg 灌肠，也可发挥止惊效果。

间歇性预防治疗：间歇性预防治疗指征有两项，①短时间内频繁惊厥发作（6 个月内 ≥ 3 次或 1 年内 ≥ 4 次）；②发生惊厥持续状态，需止惊药物治疗才能终止发作者。在发热开始即给予地西泮口服，每 8 小时口服 0.3mg/kg，≤ 3 次大多可有效防止惊厥发生。也有报道新型抗癫痫药物左乙拉西坦间歇性用药可预防热性惊厥复发。

长期预防治疗：单纯性热性惊厥远期预后良好，不推荐长期抗癫痫药物治疗。

2）药学监护

【不良反应监护】

地西泮：①常见嗜睡、头晕、乏力，大剂量可见共济失调、震颤、意识混乱等；②偶见低血压、呼吸抑制、尿潴留、抑郁；③罕见皮疹、白细胞减少。

水合氯醛：①对胃黏膜有刺激，易引起恶心、呕吐；②过量可见持续的精神错乱、吞咽困难、嗜睡、体温低、顽固性恶心呕吐、胃痛、癫痫发作、呼吸短促或困难、心律过慢、严重乏力、肝肾损害。

【注意事项】

地西泮：起效快，一般注射后 1~3 分钟发挥作用。静脉推注需缓慢，推注速度过快可能出现抑制呼吸、心跳和降血压的不良反应。

水合氯醛：口服后快速代谢为活性代谢产物三氯乙醇，有文献报道其有可蓄积性，可导致中枢神经系统过度抑制和其他综合征的发生，故不建议为保持镇静状态而重复使用水合氯醛。

（3）解除鼻塞、流涕等症状：目前上呼吸道感染常用复方制剂来解除发热、鼻塞、流涕、喷嚏、干咳等临床症状。市面上常见的复方制剂通常包括以下成分：减充血剂（用于疏通鼻塞）、祛痰剂（用于松解黏液以便咳嗽）、抗组胺剂（用于打喷嚏和流鼻涕）和镇咳剂（用于止咳）。因为在婴幼儿中使用该类药品的安全性和有效性有限，不建议在婴儿和 2 岁以下儿童中使用 OTC 复方感冒制剂，2 岁以上儿童也需谨慎使用。

1）药物的选择

抗组胺药：通过拮抗组胺 H_1 受体而缓解组胺释放引起的打喷嚏、流鼻涕等过敏症状。通常选择同时具有抗胆碱作用的第一代 H_1 受体拮抗药，主要选用马来酸氯苯那敏，但早产儿及新生儿禁用。

减充血剂：伪麻黄碱等减充血剂可通过直接和间接激动 α_1 肾上腺素受体，选择性地收缩上呼吸道毛细血管，消除鼻咽部黏膜充血，减轻鼻塞症状。

镇咳药：复方制剂中主要选用右美沙芬，可通过抑制延髓咳嗽中枢而镇咳。

2）药学监护

该类感冒复方制剂的不良反应种类繁多。一般原则：患儿只有单一症状的，建议只选择单一药物，不选择复方制剂。患儿有多种症状的，可对症选择有针对性配方的复方制剂。在用药时，需要严格按照说明书规定年龄所对应的用法用量，不要擅自超说明书年龄使用。

3. 抗感染治疗

（1）抗病毒治疗：急性上呼吸道感染大多由鼻病毒、冠状病毒、流感病毒、副流感病毒、腺病毒等病毒所致，病程有自限性，除流感病毒外，目前无有效的抗病毒药物。流感病毒感染可选用奥司他韦，系神经氨酸酶抑制剂，对甲、乙型流感病毒均有效。1 岁以上的儿童推荐按照下列体重 - 剂量表（表 3-2-1）服用。

表 3-2-1　1 岁以上的儿童奥司他韦剂量推荐表

体重	剂量推荐（服用 5 天）
≤ 15kg	30mg，每天 2 次
>15~23kg	45mg，每天 2 次
>23~40kg	60mg，每天 2 次
>40kg	75mg，每天 2 次

（2）抗菌治疗

1）抗菌药物的选择：抗菌药物对病毒性急性上呼吸道感染非但无效，还可以引起机体菌群失调，必须避免滥用。当病情严重、合并细菌感染或有并发症时，可加用抗菌药物，如合并细菌性中耳炎、鼻窦炎、化脓性扁桃体炎。

①急性细菌性咽炎及扁桃体炎：病原菌主要为 A 族 β 溶血性链球菌。青霉素为首选，可选用青霉素，或口服阿莫西林。口服第一代或第二代头孢菌素也可选用。青霉素过

敏患者可口服红霉素等大环内酯类。疗程均需 10 天。

②急性细菌性中耳炎：病原菌以肺炎链球菌、流感嗜血杆菌和卡他莫拉菌最为常见，少数为 A 族 β 溶血性链球菌、金黄色葡萄球菌。初治宜口服阿莫西林。如当地流感嗜血杆菌、卡他莫拉菌产 β- 内酰胺酶菌株多见时，也可选用阿莫西林 / 克拉维酸口服。其他可选药物有复方磺胺甲噁唑和第一代、第二代口服头孢菌素。疗程为 7~10 天，以减少复发。中耳有渗液时需采取标本做细菌培养及药敏试验。

③急性细菌性鼻窦炎：常见病原菌为肺炎链球菌、流感嗜血杆菌、卡他莫拉菌、化脓性链球菌、金黄色葡萄球菌、厌氧菌。抗菌药物的选用与急性细菌性中耳炎相同。疗程为10~14 天，以减少复发。

2）抗菌药物的用法用量、不良反应、注意事项等内容请见肺炎章节。

（二）毛细支气管炎

毛细支气管炎是一种婴幼儿常见的下呼吸道感染，多见于 1~6 个月小婴儿，以喘息、三凹征和气促为主要临床特点。其病原主要为呼吸道合胞病毒（RSV），副流感病毒、鼻病毒、人类偏肺病毒、博卡病毒、某些腺病毒及肺炎支原体也可引起本病。该病以支持治疗为主，大多数患儿呈轻度、自限过程，可居家治疗，注意患儿饮食和液体摄入、呼吸及体温情况，若病情变化则随时到医院就诊。中、重度患者需入院治疗，保证呼吸道通畅和足够供氧，治疗方式主要有氧疗、控制喘息、病原治疗。

1. 氧疗　有缺氧表现，如烦躁、发绀或动脉血氧分压小于 60mmHg（1mmHg=0.133kPa）时，可采用不同方式吸氧，如鼻前庭导管、面罩或氧帐等。

2. 控制喘息

（1）支气管扩张剂：支气管扩张剂在毛细支气管炎中的应用存在争议。Cochrane 的系统评价显示，支气管扩张剂的应用并不能改善血氧饱和度，不能减少住院率、住院时间，不能缩短病情恢复时间，对于临床评分也无明显改善，使用这些药物潜在的不良反应（心动过速和震颤）和使用成本超过了其潜在的益处，因而认为支气管扩张剂对于毛细支气管炎的治疗并无帮助。但是这些研究大多未包括重症或伴有呼吸衰竭的患儿，所以这个结论并不能推广应用于重症患儿。因此，对于有哮喘高危因素（哮喘家族史或个人史）或有早产儿肺部疾病史的毛细支气管炎患儿，或重症患儿，可以试用支气管扩张剂，然后观察临床效果，如果用药后无改善，则考虑停用。

1）药物的选择：推荐雾化吸入支气管扩张剂，可以考虑使用速效 $β_2$ 受体激动剂（SABA：沙丁胺醇、特布他林）吸入治疗，必要时可给予短效抗胆碱药（异丙托溴铵）联合吸入治疗。

①沙丁胺醇：吸入后迅速起效，作用维持时间较短。吸入后 5~10 分钟起效，作用最强时间在 1~1.5 小时，作用维持时间为 3~4 小时；口服 15~30 分钟起效，作用维持时间为 3~4 小时。用法用量：<12 岁，最小起始剂量为 2.5mg/ 次，用药间隔视病情轻重而定，每天可重复 4 次，根据症状和体征改善的程度及时停用药物。

②特布他林：吸入后迅速起效，作用维持时间相对较长。吸入后 5~15 分钟起效，作用最强时间约在 1 小时，作用持续时间为 4~6 小时；口服 30~60 分钟起效，作用维持 6 小时以上。用法用量：体质量<20kg，2.5mg/ 次，体质量 ≥20kg，5mg/ 次，24 小时内最多可给药 4 次。

③异丙托溴铵：该药为非选择性 M 受体拮抗剂，起效时间较 SABA 慢。异丙托溴铵吸入后约 15~30 分钟起效，支气管扩张效应达峰时间为 60~90 分钟，维持时间约 4~6 小时。临床上一般不单一用于儿童急性喘息，多与 SABA 联合雾化吸入。用法用量：<12 岁，250μg/次，根据病情可重复给药，每天可重复 3~4 次。

2）药学监护

【不良反应监护】

雾化吸入速效 β_2 受体激动剂：①常见震颤、头痛、心动过速；②偶见心悸、口腔及喉部刺激（患儿可能表现为哭闹、拒绝雾化）、骨骼肌轻微震颤（通常双手是受影响最明显的部位）；③罕见心律失常，外周血管扩张、低血钾（β_2 受体激动剂的治疗有引起严重低血钾发生的潜在可能性，需监测血清钾浓度）。

雾化吸入抗胆碱药常见：①头痛、头晕；②咽喉刺激、咳嗽、口干、恶心；③胃肠动力障碍（包括便秘、腹泻和呕吐）；④瞳孔增大、眼压升高等；⑤偶见过敏反应。

如吸入后出现支气管痉挛症状或原有症状加重，应即时停止雾化吸入，评估患儿的状况及改用其他治疗。

【注意事项及用药教育】

β_2 受体激动剂长期用药可形成耐受性，不仅疗效降低，而且可能使喘息加重。雾化吸入一般剂量无效时，不能随意增加药物剂量或使用次数，反复过量使用可导致支气管痉挛，如有发生应立即停药，更改治疗方案。

雾化吸入用药教育：

①建议使用氧气作为驱动力，氧气流量宜为 6~8L/min。

②雾化过程中应采取坐位或半卧位，利于雾滴在终末细支气管沉降。

③每次雾化用量为 3~4ml，若药物容量不足，可使用生理盐水稀释。

④吸入前不要抹油性面霜，若涂抹油性面膏会造成更多的面部药物吸附。

⑤吸入时口吸鼻呼，平静呼吸间歇深吸气，吸气末尽可能稍作停顿，使雾粒吸入更深。在进行吸入治疗的最初阶段，部分儿童会感觉很难把握正确的呼吸节律，很容易由于呼吸过快（换气过度）导致眩晕或恶心。在这种情况下，可以拿开喷雾器用鼻部轻松呼吸几次，待不适感觉消失后再继续治疗，此种方法也适用于在吸入过程中突然想要咳嗽的儿童。

⑥婴幼儿安静时吸入比哭闹时效果更好，哭闹厉害的婴幼儿可暂停治疗，待其安静后或安抚入睡后再进行雾化治疗。

⑦雾化过程中严密观察病情变化，避免将药液喷入眼睛，否则易引起眼内压升高，使眼睛不适。如出现胸闷、气喘、烦躁不安、呼吸及心跳加快、发绀、呼吸困难等，应暂停雾化治疗。

⑧雾化结束后及时洗脸漱口，尽量避免将药液咽下，以减少口腔和咽喉部的药物沉积。婴儿可用棉签蘸清水或喂服清水清洁口腔。

⑨喷雾器使用完后为防止药物结晶堵塞喷嘴，可加入少量清水雾化数十秒，然后再冲洗喷雾器。雾化治疗结束后，将除空气导管外的所有喷雾器配件一起用清水（或温水）冲洗干净，甩干残留的水，将各部件放在干净的布或纸巾上晾干，或用布擦干，喷雾器完全干燥后，组装喷雾器放入干净的盒内备用。

⑩雾化结束后及时给予拍背,同时有意识地咳嗽咳痰,以利痰液排出,疏通气道,提高疗效。

(2)糖皮质激素:不推荐对毛细支气管炎患儿常规静脉使用糖皮质激素治疗。目前,大型多中心随机对照临床研究显示,单独使用糖皮质激素对毛细支气管炎患儿没有益处,其原因在于糖皮质激素会延长毛细支气管炎患儿病毒脱落时间,当前证据不足以确定其安全性。喘憋症状严重的患儿,可选用雾化吸入性糖皮质激素(inhaled corticosteroid,ICS)治疗。

1)药物的选择:雾化 ICS 常用药物为吸入用布地奈德混悬液。对于重度喘息患儿,应该给予布地奈德混悬液(1mg/ 次)和支气管扩张剂联合吸入。如病情需要可每 20 分钟 1 次,连续 3 次。必要时可联合全身性糖皮质激素〔静脉用甲泼尼龙 1~2mg/(kg·d)或口服泼尼松 1~2mg/(kg·d),1~3 天〕。随病情缓解,药物种类及剂量不变,但雾化吸入的间隔时间可逐渐延长为 4、6、8 至 12 小时。中度喘息患儿急性期时,同样给予上述联合用药,2 次 /d,连续 2~3 天。如病情稳定则进一步减量为布地奈德混悬液 0.5mg/ 次,2 次 /d 或 1mg/ 次,1 次 /d。

2)药学监护

【不良反应监护】

①布地奈德耐受性好,大多数不良反应很轻,且为局部性。常见轻度咽喉刺激、发声困难;口咽及咽喉念珠菌感染,需注意观察患儿口腔是否有鹅口疮症状出现,如有应给予对症治疗;过敏反应,如皮疹、接触性皮炎、荨麻疹、血管神经性水肿,如有发生及时停药。

②吸入糖皮质激素偶可出现全身使用糖皮质激素的体征或症状,包括肾上腺功能低下和生长速度减慢,长期接受吸入治疗的患儿应定期测量身高。

【注意事项及用药教育】

①吸入用布地奈德混悬液在贮存中会发生一些沉积。如果在振荡后,不能形成完全稳定的悬浮,则应丢弃。

②吸入用布地奈德混悬液可与 0.9% 氯化钠溶液和 / 或含特布他林、沙丁胺醇、色甘酸钠或异丙托溴铵的雾化液混合,应在混合后 30 分钟内使用。

③用药教育同前"吸入支气管扩张剂"用药教育项内容描述。

(3)肾上腺素:不推荐对诊断为毛细支气管炎的婴幼儿使用肾上腺素。2 项多中心、随机对照的临床试验发现,雾化吸入肾上腺素对毛细支气管炎患儿的住院结果无影响。除了作为危重疾病的抢救用药外,不推荐对住院毛细支气管炎患儿使用肾上腺素。

3. 病原治疗

(1)抗病毒药物:利巴韦林对 RSV 有体外活性,但临床疗效不明显,故不主张常规使用。

(2)抗菌药物

1)使用指征:除非高度怀疑或有明确合并细菌感染的证据,否则不作为常规使用。对于出现呼吸衰竭的毛细支气管炎患儿,需要气管插管机械通气时,使用抗菌药物是合理的。

2)药物的选择:可选用青霉素、阿莫西林、第一代或第二代头孢菌素,病原诊断明确为肺炎支原体、衣原体者选用大环内酯类抗菌药物。

剂量参见肺炎章节。疗程一般为 5~10 天。对严重细菌感染或高危儿以及支原体、衣原体感染者,疗程需延长至 2 周或更长,疗程中必要时应根据细菌培养和药敏结果调整抗菌药物的使用。

4. 其他

(1)高渗盐水:雾化高渗盐水可改善肺黏膜纤毛对黏液的清除。研究显示给予住院患儿雾化 3% 的高渗盐水可改善轻中度毛细支气管炎临床症状,缩短患儿住院时间。然而,没有证据显示,在急诊使用高渗盐水雾化可以缩短患儿在医院停留时间。因此推荐给住院患儿雾化高渗盐水,不推荐急诊就诊的患儿雾化高渗盐水。以上的推荐局限于病情为轻中度的患儿,对于重症患儿尚无相关研究。

(2)胸部理疗:不推荐对毛细支气管炎患儿使用胸部理疗。使用颤动、震动或被动呼气技术等胸部理疗并不能改善患儿的临床症状及住院时间。

(三)社区获得性肺炎

社区获得性肺炎(community-acquired pneumonia,CAP)是指在医院外(社区)发病的感染性肺炎,包括在医院外(社区)感染了具有明确潜伏期的病原体而在入院后发病的肺炎。该病为肺实质和/或肺间质部位的急性感染,引起机体不同程度缺氧和感染症状,通常有发热、咳嗽、呼吸增快、肺部湿性啰音等表现,并有胸部 X 线检查的异常改变。因此在治疗方面,应采取综合疗法,积极有效地控制感染,缓解症状,改善肺通气功能,并积极防治并发症。治疗方式主要有一般治疗、抗病原微生物治疗、对症治疗、辅助治疗等。

1. 一般治疗 保证休息和合理饮食,防止呛咳窒息。注意水和电解质的补充,纠正酸中毒和电解质紊乱。保持室内空气清新,条件许可时不同病原体感染患儿宜分室居住,以免交叉感染。

2. 抗病原微生物治疗

(1)治疗原则

①轻症肺炎:一般无须住院,可不进行病原体检查。

②病毒性肺炎:轻症患者或发病初期无细菌感染症状者,应避免使用抗菌药物。

③重症肺炎:在抗菌药物应用之前,尽早行病原学检查以指导目标治疗。

④抗菌药物使用:安全有效为原则。根据药代动力学、药效学、组织部位浓度以及副作用等选择。重症肺炎应用抗菌药物时剂量可适当加大,有条件可测定血药浓度。

⑤防止院内感染:除流感病毒肺炎外,腺病毒肺炎、呼吸道合胞病毒肺炎也可在病房传播,应注意病房隔离和消毒,实施手卫生等措施,避免院内感染。

(2)经验性治疗:应根据年龄、发病季节、流行病学、临床和影像学表现、病情严重度、有无基础疾病以及实验室检查结果等分析可能的病原,制订合理的治疗方案。能够及早依经验识别出潜在的重症细菌性肺炎、重症难治性支原体肺炎、腺病毒肺炎以及流感病毒肺炎等,实施针对性经验治疗,对于降低病死率和减少后遗症的发生尤为重要。不同年龄儿童 CAP 常见病原体及经验治疗方案见表 3-2-2 和表 3-2-3。

表 3-2-2　不同年龄儿童中导致 CAP 的病原体及常见度

	新生儿（<1 月龄）	1~3 月龄婴儿有发热	1~3 月龄婴儿无发热	婴儿及低龄儿童（3 月龄~5 岁）	大龄儿童（>5 岁）及青少年
最常见	B 群链球菌 大肠埃希菌 呼吸道病毒 肠道病毒	呼吸道病毒 肠道病毒 肺炎链球菌	肺炎支原体 分枝杆菌	肺炎链球菌 呼吸道病毒	肺炎支原体 肺炎链球菌 呼吸道病毒
偶见	流感嗜血杆菌 肺炎链球菌 A 群链球菌 金黄色葡萄球菌	B 群链球菌 A 群链球菌 流感嗜血杆菌 百日咳博德特氏菌 巨细胞病毒 解脲衣原体	巨细胞病毒 衣原体	百日咳博德特氏菌 金黄色葡萄球菌 A 群链球菌 流感嗜血杆菌 肺炎支原体 分枝杆菌	肺炎衣原体 分枝杆菌
罕见	分枝杆菌属 衣原体 李斯特菌 水痘疱疹病毒 巨细胞病毒 单纯疱疹病毒	水痘疱疹病毒 巨细胞病毒 分枝杆菌 革兰氏阴性肠杆菌		卡他莫拉菌	金黄色葡萄球菌

表 3-2-3　儿童 CAP 经验性治疗方案

	怀疑细菌性肺炎	怀疑非典型性肺炎	怀疑病毒性肺炎
门诊			
<5 岁（学龄前）	口服阿莫西林[90mg/(kg·d)，分 2 剂] 备选方案：口服阿莫西林克拉维酸钾[按阿莫西林成分，90mg/(kg·d)，分 2 剂]	口服阿奇霉素（第 1 天 10mg/kg，第 2~5 天，每天 5mg/kg，每天一次） 备选方案：口服克拉霉素[15mg/(kg·d)，分 2 剂，共 7~14 天]或口服红霉素[40mg/(kg·d)，分 4 剂]	奥司他韦
≥5 岁	口服阿莫西林[90mg/(kg·d)，分 2 剂，最大 4g/d]；对于推测是细菌感染的 CAP，但临床表现、实验室或影像结果不能排除非典型性肺炎的，经验治疗时可在 β- 内酰胺类基础上增加大环内酯 备选方案：口服阿莫西林克拉维酸钾[按阿莫西林成分，90mg/(kg·d)，分 2 剂，最大 4g/d]	口服阿奇霉素（第 1 天 10mg/kg，第 2~5 天，每天 5mg/kg，每天一次，最大第 1 天 500mg，第 2~5 天，250mg） 替代方案：口服克拉霉素（15mg/(kg·d)，分 2 剂，最大 1g/d），>7 岁儿童可使用四环素、多西环素	奥司他韦或扎那米韦（适用于 7 岁及以上的儿童）；替代方案：帕拉米韦、扎那米韦（静脉）在临床观察下给予；扎那米韦静脉给药仅适用于姑息治疗

续表

	怀疑细菌性肺炎	怀疑非典型性肺炎	怀疑病毒性肺炎
住院			
接种过 b 型流感嗜血杆菌和肺炎链球菌疫苗；地区性侵袭性肺炎链球菌对青霉素耐药程度低	氨苄西林或青霉素替代方案：头孢曲松或头孢噻肟；疑似社区获得性耐甲氧西林金黄色葡萄球菌肺炎（CA-MASA）时加用万古霉素或克林霉素	阿奇霉素（如怀疑混合感染，加用 β- 内酰胺类抗菌药物）替代方案：克拉霉素或红霉素；>7 岁儿童可使用多西环素；发育成熟或不能耐受大环内酯类药物的儿童可考虑使用左氧氟沙星	奥司他韦或扎那米韦（适用于 7 岁及以上的儿童）；替代方案：帕拉米韦、扎那米韦（静脉）在临床观察下给予；扎那米韦静脉给药仅适用于姑息治疗
未接种过 b 型流感嗜血杆菌和肺炎链球菌疫苗；地区性侵袭性肺炎链球菌对青霉素耐药程度高	头孢曲松或头孢噻肟，疑似 CA-MRSA 时加用万古霉素或克林霉素替代方案：左氧氟沙星，疑似 CA-MRSA 时加用万古霉素或克林霉素	阿奇霉素（如怀疑混合感染，加用 β- 内酰胺类抗菌药物）替代方案：克拉霉素或红霉素；>7 岁儿童可使用多西环素；发育成熟或不能耐受大环内酯类药物的儿童可考虑使用左氧氟沙星	同上

注：由于新生儿病原体及临床表现的特殊性，上述经验性治疗方案不适用于新生儿。

（3）目标性治疗：一旦病原体明确，应及时调整为目标治疗，以降低病死率和后遗症的发生，减少抗菌药物不合理使用，降低医疗费用。儿童 CAP 特定病原体抗菌治疗的选择见表 3-2-4。

表 3-2-4　儿童 CAP 特定病原体抗菌治疗的选择

病原体	肠胃外疗法	口服疗法（降阶梯或轻度感染）
肺炎链球菌（青霉素 MIC ≤ 2.0μg/ml）	首选方案：氨苄西林［150~200mg/(kg·d)，q.6h.］或青霉素(20 万 ~25 万 U/(kg·d)，q.4~6h.)替代方案：头孢曲松［50~100mg/(kg·d)，q.12~24h.］或头孢噻肟［150mg/(kg·d)，q.8h.］可能有效：克林霉素［40mg/(kg·d)，q.6~8h.］或万古霉素［40~60mg/(kg·d)，q.6~8h.］	首选方案：阿莫西林［90mg/(kg·d)，分 2 次］或［45mg/(kg·d)，分 3 次］替代方案：第二代或第三代头孢菌素（头孢泊肟酯、头孢呋辛、头孢丙烯）或口服利奈唑胺［<12 岁儿童，30mg/(kg·d)，q.8h.；≥12 岁儿童，20mg/(kg·d)，q.12h.］
肺炎链球菌（青霉素耐药，MIC≥4.0μg/ml）	首选方案：头孢曲松［100mg/(kg·d)，q.12~24h.］替代方案：氨苄西林［300~400mg/(kg·d)，q.6h.］或口服利奈唑胺［<12 岁儿童，30mg/(kg·d)，q.8h.；≥12 岁儿童，20mg/(kg·d)，q.12h.］可能有效：克林霉素［40mg/(kg·d)，q.6~8h.］或万古霉素［40~60mg/(kg·d)，q.6~8h.］	首选方案：口服利奈唑胺［<12 岁儿童，30mg/(kg·d)，q.8h.；≥12 岁儿童，20mg/(kg·d)，q.12h.］可能有效：克林霉素［30~40mg/(kg·d)，q.8h.］

续表

病原体	肠胃外疗法	口服疗法（降阶梯或轻度感染）
A组链球菌	首选方案：静脉注射青霉素［10万~25万U/(kg·d)，q.4~6h.］或氨苄西林［200mg/(kg·d)，q.6h.］ 替代方案：头孢曲松［50~100mg/(kg·d)，q.12~24h.］或头孢噻肟［150mg/(kg·d)，q.8h.］； 可能有效：克林霉素（如果敏感）［40mg/(kg·d)，q.6~8h.］或万古霉素［40~60mg/(kg·d)，q.6~8h.］	首选方案：阿莫西林［50~75mg/(kg·d)，分2次］或青霉素V［50~75mg/(kg·d)，分3~4次］ 备选方案：口服克林霉素［40mg/(kg·d)，分3次］
金黄色葡萄球菌，甲氧西林敏感（MSSA）	首选方案：头孢唑林［150mg/(kg·d)，q.8h.］或半合成青霉素如苯唑西林［150~200mg/(kg·d)，q.6~8h.］ 替代方案：克林霉素［40mg/(kg·d)，q.6~8h.］或万古霉素［40~60mg/(kg·d)，q.6~8h.］	首选方案：口服头孢氨苄［75~100mg/(kg·d)，分3~4次］ 备选方案：口服克林霉素［30~40mg/(kg·d)，分3~4次］
金黄色葡萄球菌，甲氧西林耐药，克林霉素敏感（MRSA）	首选方案：万古霉素［40~60mg/(kg·d)，q.6~8h.，或AUC/MIC>400］或克林霉素［40mg/(kg·d)，q.6~8h.］ 替代方案：利奈唑胺［<12岁儿童，30mg/(kg·d)，q.8h.；≥12岁儿童，20mg/(kg·d)，q.12h.］	首选方案：口服克林霉素［30~40mg/(kg·d)，分3~4次］ 备选方案：口服利奈唑胺［<12岁儿童，30mg/(kg·d)，q.8h.；≥12岁儿童，20mg/(kg·d)，q.12h.］
金黄色葡萄球菌，甲氧西林耐药，克林霉素耐药（MRSA）	首选方案：万古霉素［40~60mg/(kg·d)，q.6~8h.，或AUC/MIC>400］ 替代方案：利奈唑胺［<12岁儿童，30mg/(kg·d)，q.8h.；≥12岁儿童，20mg/(kg·d)，q.12h.］	首选方案：口服利奈唑胺［<12岁儿童，30mg/(kg·d)，q.8h.；≥12岁儿童，20mg/(kg·d)，q.12h.］ 替代方案：无，需要整个治疗过程行胃肠外治疗
流感嗜血杆菌	首选方案：如β-内酰胺酶阴性，静脉注射氨苄西林［150~200mg/(kg·d)，q.6h.］；如β-内酰胺酶阳性，头孢曲松［50~100mg/(kg·d)，q.12~24h.］或头孢噻肟［150mg/(kg·d)，q.8h.］	首选方案：如β-内酰胺酶阴性，阿莫西林［75~100mg/(kg·d)，分3剂］，如β-内酰胺酶阳性，口服阿莫西林克拉维酸钾［按阿莫西林成分，90mg/(kg·d)，分2次；或45mg/(kg·d)，分3次］ 替代方案：头孢地尼，头孢克肟，头孢泊肟或头孢替丁
肺炎支原体	首选方案：静脉注射阿奇霉素（治疗第1、2天为10mg/kg；如果可能，序贯为口服） 替代方案：静脉注射红霉素乳酸酯［20mg/(kg·d)，q.6h.］	首选方案：口服阿奇霉素［第1天10mg/kg，第2~5天，每天5mg/kg，每天一次］ 替代方案：口服克拉霉素［15mg/(kg·d)，分2剂］或口服红霉素［40mg/(kg·d)，分4剂］；>7岁儿童可使用多西环素［2~4mg/(kg·d)，分2剂］ 对于骨骼发育成熟的青少年，可使用左氧氟沙星［500mg/d，q.d.］或莫西沙星（400mg/d，q.d.）

续表

病原体	肠胃外疗法	口服疗法（降阶梯或轻度感染）
沙眼衣原体或肺炎衣原体	首选方案：静脉注射阿奇霉素［治疗第1、2天为10mg/kg；如果可能，序贯为口服］ 替代方案：静脉注射红霉素乳酸酯［20mg/（kg·d），q.6h.］	首选方案：口服阿奇霉素（第1天10mg/kg，第2~5天，每天5mg/kg，每天一次） 替代方案：口服克拉霉素［15mg/（kg·d），分2剂］或口服红霉素［40mg/（kg·d），分4剂］；>7岁儿童可使用多西环素［2~4mg/（kg·d），分2剂］ 对于骨骼发育成熟的青少年，可使用左氧氟沙星（500mg/d，q.d.）或莫西沙星（400mg/d，q.d.）

3. 对症治疗　根据需要进行氧疗、退热镇静、气道管理等对症治疗。

（1）氧疗：病情较重者需要氧疗。一般幼儿可用鼻导管，婴幼儿每分钟氧气流量约0.5~1L。重症可用面罩给氧，氧流量约2~4L/min左右。对呼吸道分泌物阻塞、呼吸困难、发绀严重的患儿，可用氧气帐。面罩给氧时，吸入氧浓度≥50%，动脉血氧分压<0.78kPa（60mmHg）或血氧饱和度<92%，可考虑应用持续气道正压通气。

（2）退热镇静：退热镇静药物的选择与监护参见上呼吸道感染章节。

（3）气道管理：及时清除鼻痂、鼻腔分泌物和吸痰，以保持呼吸道通畅、改善通气功能。气道的湿化非常重要，有利于痰液的排出。雾化吸入性糖皮质激素及SABA有助于解除支气管痉挛和水肿，吸入黏液溶解剂（乙酰半胱氨酸）可以打稀痰液利于排痰。分泌物堆积于下呼吸道经湿化和雾化仍不能排除，使呼吸衰竭加重时，应行气管插管以利于清除痰液。严重病例宜短期使用机械通气，接受机械通气者尤应注意气道湿化、变换体位和拍背保持气道湿度和通畅。

4. 辅助治疗

（1）糖皮质激素：不推荐常规使用。存在下列情况之一者可考虑短期应用：重症难治性支原体肺炎、A组链球菌肺炎、重症腺病毒肺炎等；难治性脓毒症休克、病毒性脑病、急性呼吸窘迫综合征；哮喘或有喘息。推荐使用常规剂量与短疗程，甲泼尼龙1~2mg/（kg·d），疗程3~5天。

（2）丙种球蛋白：不推荐常规使用。存在下列情况之一者可考虑应用：部分重症细菌性肺炎，如CA-MRSA肺炎；支原体肺炎并发多形性渗出性红斑、脑炎等肺外表现；免疫缺陷病，尤其是丙种球蛋白减少或缺乏；重症腺病毒肺炎等。用法用量推荐1.0g/（kg·d），连用2天。

（四）支气管哮喘

哮喘是一种以慢性气道炎症为特征的异质性疾病。该病主要表现为呼吸道症状，例如喘息、呼吸急促、胸闷和咳嗽，这些症状发生的频率及强度会随时间变化，并且伴随着可逆的呼气气流受限。哮喘治疗的长期目标是：实现对症状的良好控制并保持正常活动水平；将未来急性发作、永久气流受限和药物副作用的风险降至最低。

1. 治疗原则　哮喘控制治疗应尽早开始，要坚持长期、持续、规范、个体化治疗原则。治疗包括①急性发作期：快速缓解症状，如平喘、抗炎治疗；②慢性持续期和临床缓解期：

防止症状加重和预防复发,如避免触发因素、抗炎、降低气道高反应性、防止气道重塑,并做好自我管理。

2. 药物的选择　哮喘的治疗药物包括控制药物和缓解药物。控制药物是长期使用的药物,用于抑制气道炎症。缓解药物指能快速缓解支气管痉挛及其他伴随急性症状的药物,用于哮喘急性发作期,按需使用。临床常见的哮喘控制药物、附加控制药物及缓解药物见表 3-2-5~ 表 3-2-7。

表 3-2-5　哮喘治疗的控制药物

药物	临床使用	不良反应
吸入性糖皮质激素(ICS)		
气雾剂或干粉剂: 倍氯米松、布地奈德、环索奈德、丙酸氟替卡松、糠酸氟替卡松、莫米松、曲安西龙	ICS 是治疗哮喘最有效的抗炎药。ICS 可以减轻症状,增强肺功能,改善生活质量并减少急性发作风险与因急性发作导致的住院和死亡风险。不同种类 ICS 的功效和生物利用度各不相同,但低剂量下均可有大部分获益	ICS 的不良反应少见,可能出现局部副作用如口咽念珠菌病和声音嘶哑。可以通过使用储雾罐或者充分漱口减少该不良反应的发生率。长期高剂量使用 ICS 可能会出现全身不良反应,如骨质疏松、白内障和青光眼
ICS 与长效 β₂ 受体激动剂(long acting beta-agonist, LABA)联合制剂(ICS-LABA)		
气雾剂或干粉剂: 倍氯米松福莫特罗、布地奈德福莫特罗、糠酸氟替卡松维兰特罗、丙酸氟替卡松福莫特罗、丙酸氟替卡松沙美特罗、莫米松酮福莫特罗	当低剂量 ICS 不能很好地控制哮喘时,与 ICS 剂量加倍相比,ICS-LABA 可以更好地改善症状和肺功能并减少急性发作。有两种方案可用: ①低剂量的倍氯米松或布地奈德与低剂量的福莫特罗联合,用于维持和缓解治疗。 ② ICS-LABA 用于维持 +SABA 作为缓解药。 与使用 SABA 作为缓解剂的常规维持治疗相比,低剂量 ICS- 福莫特罗的维持和缓解治疗可减少哮喘急性发作	LABA 成分可能引起心动过速,头痛或抽筋。 ICS-LABA 联合使用对治疗哮喘是安全的。 但由于严重不良后果的风险增加,在没有 ICS 的情况下不应将 LABA 单独用于治疗哮喘
白三烯受体拮抗剂(leukotriene receptor antagonist, LTRA)		
片剂: 孟鲁司特、普仑司特、扎鲁司特、齐留通	可作为哮喘控制治疗药物的一种选择,尤其是在儿童中; 其单独使用疗效不如低剂量 ICS; 与 ICS 联用的疗效不如 ICS-LABA	孟鲁司特需关注精神系统不良反应; 齐留通和扎鲁司特可能引起肝酶升高
肥大细胞膜稳定剂		
气雾剂或干粉剂: 色甘酸钠、奈多罗米钠	在哮喘的长期治疗中作用非常有限; 抗炎作用较弱,效果不如小剂量 ICS	副作用可能会出现吸药后咳嗽和咽部不适

表 3-2-6　哮喘治疗的附加控制药物

药物	临床使用	不良反应
长效抗胆碱药		
吸入剂 噻托溴铵 适用年龄：≥6 岁	使用 ICS±LABA 但仍然会出现急性发作的患者，在阶梯治疗方案的第 4 或第 5 级中的附加治疗选项	副作用不常见，有时会出现口干
抗 IgE		
皮下注射 奥马珠单抗 适用年龄：≥6 岁	使用高剂量 ICS-LABA 仍无法控制的严重过敏性哮喘患者的附加治疗选项	注射部位局部反应普遍但轻微。过敏反应罕见
抗 IL5 和抗 IL5R		
抗 IL5： 美泊利单抗（皮下注射，≥12 岁） 瑞利珠单抗（静脉注射，≥18 岁） 抗 IL5R： 贝那珠单抗（皮下注射，≥12 岁）	大剂量 ICS-LABA 无法控制的重度嗜酸性粒细胞性哮喘患者的附加治疗选项	头痛和注射部位反应常见但轻微
抗 IL4R		
dupilumab（皮下注射，≥12 岁）	高剂量 ICS-LABA 上无法控制的或者需要维持口服糖皮质激素的重度嗜酸性粒细胞性或 2 型哮喘患者附加治疗选项。还批准用于治疗中度重度特应性皮炎	注射部位局部反应普遍但轻微。约 4%~13% 的患者会出现血嗜酸性粒细胞增多
口服糖皮质激素（oral corticosteroid，OCS）		
片剂，悬浮液或肌内或静脉注射： 泼尼松、泼尼松龙、甲基泼尼松龙、氢化可的松	对于严重的急性发作患者推荐短期治疗（5~7 天），在用药 4~6 小时后即可发挥治疗作用。 OCS 治疗优于肌内注射或静脉注射治疗，可有效预防复发。 如果治疗超过 2 周，则需要逐渐减量	短期使用的不良反应包括：睡眠障碍，反流，食欲增加，高血糖症，情绪变化。 长期使用需慎重，因会出现严重的全身不良反应，如白内障、青光眼、高血压、糖尿病及骨质疏松症

表 3-2-7　哮喘治疗的缓解药物

药物	临床使用	不良反应
短效 β_2 受体激动剂（short acting beta-agonist，SABA）		
沙丁胺醇，特布他林	吸入 SABA 可快速缓解急性发作时的支气管痉挛，以及预防运动诱发的支气管痉挛。 SABA 应按需使用，并以所需的最低剂量和频率使用	常见不良反应为震颤和心动过速，经常使用身体会迅速产生耐受。 过量使用或治疗反应欠佳常常预示着哮喘控制不佳

续表

药物	临床使用	不良反应
低剂量 ICS- 福莫特罗		
倍氯米松 - 福莫特罗，布地奈德 - 福莫特罗	轻度哮喘患者可按需使用低剂量布地奈德福莫特罗或倍氯米松福莫特罗作为缓解药。 中重度哮喘患者在原有维持药和缓解药的基础上，可使用其作为缓解药物。 与仅使用 SABA 作为缓解药物相比，它可以大大降低急性发作的风险	见上文 ICS-LABA
短效抗胆碱药		
异丙托溴铵，溴化氧托溴铵	长期使用：异丙托溴铵疗效不如 SABA；短期用于哮喘急性发作：异丙托溴铵联合 SABA 吸入可降低入院风险	口干或味苦

3. 急性发作期治疗方案

(1) 5 岁及以下儿童哮喘急性发作的初始处理见表 3-2-8。

表 3-2-8　5 岁及以下儿童哮喘急性发作的初始处理

治疗	给药方式及剂量
吸氧	面罩吸氧(1L/min)以维持氧饱和度 94%~98%
SABA	在第 1 小时内，每 20 分钟经储雾罐吸入 2~6 揿(100μg/ 揿)沙丁胺醇或者雾化吸入 2.5mg 沙丁胺醇，然后重新评估严重程度。如果症状持续或复发，则后续每小时再吸入 2~3 揿沙丁胺醇。如果 3~4 个小时内吸入总量>10 揿，需入院治疗
	如果无法吸入，可给予特布他林 2μg/kg 缓慢静脉推注，给药时间大于 5 分钟，随后以 5μg/(kg·h)的速度持续输入。过程中应密切监测儿童，并根据临床改善和副作用调整剂量
全身性糖皮质激素	口服泼尼松龙的初始剂量为：1~2mg/kg，2 岁以下最大量 20mg；2~5 岁儿童最大量 30mg，或在第 1 天每 6 小时静脉注射甲基泼尼松龙 1mg/kg
第 1 小时内的其他治疗选择	
异丙托溴铵	对于中重度急性发作且对初始 SABA 治疗反应差的儿童，仅在第 1 小时每 20 分钟加用异丙托溴铵气雾剂 160μg(或雾化器 250μg)
硫酸镁	作为 SABA 和异丙托溴铵的辅助治疗，对年龄 ≥ 2 岁的严重急性发作(如氧饱和度<92%)的儿童，在治疗的第 1 小时内可考虑雾化等渗硫酸镁 150mg × 3 剂，或者缓慢静脉输注(20~60 分钟)硫酸镁(剂量：40~50mg/kg，最大 2g)

其他附加方案：如果哮喘急性发作时需要除 SABA 之外的其他治疗方法，则该年龄段儿童的可用选项包括 ICS、短期口服糖皮质激素和 / 或 LTRA。但是，这些干预措施的临床获益(如住院和长期结局等终点)并不令人满意。

1)维持现有的控制治疗：正在常规接受 ICS、LTRA 或两者联用进行控制治疗的儿童，应在急性发作期间及之后维持现有的治疗。

2)ICS：对于未使用过 ICS 的儿童，可初始给予双倍低剂量 ICS，并持续数周或数月。

也有研究使用高剂量 ICS(每天 1 600μg,分成一天四剂,给予 5~10 天),可以减少对口服糖皮质激素(OCS)的需求。

3)口服糖皮质激素:对于哮喘急性发作的儿童,口服泼尼松龙的推荐剂量为 1~2mg/kg,2 岁以下最大量 20mg;2~5 岁儿童最大量 30mg。对于大多数儿童,3~5 天的疗程即可,可以直接停药。

(2)6 岁及以上儿童哮喘急性发作的治疗分为基层医疗机构的处理及急诊处理。其中基层医疗机构中主要的初始治疗措施包括反复使用 SABA,及早使用全身性糖皮质激素和吸氧,以迅速缓解气流阻塞和低氧血症。而急诊处理可选择的药物种类及治疗方式则更全面,通常几种治疗同时进行以尽快改善症状。

1)基层医疗机构的哮喘急性发作处理

①吸入 SABA:对于轻中度急性发作,反复吸入 SABA(第 1 小时每 20 分钟吸入 4~10 揿)是逆转气流受限的最有效方法。第 1 小时之后,所需的 SABA 剂量从每 3~4 个小时 4~10 揿到每 1~2 小时 6~10 揿不等。如果对初始治疗有良好的反应[例如,呼气流量峰值(PEF)可以达到个人最佳预计值的 60%~80% 并维持 3~4 小时],则无须额外的 SABA。通过压力定量气雾剂(pMDI)+ 储雾罐或者 DPI 的给药方式在改善肺功能方面能达到与雾化吸入相似的效果(急性重症哮喘患者除外),因此在患者掌握吸药技术的前提下,pMDI+ 储雾罐是最经济的给药方式。平常可采用洗涤剂预先清洗储雾罐并风干以消除塑料垫片上的静电荷,以备随时使用。

②吸氧(如果条件满足):在条件允许的情况下根据血氧饱和度指导吸入氧的浓度及流速,12 岁以上患者使血氧饱和度保持在 93%~95%(6~11 岁儿童为 94%~98%)。如果无法测得血氧饱和度,则应严密监测患者的病情,如是否出现病情加重、嗜睡或疲劳。

③全身性糖皮质激素:应及时给予 OCS,特别是如果患者正在恶化,或者在就诊前已经增加了缓解药物和控制药物的使用。推荐剂量:泼尼松龙,成人(12 岁以上儿童参考成人剂量)1mg/(kg·d)、最高 50mg/d 的等效剂量,6~11 岁的儿童 1~2mg/(kg·d)、最高 40mg/d 的等效剂量。OCS 通常应持续 5~7 天,常见的副作用包括睡眠障碍、食欲增加、反流和情绪变化等。

④控制药物:已经常规使用控制药物的患者,在接下来的 2~4 周需要增加控制药物的使用剂量;暂时还未使用控制药物的患者,则需要开始接受常规的含 ICS 的控制药物治疗。

⑤抗菌药物(不推荐):除非有明确的肺部感染证据(如发热、脓性痰或肺炎的影像学表现),否则无须在哮喘的治疗中使用抗菌药物。

2)急诊哮喘急性发作的处理:通常同时进行以下治疗以迅速改善急性发作症状。

①氧疗:通过鼻导管或面罩给氧,使氧饱和度达到 93%~95%(6~11 岁儿童为 94%~98%)。在严重急性发作中,使用低流量氧疗将饱和度维持在 93%~95%,比高流量纯氧氧疗具有更好的生理效果。

②吸入 SABA:患有急性哮喘的患者应经常吸入 SABA 治疗,最经济高效的方式是使用 pMDI+ 储雾罐。急性发作中吸入 SABA 的合理方法是首先对住院患者进行连续治疗,然后再进行间歇性按需治疗。没有证据支持重度哮喘急性发作患者常规使用静脉注射 β₂ 受体激动剂。

③肾上腺素(用于过敏反应):肌内注射肾上腺素用于过敏性反应和血管性水肿相关的急性哮喘,不常规用于其他类型的哮喘发作。

④全身性糖皮质激素:全身性糖皮质激素可有效缓解急性发作的症状并预防急性发作复发,6岁以上儿童在中重度急性发作的情况下可以使用。使用时机应尽早,应在就诊后1小时内使用。

在以下紧急情况下,全身性糖皮质激素更为重要:初始SABA治疗无法持续改善症状;患者服用OCS时病情加重;患者以前有需要OCS才能缓解的急性发作史。

给药途径:口服与静脉注射疗效相当,因此优选口服给药。对于儿童,液体制剂优于片剂。如患者因呼吸困难而不能吞咽、呕吐或需要无创通气或插管时,则优先使用静脉注射。对于急诊出院的需要继续使用糖皮质激素以防止复发的患者,如果担心其服药依从性,也可以选择肌内注射糖皮质激素以代替口服给药。

推荐剂量:泼尼松龙,成人每日50mg,早晨顿服;6~11岁的儿童1~2mg/(kg·d)、最高40mg/d的等效剂量。疗程:成人5~7日,儿童3~5日。疗程满了可以转换为ICS维持治疗,OCS无须一个逐渐减量的过程。

⑤ICS:在急诊,就诊后的第1小时内给予大剂量ICS可以降低未接受全身性糖皮质激素治疗的患者的住院率。ICS的耐受性良好但成本较OCS昂贵。在急诊治疗哮喘急性发作使用ICS的药物品质、剂量和疗程尚不清楚。出院后,患者应接受含ICS的维持治疗,而不再建议仅按需使用SABA。

⑥异丙托溴铵:与单独使用SABA相比,对于中重度急性发作的成人和儿童,联合使用SABA和异丙托溴铵可以减少住院次数,并改善PEF和FEV_1。对于因急性发作而住院的儿童,联用未见任何益处,包括住院时间也没有减少。

⑦氨茶碱和茶碱:鉴于氨茶碱和茶碱的疗效和安全性较差,因此不应将其用于哮喘急性发作的治疗。静脉使用氨茶碱会引起严重和潜在的致命副作用,尤其是在已经接受缓释茶碱治疗的患者中。在重度急性发作的成人中,与单独使用SABA相比,加用氨茶碱治疗并不能改善预后。

⑧硫酸镁:不推荐静脉注射硫酸镁作为哮喘急性发作的常规治疗。然而,在以下情况下使用,会减少某些患者的住院率:就诊时$FEV_1 < 25\% \sim 30\%$预计值的成人;对初始治疗无反应并持续存在低氧血症的成人和儿童;经过1小时的护理后FEV_1仍未能达到预计值60%的儿童。

使用方法:硫酸镁25~40mg/(kg·d)(≤2g/d),分1~2次,加入5%或10%葡萄糖溶液20ml,缓慢静脉滴注20分钟以上,酌情使用1~3日。

⑨LTRA:仅有很少的证据支持口服或静脉内LTRA在急性哮喘中的作用。

⑩ICS-LABA:该类药物在急诊或住院中治疗哮喘急性发作的价值尚不明确。

⑪抗菌药物(不推荐):除非有明确的肺部感染证据(如发热、脓性痰或肺炎的影像学表现),否则无须在哮喘的治疗中使用抗菌药物。

⑫镇静药物:由于抗焦虑药和催眠药的呼吸抑制作用,在哮喘急性发作期间应严格避免镇静药物。

4. 长期规范化治疗方案

(1)5岁及以下儿童的长期规范化治疗方案见表3-2-9。

表 3-2-9　5 岁及以下儿童的长期规范化治疗方案

	第 1 级	第 2 级	第 3 级	第 4 级
推荐的控制药物		每日低剂量 ICS	每日双倍低剂量 ICS	继续控制药物治疗并接受专科医生评估
备选的控制药物		LTRA 或间歇性 ICS	每日低剂量 ICS+LTRA	联用 LTRA 或者增加 ICS 的使用频率或者联合间歇性 ICS 的使用
缓解药		按需使用 SABA		
适用患儿	很少出现病毒性喘息,且没有或很少有间歇性症状	符合哮喘的症状模式并且症状控制不佳或每年 ≥3 次急性加重。不符合哮喘的症状模式,但喘息发作经常发生,例如每 6~8 周一次。给予 3 个月的诊断性试验	每日低剂量 ICS 控制不佳	每日双倍低剂量 ICS 控制不佳
			首先重新明确哮喘诊断;检查吸入技术;确认用药依从性;调查过敏原暴露等	

1)第 1 级:按需使用 SABA。

应向所有喘息发作的儿童提供 SABA 以减轻症状。1 个月内,平均每周使用 SABA 超过两次则需要进行控制药物试验。推荐吸入 SABA 治疗,儿童吸入装置的选择见表 3-2-10。

表 3-2-10　儿童吸入装置的选择

年龄	推荐装置	可选装置
0~3 岁	pMDI + 储雾罐(面罩)	雾化吸入(面罩)
4~5 岁	pMDI + 储雾罐(口含器)	pMDI+ 储雾罐(面罩)或雾化吸入(面罩)或雾化吸入(口含器)

2)第 2 级:初始控制药物治疗 + 按需使用 SABA。

推荐方案:每日低剂量 ICS+ 按需使用 SABA:建议每日低剂量 ICS(表 3-2-11)作为控制 5 岁及以下儿童哮喘的首选初始治疗。初始治疗应至少持续 3 个月,以确立其有效控制哮喘的有效性。5 岁及以下儿童哮喘的首选初始治疗每日低剂量 ICS 见表 3-2-11。

表 3-2-11　5 岁及以下儿童哮喘的首选初始治疗每日低剂量 ICS

药物	低剂量 /μg
二丙酸倍氯米松(氢氟烷)	100(≥5 岁)
布地奈德雾化液	500(≥1 岁)
丙酸氟替卡松(氢氟烷)	50(≥4 岁)
糠酸莫米松	110(≥4 岁)
布地奈德 pMDI+ 储雾罐	该年龄段无充分研究
环索奈德	该年龄段无充分研究
曲安奈德	该年龄段无充分研究

注:此剂量非各药物间的等效剂量,而是基于已有的研究及药品信息所定,具有一定的临床可比性。

第 2 级可选方案如下：

①LTRA：对于持续性哮喘的幼儿，规律使用 LTRA 可适度减轻症状并减少口服糖皮质激素，对于病毒性喘息反复发作的幼儿，规律或间歇性使用 LTRA 均不能降低需要口服糖皮质激素的喘息发作。

②间歇性 ICS：对于频繁出现病毒性喘息和间歇性哮喘症状的学龄前儿童，可以考虑按需或发作时使用 ICS，但应首先进行常规 ICS 试验。间歇 ICS 的剂量方面，常规剂量及高剂量对于未来急性发作的影响无显著差异。

③如果目前的治疗方法未获得良好的控制，则建议先进行替代性的第 2 级治疗而非先升级。

3）第 3 级：升级控制药物治疗＋按需使用 SABA＋结合专科医生推荐意见。

如果使用低剂量 ICS 治疗 3 个月症状控制不佳或者持续加重，则需要在升级治疗前检查以下内容：确认症状是由于哮喘引起的；检查并纠正吸入技术；确认依从性良好；调查过敏原暴露情况。推荐方案：每日中剂量 ICS（双倍低剂量 ICS），3 个月后评估治疗效果。可选方案：对于年龄大一些的儿童，可考虑低剂量 ICS＋LTRA。

4）第 4 级：继续控制药物治疗并接受专科医生评估。

推荐方案：继续控制药物治疗并听取专科医生意见。

如果将 ICS 的初始剂量加倍仍无法达到良好的控制，需仔细重新评估吸入技术和用药依从性，因为这些是该年龄组的常见问题。此外，还需要重新评估环境控制，解决过敏原暴露情况，以及重新考虑哮喘的诊断。

可选方案：尚未确定针对该人群的最佳治疗方法。可以考虑在专科医生的指导下选择以下方法：

①在几周内进一步增加 ICS 的剂量（如增加给药频次），直到哮喘的控制得到改善，但需同时监测副作用。

②添加 LTRA：基于大龄儿童的研究。

③ICS＋LABA：基于 4 岁以上儿童的研究。

④添加茶碱或低剂量口服糖皮质激素（仅持续数周），直至哮喘控制得到改善。

⑤如果主要问题是急性发作，则可以考虑常规每日 ICS＋间歇性 ICS 联合。

（2）6 岁及以上儿童：6~11 岁儿童的长期规范化治疗方案见表 3-2-12，12 岁及以上青少年及成人的长期规范化治疗方案见表 3-2-13。

表 3-2-12　6~11 岁儿童的长期规范化治疗方案

6~11		第 1 级	第 2 级	第 3 级	第 4 级	第 5 级
控制药物	推荐		每日低剂量 ICS	低剂量 ICS-LABA 或中剂量 ICS	中剂量 ICS-LABA	参考表型评估以决定是否采用联合方案，如联用抗 IgE
	备选	使用 SABA 的同时使用低剂量 ICS 或者每日低剂量 ICS	LTRA 或在使用 SABA 的同时使用低剂量 ICS	低剂量 ICS＋LTRA	高剂量 ICS-LABA 或联用噻托溴铵或联用 LTRA	联用抗 IL5 或联用低剂量 OCS，但需评估不良反应
缓解药物		按需使用 SABA				

表 3-2-13 　 12 岁及以上青少年及成人的长期规范化治疗方案

		第 1 级	第 2 级	第 3 级	第 4 级	第 5 级
控制药物	推荐	按需使用低剂量 ICS- 福莫特罗	每日低剂量 ICS 或按需使用低剂量 ICS- 福莫特罗	低剂量 ICS-LABA	中剂量 ICS-LABA	高剂量 ICS-LABA 参考表型评估以决定是否采用联合方案,如联用噻托溴铵或联用抗 IgE 或联用抗 IL5/5R 或联用抗 IL4R
	备选	使用 SABA 的同时使用低剂量 ICS	LTRA 或使用 SABA 的同时使用低剂量 ICS	中剂量 ICS 或低剂量 ICS+LTRA	高剂量 ICS-LABA 或联用噻托溴铵或联用 LTRA	联用低剂量 OCS,但需评估不良反应
缓解药物	推荐	按需使用低剂量 ICS- 福莫特罗				
	备选	按需使用 SABA				

1)第 1 级

①青少年及成人

推荐方案:按需使用低剂量 ICS- 福莫特罗,可以根据需要在运动前使用。适应人群:每月症状少于两次且无急性发作危险因素。但是目前,按需使用 ICS- 福莫特罗在很多国家都属于超说明书用药。

可选方案:无论何时使用 SABA 的同时均使用低剂量 ICS。适应人群:对常规 ICS 吸入疗法依从性差的人群、无法获得或者无法负担 ICS- 福莫特罗的人群。联用的目的在于降低未来严重急性发作的风险。

② 6~11 岁儿童

可选择的方案为:无论何时使用 SABA 的同时均使用低剂量 ICS;常规每日 ICS+ 按需使用 SABA,但应考虑到症状少的儿童依从性差的可能性。

2019 年的 GINA 对于青少年及成人的第 1 级治疗方案的推荐有了较大的更改,不再推荐仅仅按需使用 SABA 的方案。因为尽管 SABA 在快速缓解哮喘症状方面非常有效,但是有明确证据证实:仅使用 SABA 治疗,会增加未来哮喘严重急性发作的风险。

不建议方案:即使对于症状控制良好的哮喘患者,也存在与哮喘相关的急性发作甚至死亡的风险。此外,在成人和儿童群体中,长效速效的 LABA 福莫特罗与 SABA 一样有效,但强烈建议不要频繁使用或者常规使用不联合 ICS 的 LABA 单独制剂,因为这有使哮喘急性加重的风险。

2)第 2 级

①青少年及成人

推荐方案:每日低剂量 ICS+ 按需使用 SABA 或按需使用低剂量 ICS- 福莫特罗。该

两种方案在 FEV_1 的改善程度、症状控制评分、无症状天数以及预防运动引发的哮喘方面,疗效均无显著差异。

可选方案:LTRA,其疗效劣于 ICS,特别是在减少急性发作方面。对于无法使用或不愿使用 ICS 的患者,或者不能耐受 ICS 副作用的患者,可选择其进行初始控制治疗。同时伴有过敏性鼻炎的患者也可以选择该药。

②6~11 岁儿童

推荐方案:常规低剂量 ICS,不同药物在不同年龄段的剂量范围见表 3-2-14。

表 3-2-14　不同药物在不同年龄段的 ICS 剂量范围

青少年及成人(12 岁及以上)			
药物	日剂量 /μg		
	低剂量	中剂量	高剂量
二丙酸倍氯米松(氟利昂)	200~500	500~1 000	>1 000
二丙酸倍氯米松(氢氟烷)	100~200	200~400	>400
布地奈德(干粉剂)	200~400	400~800	>800
环索奈德(氢氟烷)	80~160	160~320	>320
糠酸氟替卡松(干粉剂)	100	不适用	200
丙酸氟替卡松(干粉剂)	100~250	250~500	>500
丙酸氟替卡松(氢氟烷)	100~250	250~500	>500
糠酸莫米松	110	220~440	≥440
曲安奈德	400~1 000	1 000~2 000	>2 000
儿童(6~11 岁)			
药物	日剂量 /μg		
	低剂量	中剂量	高剂量
二丙酸倍氯米松(氟利昂)	100~200	200~400	>400
二丙酸倍氯米松(氢氟烷)	50~100	100~200	>200
布地奈德(干粉剂)	100~200	200~400	>400
布地奈德雾化液	250~500	500~1 000	>1 000
环索奈德	80	80~160	>160
糠酸氟替卡松(干粉剂)	不适用	不适用	不适用
丙酸氟替卡松(干粉剂)	100~200	200~400	>400
丙酸氟替卡松(氢氟烷)	100~200	200~500	>500
糠酸莫米松	110	220~440	≥440
曲安奈德	400~800	800~1 200	>1 200

注:此剂量非各药物间的等效剂量,而是基于已有的研究及药品信息所定,具有一定的临床可比性。

可选方案:LTRA,疗效劣于常规使用 ICS 或按需使用 SABA+ICS。

不建议常规使用的方案:缓释茶碱,疗效较弱、副作用常见、安全范围窄;肥大细胞膜稳定剂(奈多克罗米钠、色甘酸钠),安全性良好,但疗效低;吸入装置每日都要进行繁重的洗涤,以免造成堵塞。

3)第 3 级:在升至该级治疗前需重新明确哮喘诊断;检查吸入技术;确认依从性良好;调查过敏原暴露情况。

①青少年及成人

推荐方案:常规低剂量 ICS-LABA+ 按需使用 SABA,当前批准的适用于该级治疗的 ICS-LABA 组合的吸入药物包括低剂量的丙酸氟替卡松 - 福莫特罗,糠酸氟替卡松 - 维兰特罗,丙酸氟替卡松 - 沙美特罗,倍氯米松 - 福莫特罗,布地奈德 - 福莫特罗和莫米松 - 福莫特罗。低剂量 ICS- 福莫特罗常规使用 + 按需使用:可以用低剂量倍氯米松 - 福莫特罗或布地奈德 - 福莫特罗,该方案不用于 12 岁以下儿童。

可选方案:中剂量 ICS 或低剂量 ICS+LTRA,疗效均劣于低剂量 ICS-LABA。对于合并过敏性鼻炎或者对屋尘螨过敏的成年患者,如 ICS 用至高剂量仍哮喘控制不佳,可以考虑增加舌下变应原免疫疗法,前提是 $FEV_1 > 70\%$ 预计值。变应原免疫疗法内容参见过敏性鼻炎章节。

② 6~11 岁儿童

推荐方案:低剂量 ICS-LABA 或中剂量 ICS。

可选方案:低剂量 ICS+LTRA。

4)第 4 级:第 4 级治疗方案的药物选择取决于第 3 级治疗方案的药物选择。在升级前同样需要:重新明确哮喘诊断;检查吸入技术;确认依从性良好;调查过敏原暴露情况。

推荐方案:

①低剂量 ICS- 福莫特罗维持治疗 + 缓解治疗(青少年及成人):对于前一年急性发作次数 ≥1 的成年和青少年患者,低剂量 ICS- 福莫特罗维持治疗 + 缓解治疗比相同剂量的 ICS-LABA 维持或更高剂量的 ICS 更有效地减少急性发作次数,必要时可以将低剂量 ICS- 福莫特罗升级成中剂量 ICS- 福莫特罗。

②常规中剂量 ICS-LABA+ 按需使用 SABA(青少年及成人及 6~11 岁儿童):对于常规低剂量 ICS-LABA 维持 + 按需使用 SABA,哮喘仍未控制良好的患者,可将低剂量 ICS-LABA 升级为中剂量 ICS-LABA。

可选方案:噻托溴铵粉雾吸入可作为 6 岁及以上患者的附加疗法,可以适度改善肺功能、减少急性发作。但没有证据证明 ICS+ 噻托溴铵优于 ICS-LABA。茶碱不应用于儿童。对于青少年或成人,可选择中高剂量 ICS 联合 LTRA 或者缓释茶碱,但疗效都劣于联合 LABA。

5)第 5 级:参考表型评估并考虑联合治疗方案。

尽管使用了正确的吸入技术并且对第 4 级治疗的依从性良好,仍存在持续症状或急性发作的患者,应转至哮喘专科专家以咨询联合控制治疗的方案。可以尝试的联合控制方案有:

①联合高剂量 ICS-LABA:成人和青少年均可考虑使用,但 ICS 剂量的增加通常几乎不会带来额外的益处,并且需要考虑肾上腺皮质轴受抑制的副作用。仅当中剂量 ICS-LABA 联合 LTRA 或缓释茶碱仍无法实现良好的哮喘控制时,才建议试验性使用 3~6 个月。

②联合噻托溴铵(≥6岁):对于 ICS-LABA 不能很好控制的哮喘患者,加用噻托溴铵可以适度改善肺功能并降低急性发作的频率。

③联合抗 IgE(奥马珠单抗)治疗:适用于年龄≥6岁的中重度过敏性哮喘,4~5 级治疗均无法控制的患者。

④联合抗 IL5(美泊利单抗,皮下注射,≥12 岁;瑞利珠单抗,静脉注射,≥18 岁)或抗 IL5R(贝那珠单抗,皮下注射,≥12 岁):适用于 4~5 级治疗均无法控制的严重嗜酸性粒细胞性哮喘。

⑤联合抗 IL4R(dupilumab,皮下注射,≥12 岁):适用于高剂量 ICS-LABA 无法控制的或者需要维持口服糖皮质激素的重度嗜酸性粒细胞性或 2 型哮喘患者。

⑥联合低剂量口服糖皮质激素(≤7.5mg/d 泼尼松当量):对于某些患有严重哮喘的成年人可能是有效的,但通常会带来严重的副作用,因此仅用于其他方案尝试后症状仍控制差和/或发作频繁的成年人。

5. 用药教育及注意事项　在哮喘的长期规范化治疗方案中,患者的用药技术及用药依从性与治疗效果密切相关。吸入疗法是哮喘治疗的基石,因此临床药师对于吸入制剂的用药教育便显得至关重要。目前临床常用的吸入制剂可分为压力定量气雾剂、干粉吸入剂、雾化液、柔雾剂、喷雾剂。其中喷雾剂的代表药物主要用于治疗变应性鼻炎,柔雾剂国内产品有限,因此本节着重介绍压力定量气雾剂及干粉吸入剂的使用方法及用药教育,雾化液参照毛细支气管炎章节。

(1)压力定量气雾剂 + 储雾罐:该吸入剂型是 5 岁及以下儿童的一线推荐使用剂型,因此确保患儿掌握正确的吸入技术非常重要。科卡储雾罐气雾剂组装法(面罩式)见图 3-2-1,科卡储雾罐气雾剂组装法(口含器式)见图 3-2-2,吉纳储雾罐气雾剂组装法(面罩式)见图 3-2-3。

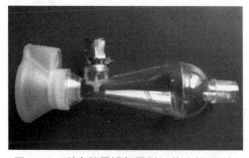

图 3-2-1　科卡储雾罐气雾剂组装法(面罩式)

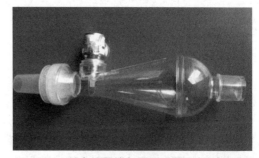

图 3-2-2　科卡储雾罐气雾剂组装法(口含器式)

用药方法:打开气雾剂的保护盖,将气雾剂充分振摇 5 秒,如图示装入对应的储物罐,3 岁以上患儿用嘴咬住咬嘴,3 岁以下患儿在储雾罐上加用口鼻罩,罩住患儿口鼻,不要漏气;揿压气雾剂阀门,每揿压 1 次,呼吸约 60 秒(使用吸嘴者连续深长呼吸 5~6 次),每次只能揿压 1 次,不能同时多次揿压阀门;如需吸入多揿药物者,移开储雾罐 1 分钟后重复以上步骤;拔出气雾剂,盖上保护盖。如果吸入药是激素,吸药后及时漱口,用面罩者还需洗脸;擦净咬嘴,面罩则可单独取下用水清洗干净;储雾罐可拆开用温水冲洗罐内壁,自然晾干(可用电吹风吹干)后备用。注意勿刷洗、勿擦拭。

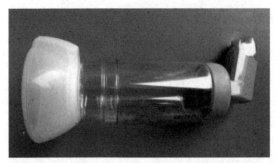

图 3-2-3 吉纳储雾罐气雾剂组装法（面罩式）

（2）干粉剂：干粉剂的常见类型包括涡流式吸入器（如布地奈德福莫特罗粉吸入剂）圆盘型吸入器（如沙美特罗替卡松粉吸入剂）、药粉吸入器（如噻托溴铵粉吸入剂）等。每种干粉吸入剂装置都有其特点及使用要点，使用的准确性与疗效存在很大的相关性。因吸气装置使用的步骤复查且有对吸气流速的要求，通常 6 岁及以上儿童考虑使用该类剂型。临床发现，很多患儿并不能熟练掌握吸入给药装置的使用方法，这可能导致药物未达到作用部位，不能达到预期疗效，甚至增加不良反应的发生，所以药师在提供药学服务过程中对患者进行使用宣教是非常重要的。

1）涡流式吸入器：以都保装置为例，使用方法一般包括以下几个步骤：

①旋松并拔出瓶盖，确保瓶身竖直，旋柄在下方。

②准备药物：直立握住都保装置中部，往一个方向旋拧底部旋柄部分，旋到底后再往反方向旋转到底，并听到"咔嗒"声，此时装置内将自动载入 1 个剂量的药物。

③呼吸调整：可以先做深呼气，尽可能多地将肺中的气体呼出，需要注意由于药粉易受潮，故不可以对着吸嘴呼气。

④吸入药物：准备吸气时，将吸入器吸嘴放于上、下牙齿之间，双唇包裹住吸嘴，经口用力且快速深长地吸一大口气；吸气后移开吸嘴，尽可能屏气约 10 秒，然后缓慢呼气。

⑤如果需要吸入第 2 吸药物，应间隔 1~2 分钟；重复步骤②④。

⑥使用后将瓶盖盖回。

⑦如药物中含有激素成分，应在每次使用后用清水漱口咽部 2~3 次将漱口水吐出，以减少激素对口咽部的刺激。

涡流式吸入器要注意药品防潮，需向患者强调不可对着吸嘴呼气，可定期用干纸巾擦拭吸嘴，但严禁用水或液体擦洗吸嘴。准备药物的过程需保持吸入剂装置直立，否则可能导致装入的药物剂量不准确。部分都保装置在第一次使用时需要额外进行装置初始化，详细可参考说明书。使用后漱口是减少口咽部不良反应发生的有效途径，需向患者反复强调，并教会患者正确的漱口方式。

2）圆盘型吸入器以碟状准纳器为例，使用方法一般包括以下几个步骤：

①打开装置：左手持准纳器，有剂量指示窗的一面朝上，右手拇指卡住凹槽，向外推动拇指直至完全推开滑盖，听到"咔嗒"声，露出吸嘴部分。

②准备药物：将滑杆推到底，直至听到"咔嗒"声，此时装置将载入 1 个剂量的药物，吸嘴孔呈打开状态。

③呼吸调整：先握住准纳器并使之远离嘴，在保证平稳呼吸的前提下尽量呼气，切记

不要将气呼入准纳器。

④吸入药物：呼尽气后将吸嘴放入口中,用嘴唇包裹住吸嘴部分,深深地平稳地吸入药物;移开吸嘴,屏住呼吸 10 秒,之后恢复正常呼吸。

⑤关闭装置：直接合上滑盖,发出"咔嗒"声则表明关闭成功,滑动杆将自动复位。

⑥如药物中含有激素成分,应在每次使用后用清水漱口咽部 2~3 次,并将漱口水吐出,以减少残留激素对口咽部的刺激。

使用准纳器时需注意不能随意拨动滑杆,以免浪费药物,剂量指示窗可以显示剩余使用的次数。注意保持准纳器干燥,不用时保持关闭状态,不要对着准纳器呼气。叮嘱患者每次使用后正确漱口。

3)药粉吸入器以噻托溴铵粉吸入器为例,使用方法一般包括以下几个步骤：

①打开装置：将吸入装置的防尘帽保持敞开,再将吸嘴部分打开露出中央室。

②准备药物：将泡状包装撕开,取出 1 粒胶囊放入中央室,用力合上吸嘴直至听到"咔嗒"声;将绿色刺孔按钮完全按下 1 次,然后松开,以刺破胶囊。

③呼吸调整：尽量深呼气,注意不要对着吸嘴呼气。

④吸入药物：用嘴唇包住吸嘴,缓慢平稳地深吸气,其速率应足以听到胶囊振动;吸气直到吸不动为止,移开吸嘴,尽可能长时间地屏住呼吸约 10 秒然后恢复正常呼吸。

⑤必要时可重复步骤③和④ 1 次,以使胶囊中的药粉被完全吸出。

⑥关闭装置：打开吸嘴,倒出用过的胶囊,关闭吸嘴和防尘帽。

该吸入装置可以重复使用 1 年,每月清洗装置 1 次：打开防尘帽和吸嘴,向上推起刺孔按钮打开基托,用清水全面淋洗吸入器以除去粉末,晾干,待内外完全干燥后可再次使用。刺孔按钮完全按下一次即可将胶囊刺破,无须多次,以免吸入破碎的胶囊壳。注意避免将药物粉末弄入眼内。

（五）变应性鼻炎

变应性鼻炎是 IgE 介导的炎性反应,其特征在于以下一种或多种症状：鼻塞、鼻涕、喷嚏和鼻痒。变应性鼻炎根据以下几个特征进行分类,①发病时间：分为季节性(例如花粉)、常年性(全年接触,例如尘螨)和一过性(来自患者家中或职业中通常不会遇到的变应原暴露环境,例如拜访有宠物的家庭);②症状的频率和持续时间：分为间歇性(<4 天 / 周或<4 周 / 年)和持续性(>4 天 / 周或>4 周 / 年);③严重性：分为轻度(症状存在但不影响生活质量)和中重度(症状严重时会影响生活质量)。变应性鼻炎的治疗包括环境控制、药物治疗、变应原免疫治疗和健康教育。

1. 环境控制　环境控制主要是指避免接触变应原和各种刺激物,是本病防治策略中的一个重要组成部分。

对于经常暴露于高浓度室内变应原(尘螨、动物皮屑等)的变应性鼻炎患者,环境控制措施可能减少变应原的水平和减轻症状。如远离宠物、清洗宠物 2 次 /w、使用除螨剂、防螨床单、空气过滤系统均可以降低环境内变应原水平,其中远离宠物及使用除螨剂更能减轻患者症状。联合使用多种控制策略则能更有效地帮助减少尘螨数量和减轻屋尘螨过敏患者的鼻炎症状。国内临床研究表明,花粉阻隔剂对尘螨过敏的常年性变应性鼻炎患者(包括儿童和成人)的鼻部症状和生活质量有明显改善作用。对花粉过敏的变应性鼻炎患者,在空气中花粉浓度较高的季节进行户外活动时,最好避开致敏花粉播散的高峰期,以减少症状发作。在自然暴露于花粉的环境中,患者使用特制的口罩、眼镜、鼻腔过滤器、花粉阻隔剂及惰性纤维素粉等可减少致敏花粉吸入鼻腔或与结膜接触,缓解鼻、眼症状。

2. 药物治疗

(1)一线治疗药物:根据中国《变应性鼻炎诊断和治疗指南》,变应性鼻炎的一线治疗药物包括鼻用糖皮质激素、第二代抗组胺药(包括鼻用和口服两种给药途径)、白三烯受体拮抗剂。上述几类药物针对变应性鼻炎不同症状以及不同分类的相关有效性见表 3-2-15,临床可根据患儿具体情况进行选药。

表 3-2-15 针对变应性鼻炎不同症状以及不同分类的相关有效性

药物种类	症状改善				发病时间			发作频率		严重程度	
	鼻塞	流涕	喷嚏	鼻痒	季节性	常年性	一过性	间歇性	持续性	轻度	重度
鼻用糖皮质激素	+++	+++	+++	+++	++	++	+	++	++	++	++
口服抗组胺药	+	++	++	++	+	+	+	++	+	+	NO
鼻用抗组胺药	++	++	++	++	++	+	++	++	+	++	+
白三烯受体拮抗剂	++	+	+	+	+	+	NO	NO	YES	YES	不单用

1)药物的选择

①鼻用糖皮质激素:对变应性鼻炎的所有症状包括喷嚏、流涕、鼻痒和鼻塞均有显著改善作用,从而提高生活质量,改善睡眠,是目前治疗变应性鼻炎最有效的药物。临床可用于轻度和中重度变应性鼻炎的治疗,按推荐剂量每天喷鼻 1~2 次,疗程不少于 2 周;对于中重度持续性变应性鼻炎是首选药物,疗程 4 周以上。持续治疗的效果明显优于间断治疗。FDA 支持的鼻用糖皮质激素见表 3-2-16。

表 3-2-16 FDA 支持的鼻用糖皮质激素

药物	FDA 适应证	适用年龄	剂量
曲安奈德鼻喷雾剂(55μg/撤)	常年性变应性鼻炎和季节性变应性鼻炎	≥2 岁	2~5 岁:1 喷/侧,1 次/d 6~11 岁:2 喷/侧,1 次/d ≥12 岁:2 喷/侧,1~2 次/d
布地奈德(32μg/撤)	变应性鼻炎和非变应性鼻炎	≥6 岁	≥6 岁:2 喷/侧,2 次/d 或晨起 4 喷/侧
氟尼缩松鼻喷雾剂(25μg/撤)	常年性变应性鼻炎和季节性变应性鼻炎	≥6 岁	6~14 岁:1 喷/侧,3 次/d 或 2 喷/侧,2 次/d ≥14 岁:2 喷每鼻孔 2~3 次/d
丙酸氟替卡松(50μg/撤)	变应性鼻炎和非变应性鼻炎	≥4 岁	4 岁~成人:1 喷/侧,1 次/d

续表

药物	FDA 适应证	适用年龄	剂量
糠酸莫米松 (50μg/揿)	常年性变应性鼻炎、季节性变应性鼻炎和鼻息肉	≥2 岁	2~11 岁:1 喷/侧,1 次/d ≥12 岁:2 喷/侧,1 次/d
环索奈德鼻喷雾剂(50μg/揿)	常年性变应性鼻炎和季节性变应性鼻炎	≥6 岁	≥6 岁:2 喷/侧,1 次/d
糠酸氟替卡松 (27.5μg/揿)	常年性变应性鼻炎和季节性变应性鼻炎	≥2 岁	2~11 岁:1~2 喷/侧,1 次/d ≥11 岁:2 喷/侧,1 次/d
丙酸倍氯米松 (80μg/揿)	常年性变应性鼻炎和季节性变应性鼻炎	≥12 岁	≥12 岁:2 喷/侧,1 次/d
环索奈德鼻喷雾剂(37μg/揿)	常年性变应性鼻炎和季节性变应性鼻炎	≥12 岁	≥12 岁:1 喷/侧,1 次/d

②口服抗组胺药:无论在成人或儿童患者,均推荐口服第二代 H_1 抗组胺药作为治疗变应性鼻炎的一线药物。这类药物起效快速,作用持续时间较长,能明显缓解鼻部症状特别是鼻痒、喷嚏和流涕,对合并眼部症状也有效,但对改善鼻塞的效果有限。一般每天只需用药 1 次,疗程不少于 2 周。对花粉过敏的患者,推荐在致敏花粉播散前进行预防性治疗,有利于症状控制,并根据花粉播散时间以及对症状产生的影响而决定疗程。相较于第一代抗组胺药,第二代抗组胺药具有良好的安全性,对血脑屏障的穿透性低,减少了对中枢神经系统的抑制作用,镇静和嗜睡不良反应较少见,在儿童变应性鼻炎患者中被证明是安全、有效的。儿童用药需注意药品说明书的年龄限制和推荐剂量,多数第二代 H_1 抗组胺药的药品说明书提示其使用年龄下限为 2 岁。具体年龄限制及剂量见表 3-2-17(参照国内说明书)。

表 3-2-17　H_1 抗组胺药的年龄限制及剂量

药物	FDA 适应证	适用年龄	剂量
西替利嗪	季节性变应性鼻炎 常年性变应性鼻炎	≥2 岁 ≥6 月龄	6 月龄~2 岁:2.5mg/d 2~5 岁:2.5~5mg/d 6~12 岁:5~10mg/d 12 岁及以上:5~10mg/d
左西替利嗪	季节性变应性鼻炎 常年性变应性鼻炎	≥2 岁 ≥6 月龄	6 月龄~5 岁:1.25mg/d 6~11 岁:2.5mg/d ≥12 岁:2.5~5.0mg/d
非索非那定	季节性变应性鼻炎	≥2 岁	2~11 岁:30mg,2 次/d ≥12 岁:60mg,2 次/d 或 180mg/d
氯雷他定	季节性变应性鼻炎	≥2 岁	2~12 岁儿童:体重>30kg:10mg/d,1 次/d 体重≤30kg:5mg/d,1 次/d 12 岁以上儿童:10mg/d,1 次/d
地氯雷他定	季节性变应性鼻炎 常年性变应性鼻炎	≥2 岁 ≥6 月龄	6~11 月龄:1mg/d 1~5 岁:1.25mg/d 6~11 岁:2.5mg/d ≥12 岁:5mg/d

③鼻用抗组胺药：鼻用抗组胺药的疗效相当于或优于第二代口服抗组胺药，特别是对鼻塞症状的缓解。一般每天用药 2 次，疗程不少于 2 周。鼻用抗组胺药比口服抗组胺药起效更快，通常用药后 15~30 分钟即起效，可能与鼻腔局部给药可以在病变部位获得更高的药物浓度，更快和更直接地作用于病变局部的靶细胞从而发挥治疗作用有关。由于起效快，在过敏症状突然发作时也可用作"按需治疗"。同时，其相对于口服抗组胺药的缺点在于成本增加、口感差、有镇静作用、给药频率增加、鼻出血及发生局部副作用。因此一般认为在鼻用糖皮质激素或口服抗组胺药无效后应用，但是一些特殊的患者可能适合应用这类药物作为一线治疗。FDA 支持的鼻用抗组胺药见表 3-2-18。

表 3-2-18　FDA 支持的鼻用抗组胺药

药物	FDA 适应证	适用年龄	剂量
奥洛他定水性鼻喷剂(665μg/ 揿)	季节性变应性鼻炎	≥6 岁	6~11 岁：1 喷，2 次 /d ≥12 岁：2 喷，2 次 /d
氮卓斯汀鼻喷雾剂(137μg/ 揿)	季节性变应性鼻炎 血管运动性鼻炎	≥6 岁	6~11 岁：1 喷，2 次 /d ≥12 岁：1~2 喷，1~2 次 /d
氮卓斯汀鼻喷雾剂(205.5μg/ 揿)	季节性变应性鼻炎 常年性变应性鼻炎	≥6 岁	6~11 岁：1 喷，2 次 /d ≥12 岁：1~2 喷，1~2 次 /d
氮卓斯汀联合氟替卡松(137μg/ 揿 氮卓斯汀和 50μg/ 揿氟替卡松)	季节性变应性鼻炎	≥12 岁	2 次 /d

④ LTRA：该药对鼻塞症状的改善作用优于第二代口服抗组胺药，临床上适用于以鼻塞为主要症状的患儿。另外，不能忍受鼻内治疗，以及使用抗组胺药后嗜睡的患儿也可以选择使用这类药物；对并发支气管哮喘的患儿尤其适用。儿童患者应注意不同年龄段的用量和用法，以孟鲁司特为例，2~5 岁用 4mg(颗粒剂或咀嚼片)，6~14 岁用 5mg(咀嚼片)。每天用药 1 次，晚上睡前口服，疗程 4 周以上。

⑤药物联合治疗：对于变应性鼻炎的治疗，可以先尝试单药治疗。对单一药物治疗无效的患者，可以尝试药物联合治疗。对于单药治疗的品种选择以及药物联用的品种推荐，2016 年更新的 ARIA 指南(过敏性鼻炎及其对哮喘的影响)从疗效、不良反应、药物经济学以及依从性多种维度进行评判，作出了如下推荐：对于季节性变应性鼻炎患者，单药治疗首选鼻用糖皮质激素，联合治疗可以选择鼻用糖皮质激素 + 鼻用或口服抗组胺药，如果采取口服药治疗，可以根据患者具体症状选用口服抗组胺药或者 LTRA；对于常年性变应性鼻炎患者，单药治疗仍然首选鼻用糖皮质激素，联合治疗选择鼻用糖皮质激素 + 鼻用抗组胺药，口服药物治疗优选口服抗组胺药而不是 LTRA，除非患者合并哮喘或者运动诱发的喘息。

⑥鼻腔冲洗：鼻腔盐水冲洗是一种安全、方便、价廉的治疗方法，可作为变应性鼻炎患儿的常规治疗方法。使用生理盐水或 1%~2% 高渗盐水进行鼻腔冲洗，可清除鼻内刺激物、变应原和炎性分泌物等，减轻鼻黏膜水肿，改善黏液纤毛清除功能。

2)药学监护

【不良反应监护】

①鼻用糖皮质激素：鼻用糖皮质激素的安全性和耐受性良好，其局部不良反应主要

有鼻腔干燥、刺激感、鼻出血、咽炎和咳嗽等，症状多为轻度。鼻用糖皮质激素短期治疗（疗程 2~12 周）的鼻出血发生率不到 10%，而长期治疗（疗程 1 年以上）的鼻出血发生率可达 20%。掌握正确的鼻腔喷药方法可以减少鼻出血的发生，具体方法见用药教育。鼻用糖皮质激素的全身不良反应较少见，其发生率可能与药物的全身生物利用度有关，长期使用建议使用全身生物利用度低的制剂（表 3-2-19）。用药时需注意药品说明书的年龄限制和推荐剂量。

表 3-2-19　各种鼻用糖皮质激素的全身生物利用度

药品	糠酸氟替卡松	糠酸莫米松	丙酸氟替卡松	布地奈德	丙酸倍氯米松	曲安奈德	氟尼缩松	倍他米松
全身生物利用度	0.5%	0.5%	0.5%	33%	44%	44%	50%	100%

②口服抗组胺药：第二代口服抗组胺药具有良好的安全性，其血脑屏障的穿透性低，减少了对中枢神经系统的抑制作用，镇静和嗜睡不良反应较少见。口服抗组胺药罕见发生心脏毒性作用，但应引起重视，临床表现为 Q-T 间期延长、尖端扭转型室性心动过速等严重心律失常。

③鼻用抗组胺药：鼻用抗组胺药安全性好，苦味为主要不良反应，发生率为 1.4%~16.7%。其他不良反应少见，包括鼻腔烧灼感、鼻出血、头痛和嗜睡等。

④ LTRA：代表药物孟鲁司特的常见不良反应较轻微，主要为头痛、口干、咽炎等，无嗜睡。然而其神经精神方面的不良反应越来越被重视，2020 年 FDA 对此提出黑框警告。除了警告之外，FDA 还建议在使用孟鲁司特之前应询问患者的精神病史，并只将孟鲁司特用于对替代疗法反应较差或不耐受的变应性鼻炎患者。

【注意事项及用药教育】

①鼻用糖皮质激素：对于该药常见的不良反应鼻出血，掌握正确的鼻腔喷药方法可以减少其发生概率。喷药方法为：如果一天一次给药，以早晨用药为好；喷药时避免直接喷向鼻中隔，如大年龄患儿自行喷药，可指导其左手喷右侧鼻孔、右手喷左手鼻孔。临床儿童常用的品种如糠酸莫米松、丙酸氟替卡松或布地奈德鼻喷剂，因局部给药剂量低且全身生物利用度少，长期用药对儿童的生长发育总体上影响轻微。

② LTRA：医生应在孟鲁司特起始用药或继续用药开具处方时动态评估患者的风险效益比。需教育患儿家长，当用药后或停药后出现行为改变或出现神经精神症状、自杀念头或行为时，应立即与医护人员联系，并主动提供服用孟鲁司特的信息。

③鼻腔冲洗：推荐使用生理盐水或 1%~2% 高渗盐水。若自配盐水，可在 500ml 水里加入 4.5g 盐，得 0.9% 盐水。最好选用药店不含碘的纯净盐，不要使用家里的碘盐，因鼻黏膜对碘的吸收量比较大。洗鼻用水要选用纯净水或温开水，最适合的水温是与鼻腔内温度接近或稍高的 37~40℃。温度过高可使鼻黏膜血管扩张，引起鼻塞；温度过低会使血管收缩，洗完后又反应性扩张，也会引起鼻塞。

（2）二线治疗药物：根据中国《变应性鼻炎诊断和治疗指南》（2022 年修订版），变应性鼻炎的二线治疗药物包括：口服糖皮质激素、口服或鼻用肥大细胞膜稳定剂、鼻用减充血剂、鼻用抗胆碱药。上述几类药物非常规使用，临床可根据患儿具体特殊情况酌情使用。

1）药物的选择

①口服糖皮质激素：中重度持续性变应性鼻炎患儿如通过其他治疗方法无法控制严重鼻塞症状时，可考虑短期口服糖皮质激素。疗程 3~7 天，口服泼尼松龙，剂量（0.5~1mg/kg），早晨顿服。学龄前期及有糖皮质激素禁忌证的患儿避免使用。

②肥大细胞膜稳定剂：包括色甘酸钠、尼多酸钠、四唑色酮、奈多罗米钠、吡嘧司特钾和曲尼司特等。临床较为常用的有色甘酸钠和曲尼司特，对缓解儿童变应性鼻炎的喷嚏、流涕和鼻痒症状有一定效果，但对鼻塞的改善不明显。由于起效较慢，作用维持时间短，通常需要每天用药 3~4 次，致依从性较差。

③鼻用减充血剂：学龄前患儿不推荐给予，学龄期严重鼻塞患儿可使用几天，但因其可能导致鼻黏膜肿胀复发，故切勿长期使用。临床上常用的药物有 0.05% 羟甲唑啉和 0.05% 赛洛唑啉鼻喷剂，可快速缓解鼻塞，但对变应性鼻炎的其他鼻部症状无明显改善作用。使用时应严格控制使用次数及疗程，一般每天喷鼻 2 次，每侧 1~3 喷 / 次，连续用药不超过 7 天。

④鼻用抗胆碱药：常用药物为异丙托溴铵，主要用于减少鼻分泌物，对鼻痒、喷嚏和鼻塞等症状无明显效果。儿童很少使用该剂型，并且国内目前缺乏相应鼻内剂型用于临床治疗。

2）药学监护

【不良反应监护】

①口服糖皮质激素：避免超剂量超疗程使用，服药时间尽量安排在早晨顿服以减少对 HPA 轴的抑制。

②肥大细胞膜稳定剂的安全性和耐受性好，不良反应少，无嗜睡和口干等。口服曲尼司特偶有胃肠道不适、头痛、心悸、皮疹和膀胱刺激症状等发生。

③鼻用减充血剂的常见不良反应有鼻黏膜干燥、烧灼感和针刺感等，部分患者可出现头痛、头晕和心率加快等反应。疗程过长或用药过频导致反跳性鼻黏膜充血，易发生药物性鼻炎。鼻腔干燥者、萎缩性鼻炎、正在接受单胺氧化酶抑制剂（苯乙肼、超环苯丙胺等）治疗的患者以及 2 岁以内患儿禁用。

④鼻用抗胆碱药很少全身吸收，无明显全身性抗胆碱能作用，但对青光眼或前列腺肥大患者应慎用。局部除可有鼻黏膜干燥、出血等不适外，对鼻腔黏液纤毛传输功能无影响，长期使用未见反跳作用、黏膜损伤等不良反应报道。

3. 变应原免疫治疗　变应原特异性免疫治疗为变应性鼻炎的一线治疗方法。该疗法是针对 IgE 介导的 I 型变态反应性疾病的对因治疗，即给予患者逐步增加剂量的变应原提取物，以诱导机体免疫耐受，使患者在再次接触相应变应原时症状明显减轻，甚或不产生临床症状。免疫治疗可以改变疾病的自然病程，改善症状，减少药物的应用，可以改善或预防哮喘或其他并发症，并预防新物质的致敏。目前临床常用的变应原免疫治疗方法有皮下注射法和舌下含服法，分为剂量累加和剂量维持两个阶段，总疗程 3 年左右。

变应原特异性免疫治疗是一种对因治疗措施，临床诊断明确的变应性鼻炎患者即可以采用变应原免疫治疗，而不需要以药物治疗无效为前提条件。根据我国目前可供临床使用的标准化变应原疫苗的种类，变应原免疫治疗的适应证主要为：尘螨过敏导致的中重度持续性变应性鼻炎，合并其他变应原数量少（1~2 种），最好是单一尘螨过敏的患者。在儿童的适应年龄上，皮下免疫治疗通常需要在 5 岁以上的患儿中进行，舌下免疫治疗则可以放宽到 3 岁。

因为变应原特异性免疫治疗的疗程长,治疗过程较烦琐,过敏症状可能出现波动,还要注意不良反应特别是全身反应的发生,因此在实施治疗前,需要得到患儿及家长的充分理解和配合。在对治疗对象开始正规治疗前,需充分考虑以下因素:①患者的主观意愿、对该疗法的接受程度及治疗的依从性;②能否有效避免接触变应原及其预防症状发作的效果;③致敏变应原的种类、症状发作的持续时间及严重度;④对症药物的依赖性及药物治疗的不良反应等。存在以下情况的患者,尤其适用于该疗法:①常规药物治疗(抗组胺药、抗白三烯药、鼻用糖皮质激素等)不能有效控制症状;②药物治疗引起较严重的不良反应;③不愿意接受持续或长期药物治疗。变应原免疫治疗在临床应用过程中可发生过敏反应或其他严重不良反应,这些不良反应的发生可能与病例选择不当有关,因此在开展免疫治疗时必须了解哪些患者不适宜该疗法。对儿童群体,其禁忌证及注意事项包括以下几个方面:①伴有严重的或未控制的哮喘($FEV_1 < 70\%$ 预计值)以及不可逆的呼吸道阻塞性疾病,此为变应原免疫治疗的绝对禁忌证;②正在使用 β 受体拮抗剂或血管紧张素转换酶抑制剂进行治疗;③严重的心血管疾病;④严重的免疫性疾病;⑤严重的心理障碍或患者无法理解治疗的风险性和局限性;⑥恶性肿瘤。

(1)皮下免疫治疗:在儿童变应性鼻炎早期开展皮下免疫治疗,对疾病的预后具有特殊重要的意义。除鼻部症状明显改善外,接受皮下免疫治疗的患者,新出现变应原致敏的数量明显少于药物治疗的患者。目前国内临床应用较多的是常规免疫治疗和集群免疫治疗。常规免疫治疗剂量累加阶段约需 3~6 个月,此间每周注射 1 次,每次 1 针。而应用尘螨变应原疫苗进行集群免疫治疗,可将剂量累加阶段缩短至 6 周,与常规免疫治疗相比,其疗效和安全性均未见显著差别,但集群免疫治疗出现临床疗效明显早于后者。在治疗过程中,患儿可能出现局部或全身不良反应,其中最应受到高度重视的是严重过敏反应。因此在注射完成后,患儿应在监护人照顾下留观 30 分钟,随时报告身体任何不适。留观结束前,记录局部和全身不良反应。嘱患儿家长注射当天尽量避免接触相关变应原,避免剧烈运动、热水淋浴和饮酒等,出现不适应与免疫治疗中心及时联系。

(2)舌下免疫治疗:相比于皮下免疫治疗,舌下免疫治疗仍属于一种新兴的治疗方法,其对 IgE 介导的气道变应性疾病患者(包括儿童和成人)同样具有明显疗效,加之其安全性和耐受性好,该疗法尤其适用于儿童变应性鼻炎和哮喘的治疗。

1)药物的选择:国内目前可供临床使用的舌下含服标准化变应原疫苗仅有粉尘螨滴剂一种,其规格按照浓度差异分为 1~5 号,详见表 3-2-20。其具体用法见表 3-2-21、表 3-2-22。

表 3-2-20 粉尘螨滴剂的规格表

初始治疗阶段(递增剂量)
粉尘螨滴剂 1 号:蛋白浓度为 1μg/ml,装量为 2ml
粉尘螨滴剂 2 号:蛋白浓度为 10μg/ml,装量为 2ml
粉尘螨滴剂 3 号:蛋白浓度为 100μg/ml,装量为 2ml
维持治疗阶段(维持剂量)
粉尘螨滴剂 4 号:蛋白浓度为 333μg/ml,装量为 2ml
粉尘螨滴剂 5 号:蛋白浓度为 1 000μg/ml,装量为 2ml

表 3-2-21　粉尘螨滴剂的初始治疗阶段（递增剂量）

粉尘螨滴剂 1 号		粉尘螨滴剂 2 号		粉尘螨滴剂 3 号	
第 1 周	用量	第 2 周	用量	第 3 周	用量
第 1 天	1 滴	第 1 天	1 滴	第 1 天	1 滴
第 2 天	2 滴	第 2 天	2 滴	第 2 天	2 滴
第 3 天	3 滴	第 3 天	3 滴	第 3 天	3 滴
第 4 天	4 滴	第 4 天	4 滴	第 4 天	4 滴
第 5 天	6 滴	第 5 天	6 滴	第 5 天	6 滴
第 6 天	8 滴	第 6 天	8 滴	第 6 天	8 滴
第 7 天	10 滴	第 7 天	10 滴	第 7 天	10 滴

表 3-2-22　粉尘螨滴剂的维持治疗阶段（维持剂量）

粉尘螨滴剂 4 号	粉尘螨滴剂 5 号
第 4 周起	第 6 周起,或遵医嘱特殊需要
每次 3 滴,每天一次	每次 2 滴,每天一次

儿童一般 4 周岁以上开始疗程。对于儿童群体,一般只使用粉尘螨滴剂 1 号、2 号、3 号、4 号,其中 4 号为长期维持量。除非临床医师要求,否则一般不使用粉尘螨滴剂 5 号。

2)药学监护

【不良反应监护】

存在下列情况之一,禁用该药:①呼吸道发热性感染或炎症;②哮喘发作期;③严重的急性或慢性病,炎症性疾病;④多发性硬化症;⑤自身免疫性疾病;⑥肺结核活动期;⑦严重的精神紊乱;⑧同时服用 β 受体拮抗剂［例如在治疗高血压,青光眼（眼药水中）时］或 ACEI;⑨急性或慢性心血管功能不全者;⑩肾功能严重低下者。

【注意事项】

①如果同时进行抗病毒或细菌疫苗接种,在最近一次服用粉尘螨滴剂后间隔半周再进行疫苗接种。疫苗接种后两周可以再继续粉尘螨滴剂的治疗。

②用药期间如果健康状况有变化,如感染传染性疾病应及时告知医生。

③用药期间禁止饮酒。

④凡服用 24 小时内有不良反应者,次日剂量宜减少 3 级(若在递增期,则次日剂量减少至最小剂量),耐受后再逐渐递增。

⑤停服两周以上(最长 4 周),例如在接种疫苗后再次服用时,减 3 级或从最小剂量开始,再逐渐递增;停服 4 周以上,再次服用时,应从最小剂量开始。

⑥用药期间应避免任何异常的过度疲劳。

⑦若同时进行抗过敏症状治疗(如抗组胺药、皮质类固醇、肥大细胞稳定剂),当这类药物停止使用时,应注意过敏性副反应的发生,必要时调整剂量。

4. 健康教育　变应性鼻炎目前尚无法根治,其治疗目标是达到并维持临床控制。对变应性疾病患者的健康教育可以分为三个方面:首诊教育、随诊教育以及家庭和看护人员教育。其主要内容如下:①过敏知识的普及和指导,让患者了解变应性疾病的病因、危险因素、自然进程以及疾病可能造成的危害性;②告知患者变应原检查的必要性和主要检测方法;③指导患者进行良好的环境控制,避免接触或尽可能少接触变应原;④介绍药物治疗和特异性免疫治疗的作用、效果、疗程和可能发生的不良反应,指导患者用药方法以及剂量和种类的调整。

健康教育应具有针对性,针对变应性鼻炎患者的症状、检查结果及治疗反应等实施个体化的宣教方案。对于儿童变应性鼻炎患者,还应做好与监护人的沟通,使其正确理解该病的发作因素和临床特点,以及对学习能力、生活质量及下呼吸道的影响(尤其是可诱发哮喘),从而增强治疗依从性。

(杨梦婕)

第三节　神经内科专业儿科临床药师的服务技能要求

一、培养目标

本专科临床药师需掌握的主要技能,以及应具备的临床药学服务能力:能系统掌握治疗神经内科疾病常用药品的药理学知识;掌握神经内科常见疾病的诊断和药物治疗;熟悉医疗过程;具有参与神经内科临床药物治疗方案设计、讨论与评价的能力,能够根据患者疾病情况进行药物的选择使用;具有在临床实践中发现、解决、防止潜在的或实际存在的用药问题的能力;能融入临床医疗团队中,具有与患者、医师及护理人员交流沟通能力;具有在今后可持续开展临床药学工作、参与临床药物治疗实践、保障合理用药和安全用药、提升医疗质量的能力。能够具备开设儿科药学专科门诊、参与疑难复杂病例会诊的能力。

详细罗列描述本专业相关疾病诊疗应熟悉、掌握的知识与技能,培养的内容与要点。

1. 熟悉神经内科常见疾病的发病机制、临床表现、诊断要点,掌握治疗原则和治疗方法。

2. 能够熟练阅读和分析神经内科相关疾病相关的实验室检查、影像学检查和功能试验等检验检查报告。

3. 掌握神经内科常用药物相关知识及相关疾病的治疗指南,能够对神经内科常见疾病药物治疗方案进行分析与评价,提出优化药物治疗的建议;能制订神经内科常见疾病临床药物治疗监护计划,并能够独立开展临床药学监护工作;能够参与神经内科常见疾病住院患者会诊,具有为危重患者抢救及接受复杂药物治疗的患者提供药学服务的能力;具备今后可持续开展临床药学工作的能力。

4. 掌握临床药学服务的相关技能,掌握处方及用药医嘱审核要点及点评方法,能独立开展工作;学会独立开展药学查房;掌握病例汇报要点,参与病例讨论活动;掌握用药咨询、用药指导和用药教育的技巧;熟悉药学会诊的要点和书写会诊意见的基本思路;掌握药物重整的方法和要点;掌握药品不良反应监测、用药错误报告及各类专项评估记录等。

二、培养大纲

1. 熟悉儿童神经系统生长发育特点　了解神经系统,包括中枢神经系统、周围神经系统的解剖生理特点、神经电生理学(包括肌电、脑电、诱发电位)基本知识。

2. 熟悉神经内科常见疾病病因、发病机制　了解神经内科疾病的病理生理基本知识。

3. 熟悉神经内科常见疾病的诊疗原则,学习神经内科相关感染性疾病知识。

4. 了解下列诊疗方法和技术在神经内科疾病诊疗中的意义。

(1)病史采集。

(2)体格检查。

(3)医学影像学检查(包括头颅和脊髓 CT、MRI 等)。

(4)脑电图检查。

(5)肌电图检查。

(6)放射性同位素检查。

5. 熟悉下列常见症状、体征在神经内科疾病诊疗中的意义。

(1)头痛。

(2)呕吐。

(3)眩晕。

(4)晕厥。

(5)感觉障碍。

(6)意识障碍。

(7)不自主运动。

(8)瘫痪。

(9)抽搐。

(10)痴呆。

6. 熟悉神经内科疾病相关的实验室检查结果,对结果具有分析和应用能力。

(1)血液常规、凝血检查、各项生化检查。

(2)尿液常规。

(3)大便常规。

(4)血气分析。

(5)脑脊液常规、生化、病原学检查。

(6)基因检测(疾病基因检测、抗癫痫发作药物风险基因检测)。

7. 熟悉以下危重症的诊断要点及抢救措施。

(1)颅内压增高及脑疝。

(2)癫痫持续状态。

(3)多脏器功能衰竭。

8. 掌握的主要病种(≥5 种)的临床表现、诊断要点、治疗原则及相关治疗指南。

(1)儿童癫痫。

(2)儿童中枢神经系统感染性疾病(细菌性脑膜炎、病毒性脑炎)。

(3)儿童周围神经疾病(吉兰-巴雷综合征)。

（4）儿童神经肌肉接头疾病（重症肌无力）。

（5）儿童中枢神经系统脱髓鞘病（多发性硬化、急性脱髓鞘脑病）。

（6）儿童热性惊厥。

9. 熟悉常用抗菌药物的临床应用专业知识与技能，根据《抗菌药物临床应用指导原则》，掌握相关抗感染治疗的药物、治疗评价和药学监护内容，熟悉抗感染药物临床应用监测方法与指标控制。熟悉神经内科专业常见感染性疾病的病理生理变化、临床表现、诊断和治疗原则，掌握相关抗感染治疗的药物、治疗评价和药学监护内容。

10. 熟悉神经系统疾病常用药物知识，包括作用机制、药效学、药动学、适应证、禁忌证、常用剂型及特殊剂型、剂量和给药方法、不良反应、药物相互作用、循证药学或临床评价等。

11. 掌握指定疾病的药物治疗原则，能够对药物治疗方案优化提出适宜的建议，并制订适宜的药学监护计划。

12. 掌握颅内压增高和癫痫持续状态常用的治疗药物知识与用药技能。

（1）经验用药及选药依据。

（2）药品使用剂量、疗程及疗效观察指标。

（3）药学监护要点。

（4）病情转归及药物治疗对策。

13. 在临床实践中培养发现问题、提出问题、分析问题与解决问题的能力，关注处方或用药医嘱的适宜性及可能存在或潜在的用药问题。

14. 熟悉特殊人群如心功能、肝功能、肾功能异常或低蛋白血症等患儿用药，熟悉剂量换算及剂量调整方法。

15. 掌握神经内科常见治疗药物监测（血药浓度监测、药物基因组学检测）的临床意义、结果解释及其在临床药学监护和个体化给药中的应用。

16. 掌握利用计算机网络检索国内外相关文献，熟悉神经内科常见疾病药物治疗新进展。

三、培养内容

（一）癫痫

癫痫（epilepsy）是小儿神经系统的常见病之一，是多种原因造成的慢性脑功能障碍，导致脑神经元过度同步放电，引起反复的、自发的、不可预测的癫痫发作，同时对躯体、认知、精神心理和社会功能等多方面产生不良影响。据 2015 年统计数据显示，我国癫痫的患病率（prevalence）为 4‰~7‰。活动性癫痫患病率为 4.6‰，年发病率在 30/10 万左右。癫痫是神经内科最常见的疾病之一。癫痫患者的死亡危险性为一般人群的 2~3 倍。

癫痫治疗的目的是达到癫痫发作完全控制，并且临床没有明显的不良反应，最大可能地提高患者的生活质量。具体目标包括：完全控制癫痫发作或减轻发作的严重程度、避免不良反应、抑制脑电图的癫痫样放电、降低死亡率和致残率等。超过 2/3 的癫痫患者能够达到这个目标，正确的癫痫发作及综合征的分类诊断是治疗成功的前提。癫痫的治疗强调以抗癫痫发作药治疗为主的综合治疗。抗癫痫发作药治疗对大约 20% 的癫痫患者效果差或者无效，这部分患者应进一步采取其他治疗手段，包括针对病因治疗、免疫治疗、生酮饮食治疗、神经外科手术治疗、神经调控治疗等。

早期合理地进行正规治疗能使 90% 以上患儿的癫痫发作得到完全和大部分控制。合理使用抗癫痫发作药物是当前治疗癫痫的主要手段。

1. 一般治疗

(1)病因治疗:如癫痫患儿有明确的可治疗的病因,应积极进行病因治疗,如脑肿瘤、某些可治疗的代谢病。

(2)患儿宣教:指导家长、学校及患儿正确认识癫痫,坚持长期规律治疗,并定期随访;安排正常合理的学习及生活,避免过度兴奋、睡眠不足、感染等诱发因素;合理规律应用抗癫痫发作药。

2. 药物治疗

(1)选择抗癫痫发作药(anti-seizure medication,ASM)的基本原则和注意事项

1)根据癫痫发作类型或癫痫综合征分类合理选择抗癫痫发作药,早确诊早治疗。

2)尽量单药治疗,对于治疗困难的病例可以在合适的时机开始联合治疗,应尽量选择不同作用机制的抗癫痫发作药进行联合治疗,注意药物之间的相互作用。

3)简化服药方法,尽可能根据药物半衰期制定服药间隔。

4)开展必要的治疗药物监测(therapeutic drug monitoring,TDM),根据药代动力学参数和临床效应调整剂量。

5)规律服药,合理换药或停药,应尽量避免突然停药,特殊情况(如过敏)必须突然停药者,应密切观察。

6)如果合理使用一线抗癫痫发作药物仍有发作,需严格评估癫痫的诊断。

7)临床应结合国内外相应药品的适应证、指南或专家共识,并取得监护人的知情同意,根据实际需要选用。

(2)开始抗癫痫发作药物治疗的原则

1)通常情况下,第二次癫痫发作后推荐开始用抗癫痫发作药治疗。

2)当癫痫诊断明确时应开始抗癫痫发作药治疗,除非一些特殊情况需与患者或监护人进行讨论并达成一致。

3)抗癫痫发作药治疗的起始决定需要与患者或其监护人进行充分的讨论,衡量风险和收益后决定,讨论时要考虑到癫痫综合征的类型及预后。

4)虽然已有两次发作,但发作间隔期在一年以上,可以暂时推迟药物治疗。

5)以下情况抗癫痫发作药治疗在第一次无诱因发作后开始,并与患者或监护人进行商议。

①患者有脑功能缺陷。

②脑电图提示明确的痫样放电。

③患者或监护人认为不能承受再发一次的风险。

④头颅影像显示脑结构损害。

6)应尽可能依据癫痫综合征类型选择抗癫痫发作药物,如果癫痫综合征诊断不明确,应根据癫痫发作类型做出决定。

(3)停药原则:癫痫患者在经过抗癫痫发作药物治疗后,大约有 60%~70% 可以实现无发作。通常情况下,癫痫患者如果持续无发作 2 年以上,即存在减停药的可能性,但是否减停、如何减停,还需要综合考虑患者的癫痫类型(病因、发作类型、综合征分类)、既往治疗反应以及患者个人情况,仔细评估停药复发风险,确定减停药复发风险较低时,并且

与患者或其监护人充分沟通减药前与减药后的效益比后,可考虑开始逐渐减停抗癫痫发作药物。撤停药物时的注意事项如下:

1)脑电图的检查对抗癫痫发作药物的减停有参考价值,减药前须复查脑电图,停药前最好再次复查脑电图。多数癫痫综合征需要脑电图完全无癫痫样放电再考虑减停药物,而且过程中需要定期(每3~6个月)复查长程脑电图,如果撤停药过程中再次出现癫痫样放电,需要停止减量。

2)少数年龄相关性癫痫综合征[如良性癫痫伴中央颞区棘波(BECT)],超过患病年龄,并不完全要求撤停药前复查脑电图正常。存在脑结构性异常者或一些特殊综合征[如青少年肌阵挛癫痫(JME)等],应当延长到3~5年无发作。

3)单药治疗时,减药过程应当不少于6个月;多药治疗时,每种抗癫痫物减停时间不少于3个月,一次只撤停一种药。

4)在撤停苯二氮䓬类药物与巴比妥类药物时,可能出现的药物撤停相关性综合征和/或再次出现癫痫发作,撤停时间应当不低于6个月。

5)撤药过程中若再次出现癫痫发作,应当将药物恢复至减量前一次的剂量并给予医疗建议。

6)停药后短期内出现癫痫复发,应恢复既往物治疗并随访;在停药1年后出现有诱因的发作可以观察,注意避免诱发因素,可以暂不应用抗癫痫发作药物;如有每年2次以上的发作,应再评估确定治疗方案。

3. 抗癫痫发作药物的选择 70%左右新诊断的癫痫患者可以通过服用单一ASM使发作得以控制,所以初始治疗的药物选择非常重要,选药正确可以增加治疗的成功率。根据发作类型和综合征分类选择药物是癫痫治疗的基本原则。同时还需要考虑以下因素:禁忌证、可能的不良反应、达到治疗剂量的时间、服药次数及恰当的剂型、特殊治疗人群(如儿童、育龄妇女、老人等)的需要、药物之间的相互作用以及药物来源和费用等。

(1)抗癫痫发作药物的选择:根据不同类型的癫痫发作、不同类型癫痫综合征选择不同的药物治疗。详见表3-3-1、表3-3-2。

表 3-3-1 不同类型癫痫发作的药物选择

发作类型	一线药物	二线药物	可以考虑的药物	可能加重发作的药物
全面性强直阵挛发作	丙戊酸钠	左乙拉西坦 托吡酯 吡仑帕奈*	拉考沙胺 唑尼沙胺 苯妥英钠 苯巴比妥	
失神发作	丙戊酸钠 拉莫三嗪	托吡酯	吡仑帕奈* 左乙拉西坦 唑尼沙胺 氯硝西泮 氯巴占	卡马西平 奥卡西平 苯巴比妥 加巴喷丁 苯妥英钠 普瑞巴林 替加宾 氨己烯酸

续表

发作类型	一线药物	二线药物	可以考虑的药物	可能加重发作的药物
肌阵挛发作	丙戊酸钠 托吡酯	左乙拉西坦 氯硝西泮 拉莫三嗪	吡仑帕奈* 唑尼沙胺	卡马西平 奥卡西平 苯巴比妥 加巴喷丁 苯妥英钠 普瑞巴林 替加宾 氨己烯酸
强直发作	丙戊酸钠	拉莫三嗪 托吡酯 左乙拉西坦 氯硝西泮	唑尼沙胺 苯妥英钠 苯巴比妥	卡马西平 奥卡西平
失张力发作	丙戊酸钠 拉莫三嗪	托吡酯 左乙拉西坦 氯硝西泮	苯巴比妥	卡马西平 奥卡西平
婴儿痉挛	类固醇 (促肾上腺皮质 激素、泼尼松)、 氨己烯酸	氯硝西泮 丙戊酸钠 托吡酯 拉莫三嗪	唑尼沙胺 吡仑帕奈*	卡马西平 奥卡西平
部分性发作	卡马西平 奥卡西平 拉莫三嗪	丙戊酸钠 左乙拉西坦 加巴喷丁 托吡酯 唑尼沙胺 拉考沙胺 吡仑帕奈*	苯妥英钠 苯巴比妥	

注:*为目前市场上的新药。

表 3-3-2　不同类型癫痫综合征的药物选择

癫痫综合征	一线药物	二线药物	可以考虑的药物	可能加重发作的药物
儿童失神癫痫、青少年失神癫痫,或其他失神综合征	丙戊酸钠、拉莫三嗪、乙琥胺	左乙拉西坦 托吡酯	氯硝西泮 唑尼沙胺 氯巴占	卡马西平 奥卡西平 苯妥英钠 加巴喷丁 普瑞巴林 替加宾 氨己烯酸

续表

癫痫综合征	一线药物	二线药物	可以考虑的药物	可能加重发作的药物
青少年肌阵挛癫痫	丙戊酸钠 拉莫三嗪	左乙拉西坦 托吡酯	氯硝西泮 唑尼沙胺 氯巴占 苯巴比妥	卡马西平 奥卡西平 苯妥英钠 加巴喷丁 普瑞巴林 替加宾 氨己烯酸
仅有全面性强直阵挛发作的癫痫	丙戊酸钠、卡马西平、奥卡西平、拉莫三嗪	左乙拉西坦、托吡酯、唑尼沙胺、氯巴占	苯巴比妥	
部分性癫痫	丙戊酸钠 卡马西平	左乙拉西坦 加巴喷丁 拉考沙胺 吡仑帕奈*	苯巴比妥	
症状性癫痫 隐源性癫痫	托吡酯、拉莫三嗪 奥卡西平	苯妥英钠		
婴儿痉挛	促肾上腺皮质激素/泼尼松、氨己烯酸（TSC）	氯硝西泮 丙戊酸钠 托吡酯 拉莫三嗪 左乙拉西坦	唑尼沙胺 吡仑帕奈*	卡马西平 奥卡西平
Lennox-Gastaut综合征	丙戊酸钠、托吡酯 拉莫三嗪	左乙拉西坦 氯硝西泮	唑尼沙胺 吡仑帕奈*	卡马西平 奥卡西平 加巴喷丁 普瑞巴林 替加宾 氨己烯酸
伴中央颞区棘波的儿童良性癫痫	丙戊酸钠、卡马西平、左乙拉西坦、拉莫三嗪、奥卡西平	托吡酯、氯巴占、加巴喷丁	苯巴比妥 苯妥英钠 唑尼沙胺 普瑞巴林 替加宾 氨己烯酸 拉考沙胺	
伴枕部暴发活动的儿童良性癫痫	丙戊酸钠、卡马西平 拉莫三嗪、奥卡西平	左乙拉西坦 托吡酯		
Dravet综合征	丙戊酸钠、托吡酯	左乙拉西坦 唑尼沙胺 氯硝西泮 氯巴占	吡仑帕奈*	卡马西平 奥卡西平 加巴喷丁 拉莫三嗪 苯妥英钠 普瑞巴林

续表

癫痫综合征	一线药物	二线药物	可以考虑的药物	可能加重发作的药物
慢波睡眠中持续棘慢波	丙戊酸钠、甲泼尼松龙/泼尼松、左乙拉西坦	托吡酯、拉莫三嗪 氯硝西泮 拉考沙胺		卡马西平 奥卡西平
Landau-Kleffner综合征(获得性癫痫性失语)	丙戊酸钠、甲泼尼松龙/泼尼松、左乙拉西坦	托吡酯、拉莫三嗪、拉考沙胺、氯硝西泮		卡马西平 奥卡西平
肌阵挛站立不能癫痫	丙戊酸钠、托吡酯氯硝西泮	左乙拉西坦 拉莫三嗪 唑尼沙胺	吡仑帕奈*	卡马西平 奥卡西平

注:*为目前市场上的新药。

(2)抗癫痫发作药物的作用机制:目前对于 ASM 的作用机制尚未完全了解,有些 ASM 是单一作用机制,而有些 ASM 可能是多重作用机制。了解 ASM 的作用机制是恰当选择药物、了解药物之间相互作用的基础。以下是已知 ASM 可能的作用机制,详见表 3-3-3。

表 3-3-3　已知 ASM 可能的作用机制

药物名称	电压依赖性钠通道阻滞剂	增加脑内/突触的GABA水平	选择性增强$GABA_A$介导作用	促进氯离子内流	钙通道阻滞剂	作用于AMPA受体	其他
卡马西平	++	?			+(L型)		+
氯硝西泮			++	+			
苯巴比妥		+	+	++	?		
苯妥英钠	++				?		+
丙戊酸	?	+	?		+(T型)		++
加巴喷丁	?				++(N,P/Q型)		?
拉莫三嗪	++	+			++(N,P/Q,R,T型)		+
左乙拉西坦		?	+		+(N型)		++
奥卡西平	++	?			+(N,P,R型)		
托吡酯	++	+	+		+(L型)		+
氨己烯酸		++					
唑尼沙胺	++	?			++(N,P,T型)		
拉考沙胺*	++						?
吡仑帕奈*						++	?

注:*为目前市场上的新药;++ 表示主要作用机制;+ 表示次要作用机制;? 表示不肯定;空格指目前无相关研究数据。

（3）抗癫痫发作药物的其他分类：见表 3-3-4。

1）根据其抗癫痫发作的类型分为广谱抗癫痫发作药和窄谱抗癫痫发作药。广谱抗癫痫发作药，各种类型发作均可选用，多在全面性发作或分类不明时选用；窄谱抗癫痫发作药，多用于局灶性发作或特发性全面性强直阵挛发作；特殊药物，如促肾上腺皮质释放激素、氨己烯酸等，用于婴儿痉挛或癫痫性脑病。

2）抗癫痫发作药根据研发年限又可分为传统抗癫痫发作药和新型抗癫痫发作药。传统抗癫痫发作药是指 1980 年以前研发的药物，新型抗癫痫发作药是指 1980 年以后研发的，两者在治疗癫痫的药效上大致相同，但在药动学、不良反应、联合用药时在药物相互作用等方面后者更具有优势。

表 3-3-4　抗癫痫发作药物的其他分类

按抗癫痫谱分	按研发年限分	
	传统抗癫痫发作药	新型抗癫痫发作药
广谱抗癫痫发作药	苯妥英钠（PHT） 丙戊酸钠（VPA） 氯硝西泮（CZP） 乙琥胺（ESM）	托吡酯（TPM） 拉莫三嗪（LTG） 左乙拉西坦（LEV） 加巴喷丁（GBP） 唑尼沙胺（ZNS） 吡仑帕奈*（PER）
窄谱抗癫痫发作药	卡马西平（CBZ） 苯巴比妥（PB）	氨己烯酸（VGB） 奥卡西平（OXC） 拉考沙胺（LCM）

注：*为目前市场上的新药。

（4）抗癫痫发作药物的药代动力学的特征：药代动力学特征是决定血液中和脑组织中药物浓度的关键环节，是了解药物的疗效、不良反应及药物之间相互作用的基础。理想的 ASM 应具有以下特征：生物利用度完全且稳定；半衰期较长，每日服药次数少；一级药代动力学特征，即剂量与血药浓度成比例变化；蛋白结合率低，并且呈饱和性；无肝酶诱导作用；无活性代谢产物。以苯妥英钠（PHT）为例，其体内代谢与其他抗癫痫发作药物显著不同的是其代谢过程存在限速或饱和现象，在小剂量时 PHT 代谢呈一级动力学过程，而大剂量、血药浓度较高时则为零级动力学过程，因此，PHT 半衰期是随着剂量与血药浓度的变化而发生改变，当剂量增大、血药浓度较高时，其半衰期延长，容易出现蓄积中毒。PHT 有效血药浓度为 10~20mg/L，儿童通常在接近 5mg/L 时开始起效，一般 <10mg/L 时，多数患儿治疗有效，超过 20mg/L，容易发生毒性反应，当超过 30mg/L 时多数患者出现明显中毒表现。一般认为当血药浓度接近 10mg/L 时，极易由一级动力学消除转变为零级动力学过程，此时血药浓度的蓄积大于剂量的增加，容易发生中毒。因此强调临床服用 PHT 时应当进行血药浓度监测，根据测定结果合理调整剂量，以免发生毒性反应。

在临床使用中除了考虑药物的安全性和有效性之外，还应当参考药物的药代动力学特点来选择药物。ASM 的药代动力学特征见表 3-3-5。

表 3-3-5　抗癫痫发作药物的药代动力学特征

药物名称	生物利用度 /%	一级动力学	蛋白结合率 /%	半衰期 /h	主要代谢酶	血浆达峰浓度时间 /h	活性代谢产物	对肝药酶的作用
卡马西平	75~85	是	65~85	25~34（初用药）8~20（连续用药4周后）	CYP3A4 CYP2C8	4~8	有	诱导 自身诱导
氯硝西泮	>80	是	85	20~60	CYP3A	1~4	有	
苯巴比妥	80~90	是	45~50	40~90	CYP2C19 CYP2C9 CYP2E1 N- 葡糖醛酸酶	1~6	无	诱导
苯妥英钠	95	否	90	12~22	CYP2C9 CYP2C19	3~9	无	诱导
丙戊酸	70~100	是	90~95	8~15	MGT CYP2C19 CYP2C9 CYP2A6 CYP2B6	1~4	有	抑制
加巴喷丁	<60	否	0	5~7	无	2~3	无	无
拉莫三嗪	98	是	55	15~30	葡糖醛酸结合酶	2~3	无	无
左乙拉西坦	<100	是	0	6~8	水解酶的乙酰胺化	0.6~1.3	无	无
奥卡西平	<95	是	40	8~25	细胞溶质芳基酮还原酶	4.5~8	有	弱诱导
托吡酯	≥80	是	13	20~30	少有代谢	2~4	无	抑制
氨己烯酸	≥60	是	0	5~8	少有代谢	1~3	无	无
唑尼沙胺	≥50	是	50	50~70	CYP3A4	2~6	无	无
拉考沙胺*	100	是	<15	13	CYP2C19 部分代谢	0.5~4	无	无
吡仑帕奈*	100	是	95	53~136	CYP3A4	0.5~2.5	无	无

注：* 为目前市场上的新药。

4. 抗癫痫发作药物血药浓度监测的指征　通过血药物浓度的测定,临床医师 / 临床药师可以依据患者的个体情况,利用药代动力学的原理和方法,调整药物剂量,进行个体化药物治疗。这不仅提高药物治疗效果,也避免或减少可能产生的药物不良反应。临床医师 / 临床药师需要掌握基本的药代动力学知识,如稳态血药浓度、半衰期、达峰时间等,以做到适时采集标本和合理解释测定结果。临床医生要掌握 ASM 监测的指征,根据临床需要来决定进行监测的时间及频度。血药浓度检测的监测指征:

(1)ASM 具有饱和性药代动力学特点(药物剂量与血药浓度不成正比例关系),而且治疗窗很窄,安全范围小,易发生血药浓度过高引起的毒性反应。因此患者服用 ASM 达到维持剂量后以及每次剂量调整后,都应当测定血药浓度。

(2)ASM 已用至维持剂量仍不能控制发作时应测定血药浓度,来帮助确定是否需要调整药物剂量或更换药物。

(3)在服药过程中患者出现了明显的不良反应,测定血药浓度可以明确是否上述不良反应是由药物剂量过大或血药浓度过高所致。

(4)出现特殊的临床状况,如患者出现肝、肾或胃肠功能障碍,癫痫持续状态、怀孕等出现特殊的临床状况,应监测血药浓度,以便及时调整药物剂量。

(5)合并用药尤其与影响肝酶系统的药物合用时,可能产生药物相互作用,影响药物代谢和血药浓度。

(6)成分不明的药物,特别是国内有些自制或地区配制的抗癫痫"中成药",往往加入廉价 ASM。血药浓度测定有助于了解患者所服药物的真实情况,引导患者接受正规治疗。

(7)评价患者对药物的依从性(即患者是否按医嘱服药)。

5. 常用抗癫痫发作药物

【用药教育】

癫痫用药是一个长期过程,需要科学合理地使用。对于使用抗癫痫发作药的儿童,用药教育应关注①用药剂量个体化:因药物代谢存在个体差异,用药应从小剂量开始,逐渐增加剂量,直至达有效血药浓度或最佳疗效时为止。通常服药后经 5 个半衰期的时间可达该药的稳态血浓度。②坚持长期规则服药:每日给药次数视药物半衰期而定,合理用药能够使 60%~80% 的患儿得到发作完全控制,再维持治疗 2~5 年或动态脑电图正常方可考虑减量,又经 6~12 个月的逐渐减量才能停药。不规则服药、停药过早、婴幼儿期发病、脑电图持续异常以及同时合并大脑功能障碍者,停药后复发率高。青春期来临易致癫痫复发或加重,故要避免在这个年龄期减量与停药。对发作不能得到理想控制者,需恰当地调节药物,治疗时间更长,甚至终身服药。③定期复查:密切观察疗效与药物不良反应。除争取持续无临床发作外,至少每年应复查一次动态脑电图。针对药物的主要不良反应,应定期监测血、尿常规、肝、肾功能等,尤其在用药初期、联合用药、病情反复或更换新药时,并且应监测血药浓度。④剂量相关的不良反应:从小剂量开始缓慢增加剂量,尽可能不要超过说明书推荐的最大治疗剂量。⑤特异体质的不良反应:一般出现在治疗开始的前几周,与剂量无关。部分特异体质不良反应虽然罕见,但有可能危及生命。几乎所有的传统抗癫痫发作药都有特异体质不良反应的报道,主要有皮肤损害、严重的肝毒性、血液系统损害。新型抗癫痫发作药中的拉莫三嗪和奥卡西平也可出现,一般比较轻微,在停药后迅速缓解。部分严重的不良反应需要立即停药,并积极对症处理。⑥长期的不良反应:与累积剂量有关。⑦疫苗接种问题:对于一些疫苗的说明书上写着癫痫患者慎用或禁用的,家长们可与临床医生或临床药师商量,仔细权衡利弊后自行决定。癫痫患儿接种疫苗的风险并不高于普通人群,专家共识建议无发作超过半年以上可正常预防接种。⑧生活习惯问题：因儿童神经系统发育不健全，大脑皮层易受到刺激产生过度异常放电而诱发癫痫。家长应避免癫痫患儿过度参与体育运动、长时间看电影、看电视、玩游戏，从而避免导致患儿过度兴奋、紧张与刺激。⑨饮食习惯问题：所有的癫痫患者应禁止饮酒，以及含有酒精的饮料；不能喝浓咖啡、浓茶等使人过于兴奋的饮料。避免暴饮暴食，不要在短时间内摄取大量食物或饮入大量的水，这是因为胃急性扩张会造成反射性影响，可能会引起癫痫发作。

(1)丙戊酸钠：适用于各种全面性癫痫，包括失神发作、肌阵挛发作、全面性强直阵挛发作、失张力发作、部分性发作，多种癫痫综合征，包括 West 综合征、Lennox-Gastaut 综合征等，也可作为心境稳定剂用于治疗双相情感障碍。

1)用法与用量：①口服，起始剂量从 15mg/(kg·d) 开始，分 2~3 次服，按需每隔 1 周增加 5~10mg/kg，到有效或不能耐受为止，一般加到一日 20~30mg/kg，一日最大量不超过 60mg/kg，或总量不超过 2 000mg。应对患者密切观察，必要时监测血药浓度。②静脉滴注，用于临时替代时(例如手术麻醉不能口服时)末次口服给药后 4~6 小时静脉给药。本品静脉注射溶于 0.9% 氯化钠注射液，或持续静脉滴注超过 24 小时。或在最大剂量范围内(通常平均剂量为一日 20~30mg/kg)，一日分 4 次静脉滴注，一次时间需超过 1 小时。需要快速达到有效血药浓度并维持时，在初始苯二氮䓬类药物治疗失败后，可选择丙戊酸 15~45mg/kg，速率<6mg/(kg·min)，超过 5 分钟，静脉推注后续 1~2mg/(kg·h) 静脉泵注，一般负荷剂量 20mg/kg，使血浆丙戊酸浓度达到 75mg/L，并根据临床情况调整静脉滴注速度。一旦停止静脉滴注，需要立即口服给药，以补充有效成分，口服剂量可以用以前的剂量或调整后的剂量。③有条件者建议监测血药浓度，维持量调整到血药浓度为 50~100mg/L。

2)药学监护

【不良反应监护】

常见恶心、呕吐、腹痛、腹泻、消化不良、胃肠痉挛、月经周期改变、体重增加，少见脱发、眩晕、疲乏、头痛、共济失调、异常兴奋、不安和烦躁，偶见过敏、听力下降、可逆性听力损坏，长期服用偶见胰腺炎及急性重型肝炎，需监测血常规、肝功能。

【注意事项】

①3 岁以下儿童使用本品发生肝功能损害的危险较大，且本品可蓄积在发育的骨骼内，需引起注意。接受丙戊酸钠治疗的患者，治疗前应检查肝功能，治疗过程中(尤其是疗程的前 6 个月)仍应定期复查。具有肝病病史的患者在使用丙戊酸钠时应特别注意。同时使用多种抗癫痫发作药物、儿童、患有先天性代谢疾病、严重癫痫伴有精神发育迟滞的患者，以及患有器质性脑疾病的患者尤其危险。经验表明，2 岁以下的儿童发生致死性肝功能不全的危险明显增加，尤其是上述情况的患者危险更高。在这些人群中应用本品应非常小心，并且最好不合用其他抗癫痫发作药物，建议对此类患者进行丙戊酸钠风险评估。

②用药期间应监测全血细胞计数、出凝血时间、肝肾功能，肝功能在最初半年内宜每 1~2 个月复查 1 次，半年后复查间隔酌情延长；必要时监测血浆丙戊酸钠浓度和血氨。

③服用本品患者出现腹痛、恶心、呕吐时应及时检查血清淀粉酶。

④用药期间禁止饮酒，停药时应逐渐减量。

⑤禁用于对本品过敏、急性肝炎、慢性肝炎、个人或家族有严重肝炎史(特别是药物所致肝炎)、对丙戊酸钠过敏、卟啉症、患有尿素循环障碍疾病的患者。

⑥本品与西咪替丁、红霉素、克拉霉素等合用,因肝内代谢减少,可增加本品的血浆药物浓度。

⑦本品可增强全麻药或中枢神经系统抑制药的临床效应。

⑧本品与阿司匹林或双嘧达莫合用,可减少血小板聚集,延长出血时间。

⑨本品可增加齐多夫定的口服生物利用度,并增加齐多夫定的毒性作用。

⑩本品可增强抗凝血药(如华法林、肝素)及溶栓药的作用,出血的危险性将增加。

(2)苯妥英钠:适用于治疗全面性强直阵挛发作、简单及复杂部分性(局灶性)发作、继发全面性发作和癫痫持续状态。可用于治疗三叉神经痛,隐性营养不良性大疱性表皮松解症,发作性舞蹈手足徐动症,发作性控制障碍(包括发怒、焦虑和失眠的兴奋过度等的行为障碍疾病),肌强直症及三环类抗抑郁药过量时心脏传导障碍等;本品也适用于洋地黄中毒所致的室性及室上性心律失常。

1)用法与用量:①口服,起始剂量从 5mg/(kg·d) 开始,分 2~3 次服用,按需调整,维持量 4~8mg/(kg·d) 或按体表面积 250mg/m^2,分 2~3 次服用。一日最大剂量 250mg。如发作频繁,首日剂量可增大至 12~15mg/(kg·d),分 2~3 次服用,第 2 日开始给予一次 1.5~2mg/kg,一日 3 次,直到调整至恰当剂量。②静脉注射用于癫痫持续状态,宜缓慢静脉注射或静脉滴注(监测血压和心电),儿童负荷量为 18mg/kg(速度为每分钟 1~3mg/kg)。此后给予维持量,新生儿至 12 岁剂量 2.5~5mg/kg,一日 2 次,12~18 岁最大可至 100mg,一日 3~4 次。③不推荐肌内注射。

2)药学监护

【不良反应监护】

常见行为改变、笨拙、步态不稳、思维混乱、持续性眼球震颤、小脑前庭症状、发作次数增多、精神改变、肌力减弱、发音不清、手抖;长期应用可引起中枢神经系统所致的非正常兴奋、神经质、烦躁、易激惹,以及牙龈增生、出血、多毛、少见颈部或腋部淋巴结肿大、发热。

【注意事项】

①嗜酒者、贫血、心血管病、糖尿病、肝肾功能损害、甲状腺功能异常者慎用。

②本药治疗浓度和中毒浓度十分相近,儿童尤其是小婴儿中毒症状隐匿,故更要谨慎,应经常检测血药浓度,以协助调整药量。

③用药期间须监测血常规、肝功能、血钙、脑电图和甲状腺功能等,静脉使用本品时应进行持续动态心电图监测、血压监测。

④禁用于对本品过敏者、服用多巴胺的患者、阿 - 斯综合征、Ⅱ至Ⅲ度房室传导阻滞、窦房结阻滞、窦性心动过缓等心功能损害的患者。

⑤本品与抗凝药(如香豆素类)、磺胺类、西咪替丁、甲硝唑、氯霉素、克拉霉素、异烟肼、吡嗪酰胺、氟康唑、维生素 B$_6$、保泰松、氯苯那敏、舍曲林、地昔帕明、氟伏沙明、氟西汀、氯噻嗪、哌甲酯、氯巴占、奥卡西平、地尔硫革、硝苯地平等可降低本品的代谢,从而增强本品的效果和 / 或毒性。与香豆素类抗凝药合用时,开始可增加抗凝效应,但持续应用则效果相反。

⑥本品与加巴喷丁、布洛芬、卡培西他滨、阿奇霉素合用,可使发生本品毒性反应的风

险增加,出现中毒症状。

⑦与单胺氧化酶合用时可增强本品的毒性(包括肝毒性),甚至引起肝坏死。

⑧本品可增加胺碘酮的代谢,使后者疗效降低;但其本身代谢减少,从而增加毒性(包括共济失调、反射亢进、眼球震颤和肢体震颤等)。

⑨长期应用对使用对乙酰氨基酚的患者可增加其肝中毒的危险,且疗效降低。

⑩长期应用多巴胺的患者,静脉注射本品时可因儿茶酚胺耗竭,引起突发性低血压及心律减慢,且与本品的用量及吸收速度有关。使用多巴胺的患者,需用抗惊厥药时,不宜采用苯妥英钠。

(3)卡马西平:适用于治疗癫痫简单部分性发作、复杂部分性发作、继发全面性发作、全面性强直 - 阵挛发作、躁狂症、神经痛和躁郁症。

1)用法与用量:口服,起始剂量从 5~10mg/(kg·d)开始,每 3~5 日增加 5~10mg/kg,一般维持量为 10~30mg/(kg·d)。1 岁以下一日 100~200mg;1~5 岁,一日 200~400mg;6~10 岁,一日 400~600mg;11~15 岁,一日 600~1 000mg,分 2~3 次服用。有条件者建议监测血药浓度,维持量调整到血药浓度为 4~12μg/ml。

2)药学监护

【不良反应监护】

常见中枢神经系统反应,表现为头晕、共济失调、嗜睡、视物模糊、复视、眼球震颤。少见不良反应包括变态反应、Stevens-Johnson 综合征、儿童行为障碍、严重腹泻、稀释性低钠血症或水中毒、中毒性表皮坏死松解症、红斑狼疮样综合征。罕见腺体瘤或淋巴腺瘤、粒细胞减少、骨髓抑制、心律失常、房室传导阻滞、中枢神经毒性反应、自身免疫肝炎、低耗血症等。

【注意事项】

①酒精中毒、冠状动脉硬化等心脏病、肝脏疾病、肾脏疾病或尿潴留者,糖尿病、青光眼、使用其他药物有血液系统不良反应史者(本品诱发骨髓抑制的危险性增加、抗利尿激素分泌异常或有其他内分泌紊乱)慎用。

②用药前及用药期间应监测全血细胞计数(血小板、网织红细胞)及血清铁检查。定期检查尿常规、血尿素氮、肝功能、血药浓度监测、眼科检查(包括裂隙灯、检眼镜和眼压检查)。有条件者应检查人体白细胞抗原等位基因 HLA-B*1502,阳性者尽量避免应用本药,因发生 Stevens-Johnson 综合征的风险明显增加。

③禁用于对本品或三环类抗抑郁药过敏、房室传导阻滞、血常规及血清铁严重异常、骨髓抑制等病史者或急性间歇性卟啉症者、严重肝功能不全者禁用。

④本品与三环类抗抑郁药、马普替林、噻吨类、红霉素、异烟肼、维拉帕米、地尔硫革、氟西汀、西咪替丁、乙酰唑胺、达那唑、地昔帕明等药合用,可提高本品的血浆药物浓度,引起毒性反应。

⑤本品与氯贝丁酯、去氨加压素、赖氨加压素、垂体后叶素等合用时,可加强抗利尿作用,合用时各药均需减量。

⑥与对乙酰氨基酚合用,尤其是单次超量或长期大量使用时,可增加肝脏中毒的危险,并使对乙酰氨基酚的疗效降低。

⑦与腺苷合用,发生心脏传导阻滞危险增加。

⑧与碳酸酐酶抑制药合用时,可增加骨质疏松的危险性。

⑨与锂盐、甲氧氯普胺或精神药物(如氟哌啶醇、硫利达嗪)合用,能增加中枢神经系统不良反应。此外,锂盐还可以降低本品的抗利尿作用。

⑩与环孢素、洋地黄类(地高辛除外)、乙琥胺、茶碱、扑米酮、苯二氮䓬类、丙戊酸钠、多西环素、糖皮质激素、左甲状腺素或奎尼丁等合用时,可使后者药效降低,需注意调整剂量。

(4)托吡酯:适用于 2 岁以上儿童癫痫发作的添加治疗或初诊为癫痫患者的单药治疗,已有新生儿使用经验。

1)用法与用量:口服从低剂量开始治疗,然后逐渐增加剂量,调整至有效剂量。起始剂量从 0.5~1mg/(kg·d)开始,每周增加一日 0.5~1mg/kg,单药治疗维持剂量为一日 3~6mg/kg,添加治疗推荐维持剂量 5~9mg/(kg·d),分 2 次服。有条件者建议监测血药浓度。

2)药学监护

【不良反应监护】

可有恶心、食欲缺乏、味觉异常、头晕、头痛、疲乏、嗜睡、感觉异常、共济失调、语言障碍、注意力障碍、意识模糊、情绪不稳、抑郁、焦虑、失眠、泌汗障碍;可有复视、眼球震颤、视觉异常,也有引起假性近视及继发性闭角型青光眼、肾结石、体重减轻的报道。

【注意事项】

①行为障碍及认知缺陷者、泌尿系统结石、感觉异常者、易发生酸中毒者、肝肾功能不全者慎用。

②停药时应逐渐减量。

③服用本品应保持足够的饮水量,避免形成泌尿系统结石。与乙酰唑胺联用会增加发生尿结石的危险。

④在其他抗癫痫发作药(苯妥英钠、磷苯妥英钠、卡马西平、丙戊酸钠、扑米酮、苯巴比妥)基础上加用本品,一般不会改变它们的稳态血浆药物浓度;但个别情况下,在苯妥英钠基础上加用本品可升高苯妥英钠的血浆药物浓度。此外,苯妥英钠及卡马西平可降低本品的血浆药物浓度,在苯妥英钠或卡马西平增减剂量和停药时,需注意调整本品剂量。

⑤本品可降低地高辛的血浆药物浓度,在加用或停药时应注意监测地高辛的血浆药物浓度。

(5)左乙拉西坦:适用于 1 个月以上儿童癫痫患者的添加治疗,16 岁以上局灶性癫痫患者的单药治疗。

1)用法与用量:口服。

① 1~6 月龄婴儿:起始剂量一次 7mg/kg,一日 1 次,逐渐增加剂量,最大剂量一次 21mg/kg,一日 2 次。

② 6 月龄以上儿童和青少年(体重 ≤50kg 者):起始剂量一次 5~10mg/kg,一日 2 次,目标剂量一次 10~20mg/kg,一日 2 次。根据临床效果及耐受性,剂量最大可以增加至一次 30mg/kg,一日 2 次。剂量变化一般每 2 周一次,增加或减少一日量 10mg/kg,一日 2 次。应尽量使用最低有效剂量。

③ 12~18 岁或体重 ≥50kg 者:一次 250mg,一日 2 次,每 2 周逐渐增加到一次 500mg,一日 2 次。最大量一次 1 500mg,一日 2 次。

④正在进行透析或肾功能严重损伤的患儿应根据肌酐清除率酌减剂量,青少年(12~18 岁)或体重 ≥ 50kg 者:一次 500~1 000mg,一日 1 次。透析后,推荐给予 250~500mg 附加剂量。

2)药学监护

【不良反应监护】

最常见的不良反应有嗜睡、乏力和头晕,常发生在治疗的开始阶段。随时间的推移,中枢神经系统相关的不良反应发生率和严重程度会随之降低。左乙拉西坦不良反应没有明显的剂量相关性。儿童最常见的不良反应有嗜睡、产生敌意、神经质、情绪不稳、易激动、食欲缺乏、乏力和头痛。

【注意事项】

①对于严重肝功能损害的患者,需调整剂量。

②如需停止服用本品,建议逐渐减停。

③禁用于对左乙拉西坦或吡咯烷酮衍生物过敏者。

(6)拉莫三嗪:适用于癫痫部分性发作、原发性及继发性全身强直 - 阵挛性发作,也可用于治疗 Lennox-Gastaut 综合征等。

1)用法与用量

口服单药治疗:① 2~12 岁,第 1~2 周 300μg/(kg·d),分 1~2 次服用,第 3~4 周剂量增至 600μg/(kg·d),分 1~2 次服用,第 5 周后每 1~2 周增加剂量[最大增加 600μg/(kg·d)],至最佳疗效或最大耐受剂量,一般维持量 1~10mg/(kg·d),分 1~2 次服用,最大剂量可至 15mg/(kg·d)。② 12~18 岁,第 1~2 周一次 25mg,一日 1 次,每 1~2 周增加剂量,渐增至最佳疗效或最大耐受剂量。一般维持量一日 100~200mg,一日 1 次或分 2 次服用,最大剂量一日 500mg。

口服与丙戊酸联用:① 2~12 岁,第 1~2 周一次 150μg/kg,一日 1 次,小年龄(例如体重 ≤ 13kg)者可隔日 1 次,一次 300μg/kg;第 3~4 周剂量增至一次 300μg/kg,一日 1 次口服,以后每 1~2 周增加剂量(一日最大增加 300μg/kg),至最佳疗效或最大耐受剂量,一般维持量 1~5mg/(kg·d),分 1~2 次口服,最大单次剂量 100mg。② 12~18 岁,第 1~2 周一次 25mg,隔日 1 次,第 3~4 周剂量增至一次 25mg,一日 1 次,以后每 1~2 周增加剂量(最大增加 25~50mg),一般维持量增至一日 100~200mg,一日 1 次或分 2 次服用。

与酶诱导药联合服用:① 2~12 岁,第 1~2 周一次 300μg/kg,一日 2 次;第 3~4 周剂量增至一次 600μg/kg,一日 2 次口服,以后每 1~2 周增加剂量(一日最大增加 1.2mg/kg),至最佳疗效或最大耐受剂量,一般维持量一次 2.5~7.5mg/kg(最大 200mg),一日 2 次口服。② 12~18 岁,第 1~2 周一次 50mg,一日 1 次,第 3~4 周剂量增至一次 50mg,一日 2 次,以后每 1~2 周增加剂量(最大增加 100mg)一般维持量增至一次 100~200mg,一日 2 次,最多一日 700mg。

与其他药物联合治疗(无丙戊酸及酶诱导药):同单药治疗。

2)药学监护

【不良反应监护】

早期可有皮疹、发热、淋巴结肿大、颜面水肿、血液系统及肝功能的异常等过敏反应的表现,还可有头痛、眩晕、疲乏、嗜睡、失眠、抽搐、不安、共济失调、易激惹、攻击行为、自杀倾向、焦虑、精神错乱、幻觉、体重减轻、肝功能异常、恶心、呕吐、便秘、腹泻、腹胀、食欲缺乏,白细胞、中性粒细胞、血小板减少、贫血、全血细胞减少、复视、视物模糊。有出现锥体外系症状、舞蹈症、手足徐动症的个案报道,也有使用本品加重帕金森病症状的报道。罕见肝衰竭、再生障碍性贫血、粒细胞缺乏、Stevens-Johnson 综合征、中毒性表皮坏死松解症(Lyell 综合征)、弥散性血管内凝血、多器官功能衰竭。

【注意事项】

①出现皮疹等过敏反应,应即停药。

②心功能不全者、严重肝功能不全者及肾衰竭者慎用。

③不宜停药,以避免引起癫痫发作反弹。

④癫痫伴抑郁及双相情感障碍的患者存在自杀风险,服用本药的第 1 个月,应严密观察,防止出现自杀行为。

⑤舍曲林可抑制本品的代谢,使之毒性增强,引起疲乏、镇静、意识混乱等。

⑥服用丙戊酸钠的患者加服本品后,丙戊酸钠血药浓度降低;反之,丙戊酸钠可使拉莫三嗪血药浓度增加约 40%。

⑦本品使苯妥英钠和卡马西平的稳态血药浓度分别降低 45%~54% 和 40%。

⑧奥卡西平可增加本品的代谢,减少其血浆药物浓度,使其抗癫痫作用减弱。

⑨对乙酰氨基酚可加速本品的排泄。

(7)奥卡西平:适用于治疗 2 岁以上儿童的原发性全面性强直 - 阵挛发作,以及各种部分性发作,伴有或不伴有继发性全身性发作。已有 1 月龄以上儿童使用经验。

1)用法与用量:起始剂量从 8~10mg/(kg·d) 开始,一日不超过 600mg,分 2 次服用;根据药物治疗反应每周增加一日量 10mg/kg,直至发作控制或者达最大剂量一日量43~60mg/kg,分 2 次服用。

2)药学监护

【不良反应监护】

常见恶心、呕吐、便秘、腹泻、腹痛、头痛、头晕、嗜睡、意识模糊、抑郁、感情淡漠、激动、情感不稳定、健忘、共济失调、注意力不集中、眼球震颤、复视和疲劳。少见白细胞减少、谷丙转氨酶(GPT)及谷草转氨酶(GOT)升高、碱性磷酸酶升高。罕见过敏反应、关节肿胀、肌痛、关节痛、呼吸困难、哮喘、肺水肿、支气管痉挛。

【注意事项】

①本品与卡马西平可能存在交叉过敏。

②有条件者应检查人体白细胞抗原等位基因 HLA-B*1502,阳性者尽量避免应用本药,可能发生 Stevens-Johnson 综合征的风险。

③停用本品治疗时应逐减剂量,以避免诱发发作加重或癫痫持续状态。

④出现低钠血症时,可减少本品用量或停药、限制液体的摄入量。多在停药几日后,血清钠浓度可恢复正常,一般无须其他治疗。

⑤禁用于对本品过敏者、房室传导阻滞者。肝功能损害的患者慎用。

⑥本品可降低苯妥英钠及苯巴比妥的代谢,使后两者血浆药物浓度升高,毒性增加。

⑦与锂盐合用神经系统不良反应增加。

⑧可使二氢吡啶类钙通道阻滞药的 AUC 降低。

⑨本品可使卡马西平、拉莫三嗪血药浓度降低。

(8)加巴喷丁：适用于 12 岁以上儿童伴或不伴继发性全面发作的部分性癫痫发作的辅助治疗，也可用于 3~12 岁儿童的部分性发作的辅助治疗。

1)用法与用量：口服，从初始低剂量逐渐递增至有效剂量。

① 3~12 岁开始剂量为 10~15mg/(kg·d)，分 3 次服，根据反应情况逐渐增加剂量，3 日后可增至 25~35mg/(kg·d)，分 3 次服。

② 12 岁以上患者第 1 日给予一次 0.3g，一日 1 次，第 2 日为一次 0.3g，一日 2 次，第 3 日为一次 0.3g，一日 3 次，之后维持此剂量服用。加巴喷丁的用药剂量可增至一日 1.8g，还有部分患者在用药剂量达到一日 2.4g 仍耐受。

2)药学监护

【不良反应监护】

常见嗜睡、疲劳、眩晕、头痛、恶心、呕吐、体重增加、紧张、失眠、共济失调、眼球震颤、感觉异常及食欲缺乏。偶见出现衰弱、视觉障碍(弱视、复视)、震颤、关节脱臼、异常思维、健忘、口干、抑郁及情绪化倾向。

【注意事项】

①抗癫痫发作药不应突然停止服用，如换药或停药应逐渐减量。

②糖尿病患者应用时需经常监测血糖。

③肾功能不全的患者，服用本品应减量。

④禁用于已知对本品任一成分过敏者，急性胰腺炎患者禁用。

⑤如出现胰腺炎的临床症状(持续性腹痛、恶心、反复呕吐)，应立即停用本品。

⑥本品作用于中枢神经系统，可引起镇静、眩晕或类似症状，也可降低反应速度，影响驾驶和操纵复杂机器的能力。

(9)苯巴比妥：适用于治疗焦虑、失眠、癫痫及运动障碍，癫痫大发作及局限性发作。

1)用法与用量：主要根据《英国国家处方集(儿童版)》(BNFC)(2018—2019)推荐。

①口服：1 月龄 ~11 岁儿童，起始量一次 1~1.5mg/kg，一日 2 次，然后根据病情需要调整剂量，日增加剂量不超过 2mg/(kg·d)，通常维持量为 2.5~4mg/(kg·d)，分 1~2 次服用。12~18 岁儿童维持量为 60~180mg，一日 1 次。②肌内注射：治疗惊厥持续状态，新生儿 ~12 岁，初始量 15~20mg/kg，以后一次 2.5~5mg/kg，一日 1 次，12 岁以上，一次 100~200mg。一日最大量 500mg。③静脉注射：治疗惊厥持续状态，可缓慢静脉注射，速率不超过每分钟 1mg/kg。新生儿 ~11 岁儿童，初始量 20mg/kg，以后一次 2.5~5mg/kg，一日 1~2 次。12 岁以上，初始量 20mg/kg［一般最大量 500mg，BNFC(2018—2019)推荐最大量 1 000mg］，以后 300mg，一日 2 次。使用前需用注射用水稀释至 20mg/ml。

2)药学监护

【不良反应监护】

可有过敏性皮疹、环形红斑，眼睑、口唇、面部水肿；严重者发生剥脱性皮炎和 Stevens-Johnson 综合征；可发生意识模糊、抑郁或逆向反应(兴奋)；也可见粒细胞减少、低血压、血栓性静脉炎。可见血小板减少、黄疸、骨骼疼痛、肌肉无力、笨拙或步态不稳、眩晕或头晕、恶心、呕吐、语言不清。突然停药后发生惊厥或癫痫发作、晕厥、幻觉、多梦、梦魇、震颤、不安、入睡困难等，则提示可能为撤药综合征。

【注意事项】

①新生儿服用本品可发生低凝血酶原血症及出血,可给予维生素 K 防治。

②神经衰弱、甲状腺功能亢进、糖尿病、严重贫血、发热、注意缺陷、低血压、高血压、肾上腺功能减退、高空作业、精细和危险作业者慎用。

③长期服用者不可突然停药。

④过敏者可出现荨麻疹,血管神经性水肿、皮疹及哮喘等,甚至可发生剥脱性皮炎。

⑤禁用于严重肺功能不全、肝硬化、卟啉病、贫血、未控制的糖尿病、过敏等患者。

⑥长期用药可能影响儿童认知功能及出现行为障碍。

⑦与氟哌啶醇联合应用治疗癫痫时,可引起癫痫发作形式改变,需要及时调整剂量。

⑧与吩噻嗪类和四环类抗抑郁药物合用时可降低抽搐阈值。

(10)氯硝西泮:适用于各种类型癫痫及焦虑状态。

1)用法与用量:口服。① 12 岁以上儿童:从小剂量开始,一次不超过 0.5mg,一日 2~3 次,根据病情需要和耐受情况逐渐增加剂量。一般最大量不超过 10mg。② 10 岁以下或体重<30kg 的儿童:开始 0.01~0.03mg/(kg·d),分 2~3 次服用,以后一日增加 0.025~0.05mg/kg,直至达到 0.1~0.2mg/(kg·d),疗程 3~6 个月。

2)药学监护

【不良反应监护】

①常见的不良反应:嗜睡、头昏、共济失调、行为紊乱异常兴奋、神经过敏易激惹(反常反应)、肌力减退。

②较少发生的有行为障碍、思维不能集中、易暴怒(儿童多见)、精神错乱、幻觉、精神抑郁;皮疹或过敏、咽痛、发热或出血异常、瘀斑或极度疲乏、乏力(血细胞减少)。

③需注意的有:行动不灵活、行走不稳、嗜睡(开始严重,会逐渐消失)、视物模糊、便秘、腹泻、眩晕或头晕、头痛、气管分泌物增多、恶心、排尿障碍、语言不清。

【注意事项】

①对其他苯二氮䓬类药物过敏者,可能对本药过敏。

②幼儿中枢神经系统对本药异常敏感。

③肝肾功能损害者能延长本药清除半衰期。

④癫痫患者突然停药可引起癫痫持续状态。

⑤严重的精神抑郁可使病情加重,甚至产生自杀倾向,应采取预防措施。

⑥避免长期大量使用而成瘾,如长期使用应逐渐减量,不宜骤停。

⑦对本类药耐受量小的患者初用量宜小。

⑧以下情况慎用:严重的急性乙醇中毒,可加重中枢神经系统抑制作用;重度重症肌无力,病情可能被加重;急性闭角型青光眼可因本品的抗胆碱能效应而使病情加重;低蛋白血症时,可导致嗜睡难醒;多动症者可有反常反应;严重慢性阻塞性肺部病变,可加重呼吸衰竭;外科或长期卧床患者,咳嗽反射可受到抑制。

⑨禁用于对苯二氮䓬类药物过敏者、急性闭角型青光眼患者。

(11)唑尼沙胺:适用于治疗癫痫大发作、小发作、局限性发作、精神运动性发作及癫痫持续状态。它对伴发或不伴发全面性强直阵挛发作(GTCS)的部分性发作、包括 West 综合征在内的原发性或继发性全身性发作、其他的癫痫性脑病、进展性肌阵挛性抽搐都有效,可能对其他类型的肌阵挛性抽搐也有效。

1)用法用量:儿童治疗首周初始剂量为 1~2mg/(kg·d),随后,每 1~2 周日剂量增加1~2mg/(kg·d)。常用的儿童维持剂量为 4~8mg/(kg·d),最大为 12mg/(kg·d),均分为 2 次服用。目标浓度范围:5~40mg/L(45~180μmol/L),也有文献推荐 10~40mg/L。

2)药学监护

【不良反应监护】

①常见:镇静、嗜睡、疲劳、头晕、兴奋、易怒、食欲缺乏、体重减轻、恶心、腹泻、消化不良、口干、思维缓慢、抑郁、共济失调、幻视、光敏感、静止或体位性手震颤。

②严重:唑尼沙胺的一些不良反应与托吡酯类似,包括认知缺损、包括构词困难等;当儿童的血药浓度超过 140μmol/L 时,认知缺损会表现得非常严重。体重减轻和食欲缺乏的情况有时会很严重。长期接受唑尼沙胺治疗的患者中,4% 的人会出现肾结石。出现少汗和无汗情况,常常伴随着体温升高,特别是儿童和身处炎热环境的患者更易出现体温过高。还可能出现对磺胺类药物的不良反应,包括皮疹、Stevens-Johnson 综合征和中毒性表皮坏死松解症。有对磺胺类药物或唑尼沙胺超敏反应过敏史的患者禁用唑尼沙胺。使用唑尼沙胺的患者,特别是儿童,抑郁和精神异常很常见,或致癫痫加重。

【注意事项】

①监测指征:尽管还没有充分的证据能证明唑尼沙胺的血浆浓度与其临床疗效间具有明确的相关性,但治疗药物监测仍然有价值。该药经肝脏代谢,CYP 酶的诱导剂和抑制剂均对其代谢有显著影响。合用苯妥英、苯巴比妥或卡马西平时,可能需要进行治疗药物监测。

②连续用药中不可急剧减量或突然停药;服药过程中定期检查肝、肾功能及血常规;该药可引起注意力及反射运动能力降低,驾驶或操作机器者慎用。

③合用 CYP3A4 酶系诱导剂或抑制剂,会导致唑尼沙胺的血清药物浓度变化。苯妥英、苯巴比妥或卡马西平会升高唑尼沙胺的血浆清除率,使唑尼沙胺的半衰期调整为27~38 小时。丙戊酸也能将唑尼沙胺的半衰期调整为 46 小时。

④唑尼沙胺不影响苯妥英的代谢,但与卡马西平合用时,能显著升高环氧化卡马西平的血浆浓度。

⑤不宜合用碳酸酐酶抑制剂,如乙酰唑胺或托吡酯,这样可增加发生肾结石和代谢性酸中毒的危险。

(12)拉考沙胺:本品适用于 4 岁及以上癫痫患者部分性发作的联合治疗。

1)用法用量

①成人(17 岁以上):每日服用两次(通常为早、晚各一次)。起始剂量为每次 50mg、每日两次,一周后应增加至每次 100mg、每日两次的初始治疗剂量。负荷剂量治疗时,起始剂量也可以为 200mg 单次负荷剂量,约 12 小时后采用每次 100mg、每日两次(200mg/d)维持剂量方案。基于疗效和耐受性,可每周增加维持剂量,每次增加 50mg,每日两次(每周增加 100mg),直至增至最高推荐日剂量 400mg(每次 200mg、每日两次)。

②4 岁及以上儿童和青少年人群:体重 ≥50kg 的青少年和儿童,服药剂量与成人患者相同。体重<50kg 的青少年和儿童,推荐起始剂量为 2mg/(kg·d),一周后增至

初始治疗剂量 4mg/(kg·d)。基于疗效和耐受性,可每周增加维持剂量,每次增加 2mg/(kg·d)。逐步调整剂量直到获得最佳疗效。体重 ≥11kg,但<30kg 的儿童,由于清除率较成人增加,推荐的最大剂量不超过 12mg/(kg·d),推荐维持剂量为 6~12mg/(kg·d)。对于体重 ≥30kg,但<50kg 的儿童,推荐的最大剂量为 8mg/(kg·d),推荐维持剂量为 4~8mg/(kg·d)。每日剂量分两次服用。未在儿童中进行负荷剂量给药的研究,不推荐给予体重<50kg 的青少年和儿童负荷剂量。

③漏服:如果漏服一次剂量的拉考沙胺,患者应立即补服,然后按时服用下一次的剂量。如果患者在下一剂量应服时间的 6 小时内发现漏服,则无须补服,只需按时服用下一次拉考沙胺即可。患者不应服用双倍剂量。

④停药:根据目前的临床实践,如果须停用拉考沙胺,则建议逐渐停药(例如,按200mg/w 逐渐降低日剂量)。

2)药学监护

【不良反应监护】

常见头晕、头痛、复视、恶心、呕吐、便秘、眩晕、耳鸣、平衡障碍、认知障碍、嗜睡、镇静、疲劳、跌倒、不稳定、失眠、抑郁、皮疹等。

【注意事项】

①肾功能受损:轻度和中度肾功能受损[肌酐清除率(Ccr)>30ml/min]患者不需要调整剂量。轻度或中度肾功能受损患者,可考虑接受 200mg 负荷剂量,但进一步剂量调整(每日>200mg)时应谨慎。重度肾功能受损患者(Ccr ≤ 30ml/min)及终末期肾病患者,推荐的最高维持剂量为 250mg/d,调整这些患者的剂量时应谨慎。如果有负荷剂量指征,应使用 100mg 起始剂量,然后使用第一周每次 50mg、每日两次给药方案。需要血液透析的患者,建议在血液透析结束后直接补充不超过 50% 的分次日剂量。用于终末期肾病患者时应谨慎,因为相关临床经验很少,且可能会出现代谢产物(具有未知的药理学活性)蓄积。

②肝功能受损:轻至中度肝功能受损患者的最高推荐剂量为 300mg/d,肝功能受损患者的剂量调整应谨慎。对于合并存在肾功能受损的患者,调整剂量时应谨慎。未在重度肝功能受损患者中评价拉考沙胺的药代动力学,不建议本品用于重度肝功能受损患者。

③儿童人群:在 4 岁以下儿童的安全有效性尚未确立。

④应慎用于接受已知可引起 PR 间期延长药物(例如卡马西平、拉莫三嗪、艾司利卡西平、普瑞巴林)治疗的患者,以及接受 I 类抗心律失常药物治疗的患者。

⑤与 CYP2C9 强效抑制剂(例如氟康唑)和 CYP3A4 强效抑制剂(例如伊曲康唑、利托那韦、克拉霉素)合并治疗时,可能导致拉考沙胺全身暴露量增加,建议在使用时需谨慎。

⑥利福平或圣·约翰草(贯叶连翘)等强效酶诱导剂,可能会中等程度地降低拉考沙胺的全身暴露量。

⑦拉考沙胺未显著影响卡马西平和丙戊酸的血浆浓度。拉考沙胺血浆浓度不受卡马西平及丙戊酸影响。与已知为酶诱导剂的其他抗癫痫发作药(各种剂量的卡马西平、苯妥英、苯巴比妥)合并治疗后,拉考沙胺的全身总暴露量降低了 25%。

⑧拉考沙胺与 CYP2C19 和 CYP3A4 抑制剂或诱导剂、地高辛、华法林、口服避孕药

炔雌醇、左炔诺孕酮之间不会发生具有临床意义的相互作用。

⑨尚不能排除酒精对药效学的影响,建议服药期间禁酒。

(13)吡仑帕奈:适用于 4 岁以上儿童和成人癫痫部分性发作患者(伴有或不伴有继发全面性发作)的加用治疗。

1)用法用量:口服,4~12 岁,体重>30kg 的青少年和儿童,推荐起始剂量为 2mg/d;体重 20~30kg 的青少年和儿童,推荐起始剂量为 1mg/d;体重<20kg 的青少年和儿童,推荐起始剂量为 0.5mg/d。基于疗效和耐受性,可每一周或每两周加量一次,每次加量最高 2mg/d,维持剂量为 4~8mg/d,最大剂量为 12mg/d。本品睡前服用,需整片吞服,不可咀嚼、压碎或掰开。空腹或与食物同服均可。

2)药学监护

【不良反应监护】

常见头晕、头疼、共济失调、跌倒、嗜睡、镇静、疲劳、行为障碍(攻击性、易怒)、恶心、跌倒、不稳定、抑郁、体重增加。不良反应与剂量有关,发生在加量和维持阶段。

【注意事项】

①进食服药与空腹服药相比,进食状态下达峰时间延迟约 1 小时。服药期间需监测肝肾功能、血常规。不建议对于中度、重度肾脏损害的患者,或接受血液透析的患者,或重度肝脏损害的患者使用。

② CYP3A4 诱导剂卡马西平、奥卡西平、苯妥英可提高吡仑帕奈清除率(托吡酯也有这种作用,但程度较小),从而降低吡仑帕奈血药浓度。特别是卡马西平,它可明显降低吡仑帕奈血药浓度,导致吡仑帕奈疗效降低,因此,合用卡马西平的患者可能需要较高的吡仑帕奈剂量,要根据具体患者的情况具体确定。根据个体临床疗效及耐受性,可每次增加或减少 2mg 剂量。

③推荐缓慢增加药量(每 2 周约 ≤2mg),根据个体患者进行调整,特别是对于青少年和有精神并发症、精神疾病家族史、学习障碍或痴呆的患者,可考虑减量用药。睡前服用吡仑帕奈可以减轻某些不良反应,例如嗜睡和头晕。

④增加药量期间,应密切监测精神性不良反应,特别是对于有精神疾病病史的患者。

⑤吡仑帕奈与其他抗癫痫药(AED)浓度相互影响,详见表 3-3-6。

表 3-3-6　吡仑帕奈与其他 AED 浓度相互影响

合并给药的 AED	AED 对吡仑帕奈浓度的影响	吡仑帕奈对 AED 浓度的影响
卡马西平 *	降低 67%	降低 <10%
氯巴占	无影响	降低 <10%
氯硝西泮	无影响	无影响
拉莫三嗪	无影响	降低 <10%
左乙拉西坦	无影响	无影响
奥卡西平	降低 50%	增加 35%
苯巴比妥	无影响	无影响
苯妥英	降至 $\frac{1}{3}$	无影响

续表

合并给药的 AED	AED 对吡仑帕奈浓度的影响	吡仑帕奈对 AED 浓度的影响
托吡酯	降低 20%	无影响
丙戊酸	无影响	降低 <10%
唑尼沙胺	无影响	无影响

注:* 未评估活性代谢产物单羟基卡马西平。

6. 癫痫持续状态及其药物治疗　惊厥性癫痫持续状态的急诊处理包括:避免外伤、维持呼吸、稳定血压、吸氧和维持水电解质平衡等。严重的癫痫持续状态应立即静脉给予地西泮,如控制不满意或反复发作则在 10~15 分钟后重复给药。氯硝西泮也可作为替代治疗。或给予苯妥英钠可在心电监护下缓慢静脉注射,继以维持剂量静脉滴注。咪达唑仑具有可肌内注射、止痉效果好、起效快的特点,也可用于惊厥性癫痫持续状态,尤其适用于婴幼儿患者静脉通道不能马上建立时的止痉治疗。如果癫痫持续状态顽固,还可以酌情选用大剂量巴比妥类、静脉用丙戊酸钠、静脉输注丙泊酚等。

非惊厥性癫痫持续状态处理原则同上。根据患者的严重程度适当调整。如果未完全意识丧失,通常可继续口服抗癫痫发作药物治疗或者重新启用抗癫痫发作药。对口服抗癫痫发作药无效的患者或者意识完全丧失的患者,可按惊厥性癫痫持续状态的措施处理。

常用抗癫痫发作药物用法用量、药学监护、注意事项及用药教育:

(1)地西泮:适用于抗焦虑、镇静催眠、抗惊厥及癫痫持续状态,并可用于缓解炎症所引起的反射性肌肉痉挛等。

1)用法用量

①静脉注射:用于癫痫持续状态或频繁发作、热性惊厥或中毒所致严重惊厥发作。新生儿 ~12 岁儿童,一次 0.3~0.5mg/kg,单剂最大量不超过 10mg,必要时 5~10 分钟后重复 1 次;12~18 岁儿童,一次 10~20mg,必要时 10 分钟后重复 1 次。

②直肠用药(直肠制剂):新生儿一次 1.25~2.5mg,必要时 10 分钟后重复 1 次;1月龄至 2 岁,一次 5mg,必要时 10 分钟后重复 1 次;2~12 岁,一次 5~10mg,必要时 10 分钟后重复 1 次;12~18 岁,一次 10~20mg,必要时 10 分钟后重复 1 次。

2)药学监护

【不良反应监护】

常见嗜睡、乏力等,大剂量可有共济失调、震颤。罕见皮疹、白细胞减少,个别患者发生兴奋、多语、睡眠障碍甚至幻觉,本品有依赖性,长期应用后停药,可能发生撤药症状,表现为激动或抑郁,精神症状恶化,甚至惊厥。

【注意事项】

①对某一苯二氮䓬类药物过敏者,对其他同类药物也可能过敏。

②肝肾功能损害、有药物滥用或依赖史、急性酒精中毒、昏迷或休克时注射地西泮可延长半衰期,本品可使伴呼吸困难的重症肌无力患者的病情加重;新生儿代谢速度也较慢。

③静脉注射易发生静脉血栓或静脉炎;静脉注射过快给药可导致呼吸暂停、低血压、心动过缓或心搏停止。

④地西泮用于止惊时不可肌内注射。因为地西泮脂溶性高，肌内注射吸收慢而不规则，且地西泮注射液中的辅料成分含苯甲醇，其具有肌肉毒性。

⑤与易成瘾或可能成瘾的药物的合用，成瘾的危险性增加。长期使用本品，停药前应逐渐减量，不要骤停。

⑥饮酒及与全麻药、可乐定、镇痛药、单胺氧化酶抑制药和三环类抗抑郁药合用，可彼此相互增效。

⑦阿片类镇痛药的用量至少应减至 1/3，而后按需逐渐增加。与抗酸药合用可延迟氯氮䓬和地西泮的吸收。

⑧与抗高血压药或利尿抗高血压药合用时，可使本类药的降压增效。与钙通道阻滞药合用时，可能使低血压加重。与西咪替丁合用时可使清除减慢，血浆药物浓度升高。普萘洛尔与苯二氮䓬类抗惊厥药合用时可导致癫痫发作的类型和 / 或频率改变，应及时调整剂量，包括普萘洛尔在内的血浆药物浓度可能明显降低。与扑米酮合用，由于药物代谢的改变，可能引起癫痫发作类型改变，需调整扑米酮的用量。与左旋多巴合用时，可降低左旋多巴的疗效。本品与苯妥英钠合用可减慢后者的代谢，使其血药浓度增加。与利福平合用时可使其血药浓度降低。

(2)咪达唑仑：适用于抗惊厥及癫痫持续状态。

1)用法用量：静脉注射用于癫痫持续状态，新生儿及 1 月龄至 18 岁，首剂 150~200μg/kg，继以持续静脉滴注，每小时 60μg/kg；如果发作不能控制，可每 15 分钟增加 60μg/kg，直到惊厥控制或者达到最大剂量每小时 300μg/kg。

2)药学监护

【不良反应监护】

胃肠道不适、增加食欲、黄疸；低血压、心搏骤停(罕见)、心律改变、过敏、血栓形成；喉痉挛、支气管痉挛、呼吸衰竭及呼吸骤停(尤其是大剂量或者快速注射时)；嗜睡、意识模糊、共济失调、健忘、头痛、欣快、幻觉、惊厥(新生儿更常见)、疲乏、头晕、眩晕、不自主运动、反常性兴奋和攻击行为、构音障碍；尿潴留、尿失禁；肌无力；视觉障碍，唾液改变；皮肤反应；注射部位反应。

【注意事项】

①患有心脏疾病、呼吸系统疾病、重症肌无力、新生儿以及药物 / 酒精滥用者应慎用。在低血容量、低体温及循环功能障碍者中有出血、严重低血压的危险。避免持续使用过长时间以及突然撤药。

②禁用于严重神经肌肉病导致的无力，包括重症肌无力、严重呼吸衰竭、急性肺功能障碍。肝功能障碍者慎用，可能促发昏迷；严重肾功能障碍者应从小剂量开始。

③咪达唑仑可增强镇静催眠药、抗焦虑药、抗抑郁药、抗癫痫发作药、麻醉药和镇静性抗组胺药的中枢抑制作用。

④一些肝药酶抑制剂，特别是 CYP3A 抑制剂，可影响咪达唑仑的药动学，使其镇静作用延长。乙醇可增强咪达唑仑的镇静作用。

(3)氯硝西泮：用于癫痫持续状态时，可静脉注射(时间至少超过 2 分钟)，新生儿首剂量 100μg/kg，必要时 24 小时后可重复；1 月龄 ~12 岁首剂量 50μg/kg，最大 1mg，必要时可重复。12~18 岁首剂量 1mg，必要时重复。也可采用静脉滴注法，1 月龄 ~12 岁首先静脉注射 1 次,剂量 50μg/kg,最大 1mg,继以静脉滴注,初始速度每小时 10μg/kg,根据疗效调整,最大每小时 60μg/kg;12~18 岁首先静脉注射 1 次,剂量 1mg,继以静脉滴注,初始速度每小时 10μg/kg,根据疗效调整,最大每小时 60μg/kg。

7. 非抗癫痫发作药物的治疗方式　生酮饮食疗法(KDT)是一种高脂、低碳水化合物和适当蛋白质的饮食疗法。这一疗法用于治疗儿童难治性癫痫已有数十年的历史,虽然其抗癫痫的机制目前还不清楚,但是其有效性和安全性已得到了公认。KDT 由于特殊的食物比例配置,开始较难坚持,但如果癫痫发作控制后患者多能良好耐受。

(1)KDT 的适应证:凡符合药物难治性癫痫诊断标准,不能或暂时不愿实施切除性手术治疗,且不存在禁忌证者,均适用 KDT。基于现有临床经验及研究证据,推荐 KDT 的适应证如下:

1)难治性儿童癫痫:适用于儿童各年龄段的各种发作类型的难治性癫痫患者。难治性癫痫目前预后较差,但 KDT 有效率约为 70%,应尽早考虑 KDT,例如严重婴儿肌阵挛型癫痫(Dravet 综合征)、West 综合征(婴儿痉挛症)、结节性硬化症、发热性感染相关癫痫综合征(febrile infection related epilepsy syndrome,FIRES)、大田原综合征、Angelman 综合征、超级难治性癫痫持续状态,以及线粒体复合酶 I 缺乏症。

2)葡萄糖转运体 I 缺陷症:由于葡萄糖不能进入脑内,导致癫痫发作、发育迟缓和复杂的运动障碍。

3)丙酮酸脱氢酶缺乏症:丙酮酸盐不能代谢或乙酰辅酶 A 导致严重的发育障碍和乳酸中毒。

(2)治疗原则

1)治疗前全面临床和营养状况评价:在开始 KDT 前,需要详细的病史和检查,特别是患儿的饮食习惯,给予记录存档,以评价发作类型、排除 KDT 的禁忌证;评估易导致并发症的危险因素完善相关检查。

2)选择合理食物开始治疗:传统的 KDT 首先禁食 24~48 小时,监测生命体征及微量血糖、血酮、尿酮,若血糖低于 2.2mmol/L 或血酮大于 3.0mmol/L,开始给予 KDT。谱中摄入食物中的脂肪 /(蛋白质 + 碳水化合物)比例为 4:1。

3)正确处理治疗初期常见问题:早期常见的副作用包括低血糖、过分酮症、酮症不足、恶心 / 呕吐、困倦或嗜睡、癫痫发作增加或无效等,需要对症处理。

4)随访:在开始的阶段应与家属保持较密切的联系,稳定后 3~6 个月随访一次。随访的项目包括对患儿营养状况的评估,根据身高、体重和年龄调整食物热量和成分,监测副作用,进行必要的实验室检查。

5)停止 KDT:如果无效,应逐渐降低 KDT 的比例,所有摄入食物中的脂肪 /(蛋白质 + 碳水化合物)比例由 4:1 至 3:1 至 2:1,直到酮症消失。如果有效,可维持生酮饮食 2~3 年。对于葡萄糖载体缺乏症、丙酮酸脱氢酶缺乏症和结节性硬化的患者应延长治疗时间。对于发作完全控制的患者,80% 的人在停止 KDT 后仍可保持无发作。

(3)药学监护

【注意事项】

禁用于患有脂肪酸转运和氧化障碍的患者。

(二) 细菌性脑膜炎

细菌性脑膜炎又称化脓性脑膜炎(化脑),是小儿常见的中枢神经系统感染性疾病,是由各种化脓性细菌感染所引起的以脑膜炎症为主的中枢神经系统感染性疾病。临床以发热、头痛、呕吐、意识障碍、抽搐、脑膜刺激征阳性及脑脊液化脓性改变为特征。本病在儿童有较高的死亡率,新生儿期发病率最高,为 62/10 万 ~130/10 万活产儿,其次为 3~8 个月的婴幼儿,90% 以上发生在 5 岁以下。在治疗病例中,新生儿死亡率为 20%~40%,儿童死亡率为 5%~10%。在经过积极治疗的病例中,仍有 25%~50% 的患儿留有不同程度的功能损害或后遗症。早期诊断和及时治疗对改善预后很关键。

1. 治疗原则和方案　儿童细菌性脑膜炎的发生常见于 5 岁以内,其发病的高危因素包括免疫缺陷、外伤或先天性解剖结构缺陷、营养不良、未接种相关疫苗、近期呼吸道或邻近器官的感染、脑膜炎高发区旅行史等。国内儿童较常见的病原菌是肺炎链球菌、B 族 β 溶血性链球菌、大肠埃希菌、脑膜炎奈瑟菌、流感嗜血杆菌、李斯特菌等。对免疫低下的儿童除常见病原菌外还可发生少见病原菌脑炎如金黄色葡萄球菌、铜绿假单胞菌等。随着临床抗菌药物的广泛应用,脑膜炎病原菌因国家和地区、医院级别和感染途径的差异而药物敏感性差异较大。临床实践中应结合患者的病情评估、免疫水平、药物特性和病原菌的药物敏感性来合理选择治疗方案。

2. 抗菌治疗

(1) 抗菌药物入脑脊液(cerebrospinalfluid,CSF)的能力:药物分子在中枢神经系统(central nervous system,CNS)的分布取决于多种因素,如药物的分子质量、电荷、脂溶性、血浆蛋白结合率、血脑屏障、宿主情况等。

1) 分子量:液体的弥散系数与化合物流体动力学半径成反比,流体动力学半径大约与分子量的方根成比例,所以化合物进入 CSF 的程度与分子量成反相关。

2) 脂溶性:水溶性大分子进入 CSF 较慢,但没有绝对的分界点,比如 IgM 在正常脑脊液中的浓度能达到血浆浓度的千分之一。中枢神经系统被脂质双分子层包裹,脂溶性的物质更易进入 CSF。

3) 解离程度:如果化合物可解离,药物进入 CNS 程度与 pH 相关。非解离型药物更容易进入。健康人血液 pH 为 7.4,较正常脑脊液 pH 7.3 高(细菌性脑膜炎时 CSF-pH 可下降),弱酸性药物如青霉素和头孢菌素在 CSF 中非解离型比例较血浆中多。即在严重细菌型脑膜炎时 β- 内酰胺类抗菌药物更易向中枢神经系统转移。

4) 血浆蛋白结合率(PB):黏膜屏障无损的情况下,非蛋白结合型药物更易自由渗透。如头孢曲松的 PB 为 90%~95%,头孢噻肟的 PB<40%。基于分子量、脂溶性、血浆蛋白结合率,药物进入 CSF 能力可予以大致推断。常见抗菌药物血浆蛋白结合率见表 3-3-7。

表 3-3-7　常见抗菌药物的血浆蛋白结合率

血浆蛋白结合率 /%	抗菌药物
<30	氨基糖苷类、β- 内酰胺类(头孢曲松、苯唑西林除外)、碳青霉烯类(厄他培南除外)、利奈唑胺、环丙沙星、左氧氟沙星
30~70	万古霉素、莫西沙星
>70	头孢曲松、苯唑西林、厄他培南、替考拉宁、替加环素、多黏菌素、达托霉素

5）主动转运：CSF 内药物浓度不仅取决于以上物理化学特性也取决于药物对转运系统的不同亲和力。许多抗菌药物是 CNS 活性转运体（如 P- 糖蛋白和有机阴离子转运蛋白）的配体，能被主动转运排出。如大环内酯类可经 P- 糖蛋白外排。头孢曲松、头孢噻肟、其他大分子头孢菌素类和碳青霉烯类对有机阴离子蛋白的亲和力较低，现常作为社区或医院获得性细菌性脑膜炎的一线治疗药物。目前，仅基于药物的一般特性是难以预测主动转运体对药物 CNS 浓度的影响。

（2）药物的选择

1）初始治疗：初始治疗应力求兼顾药物的抗菌谱、细菌对药物的敏感性以及脑脊液中的药物浓度，做到用药早、剂量足、疗程够。在抗菌药物使用前及时进行脑脊液和血液标本的革兰氏染色、培养及药敏试验。如果未能进行腰穿，也不能延迟抗菌药物的使用。使用抗菌药物后 CSF 培养可能会转阴，但是蛋白和糖的水平很少会受影响。

常见抗菌药物的脑脊液 / 血药浓度见表 3-3-8。临床实践中参考病原菌的培养和药敏试验结果选择脑脊液浓度较高的药物单用或联合治疗。

表 3-3-8　常用抗菌药物的脑脊液 / 血药浓度

脑脊液 / 血药浓度 /%			脑脊液药物浓度微量或不可测
≥ 50	5~50	< 5	
磺胺嘧啶	Co-SMZ	亚胺培南 [c]	克林霉素
甲硝唑	氨苄西林	美罗培南	红霉素
氟康唑	哌拉西林 [a]	左氧氟沙星	头孢西丁 [注：<5列] 克拉霉素
氟胞嘧啶	替卡西林 [a]	环丙沙星	阿奇霉素
异烟肼	青霉素 [b]	万古霉素	罗红霉素
吡嗪酰胺	头孢吡肟	利福平	多黏菌素 [d]
甲硝唑	头孢唑肟	乙胺丁醇	伊曲康唑
	头孢他啶	更昔洛韦	两性霉素 B [d]
	头孢噻肟	氨基糖苷类	
	头孢曲松		
	头孢呋辛		
	氨曲南		

注：[a] 尚不能达到对铜绿假单胞菌脑炎的治疗浓度；[b] 高剂量时亦不能达到对青霉素高度耐药肺炎链球菌脑膜炎的治疗浓度；[c] 亚胺培南易致惊厥等不良反应，慎用于 CNS 感染；[d] 可鞘内注射的药物。

对于疑似细菌性脑膜炎的患者建议入院后 1 小时内静脉应用抗菌药物。具体抗菌药物的选择要从患儿年龄、细菌入颅途径、颅外感染灶、当地脑膜炎常见细菌谱及耐药情况做综合判断。我国脑膜炎肺炎链球菌株常见，对青霉素和第三代头孢菌素耐药率高，推荐使用第三代头孢菌素联合万古霉素作为初始经验方案；头孢菌素过敏的儿童，经验性治疗阶段可以选用美罗培南替代治疗。2 岁以下儿童大肠埃希菌也是脑膜炎常见病原菌，结合当地耐药情况可以使用第三代头孢菌素 ± 美罗培南，也有建议第三代头孢菌素 ± 氨基糖苷类药物。

　　不同年龄和不同侵入途径感染的病原菌种类概率不同,推荐方案见表 3-3-9 和表 3-3-10。可根据当地抗菌药物耐药模式决定是否经验性覆盖革兰氏阴性病原体(例如,对头孢他啶的耐药率高提示选择美罗培南更好)。儿童常见细菌性脑膜炎抗菌药物使用剂量推荐见表 3-3-11。

表 3-3-9　根据年龄选择细菌性脑膜炎初始方案

年龄	常见细菌	抗菌药物
<1 月龄	无乳链球菌、大肠埃希菌[1]、单核李斯特菌肺炎、克雷伯菌	氨苄西林 + 头孢噻肟 / 氨基糖苷类
1~23 月龄	肺炎链球菌、脑膜奈瑟菌、无乳链球菌、流感嗜血杆菌、大肠埃希菌[1]	万古霉素 + 头孢曲松 / 头孢噻肟
>2 岁	脑膜炎奈瑟菌、肺炎链球菌	万古霉素 + 头孢曲松 / 头孢噻肟

　　注:[1]为第三代头孢菌素敏感大肠埃希菌的推荐方案;若考虑高度耐药大肠埃希菌感染时可选用第三代头孢菌素 + 美罗培南作为初始治疗。

表 3-3-10　根据侵入途径选择细菌性脑膜炎初始方案

入颅途径	常见细菌	抗菌药物
头骨骨折	肺炎链球菌、流感嗜血杆菌、A 族 β 溶血性链球菌	万古霉素 + 头孢曲松 / 头孢噻肟
穿透伤 / 神经术后	金黄色葡萄球菌、凝固阴性葡萄球菌、需氧革兰氏阴性菌(包括铜绿假单胞菌)	万古霉素 + 头孢吡肟 / 头孢他啶 / 美罗培南
脑脊液分流	凝固阴性葡萄球菌、金黄色葡萄球菌、需氧革兰氏阴性菌(包括铜绿假单胞菌)、痤疮丙酸杆菌	万古霉素 + 头孢吡肟 / 头孢他啶 / 美罗培南

表 3-3-11　儿童细菌性脑膜炎抗菌药物常用剂量推荐[*]

抗菌药物	儿童剂量	频次	注意事项
氨苄西林	200~300mg/(kg·d)	q.4,6h.	最大量 12g/d
头孢吡肟	150mg/(kg·d)	q.8h.	最大量 6g/d
头孢噻肟	300mg/(kg·d)	q.6h.	最大量 12g/d
头孢他啶	150mg/(kg·d)	q.8h.	最大量 6g/d
头孢曲松	100mg/(kg·d)	q.12h.	最大量 4g/d
美罗培南	120mg/(kg·d)	q.8h.	最大量 6g/d
青霉素	30 万 ~40 万 U/(kg·d)	q4,6h	最大量 2 400 万 U/d
利福平	20mg/(kg·d)	q.12h.	最大量 600mg/d
万古霉素	60mg/(kg·d)	q.6h.	TDM 目标谷浓度 10~15mg/L 11 015mg/L
阿米卡星	15~30mg/(kg·d)	q.8h.	最大量 1.5g/d
利奈唑胺	30mg/(kg·d)	q.8h.	≥12 岁,最大量 600mg/d

　　注:[*]药物剂量需根据肝肾功能水平做相应调整;此表为一般儿童剂量,新生儿尤其是早产儿剂量需要调整。

2）目标治疗：当获得脑脊液染色、培养或高通量测序等病原学证据后，应根据病原体及其药敏试验结果结合经验治疗的临床效果进行抗菌方案调整。目标治疗方案推荐见表 3-3-12。

表 3-3-12　细菌性脑膜炎目标治疗方案推荐[*]

微生物	敏感性	标准治疗	替代治疗	疗程 /d
肺炎链球菌	青霉素敏感	青霉素或阿莫西林	第三代头孢菌素	10~14
	青霉素耐药			
	第三代头孢菌素[a]敏感	第三代头孢菌素	头孢吡肟 / 美罗培南	
	头孢菌素不敏感	万古霉素 + 第三代头孢菌素[b]	利奈唑胺 / 万古霉素 + 莫西沙星	
脑膜奈瑟菌	青霉素敏感	青霉素或阿莫西林	第三代头孢菌素	7
	青霉素耐药	第三代头孢菌素	头孢吡肟 / 环丙沙星 / 美罗培南 / 氯霉素	
李斯特菌		青霉素或氨苄西林	Co-SMZ/ 莫西沙星 / 美罗培南 / 利奈唑胺	≥21
无乳链球菌		青霉素或氨苄西林	第三代头孢菌素	14~21
大肠埃希菌[e]	第三代头孢菌素敏感	第三代头孢菌素	头孢吡肟 / 美罗培南 / 氨曲南 / 复方新诺明 / 阿米卡星	≥21
	头孢菌素不敏感	美罗培南		
流感嗜血杆菌	β- 内酰胺酶（-）	氨苄西林 / 阿莫西林	第三代头孢菌素	7~10
	β- 内酰胺酶（-）且氨苄西林耐药	第三代头孢菌素 + 美罗培南	环丙沙星	
	β- 内酰胺酶（+）	第三代头孢菌素	头孢吡肟 / 氯霉素 / 环丙沙星	
金黄色葡萄球菌	甲氧西林敏感	苯唑西林	万古霉素 / 利奈唑胺 / 利福平 / 磷霉素	≥14
	甲氧西林耐药	万古霉素[d]	Co-SMZ/ 利奈唑胺 / 利福平 / 磷霉素	
	万古霉素耐药	利奈唑胺	利福平或磷霉素或达托霉素	
表皮葡萄球菌		万古霉素[c]	利奈唑胺	—
肠球菌	氨苄西林敏感	氨苄西林 + 庆大霉素	—	—
	氨苄西林耐药	万古霉素 + 庆大霉素	—	
	氨苄西林和脂糖肽类耐药	利奈唑胺		
铜绿假单胞菌[e]		头孢吡肟[e]/ 头孢他啶[e]	氨曲南[e]/ 环丙沙星[e]/ 美平[e]	—

注：[*] 本表推荐的药物均为静脉给药。[a] 本表中的第三代头孢菌素是指头孢噻肟 / 头孢曲松；[b] 如果头孢曲松的 MIC 大于 2μg/ml 考虑加用利福平；[c] 需要考虑是否加用氨基糖苷类；[d] 考虑加用利福平。注意：利福平脑脊液穿透性强且体外抗菌活性好，但单独应用时易致细菌耐药，故须和其他抗菌药物联用。目前仅当应用其他抗菌药物效果不好或杀菌速度慢，且致病菌对利福平敏感时，才联用利福平治疗；[e] 药物的选择应基于体外药敏试验结果，本表仅为一般方案；美罗培南为时间依赖型抗菌药物，在给予充分剂量的基础上适当延长滴注时间如 3 小时可有效提高革兰氏阴性菌所致的脑膜炎的治疗效果。

表 3-3-12 中推荐均为静脉给药途径,当全身给药效果不佳时,可考虑鞘内给药,以发挥局部给药更易于清除病原菌的优势,但在儿童仍缺乏有效安全的一致证据支持。有文献报道治疗多重耐药和泛耐药鲍曼不动杆菌引起的脑膜炎时,儿童鞘内多黏菌素的剂量 0.16mg/kg,最大 10mg。2004 年 IDSA 细菌性脑膜炎管理实践指南提及经验性的鞘内第一剂给药后,需要进行 CSF 药物谷浓度检测,达到谷浓度除以分离病原菌对药物的 MIC>10~20 的目标一般可维持 CSF 无菌;当然具体如何制订儿童鞘内药物的剂量和间隔方案尚需要进一步的研究。

3)治疗疗程:有六项儿童 RCT 研究对细菌性脑膜炎最优抗菌疗程进行了评估,荟萃分析认为没有足够的数据支持短疗程抗菌药物使用。对所有细菌性脑膜炎患儿均应坚持足疗程的抗菌药物,推荐疗程见表 3-3-12。当致病菌不明确时,结合临床疗效建议至少治疗 2 周。足疗程治疗后效果不满意时,应具体分析原因,排查其他病灶和并发症,决定是否延长疗程或调整治疗方案。一般完成用药疗程时并满足以下条件可考虑停用抗菌药物:症状体征消失,体温正常 1 周以上,脑脊液压力、细胞计数低于 20 个且均为单个核细胞,脑脊液培养阴性,没有神经系统并发症。有研究提示药物治疗疗程结束后脑脊液常规、生化检查轻度异常很常见,与预后和复发不成正比,建议无并发症患者,如临床及其他实验室指标均达到停药指征,脑脊液蛋白仍高(常见于肺炎链球菌感染)但含量低于 1g/L 和 / 或脑脊液糖仍低(常见于革兰氏阴性菌如大肠埃希菌感染)但含量高于 2.0mmol/L,可停药观察,仍需注意密切随访有无复发。

4)药学监护

【可采取的措施】

治疗中密切监护患儿的临床症状如发热、颈强直、意识改变和惊厥是否改善,如果是小婴儿则脑膜刺激征表现可不明显,可评估发热、嗜睡、喂养困难、激惹、哭声尖锐、眼神呆滞等临床表现改善情况;其他指标包括生命体征如血压、脉搏、呼吸是否平稳,血象、血液和 CSF 细菌培养结果是否转阴等。

【不良反应监护】

①青霉素类药物典型的不良反应是过敏反应,用药前应详细询问过敏史并进行青霉素皮肤试验,观察首次给药时是否出现过敏症状和体征。过敏反应比较常见,包括荨麻疹等各类皮疹、白细胞减少、间质性肾炎、哮喘发作、血清病型反应等,偶见过敏性休克。注意结合说明书遴选合适的溶剂并新鲜配制皮试液。青霉素类药物大剂量静脉滴注或鞘内给药可致青霉素脑病(表现为肌肉阵挛、抽搐、昏迷等),此反应婴儿多见,不推荐常规选用;青霉素静脉滴注时给药速度不能超过每分钟 50 万单位。青霉素类药物的半衰期都相对较短,故使用胃肠外制剂时需频繁给药。这类药物穿透入脑脊液的能力较差,但存在炎症时除外。此外本品含钠,有心功能异常基础病者仔细评估电解质水平。

用药时定期监测:血清电解质、粒细胞计数、肾功能、大剂量或长期用药时还应监测心脏功能。肾功能和肝功能损害的患者需要剂量调整。

②头孢菌素类不良反应有过敏反应(与青霉素类有交叉过敏)、静脉炎、粒细胞减少、继发艰难梭菌腹泻、胃肠道反应等。在首次使用头孢噻肟或头孢曲松时应观察患儿是否出现药物过敏的症状和体征,发现过敏及时停药;输液过程中应监护输注部位有无肿胀、疼痛或渗出;并合理控制输液时间如头孢曲松静脉滴注至少 3 分钟。使用>10 天者监护

血常规及粒细胞计数。肝肾功能损害的患者使用头孢菌素应根据权威资料调整给药剂量和间隔。

头孢曲松不得用于可能发展或已经发生高胆红素血症新生儿和早产儿。输液时注意头孢曲松禁止合用含钙溶液，因为有产生头孢曲松-钙沉淀物的风险。

长期用药的患儿需检测肝肾功能，留意患儿粪便的性状、次数和量，发生腹泻时及时治疗。

③碳青霉烯类药物美罗培南的不良反应主要有皮疹；头痛、烦躁、乏力；腹泻、呕吐、腹痛、黄疸；肝肾功能损害；心律异常；低血糖等。CNS 不良反应包括意识不清、惊厥、谵妄、影响神经运动和警觉性，既往有惊厥史的谨慎使用。肾功能损害时剂量调整避免药物的蓄积，否则可增加惊厥、血小板减少风险。罕见过敏性休克、急性肾衰竭、伴血便的重症结肠炎（如假膜性结肠炎）、间质性肺炎、皮肤黏膜综合征（Stevens-Johnson 综合征）等，一旦出现上述症状应立即停药。长期应用可见继发艰难梭菌和假膜性小肠结肠炎。美罗培南禁用于使用丙戊酸钠的患儿。亚胺培南/西司他丁易引起惊厥发作，应用受限。

用药时定期监测：肝、肾、血液系统功能以及排便情况。初次用药时注意过敏情况。

④万古霉素的不良反应较多且严重，主要有休克、静脉炎、寒战、药物热、嗜酸性细胞增多和中性粒细胞减少（可逆）、血小板减少、过敏样症状、肾毒性、耳毒性、肝功能损害等。肾毒性发生的危险因素有：基础肾功能损害、合用肾毒性药物、脱水。不可解释的血肌酐水平较基线值升高 ≥50% 或 0.5mg/dl（取较大者）提示可能存在万古霉素肾功能损害，一旦出现此情况应立即停药，且常常肾功能损害是可逆的。延长或大剂量治疗可增加药物引起粒细胞减少的风险（治疗>1 周或总剂量超过 25g），及时监测评估血常规，一旦发现可疑粒细胞减少可予以停药，一般此不良反应为可逆。耳毒性常常发生在药物过量、基础听力损害、合用其他耳毒性药物如氨基糖苷类时；听力损害可以是短暂的也可能是永久的。长期用药还可诱发艰难梭菌感染。

用药期间需注意监测：肝肾功能（尤其是血药浓度较高时），血、尿常规，合并肾毒性/耳毒性药物使用情况，提倡 TDM 监测。需要浓度监测通常在第 4 次给药前 30 分钟采集血样测定谷浓度，并控制谷浓度在 10~20mg/L，复杂性感染应维持谷浓度在 15~20mg/L。静脉万古霉素有刺激性，能导致血栓性静脉炎，一旦药液外渗可能出现疼痛、组织坏死，所以应减慢输注速度，将药物稀释至 5mg/ml 浓度以下。静脉滴注时间应>1 小时，快速静脉给药可导致低血压、荨麻疹、瘙痒，这些反应在停止输注后缓解。

⑤利奈唑胺常见的不良反应有骨髓抑制如血小板减少（常发生在使用>2 周后）、铁粒幼细胞贫血、周围神经病变和视神经病变（常发生在使用>28 天后）、乳酸酸中毒、惊厥、过敏性反应、皮肤不良反应、低血糖发作等。已经有骨髓抑制或合用骨髓抑制药的患者应谨慎使用。出现不良反应可根据临床酌情减量或停药或密切监护观察。

利奈唑胺是一可逆非选择性的单胺氧化酶抑制剂，当合用类肾上腺素能和 5-羟色胺类药物时有潜在相互作用。如果患儿使用 2 周以上 MAOI 不应使用利奈唑胺。当患儿高血压未控制，患有嗜铬细胞瘤、甲亢或使用拟交感神经药物如伪麻黄碱、血管加压药物如肾上腺素和去甲肾上腺素、多巴胺能药物如多巴胺和多巴酚丁胺时，需要在血压监测的情况下使用。合用含血清素的药物可以减少利奈唑胺的代谢，可出现激动、意识模糊、幻觉、肌阵挛、颤抖、心动过速等表现。需在有能力监测血清素综合征或恶性精神疾病综合征反应的医师指导下使用本药。

【注意事项及用药教育】

①监测血常规(出现骨髓抑制需积极评估干预)、大便次数和性状,长期使用兼顾眼部筛查。如果合用利福平应注意利福平可降低利奈唑胺的血药浓度,积极评估药效。

②利福平的不良反应主要有胃肠道反应、血液系统(如白细胞减少、溶血性贫血、血红蛋白减少等)、头痛、乏力、麻木、肝毒性、肾损伤、过敏反应、肌病、水肿症状等。利福平主要通过胆汁排泄,对肝功能紊乱者使用应注意监测肝功能或减少利福平剂量。利福平对肝药酶有诱导作用,包括 CYP2C19 和 CYP3A4(强)、CYP2B6 和 CYP2C9(中);也是 P-糖蛋白等转运体的底物。

服药期间应监测肝功能、胆红素、血尿常规和肾功能及合用药物情况。

③用药教育:应告知医师或药师既往药物过敏史如青霉素类或头孢菌素类、食物过敏史情况。如有腹泻应记录腹泻形状、量、次数并报告医师。告知医师或药师是否在服用其他药物,因为有些药物可能与现有药物有相互作用,需要医生和药师予以甄别。请根据医师指示服药,不可自行调整剂量或增减服药次数,完成疗程才能更好地治疗疾病。静脉药物不可随意调节速度,应遵从护士调好的速度。

使用美罗培南注意观察患儿是否癫痫发作,如有则记录次数、时长、状态并告知医师。

使用利奈唑胺期间需要遵照医师指示进行血液检查,以及时发现可疑不良反应能积极干预。若患儿既往有高血压、癫痫、嗜铬细胞瘤、甲亢病史要告知医师,或服用利奈唑胺时正服用感冒药、治疗鼻塞或鼻炎药物、抗抑郁药应告知医师以评估如何进行血压监护。服用本药期间避免摄取过多的干酪酸,如发酵或腌制或熏制的食物,这些食物包括陈年奶酪、风干肉、泡菜、酱油、高蛋白未经妥善冷藏的食品。

嘱患儿及家长利福平应空腹与水同服,因食物会减少药物的吸收;如若胃肠道副作用难以耐受可与食物同服。服用利福平后至少 1 小时后才能服用抗酸剂。并且服用此药后尿、唾液、汗液等排泄物均可显橘红色,告知患儿及家长此现象为药物所致,不必惊慌。服用利福平期间不要大量食用奶酪。常见轻微副作用有恶心、呕吐、腹泻、食欲不佳、感冒样症状,如果不能耐受应及时就诊;严重不良反应有头痛、寒战、肌肉疼痛、胸闷、排尿次数减少等,应及时告知医师。

3. 对症及支持治疗　所有细菌性脑膜炎患儿均要密切监测生命体征,同时正确处理缺氧、水电解质紊乱、高碳酸血症、惊厥、脑疝,及时评估并积极干预防治脓毒症休克、呼吸或循环衰竭。

(1)脑水肿、颅内高压治疗

1)控制脑水肿、颅内高压可以显著减少患儿神经系统后遗症发生率,治疗目标是维持颅内压<20mmHg 的同时保证脑灌注压为 50~60mmHg。脑积水导致的颅内高压,必要时需要外科会诊是否手术干预。

2)药物的选择:主要是高渗性脱水剂如 20% 甘露醇 0.5~2.0g/(kg·次)、静脉注射20~30 分钟,可每 4~6 小时重复一次,根据颅内高压表现缓解情况和不良反应调整给药频次或剂量,必要时可联用利尿剂。也可使用甘油果糖和高张生理盐水。既往甘露醇注射液过敏或肾损伤、无尿、严重脱水、颅内出血活性期(开颅术除外)、进展性心衰、肺充血者禁用。当患儿有基础肾病或伴脓毒症时联用氨基糖苷类等肾毒性药物要谨慎。应该注意的是甘露醇可在大脑中蓄积,循环中甘露醇持续长时间更容易导致颅内压的反弹,所以不建议持续静脉甘露醇,而应该间歇性给药。

注射时速度不宜过快,滴速为 5~10ml/min,否则可致一过性头痛、视物模糊、眩晕、心悸等;大剂量快速静脉滴注甘露醇还可致渗透性肾病。甘露醇外渗可致组织水肿、皮肤坏死。如不慎漏出应立即用 0.5% 盐酸普鲁卡因局部封闭。甘露醇遇冷易结晶,用前应仔细检查,如有结晶,可置热水中或用力振荡待结晶完全溶解后再使用。浓度高于 15% 的甘露醇静脉滴注时应使用有过滤器的输液器。

3)药学监护

【疗效评估】

甘露醇用药后应评估颅内高压症状(头痛、呕吐、囟门凸起等)是否有所缓解。

【不良反应监护】

甘露醇最常见的不良反应是水电解质紊乱,还可引起中枢神经症状,可有皮疹、发热、寒战、排尿困难、血尿、血栓性静脉炎、呼吸困难、过敏性休克、头晕、视物模糊、口渴、渗透性肾病等症状;监护患者尿量、电解质丢失(尤其是血钠和血钾)和肾功能水平,若出现少尿、无尿等肾功能损伤的表现,应复查 K^+、Na^+、Cl^-、BUN、Cr 等,并采取相应措施,以免造成肾衰竭。使用 12 小时后无尿者,应停用。同时密切监测血压(心血管状态评估,当出现低血压注意监测大脑灌注压是否足够)、肾功能、液体出入量、血和尿的渗透压。保持血浆渗透压小于 320mOsm/L 以减少肾脏不良反应。个别患儿可出现过敏反应。

【注意事项】

静脉用甘露醇可引起过敏、胸痛、低血压、心悸、腹泻、头痛及尿潴留等。不可随意调整输液速度。还应嘱患儿家长在用药过程中密切观察患儿是否有皮疹(过敏现象)、神志变化、恶心、呕吐,并留意尿量和尿的颜色,如发现有意识障碍加重或少尿或无尿以及其他不适情况及时告知医务人员。

(2)抗炎治疗

实验动物研究提示细菌性脑膜炎预后与蛛网膜下腔炎症反应的严重程度相关。降低炎症反应可有效改善患儿的病理生理学过程,减轻炎症因子介导的脑水肿、颅内高压、脑血流减少、脑血管炎以及神经损害等;为了评估糖皮质激素对细菌性脑膜炎患者炎症反应的调节作用,一项纳入了 25 个的 RCT 研究荟萃分析总结认为,糖皮质激素能降低总体听力丧失以及神经系统后遗症的发生率,但是并不能减少死亡率。总体糖皮质激素组较对照组没有额外的相关不良反应。

1)药物的选择:目前推荐流感嗜血杆菌脑膜炎使用地塞米松,肺炎链球菌脑膜炎则需要权衡利弊,其他病原菌脑膜炎尚无明确激素指征使用。2004 年 IDSA 细菌性脑膜炎管理实践指南建议儿童地塞米松方案是 0.15mg/kg q.6h.,疗程 2~4 天。2016 年《欧洲临床微生物和感染病学会急性细菌性脑膜炎诊治指南》,强烈推荐在高收入国家医疗体制内,对急性细菌性脑膜炎的所有成人患者[10mg,q.i.d.×4d]和儿童患者(0.15mg/kg,q.i.d.×4d)进行地塞米松经验性治疗(推荐等级:A)。

为了预防抗菌药物使用后细菌溶解引发的炎症反应,一般建议地塞米松在抗菌药物给药前或与抗菌药物同时使用,对已用抗菌药物的患者目前没有研究提示是否地塞米松能减少损害。部分专家认为抗菌药物给药后 4 小时内仍然可以给予地塞米松。值得注意的是,目前尚没有针对新生儿细菌性脑膜炎使用地塞米松的相关研究,美国儿科学会2003 年建议大于 6 周龄的肺炎链球菌脑膜炎患儿权衡利弊后再考虑使用;无菌性及部分治疗后脑膜炎、耐 β- 内酰胺酶的肺炎链球菌脑膜炎、小于 6 周的细菌性脑膜炎患儿均不宜使用糖皮质激素治疗。2004 年 IDSA 细菌性脑膜炎管理实践指南建议儿童地塞米松方案是 0.15mg/kg q.6h.,疗程 2~4 天。

2)药学监护

【疗效评估】

由于地塞米松为辅助用药,故一般完成疗程后停药即可。

【不良反应监护】

糖皮质激素的不良反应较多有心脏节律异常、休克、水肿、高血压;精神抑郁、情感障碍、头痛、颅内压增高、失眠、惊厥;过敏皮炎、皮肤变薄;HPA 轴抑制、糖耐量降低、液体潴留、生长抑制、高脂血症、低钾;膀胱功能异常、胃肠道出血、胃肠穿孔;恶性赘生物;肝酶升高;过敏反应;感染加重;股骨头坏死、关节病、骨折、脂肪萎缩、跟腱断裂、肌病;青光眼;血栓等。

用药时注意监测电解质(水钠潴留、低血钾)、血压、血糖、血红蛋白、大便隐血、诱发溃疡情况。对于已有精神症状的患儿应密切观察用药后的精神状态,包括抑郁、欣快、情绪波动和性格改变等,有癫痫病史的患儿使用时应谨慎。

【注意事项及用药教育】

①糖皮质激素有免疫抑制作用,可诱发或加重感染,用于细菌性脑膜炎患儿时需足量的抗菌药物;地塞米松是 CYP3A4 的底物,所以利福平可促进其代谢导致其作用减弱。其他避免合用的药物如去氨加压素,因皮质激素会增强去氨加压素的降血钠作用。

②用药教育:糖皮质激素有免疫抑制作用,应嘱家长加强对患儿的防护,尽量避免受凉感染或接触有感染发热的家人;近期应避免接种活疫苗或减毒活疫苗。注意热量和液体的供应,维持水、电解质平衡。病重者可输血或血浆,每次 5~10ml/kg,或应用复合氨基酸、脂肪乳等静脉高营养制剂。

4. 并发症的治疗　细菌性脑膜炎患儿容易出现多种神经系统并发症,常见包括脑室管膜炎、癫痫、抗利尿激素分泌异常综合征、硬膜下积液、脑积水、听力丧失或减退、智力或行为障碍、脑梗死、脑脓肿等。

(1)脑室管膜炎:延长抗菌药物疗程至 6~8 周,必要时穿刺引流缓解症状。

(2)癫痫:继发癫痫的患儿需要进行正规抗癫痫治疗。

(3)抗利尿激素分泌异常综合征:维持内环境稳定,密切监测血电解质水平、24 小时出入量、尿比重、渗透压变化等。

(4)硬膜下积液等无药物干预方案:可进行多学科评估(康复科、外科、神经科等)进行早期干预和管理,有助于改善患儿预后。

(三) 病毒性脑炎

病毒性脑炎(viral encephalitis,VE)是指病毒直接侵犯脑实质而引起的颅内急性炎症并伴有神经功能损害的疾病过程。病原菌致病能力不同和宿主反应差异使得疾病表现各异,若病变主要累及脑膜临床表现为病毒性脑膜炎;若病变主要影响大脑实质,则临床表现主要为病毒性脑炎。目前仅少数病毒有明确药物治疗。病毒与机体免疫间相互制衡决定了疾病的转归和预后,多数患儿病程自限性,预后良好;少数患儿病情危重,可导致死亡或留有严重的神经系统后遗症。所有病毒性脑炎病例中 80% 为肠道病毒感染,包括脊髓灰质炎病毒、柯萨奇病毒 A 和 B、埃可病毒等;其次为虫媒病毒、腺病毒、疱疹病毒和腮腺炎病毒等。

1. **治疗原则**　病毒性脑炎患儿应接受一般性支持治疗,并对患者进行优先诊断评估(流行病学、临床表现、实验室、影像学等)来判断是否有常见可治疗的病因及高风险因素以开展经验性的抗病毒治疗。

2. **支持治疗**　支持性治疗是脑炎治疗的基石。包括气道管理、颅内高压和脑水肿的管理、液体、电解质和营养管理、癫痫管理、激素治疗等。在疾病急性期给予正确的支持与对症治疗能促进病情顺利恢复、降低病死率和致残率。

(1)颅内高压、脑水肿治疗:颅内高压的表现有发热、头痛、呕吐、视盘水肿、血压升高、脉搏减缓、肌张力增加或呼吸节律、瞳孔改变等,严重的颅内压增高可导致脑疝形成,可伴有意识障碍如淡漠、烦躁、嗜睡、谵妄等。控制脑水肿和颅内高压可:①严格限制液体入量,避免过多、过快输注低张溶液;②过度通气,控制 PCO_2 在 20~25kPa;③脱水药治疗,如静脉注射 20% 甘露醇 0.5~2.0g/(kg·次)20~30 分钟,可每 4~6 小时重复一次,根据颅内高压表现缓解情况调整给药频次或剂量,必要时可联用利尿剂。严重者可给予白蛋白 + 呋塞米,必要时在有效抗感染基础上使用短程肾上腺糖皮质激素减轻脑水肿。

(2)水电解质和营养干预:维持水、电解质平衡和适当的营养。对营养状况不良者可根据患儿状态给予肠内或肠外营养支持。

(3)控制惊厥:如果患儿并发惊厥,可根据其不同表现如局限性、全身性或持续状态等,给予止惊剂如地西泮、氯硝西泮、鲁米那等控制惊厥发作。详见惊厥相关章节。

激素和静注人免疫球蛋白(IVIG)治疗:由于缺乏激素在病毒性脑炎患者中应用有效性的系统研究,目前激素在病毒性脑炎的治疗中还存在争议。2010 年 EFNS 指南指出大剂量地塞米松作为急性病毒性脑炎的辅助治疗并不都能取得良好的效果,目前仅水痘带状疱疹病毒(varicella-zoster virus,VZV)脑炎和部分伴有进行性脑水肿的脑炎(如早期经 CT/MRI 证实有进行性脑水肿、一些 HSV 脑炎、少数伴有进行性意识障碍的病毒性脑炎)有少量的数据支持。2008 年在欧洲国家开展的阿昔洛韦联合激素治疗 HSV 脑炎的随机双盲临床试验(the German trial on aciclovir and corticosteroids in herpes-simplex-virus-encephalitis,GACHE)因纳入患者数量少而提前终止,目前病毒性脑炎是否使用糖皮质激素主要取决于医生的治疗经验和对患者的个体评估。2011 年《ABN/BPAIIG 儿童疑似病毒性脑炎的管理》中提到由于 VZV 脑炎损伤的炎性本质,激素的使用一般是 60~80mg 泼尼松龙 q.d.,3~5 天。

在感染性脑炎的治疗中,IVIG 相对免疫抑制的风险较少,对于体液免疫缺陷的儿童能帮助其病原菌清除。在临床实际中,应仔细评估不同病因的病理差异及患者情况酌情合理使用激素和 IVIG,未来希望有更多的数据和随机对照试验结果来提供证据支持。

3. **抗病毒治疗**　儿童病毒性脑炎常见的目前相对可治的病原菌有单纯疱疹病毒(herpes simplex virus,HSV)、水痘带状疱疹病毒(VZV)、巨细胞病毒(cytomegalovirus,CMV)等;其他常见的如肠道病毒(EV)和虫媒病毒(arbovirus)尚缺乏针对性有效治疗,以支持治疗为主。

(1)经验治疗:疑似病毒性脑炎的儿童在等待诊断性评估结论的过程中应经验性使用阿昔洛韦。

1)药物的选择:阿昔洛韦是一种无环鸟苷衍生物,能嵌入病毒 DNA 使得 DNA 聚合酶失活从而抑制病毒的 DNA 合成。阿昔洛韦需要经过三步磷酸化作用激活,第一步磷酸化经病毒胸苷激酶激活,所以阿昔洛韦能选择性地作用于被感染细胞。其对 HSV 和 VZV 有效,但对 HSV 效果是 VZV 的 10 倍。体外对 EBV、CMV 和人疱疹病毒 -6 型(human herpes virus-6,HHV-6)有效但作用弱。每次输注时间>1 小时。药物的配制浓度不超过 7g/L,否则易引起静脉炎。新生儿剂量为 20mg/kg,q.8h.;<12 岁儿童一般剂量为 10mg/kg,q.8h. 或 250mg/m^2,q.8h.,最高剂量为 500mg/m^2,q.8h.;>12 岁儿童一般 10mg/kg,q.8h.;肾损害的患儿应降低剂量。确诊为累及中枢神经系统时疗程为 10~21 天。肥胖患儿的剂量应按标准体重计算。

2)药物监护

【不良反应监护】

循环中 80% 的阿昔洛韦都是经过尿液排出,急性或慢性肾功能不全者不宜使用,也不宜滴注过快。肥胖患儿的剂量应按标准体重计算,剂量过大也易引起肾衰竭。阿昔洛韦呈碱性,与其他药物混合易引起 pH 改变,应尽量避免配伍使用。

(2)目标治疗:一旦病因学明确则应对治疗方案进行优化。当临床证据支持非感染性病毒性脑炎时可以停用阿昔洛韦;当仍然高度可疑且没有明确病原菌时则考虑继续使用阿昔洛韦并完善脑脊液检查 ± 大脑或组织切片检查。

1)药物的选择:早期积极阿昔洛韦治疗能降低 20%~30% 的死亡率。当 HSV 高度可疑或确诊,阿昔洛韦治疗 3 周并重复腰穿和 PCR 测试以期在治疗周期结束之时判断是否清除病毒。如果是新生儿需要口服阿昔洛韦 6 个月以减少复发和神经系统的进一步损害。对于阿昔洛韦抵抗的单纯疱疹病毒脑炎患儿,欧洲神经科学协会联盟(Federation of European Neuroscience Societies,EFNS)2010 年颁布的病毒性脑膜炎指南推荐静脉输注膦甲酸钠,其作用机制为结合焦磷酸结合位点抑制病毒 DNA 聚合酶的作用,剂量 60mg/kg,q.8h.。每次输注时间>1 小时,疗程 3 周。

对于 VZV 相关脑炎(病理为病毒引起的炎症还是感染后的免疫介导过程尚无定论),临床上常使用阿昔洛韦,剂量和疗程同前,但其治疗效果没有确切证据。

CMV 脑炎抗病毒药物治疗效果不甚理想。推荐采用更昔洛韦静脉滴注,5mg/kg,q.12h. 和膦甲酸钠 60mg/kg,q.8h.,疗程 14~21 天作为诱导治疗,采用更昔洛韦 5mg/kg q.d. 或膦甲酸钠 60~120mg/(kg·d)作为维持治疗,免疫正常者 1 周,免疫抑制者 4 周。给药期间也要注意适当水化,避免快速输注给药。

针对肠道病毒感染没有明确的有效方案,2011 年英国神经病医师协会/英国儿童过敏、免疫传染病学组(ABN/BPAIIG)发布的《儿童疑似病毒性脑炎的管理》指南对于重症患儿建议使用 IVIG 治疗(C,Ⅲ)。IVIG 可用于慢性肠道病毒性脑炎,对严重的 EV71 型感染可能有效,但需要未来进一步的临床研究。

2)药学监护

【疗效监护】

观察患儿的临床症状(如发热、头痛、颈强直、布氏征或克氏征等脑膜刺激征),重要生命体征是否平稳,脑功能是否改善(感染初期监测频率需高,急性期后可适当减少监测频率),脑脊液及脑电图检查是否恢复正常,重症患者行 GCS 评分,如有条件可行脑脊液聚合酶链反应(polymerase chain reaction,PCR)检查和病毒核酸的定量监测,以评估药物疗效。需要明确的是症状和体征的改善趋势比单一时间点的评估更有价值。

【不良反应监护】

①阿昔洛韦常见不良反应有皮疹、恶心呕吐、肝功能异常、静脉炎、急性肾功异常等,较少见的不良反应有造血功能异常和中毒性脑病(注意与脑炎的鉴别)等。继发于结晶尿和梗阻性肾病的肾功能异常是较为严重且常见的不良反应,常在静脉给药 4 天后出现,呈可逆性,可通过充分水化和监测肾功能来减少其发生的风险。

需要积极监测的指标有尿液分析、BUN、血肌酐、尿量、肝酶、CBC、神经毒性(如意识降低、谵妄);注意新生儿 60mg/(kg·d) 每周至少行两次中性粒细胞监测。

②更昔洛韦主要不良反应有寒战、神经系疾病;静脉炎、出汗;食欲缺乏、恶心呕吐;全血细胞减少;视网膜脱落;肌酐升高等。更昔洛韦有潜在长期致癌性和生殖毒性,儿科人群使用应特别谨慎。合并使用肾功能损害的药物时更需密切监测肾功能水平。粒细胞缺乏常发生在治疗的第 1~2 周,但也可能出现在任何时间;停药后 3~7 天一般可恢复;当患者本身存在血细胞减少或者骨髓抑制时谨慎使用。对于既往肾功能损害以及有药物诱导血细胞减少病史的儿童需要密切监测全血细胞计数和血小板计数。当绝对粒细胞计数<500 个 /ml,血红蛋白<8g/dl 或血小板<25 000 个 /ml 时不推荐使用更昔洛韦。

用药时应定期监测全血细胞计数和血小板计数、尿量、血肌酐、眼科检查、肝酶、血压和尿液分析等。

③膦甲酸钠的不良反应有过敏、发热、寒战、脓毒症、皮疹、局部刺激、剂量相关的肾功能损害、电解质紊乱、惊厥、胃肠道反应、代谢及营养失调、中枢及周围神经系统症状、精神失调、肝功能异常、心功能异常、血象异常(如粒细胞减少、贫血)等。

肾功能损害可发生在给药后任何时间,常在停药或者减量后可逆,但也有患者因肾衰竭死亡,所以足量水化、密切监测肾功能,必要时调整剂量很重要。因可能导致肾功能损害,避免与阿昔洛韦 / 伐昔洛韦、氨基糖苷、两性霉素 B、环孢素、甲氨蝶呤、他克莫司合用。

有 15% 的患者出现电解质紊乱如低钾、低钙、高磷或低磷、低镁,给药前应纠正电解质水平,并积极监护处理。有报道该药可引起 Q-T 间期延长,尤其当患者本身有潜在心脏疾病、电解质异常、合用引起 Q-T 间期延长的药物时。基础肾功能损害者有癫痫风险(低钙血症)。本品含钠,心衰者仔细评估使用。

用药时注意密切监测肝肾功能、电解质(钙、磷、钾、镁等)、血常规,并观察患儿的精神状态。膦甲酸钠静脉滴注速度不得大于 1mg/(kg·min);且本品仅能使用 5% 葡萄糖或生理盐水稀释。

④激素的不良反应较多,见细菌性脑膜炎一节。

已知对糖皮质激素配方中任何成分过敏的患者禁用;已知或疑似对牛乳过敏者禁用甲泼尼龙琥珀酸钠;对乙醇过敏者禁用氢化可的松等。接受大剂量皮质激素类药物停药的一个月内接种活疫苗或减毒活疫苗须谨慎,灭活疫苗可以使用但是疫苗的反应会被减弱甚至无效。使用激素时皮肤测验的敏感度下降。

如果使用大剂量激素冲击治疗需要密切监护不良反应。部分类固醇激素如甲泼尼龙琥珀酸钠是 CYP3A4 的底物,当合用 CYP3A4 酶诱导剂或抑制剂或酶底物时注意可能的相互作用。短期大剂量使用注意感染风险增加如脓毒症发生,也可能掩盖感染的一些症状,临床应权衡利弊使用。

糖皮质激素类药物有致骨折/股骨头坏死风险,搬运患者时易轻盈。对于有心脏基础疾病的儿童皮质激素液体潴留的影响要重视;快速大剂量使用容易导致低钾和碱中毒,监护心脏和水电解质平衡。短期内即可引起严重的精神病症状、心境障碍、认知改变,家长及医护人员需特殊关注。

用药时应密切监测:血压、血糖、钾、钙、血红蛋白、大便隐血、体重、身高、对 HPA 轴的抑制情况等。

【注意事项及用药教育】

①阿昔洛韦滴注后 2 小时尿药浓度最高,患儿应充分进水,防止药物沉积于肾小管内。更昔洛韦可引起食欲下降。因更昔洛韦易引起出血和感染,家长在患儿用药期间密切关注患儿有无出血征象,同时家长应了解接受血细胞计数检查的重要性。另外更昔洛韦有长期潜在的致癌性和刺激性,应嘱家长及患儿避免吸入或直接接触该药品或配制好的药物溶液,如不慎接触,立即用清水洗净。如果患者出现视力异常或其他不适时及时告知医生。

②膦甲酸钠可引起嗜睡和抽搐,若发现应告知医师。使用药物期间应充分水化帮助减少肾脏损害。避免膦甲酸钠与皮肤、眼接触,若不慎接触,应立即用清水洗净。

③糖皮质激素、牛奶、酒精等既往使用过敏史应如实告知医师或药师。若合用有其他药物也应该告知医师或药师以评价是否需要再使用。接受大剂量皮质激素类药物停药的一个月内不能接种活疫苗或减毒活疫苗。使用药物的短期一段内可以导致骨质疏松,注意避免儿童剧烈运动或撞击。若孩子出现心境障碍、认知改变及时告知医护人员并进行特殊关注。

(四)急性播散性脑脊髓炎

急性播散性脑脊髓炎(acute disseminated encephalomyelitis,ADEM)是一种免疫介导的、临床表现多样的、广泛累及中枢神经系统白质的特发性炎症脱髓鞘疾病,常见于儿童与青少年,往往与感染、疫苗接种有关。急性期主要给予肾上腺皮质激素治疗,激素无效者可改用或联用 IVIG 或血浆置换。恢复期及时给予肢体功能训练及康复治疗。

1. 一般治疗

(1)糖皮质激素

1)用法用量:糖皮质激素应用的药物选择、剂量和减量方法尚未统一。一般选择大剂量甲泼尼龙冲击治疗,15~30mg/(kg·d),最大一日 500~1 000mg,连用 3~5 日;或地塞米松静脉滴注,0.4~0.6mg/(kg·d),分两次,连用 10~15 日,然后改为口服泼尼松治疗。口服泼尼松 1.5~2mg/(kg·d),持续 15 日后递减为 1mg/(kg·d),持续 4~6 周后逐渐减至 0.5mg/(kg·d):泼尼松总疗程 2~6 个月。

2)药学监护

【不良反应监护】

糖皮质激素短期大剂量使用的不良反应主要有水电解质平衡失调(水钠潴留、高血压、低血钾)、血糖升高、感染风险增加、诱发溃疡、促发或加重精神异常等。用药时注意监测患儿的电解质、血压、血糖,积极预防感染。小剂量长期治疗会出现库欣综合征,血压、血糖及血脂升高,促使结核复发,股骨头坏死,儿童生长发育受抑等。用药期间定期检测患儿是否出现低血钾、骨质疏松、无菌性骨坏死、白内障、体重增加、水钠潴留等症状。糖皮质激素还可引起其他各系统不良反应,在用药过程中药师应密切观察患儿出现的情况,判断其与激素使用的相关性,并做好记录。

【注意事项】

①儿童长期应用糖皮质激素更应严格掌握适应证和妥当选用治疗方法。应根据年龄、体重(体表面积更佳)、疾病严重程度和患儿对治疗的反应确定糖皮质激素治疗方案。更应注意密切观察不良反应,以避免或降低糖皮质激素对患儿生长和发育的影响。②应注意糖皮质激素和其他药物之间的相互作用,近期使用巴比妥酸盐、卡马西平、苯妥英、扑米酮或利福平等药物,可能会增强代谢并降低全身性糖皮质激素的作用,糖皮质激素与排钾利尿药(如噻嗪类或呋塞类)合用,可以造成过度失钾,糖皮质激素和非甾体抗炎药(NSAID)物合用时,消化道出血和溃疡的发生率升高。

【可采取的措施】

用药教育:①应告知患儿及家属规范服用糖皮质激素,出院后要定期随诊,在医师或药师指导下逐渐减药,切忌擅自突然减药或停药,以免病情复发;②糖皮质激素可能改变患儿饮食习惯和患儿的免疫力,注意维持营养均衡,低钠、高钾、高蛋白饮食,合理锻炼,避免出现肥胖;③注意补充钙剂和维生素 D。

(2)静注人免疫球蛋白(IVIG)

1)用法用量:静脉滴注,总剂量共 2g/kg,可采用 5 日疗法(一日一次,一次 0.4g/kg,连用 5 日)、2 日疗法(一次 1g/kg,一日 1 次,连用 2 日)或一次疗法(一次性给予 2g/kg)。

2)药学监护

【不良反应监护】

IVIG 耐受性较好,多数不良反应呈一过性或可控。常见的不良反应包括头痛、发热、轻度高血压、畏寒、恶心、乏力、关节痛、食欲缺乏、头晕、短暂的高血糖等,罕见的不良反应包括无菌性脑膜炎、荨麻疹、心脏衰竭、心肌梗死、急性肾功能不全、血栓形成、高蛋白血症、低钠血症等。在输注过程中应定期观察患儿的一般情况和生命体征,如发生发热、寒战、呕吐等输液反应,应立即减慢或暂停输注。在用药期间还需关注患儿的肾功能、尿量、IgG 浓度、血红蛋白和红细胞比容、血容量状况等。

【注意事项】

IVIG 开始滴注速度为 1.0ml/min(约 20 滴 /min),持续 15 分钟后若无不良反应,可逐渐加快速度,最快滴注速度不得超过 3.0ml/min(约 60 滴 /min)。输注速度过快是 IVIG 相关的血管闭塞事件的一个可能危险因素,故输注速度不应超过说明书中的规定速度。另外,对 IVIG 过敏或有其他严重过敏史的患儿以及有抗 IgA 抗体的选择性 IgA 缺乏患儿禁用本品。

【可采取的措施】

用药教育:IVIG 是一种血液制品,从健康人血浆提取,尽管对原料进行了严格地筛选和检查,并在生产工艺进行了严格的病毒灭活处理,但由于目前国际、国内检测的标准和方法还不能完全解决原料血浆病原体血清学检测"窗口期"的问题,因此使用血液制品存在一定的风险,需获得患儿家长知情同意。为了避免被动接受 IVIG 中特异性抗体的干扰,患儿在输注本品至少 3 个月后才能接种某些减毒活疫苗,如脊髓灰质炎、麻疹、风疹、腮腺炎以及水痘病毒疫苗等,若在非紧急状态下,已经接种了这类疫苗的患者至少在接种 3~4 周才能输注本品,否则应在最后一次输注本品后 3 个月重新接种。

2. 其他对症治疗　主要包括急性期予以脱水药、止痉药等。应重视患儿一日出入量、热量和水电解质平衡。

(五) 吉兰 - 巴雷综合征

吉兰 - 巴雷综合征(Guillain-Barré syndrome,GBS)又称急性感染性多发性神经根神经炎,是小儿常见的急性周围神经系统疾病。主要以肢体对称性、弛缓性瘫痪为主要特征,本病为急性发病,瘫痪进展不超过 4 周,有自限性。多数患儿预后良好,少数患儿死于急性期呼吸肌麻痹。

1. 一般治疗

(1)静注人免疫球蛋白(IVIG)

1)用法用量:推荐用于成人和儿童的严重 GBS,也推荐用于病情持续恶化或症状在短时间内发作的患者。常用剂量为 0.4g/(kg·d),连用 5 日。IVIG 过敏或先天性 IgA 缺乏患者禁用。发热面红为常见的不良反应,减慢输液速度可减轻。偶有无菌性脑膜炎、肾衰竭、脑梗死报道,可能与血液黏度增高有关。血浆置换和 IVIG 为急性炎症性脱髓鞘性多发性神经病(acute inflammatory demyelinating polyneuropathy,AIDP)的一线治疗方法,但联合治疗并不增加疗效,故推荐单一使用。

2)药学监护:IVIG 的药学监护均可参照急性播散性脑脊髓炎药物治疗和药学监护章节。

(2)血浆置换(plasma exchange,PE):推荐用于使用 IVIG 有禁忌的成人和儿童的严重 GBS,或使用 IVIG 无效的患者。直接去除血浆中致病因子如抗体,PE 的给定剂量主要包括 4~5 周期,在 7~14 日内交换量为 200~250ml/kg。禁忌证包括严重感染、心律失常、心功能不全和凝血功能障碍等。IVIG 治疗后不建议再使用 PE,因后者会将近期输入的 IgG 清除。

(3)糖皮质激素:不推荐用于儿童或成人 GBS 急性期治疗,国外多项临床试验结果均显示单独应用糖皮质激素治疗 GBS 无明确疗效,糖皮质激素和 IVIG 联合治疗与单独应用 IVIG 治疗的效果也无显著差异。因此,国外的 GBS 指南均不推荐应用糖皮质激素治疗 GBS。但在我国,由于各种不同因素的限制,有些患者无法接受 IVIG 或 PE 治疗,目前许多医院仍在应用糖皮质激素治疗 GBS,尤其在早期或重症患者中使用。对于糖皮质激素治疗 GBS 的疗效还有待进一步研究。另外,非经典型吉兰 - 巴雷综合征可给予糖皮质激素治疗。

(4)抗菌药物治疗:考虑有胃肠道空肠弯曲杆菌(*Campylobacter jejuni*,CJ)感染者,可用大环内酯类抗菌药物治疗。

(5)辅助呼吸:重症患者可累及呼吸肌导致呼吸衰竭,应置于监护室,密切观察呼吸情况,定时做血气分析。当肺活量下降至正常的 20%~30%,血氧饱和度降低,血气分析动脉氧分压值低于 70mmHg 时,先行气管插管,一日以上不改善转行气管切开,呼吸机辅助呼吸。加强气管切开后的护理,定时翻身、拍背,及时抽吸呼吸道分泌物,保持呼吸道通畅,预防感染。

2. 对症治疗及预防并发症　重症患者连续心电监护,窦性心动过速常见,无须治疗;严重心脏阻滞及窦性停搏少见,发作时可立即植入临时性心内起搏器。高血压用小剂量的β受体拮抗剂治疗,低血压可补充胶体溶液或调整患者体位;尿潴留可加压按摩下腹部,无效时导尿,便秘可给予缓泻剂和润肠剂。抗菌药物预防和控制坠积性肺炎、尿路感染。勤翻身,防压疮形成,早期行肢体被动活动,防关节挛缩。康复治疗应及早开始,被动或主动运动等。

B 族维生素可促进神经系统的代谢,我国指南推荐始终应用 B 族维生素 [包括维生素 B_1、维生素 B_{12}、氰钴胺(cyanocobalamin)、甲钴胺(mecobalamin)]等治疗。

(六) 重症肌无力

重症肌无力(myasthenia gravis, MG)是一种神经肌肉接头传递障碍的获得性自身免疫性疾病。病变主要累及神经-肌肉接头突触后膜上的乙酰胆碱受体,临床特征为部分或全身骨骼肌极易疲劳,通常在活动后症状加重,休息和胆碱酯酶抑制药治疗后症状减轻。主要治疗药物包括糖皮质激素、人免疫球蛋白、胆碱酯酶抑制药和硫唑嘌呤、环孢素等其他免疫抑制剂。如为手术适应证可考虑胸腺摘除,若术后病情明显恶化,则考虑辅以血浆置换等非手术治疗。

1. 一般治疗

(1)糖皮质激素

1)用法用量:适用于各种类型MG,是当前 MG 的主要治疗药物,通过抑制乙酰胆碱受体抗体的生成,增加突触前膜乙酰胆碱的释放量及促使运动终板再生和修复。①泼尼松:一日顿服法,总疗程 1~2 年。足量期 1 个月,一日 1 次,1mg/kg;服用 1 个月后渐减量,至疗程第 5 个月,减至一日 0.5mg/kg,维持 1 个月。继续减量,全疗程第 10 个月,减至一日 0.25mg/kg,维持满 12 个月。以后根据病情小剂量维持或停用。②甲泼尼龙冲击疗法:甲泼尼龙 20mg/(kg·d),溶于氯化钠注射液 100ml 于 2 小时内匀速静脉滴注,共计 3 日。后给予泼尼松 2mg/kg 隔日顿服 2 个月,渐减量至疗程第 5 个月时,泼尼松减至 1mg/kg 隔日顿服;维持 1 个月,至疗程第 10 个月,泼尼松减至 0.5mg/kg 隔日顿服,维持满 12 个月后,根据病情小量维持或停用。若中途病情波动,则需随时调整剂量。

2)药学监护:糖皮质激素药学监护可参照急性播散性脑脊髓炎章节。值得注意的是,糖皮质激素有免疫抑制作用,可诱发或加重感染,若发生感染需注意避免使用可能加重 MG 的药物如氨基糖苷类、喹诺酮类等抗菌药物。同时降压药如 β 受体拮抗剂,精神类药物如奋乃静、氯丙嗪也会加重 MG 的症状,需服用此类药物应告知医生。

(2)静注人免疫球蛋白

1)用法用量:IVIG 主要用于病情快速进展、危及生命的情况,如肌无力危象、严重的延髓麻痹所致吞咽困难、肌无力患者胸腺切除术前和围手术期治疗,IVIG 多于使用后 5~10 日左右起效,作用可持续 2 个月左右。在稳定的中、重度 MG 患者中重复使用并不能增加疗效或减少糖皮质激素的用量。IVIG 有着复杂的免疫调节机制,几乎参与了免疫系统的所有环节,IVIG 可干扰共刺激分子,抑制抗体产生,阻碍补体激活,调节 Fc 受体在巨噬细胞上的形成,并减少趋化因子、细胞因子和黏附分子的合成。儿童常用治疗剂量 1g/(kg·d)连用 2 日,或 0.4g/(kg·d)连用 5 日,起效时间 1~2 周,后续每 3~6 周 1 次,剂量

0.4~2.0g/kg,根据症状改善情况决定用量。在治疗急性重型 MG 时,1g/kg 与 2g/kg 及其以上剂量并无显著差异。

2)药学监护:静注人免疫球蛋白的药学监护可参照急性播散性脑脊髓炎章节。

(3)胆碱酯酶抑制药

1)用法用量:适用于除胆碱能危象以外的所有 MG 患者,作用机制是使乙酰胆碱(ACh)降解速度减慢,神经肌肉接头处 ACh 量增加,使症状获得暂时改善。由于该药不能改变 MG 的病理性免疫过程,长期使用可出现耐药现象,故为辅助性治疗药物。药物剂量以能控制症状而不产生严重不良反应为度,疗程也因人而异。①甲硫酸新斯的明:注射,一般每次用 0.02~0.04mg/kg,不超过 1mg。②溴新斯的明:口服,餐前 30 分钟服用。新生儿初始剂量一次 1~2mg,然后每 4 小时 1~5mg。婴儿和小于 6 岁儿童初始剂量为 7.5mg,6~12 岁儿童初始剂量 15mg,根据个人病情在适当的间期重复使用。一日剂量15~90mg。日剂量及用药间隔时间需因人而异。从一次 45mg,一日 3 次(一日 135mg),到每 2 小时 1 次(一日剂量一般不超过 180mg)不等。一般在进餐或做特殊体力劳动前 15~30 分钟可口服 15mg。③溴吡斯的明:口服。新生儿初始一日 1~1.5mg/kg,根据病情逐步增加,最大剂量一日 10mg,分次于哺乳前 30 分钟左右服用。1 月龄~12 岁,初始一日1~1.5mg/kg,逐步增加到一日 7mg/kg,分 4~6 次服用,常用量一日 30~360mg。12~18 岁,一次 30~120mg,一日根据病情分次服用,一日总量可至 300~600mg。

成人常用的胆碱酯酶抑制药的种类和用法用量见表 3-3-13。

表 3-3-13   治疗 MG 的成人常用胆碱酯酶抑制药的种类和用法用量

药物名称	常用量	持续时间 /h	等效剂量 /mg	用法
甲硫酸新斯的明	1.0~1.5mg/ 次	0.5~1.0	1.0	肌内注射
溴吡斯的明	90.0~480.0mg/d	6.0~8.0	120.0	口服
溴新斯的明	22.5~180.0mg/d	3.0~6.0	30.0	口服
美斯的明	60.0mg/d	4.0~6.0	10.0	口服

2)药学监护

【不良反应监护】

主要监护患者是否出现心动过缓、胃肠道反应及呼吸道分泌物增多等不良反应。

【注意事项】

①儿童慎用。

②心律失常、房室传导阻滞、术后肺不张或肺炎者慎用。

③溴吡斯的明在吸收、分布、代谢、排泄上存在明显的个体差异,其药量和用药时间应根据服药后效应而定。禁忌证:对本品过敏、心绞痛、支气管哮喘、机械性肠梗阻及尿路梗阻。溴吡斯的明主要以原型通过肾排泄,有肾脏疾病患者应降低剂量,支气管哮喘患者慎用。指南推荐对于比较严重的胆碱能过量反应,可酌情使用阿托品拮抗。

2. 免疫治疗   免疫抑制剂适用于存在糖皮质激素禁忌证(如高血压、糖尿病、溃疡病等),不能耐受糖皮质激素治疗,或对糖皮质激素疗效不佳或频繁复发者。常用药物有硫唑嘌呤、环孢素、他克莫司等。

（1）硫唑嘌呤（azathioprine，AZP）

1）用法用量：AZP 主要用于对 GC 与胆碱酯酶抑制药（AChEI）反应不佳的患儿，其起效较慢，但在联合 GC 治疗时可使 GC 维持在低剂量，甚至减停，所以也可作为协助 GC 减量的首选药物。尤其是对 GC 依赖或耐药的全身型 MG 患儿及部分对 GC 不耐受的眼肌型 MG 患儿。儿童初始剂量通常为 1mg/（kg·d），分 1~2 次口服，后每 2~4 周增加一次，增加速度 0.5mg/（kg·d），最大剂量 2.5mg/（kg·d）。AZP 的起效时间较长，病情好转需 2~12 个月。

2）药学监护

【不良反应监护】

食欲缺乏、恶心、呕吐常见，肝脏毒性亦较常见，可出现白细胞计数及血小板减少、贫血，亦可有严重骨髓抑制，可继发感染、脱发、黏膜溃疡等。

【注意事项】

用药期间需要常规检测血象计数，伴有肾或肝损伤的患者需进一步监测红细胞计数，同时减少给药剂量，亦应进行肝功能检测以判断是否发生了肝损害。可考虑监测患者巯嘌呤甲基转移酶活性。通常从半量开始服药，7~10 日后复查血常规和肝功能，如结果正常可加到足量。

（2）环孢素

1）用法用量：此药是治疗成年全身型 MG 的二线药物，通常使用后 3~6 个月起效，主要用于 GC 或 AZP 因不良反应不能坚持用药的 MG 患者，可以显著改善肌无力症状，并降低血中抗乙酰胆碱受体抗体（AChR-Ab）滴度。其使用方法为：按体质量 2~4mg/（kg·d）口服，可长期服用。

2）药学监护

【不良反应监护】

主要关注患者使用过程中是否有肾功能损害、高血压、震颤、牙龈增生、肌痛和流感样症状等。

【注意事项】

服药期间至少每月查血常规和肝肾功能 1 次。

（3）吗替麦考酚酯（mycophenolate mofetil，MMF）：MMF 为治疗 MG 的二线药物，能减少 MG 长期治疗需要的 GC 剂量（Ⅳ类证据），推荐用于 GC 减量时。需要数月到一年的时间才能产生明显效果

1）用法用量：儿童 20~25mg/（kg·d），最大 2g/d。

2）药学监护

【不良反应监护】

MMF 与硫唑嘌呤和环孢素相比，较安全，对肝、肾不良反应小。常见不良反应有胃肠道反应。

【注意事项】

监测全血细胞计数：1 次 /w×4 次，1 次 /2w×4 次，之后每个月 1 次。不能与硫唑嘌呤同时使用。

（4）利妥昔单抗（rituximab）：抗 CD20 抗体，B 淋巴细胞抑制剂，适用于对糖皮质激素和传统免疫抑制剂治疗无效的 MG 患者，特别是抗 MuSK 抗体阳性的 MG 患者。

1）用法用量：推荐剂量为 $375mg/m^2$，1 次 /w×4 次。患者可能在数周内取得疗效，也可能需要在 2~3 个月后开始第二个疗程。

2）药学监护

【不良反应监护】

主要有发热、寒战、心脏毒性、支气管痉挛、白细胞减少、血小板减少和进行性多灶性白质脑病等。

【注意事项】

①既往有 B 型肝炎病毒感染史的患者，于治疗期间可能引起 B 型肝炎病毒再活化，应定期监测肝功能。

②可能发生严重过敏反应，通常会发生在给药后 30~120 分钟内，症状包括低血压、血管性水肿、气管痉挛、缺氧、急性呼吸窘迫综合征、心肌梗死等。若发生以上症状应立即停药，并给予缓解性药物，于患者恢复后以较低输注速率继续给药。

③本药曾有严重黏膜皮肤反应，常发生于给药后 1~13 周，如有发生需立即停药。

④利妥昔单抗不建议进行活病毒免疫接种。

（5）环磷酰胺：用于其他免疫抑制剂治疗无效的难治性 MG 患者及胸腺瘤伴 MG 的患者。

与糖皮质激素联合使用可以显著改善肌无力症状，并可在 6~12 个月时减少糖皮质激素用量。

1）用法用量：儿童 2~5mg/（kg·d）（<100mg）分 2 次口服，好转后减量为 2mg/（kg·d）。

2）药学监护

【不良反应监护】

注意关注白细胞减少、脱发、恶心、呕吐、腹泻、出血性膀胱炎、骨髓抑制、远期肿瘤风险等。每次注射前均需要复查血常规和肝功能。

【注意事项】

嘱患儿用药期间多喝水，观察尿液颜色，注意远期性腺损害，避免青春期前和青春期用药。

（6）甲氨蝶呤：一项关于甲氨蝶呤和硫唑嘌呤治疗全身型 MG 患者疗效的研究显示，甲氨蝶呤在疗效和减少激素剂量方面与硫唑嘌呤相近（Ⅲ类证据，良好实践要点）。

1）用法用量：成人，每周 10mg 起始，逐步加量至 20mg/w，儿童剂量根据年龄、体重酌减，2.5~20mg，每周一次。

2）药学监护

【不良反应监护】

常见的毒性是胃肠道反应、骨髓抑制；肝肾功能损害；脱发、皮炎、色素沉着等。

【注意事项】

注意口腔卫生，预防口腔炎发生；注意肛周清洁，预防感染；用药期间注意出入液体量。

（7）他克莫司：可抑制钙调神经磷酸酶活性，阻止活化 T 细胞核因子的脱磷酸作用和易位,影响白细胞介素 -2 等细胞因子的转录,抑制 T 细胞分化和增殖,进而抑制炎症反应的发生和减轻自身免疫性疾病的症状(Ⅲ类证据,良好实践要点)。

1)用法用量:起始剂量 0.037 5~0.050 0mg/(kg·d),每隔 1 周增加 0.037 5~0.050 0mg/kg,分 2 次口服,均在餐前 1 小时服药。他克莫司剂量改变且维持 1 周后查他克莫司血药谷浓度,目标血药谷浓度为 5~10ng/ml。如患儿症状已明显改善,即使他克莫司浓度未达到 5ng/ml,亦不再增加剂量以尽可能避免不良反应。如他克莫司每日剂量已达成人常规剂量 3mg/d,即使血药谷浓度未达标,原则上不再增加剂量。如症状仍未控制,可考虑使用其他药物如硫唑嘌呤、利妥昔单抗或人免疫球蛋白等。所有患儿在服用他克莫司治疗后,达到美国重症肌无力基金会工作组规定的最轻微表现状态或更好且维持 1 个月以上,可尝试逐步减停糖皮质激素。

2)药学监护

【不良反应监护】

常见不良反应有失眠、震颤、头痛、焦虑、神经系统失调、腹泻、恶心、肾损伤、高血压、高血糖、糖尿病、高钾血症、低镁血症、贫血、白细胞减少等。

【注意事项】

①给药剂量主要基于对个体患者排斥反应和耐受性的临床评价辅以血药浓度监测。如果排斥反应临床症状明显,则应考虑改变免疫抑制治疗方案。

②通常先口服给药,必要时将胶囊内容物悬浮于水中,鼻饲给药。与其他免疫抑制剂联合应用,剂量依所选免疫抑制治疗方案的不同而改变。

③给药方法,推荐每日服药两次(如早晨和晚上)。胶囊从泡罩中取出后应立即用液体送服(最好用水)。切勿吞服干燥剂。建议空腹或餐前 1 小时或餐后 2~3 小时服用,以使药物最大吸收。

④他克莫司与 PVC 不相容。用于本品内容物混悬液制备和给药的导管、注射器和其他设备不能含有 PVC。

⑤常规监测:血压、心电图、神经和视力状态、空腹血糖、电解质(特别是血钾)、肝肾功能、血液学参数、凝血值、血浆蛋白。如上述参数发生了临床相关变化,应考虑调整免疫抑制治疗方案。

(七) 多发性硬化

多发性硬化(multiple sclerosis,MS)是一种以中枢神经系统(CNS)炎性脱髓鞘病变为主要特点的免疫介导性疾病,病变主要累及白质。其病因尚不明确,可能与遗传、环境、病毒感染等多种因素相关。

对于 MS 应该在遵循循证医学证据的基础上,结合患者的经济条件和意愿,进行早期、合理治疗。MS 的治疗分为:①急性期治疗;②缓解期治疗,即疾病修正治疗(disease modifying therapy,DMT);③对症治疗;④康复治疗。

1. 急性期治疗

(1)糖皮质激素

1)糖皮质激素治疗的原则为大剂量,短疗程,不主张小剂量长时间应用。常用大剂量甲泼尼龙冲击疗法。儿童剂量 15~30mg/(kg·d),最大一日 1 000mg,连续用 3~5 日,然后剂量减半并改用泼尼松龙口服,每 3 日剂量减半,每个剂量用 3 日,直至减完,一般

28 日减完。如果第 1 次大剂量 3~5 日症状缓解不满意,间隔 3~5 日后可重复一个疗程(3~5 日)。

2)药学监护:糖皮质激素药学监护可参照急性播散性脑脊髓炎章节,需提出注意的是,大剂量的糖皮质激素可能加速单发视神经炎患者视觉功能恢复的速度和程度,但对远期视觉功能的帮助证据不足。

(2)血浆置换:或称血液净化,包括淋巴细胞清除、特异性淋巴细胞去除、免疫活性物质去除等作为一种可选择治疗手段,可用于急性进展型和暴发型多发性硬化患者。一次置换 30~50ml/kg,一周 1~2 次,10~20 次为 1 个疗程。

(3)静脉注射大剂量 IVIG:可作为一种可选择的治疗手段。总剂量共 2g/kg,可采用 5 日疗法(一日一次,一次 0.4g/kg,连用 5 日)、2 日疗法(一次 1g/kg,一日 1 次,连用 2 日)或一次疗法(一次性给予 2g/kg)。无效病例不建议再用;如有效但不十分满意,可继续每周用 1 次,每次 400mg/kg,连用 3~4 周。

IVIG 的药学监护可参照急性播散性脑脊髓炎章节。

2. 缓解期治疗

(1)干扰素 -β(interferon-β,IFN-β)

1)用法用量:IFN-β1a 皮下注射,一次 44μg,一周 3 次;或 IFN-β1b 皮下注射,一次 50μg,隔日 1 次。如治疗有效且患者可以耐受,应长期连续治疗。

2)药学监护

【不良反应监护】

最常见的副作用是注射部位反应(红斑、瘙痒常见)、流感样症状和头痛,较严重的副作用包括感染、抑郁和肝酶升高,但少见。

【注意事项】

①告知患者与使用本品有关的最常见的不良反应,包括流感样症状。这些症状在治疗初期最明显,随着治疗的进行其发生率及严重程度均会降低。

②有抑郁症状、癫痫发作史的患者慎用本品。

③心脏疾病,如心绞痛、充血性心力衰竭或心律失常的患者在开始本品治疗时若临床症状恶化,必须进行密切的监测。

【可采取的措施】

①定期复查血常规、肝肾功能、甲状腺功能,严重肾脏或肝脏功能损害的患者及严重骨髓抑制的患者使用本品时应谨慎并进行密切监测。

②采用无菌注射技术,每次注射变换部位。对患者的自我注射过程,特别是那些注射部位已发生反应的患者应进行定期检查。如果发生皮肤损伤甚至伴有注射部位的肿胀和液体外渗,建议患者在继续本品注射前咨询医生。

③如果患者存在多处皮肤损伤,必须中止本品治疗直至皮肤损伤痊愈。如果患者单处皮肤损伤的坏死面积不太大,则可继续治疗。

(2)免疫抑制剂

1)能减轻多发性硬化的症状,但缺乏充分的疗效证据。可选用硫唑嘌呤口服,2mg/kg,一日 1 次,疗程 2 年或选用环孢素口服,一次 5~10mg/kg,一日 1 次。也可选择甲氨蝶呤或环磷酰胺治疗。

2）药学监护：可参照重症肌无力章节。

（3）芬戈莫德：适用于 10 岁及以上患者复发型多发性硬化的治疗。

1）用法用量：成人和 10 岁及以上且体重超过 40kg 的儿童患者，推荐剂量为每日一次，口服 0.5mg。高于 0.5mg 的芬戈莫德剂量水平无额外获益，且与不良反应发生率增加相关。

2）药学监护

【不良反应监护】

最常见不良反应有头痛、头晕、偏头痛、高血压、心动过缓、房室传导阻滞、咳嗽、腹泻、流感、鼻窦炎、白细胞减少症、淋巴细胞减少症、背痛、皮疹、荨麻疹等。

【注意事项】

①开始治疗时，建议对所有患者进行观察，包括每小时测量一次脉搏和血压，连续 6 小时实时 ECG 监测和心动过缓症状、体征的监测。若发生给药后心动过缓相关症状，则应该进行相关临床管理，并继续监测，直至症状缓解为止。若患者在首次给药监测期间需要临床干预，则应在医疗机构持续监测，在盐酸芬戈莫德第 2 次给药后应重复首次给药监测。

②若首次给药结束 6 小时心率为最低水平（提示对于心脏的最大药理学效应可能尚未出现），则监测应至少延长 2 小时，直至心率再次升高为止。此外，若在 6 小时后，12 岁及 12 岁以上儿童患者心率<55 次 /min，或 10～12 岁以下儿童患者心率<60 次 /min，或 ECG 提示新发Ⅱ度房室传导阻滞或 Q-Tc 间期 ≥ 500 毫秒，则需要延长监测（至少整夜监测），直至这些症状缓解为止。不管在任何时间点，发生Ⅲ度房室传导阻滞均应延长监测（至少整夜监测）。

③由于存在严重心律失常的风险，窦房传导阻滞和有症状性心动过缓或反复晕厥病史的患者不应使用盐酸芬戈莫德。

④有显著 Q-T 延长（女性儿童 Q-Tc>460 毫秒、男性儿童>450 毫秒）的患者不应使用盐酸芬戈莫德。有 Q-T 间期延长相关风险因素（如低血钾、低血镁或先天性 Q-T 间期延长）的患者应尽量避免使用盐酸芬戈莫德。鉴于有心脏停搏、未控制的高血压或重度未经治疗的睡眠呼吸暂停病史的患者可能对重度心动过缓耐受不良，上述患者不应使用盐酸芬戈莫德。此类患者只有在预期获益大于潜在风险，并咨询心脏科医生的意见，确定了最适当的监测方案后，方可考虑使用盐酸芬戈莫德。

⑤合并接受 β 受体拮抗剂，降低心率的钙通道阻滞剂（如维拉帕米或地尔硫䓬）和其他可能降低心率的药物（如伊伐布雷定或地高辛）治疗的患者使用盐酸芬戈莫德的经验有限。由于开始盐酸芬戈莫德治疗也会导致心率减慢，故开始使用盐酸芬戈莫德期间同时使用这些药物可能会引起严重的心动过缓和心脏传导阻滞。

3. 急性期的对症治疗

（1）疼痛治疗：可用卡马西平、安定类药物等。对比较剧烈的三叉神经痛、神经根性疼痛，还可应用加巴喷丁等其他抗癫痫发作药物。

（2）精神症状：可按精神疾病治疗，特别有严重抑郁者应预防自杀，并选择氟西汀、盐酸帕罗西汀等抗抑郁药物治疗。

（3）疲劳症状：疲劳是 MS 患者较明显的症状，金刚烷胺每次 0.1g，每日 3 次，可供推荐。

(4)膀胱直肠功能障碍:配合药物的治疗或借助导尿等外科处理。

(八) 热性惊厥

热性惊厥为一次热程中(肛温>38.5℃,腋温≥38℃)出现的惊厥发作,无中枢神经系统感染证据及导致惊厥的其他原因,既往也没有无热惊厥史。多见于6月龄~5岁,患病率为3%~5%,这是小儿惊厥最常见的原因。热性惊厥是小儿时期最常见的惊厥性疾病,治疗分为发作期急性处理及预防。

1. 急救治疗　退热,惊厥持续5分钟以上进行止惊药物治疗:一线药物为苯二氮䓬类,静脉注射。

(1)一般治疗:保持呼吸道通畅、给氧;监护生命体征;建立静脉输液通道;对症治疗:退热药退热、物理降温(温水擦浴、忌酒精擦浴)、维持内环境稳定等。

(2)药物的选择:一般<3个月不推荐使用退热药;但是≥2月龄,肛温≥39℃(腋温≥38.2℃)因发热出现不舒适和情绪低落的发热患儿,推荐对乙酰氨基酚;≥6月龄儿童,推荐使用对乙酰氨基酚或布洛芬;一般不推荐退热药物联合和交替使用,但严重持续性高热时可采用退热剂交替使用;糖皮质激素不能作为退热药用于儿童退热,但感染中毒症状严重,可能出现全身炎症反应综合征,在排除结核感染等糖皮质激素禁忌证时可酌情使用。

1)布洛芬:5~10mg/(kg·次)。

2)对乙酰氨基酚:10~15mg/(kg·次)。

两次用药的最短间隔时间为4小时,24小时不超过4次。

2. 终止发作　惊厥持续5分钟以上进行止惊药物治疗。药物选择如下:

(1)苯二氮䓬类(一线):地西泮0.2~0.5mg/kg缓慢静脉推注(每分钟1~2mg),最大剂量不超过10mg,如发作持续,必要时10~15分钟可重复一次。

(2)苯巴比妥(二线或三线):惊厥未能控制或再次发作,负荷量15~20mg/kg(注射速度<25mg/min),分2次间隔2小时给药,每次最大剂量不超过0.3g。苯巴比妥肌内注射吸收较慢,不适宜急救用药,可选用静脉制剂,由于苯巴比妥半衰期很长(婴幼儿平均50小时),因此先用苯巴比妥再用苯二氮䓬类容易合并长时间呼吸抑制。

(3)咪达唑仑:适用于惊厥顽固者,首剂负荷0.2~0.3mg/kg缓慢静脉微泵(肌内注射也具有很好的止惊效果),最大不超过10mg,随后0.1~0.3mg/(kg·h)持续泵入,维持48~72小时无发作可酌情逐渐减量。

(4)10%水合氯醛:用于上述治疗无效时,剂量0.5ml/kg(50mg/kg),稀释至3%灌肠。若没有条件很快使用地西泮或肌内注射咪达唑仑,也可作为首选止惊治疗。

3. 预防治疗　适于少数复杂性热性惊厥(CFS)、热性惊厥(FS)频发状态或出现热性惊厥持续状态(FSE)。

(1)间断临时预防:发热早期(体温≥37.5℃)口服或直肠应用地西泮,每次0.3mg/kg,每隔8小时1次,最多连用3次;左乙拉西坦每次15~30mg/kg,一日2次,连用2日。

(2)长期预防:适于间断临时预防不能进行或失败患儿,可选用丙戊酸、左乙拉西坦、苯巴比妥、托吡酯等口服。

4. 药学监护

【不良反应监护】

地西泮毒性小,安全范围大。连续用药可引起嗜睡、头昏、乏力。大剂量可致共济失调、思维紊乱、精力分散。过量可致头痛、运动失调、语言不清、震颤、心动过缓,低血压时可给予间羟胺等升压药。静注地西泮过快,可引起呼吸、循环抑制,严重者可致呼吸、心搏骤停,尤其有呼吸功能障碍者更应慎用。静注速度宜慢,不应超过 5mg/(ml·min)。偶可引起过敏反应如荨麻疹、红斑、白细胞减少。也有报道长期服用地西泮,偶可引起急性青光眼、眼球震颤、对光反射迟钝及结合膜过敏等。

长期服用地西泮可产生耐受性、习惯性及成瘾性,成瘾后突然停药可引起失眠、兴奋、呕吐、出汗、焦虑、震颤等戒断症状,故不宜长期服用,并避免突然停药。但巴比妥类成瘾率低,发作程度也轻。地西泮多年应用以来,未发生致死、不可逆躯体损害和发生精神障碍的报道。推测地西泮的致死量为 50~500mg/kg。

苯巴比妥最常见的不良反应是小儿易兴奋不安,活动多。药物的过敏反应并不常见,如皮疹、高热等,一旦出现,应立即停药。有严重肝肾功能不全时,禁止静脉注射。苯巴比妥断药反应见于长期服药后突然停用,常致癫痫持续状态,故应逐渐减量停用。

【注意事项】

应保持呼吸道通畅,防止跌落或受伤;勿刺激患儿,切忌掐人中、撬开牙关、按压或摇晃患儿导致其进一步伤害;抽搐期间分泌物较多,可让患儿平卧头偏向一侧或侧卧位,及时清理口鼻腔分泌物,避免窒息;小儿高热惊厥起病急,常致窒息而发生脑缺氧,在其急救处理程序中,迅速控制惊厥和高热是其关键;为赢得抢救时间,护理人员应熟练地配合医生急救,熟练掌握惊厥的急救程序,给患儿及时、准确地实施心身整体救治、监护;积极做好高热惊厥患儿出院健康教育工作,使患儿家长能够全面系统地掌握有关疾病知识,对预防高热惊厥发生有重要意义。

【可采取的措施】

①体温>38.5℃时采取物理降温,如温水擦浴、酒精擦浴等,或给予口服退热药,提早降温,可以减少发病机会,起到预防作用。

②长期服用地西泮或苯巴比妥要避免自行停药或减量。

③嘱患儿家属给予均衡饮食,让患儿参加适当体育锻炼。上呼吸道感染流行季节,避免到人口密集处。

④高热惊厥患儿原则上无预防接种禁忌。

（朱慧婷　阙爱玲　赵琴　陈勇　陈辉　涂琼　钟建民　卢庆红）

第四节　内分泌专业儿科临床药师的服务技能要求

一、培养目标

掌握内分泌专业临床药师基本知识与技能,进一步提升在内分泌专业深入开展药学服务的能力,掌握为患者提供用药指导的技能。

1. 熟悉内分泌科常见疾病的病因、发病机制、临床表现、诊断要点、治疗原则和治疗方法。

2. 能够熟练阅读和分析内分泌科疾病相关的实验室检查、病理学检查及影像学检查等报告。

3. 掌握内分泌科常用药品的相关知识,能够对内分泌科常见疾病的药物治疗方案,进行分析与评价,具有开展常见优化药物治疗方案工作的能力。

4. 熟练制订内分泌科常见疾病的临床药物治疗监护计划,独立进行临床药学监护工作。

5. 独立参与内分泌科常见疾病住院患者相关用药会诊,具有为危重患者抢救及接受复杂药物治疗的患者提供药学服务的能力。

6. 掌握今后可持续开展临床药学工作的能力。

二、培养大纲

培养对象在病区通过管理患者和各种教学活动(教学查房、病例讨论、专业讲座等)学习本专业相关疾病诊疗知识及技能。

1. 内分泌科疾病基础知识

(1)了解内分泌系统的解剖生理特点。

(2)了解内分泌科常见疾病病因、发病机制、病理生理和病理解剖。

(3)熟悉内分泌科常见疾病的临床诊疗过程。

2. 掌握以下检验或检查项目的临床意义,对结果具有初步的分析和应用能力。

(1)血糖监测(血糖检测、糖化血红蛋白、口服葡萄糖耐量试验)。

(2)各类激素血、尿浓度测定(皮质醇、甲状腺功能检查、甲状旁腺功能测定性激素检查、肾素 - 血管紧张素 - 醛固酮系统检查)。

(3)内分泌功能试验(包括兴奋、抑制试验)。

(4)甲状腺同位素检查。

(5)骨代谢相关疾病检查。

(6)血气分析。

3. 在以下所列病种中选择 5 种作为指定学习病种,熟悉指定学习病种的临床表现、治疗原则及相关治疗指南。其中(1)~(3)为必选学习病种,其余 2 种应根据学员需求选择。

(1)性早熟。

(2)矮小症。

(3)1 型糖尿病。

(4)甲状腺功能减退症。

(5)甲状腺功能亢进症(简称甲亢)。

(6)中枢性尿崩症。

(7)先天性肾上腺皮质增生症。

(8)甲状旁腺功能亢进或甲状旁腺功能减退症。

(9)甲状腺炎。

(10)血脂异常。

(11)肾上腺皮质功能亢进或肾上腺皮质功能减退症。

(12)腺垂体功能减退症。

4. 熟悉以下危重症的抢救过程

(1)低血糖昏迷。

(2)糖尿病酮症酸中毒。

(3)糖尿病高渗性昏迷。

(4)垂体危象。

(5)甲亢危象。

三、培养内容

(一) 性早熟

性早熟传统上定义为女孩在 8 岁之前、男孩在 9 岁之前出现第二性征。这些界值比青春期发动的平均年龄早 2~2.5 个标准差。女孩和男孩青春期发动的平均年龄分别约为 10.5 岁和 11.5 岁,标准差约为 1 岁。按此定义,性早熟的患病率在 2% 左右,即每 100 名儿童中有 2 例性早熟。然而,人群研究得出的性早熟患病率根据研究群体的不同而有明显差异,至少女孩的性早熟定义存在争议,而在判断患儿是否需要评估时,不能只看年龄,还需要考虑临床特征、种族 / 民族和是否肥胖等因素,女孩性早熟病例明显多于男孩。

性早熟可以按基础病理改变分为 3 类: 即中枢性性早熟、外周性性早熟和良性或非进展性青春期变异。

中枢性性早熟(central precocious puberty,CPP) 又称促性腺激素依赖性性早熟或真性性早熟,是由于下丘脑 - 垂体 - 性腺(HPG)轴过早激活导致。CPP 的特点是: 女孩的乳房和阴毛的相继成熟,男孩的睾丸、阴茎肥大和阴毛发育。这些患儿的性征与其性别匹配(同性)。男孩 CPP 中多达 40%~75% 为病理性,在女孩中该比例为 10%~20%。

外周性性早熟,也称为非促性腺激素依赖性性早熟。发生原因包括: 性腺或肾上腺分泌的性激素(雌激素或雄激素)过多、使用外源性类固醇激素,或生殖细胞肿瘤异位产生促性腺激素等,如绒毛膜促性腺激素(hCG)。外周性性早熟的性征可能与儿童的性别匹配(同性),也可能不匹配,即女孩男性化和男孩女性化(异性)。

良性或非进展性青春期变异 - 良性青春期变异形式包括女孩单纯性乳房早发育,或 HPG 轴过早激活导致的男孩或女孩出现单纯性雄激素介导的性征(如阴毛和 / 或腋毛、痤疮和顶泌汗腺气味),后者可以通过硫酸脱氢表雄酮略高于该年龄正常水平(肾上腺功能早现)证实。这两种情况都可能是正常青春期的变异形式。然而,上述患儿仍然需要复查,以便确认诊断正确。

1. 具体的治疗方法

治疗目标:①抑制过早或过快的性发育;②改善因骨龄提前而减损的成年身高;③防止或减缓患儿或家长因之导致的社会或心理问题。

治疗原则:①单纯性乳房早发育多呈自限性病程,一般不需要治疗,但必须定期随访,部分患儿可能会转化成中枢性性早熟;②以改善成年身高为目标的治疗疗程至少需要 2 年,并需要定期根据治疗反应调整治疗方案;③<6 岁开始治疗的患者的成年身高改善显著,建议尽早治疗;④骨龄提前的患儿如果身高生长速度快,对预测成年身高无明显影响时,不推荐治疗;⑤性成熟进展缓慢,骨龄进展不超过年龄进展,对成年身高影响不显著

时,也不推荐治疗。

2. 治疗药物

【GnRH 类似物/激动剂】

促性腺激素释放激素(GnRH)类似物/激动剂是治疗中枢性性早熟最有效的药物,可有效抑制下丘脑-垂体-性腺轴的功能。上市药品主要有曲普瑞林和亮丙瑞林缓释剂,前者最接近天然 GnRH 的结构,具有较高的生物效价;后者比天然 GnRH 对受体的亲和力更高,不易降解,具有更长的半衰期。

1)曲普瑞林:曲普瑞林有多种剂型和不同规格。

3mg 缓释剂型,相当于 50μg/kg,每 4 周肌内注射一次。

3.75mg 剂型,体重<20kg 的儿童剂量为 1.875mg;20~30kg 的儿童剂量为 2.5mg;>30kg 的儿童剂量为 3.75mg;可肌内或皮下注射。前三次需要间隔 2 周给药,以后间隔 4 周给药,必要时可增至间隔 3 周给药;已有初潮者首剂后的 2 周强化一次。

《马丁代尔药物大典》推荐的曲普瑞林长效缓释制剂为 11.25mg,每 12 周肌内注射 1 次。

2)亮丙瑞林:《马丁代尔药物大典》推荐初始剂量 300μg/kg;一般体重<25kg 的儿童剂量为 7.5mg;25~37.5kg 的儿童剂量为 11.25mg;>37.5kg 的儿童剂量为 15mg。

维持治疗剂量需个体化,可根据治疗反应增加剂量至 3.75mg,每 4 周 1 次。

【甲地孕酮或氯地孕酮】

属于结构与黄体酮相关的孕激素类药物,具有一定的抗雄激素作用,可直接抑制 GnRH 和促卵泡生成激素(FSH)、促黄体素(LH)的释放,常用剂量为 4~8mg/d;其缺点为对骨龄发育加速无影响,长期应用可导致性腺类固醇的靶器官萎缩。

【环丙孕酮】

本品为孕激素衍生物,具有抗雄激素作用,可用于治疗外周性性早熟;本品既可与雄激素受体结合,阻断双氢睾酮和睾酮的作用,也可以竞争性地阻断垂体的 GnRH 受体,抑制 FSH、LH 的释放,曾被用以治疗中枢性性早熟,可明显抑制性器官发育,目前已被促性腺激素释放激素激动剂(GnRHa)取代。

本品与 GnRHa 联用,可缓解因肾上腺来源的雄激素分泌过多导致的骨龄提前问题,常规用法为每次 10~20mg,每天 2 次。

【达那唑】

本品为 17α-乙炔睾酮衍生物,属于促性腺激素释放激素抑制剂,可抑制垂体-卵巢轴,使 FSH、LH 释放减少,从而抑制卵巢甾体激素的生成和卵巢滤泡发育;常用剂量为 10mg/kg,临睡前口服。

3. 药学监护

【不良反应监护】

(1)GnRH 类似物/激动剂治疗初期由于大剂量给药会出现促性腺激素短暂升高的现象,此时可出现阴道流血,一般仅 1~2 次,当药物达到有效治疗浓度时,垂体才会脱敏和出现降调节作用,但如果继续给药后仍出现出血的情况则需要重新评估;个别患者可出现失眠、头痛、颅内压增高、视物模糊、肌痛、热疹、水肿、肉芽肿、体重增加、情绪变化或多囊卵巢等不良反应。

（2）甲地孕酮或氯地孕酮的类皮质激素作用可引起体重增加、高血压和类库欣综合征，可导致肾上腺皮质功能抑制，须注意监测。

（3）环丙孕酮常见的不良反应主要有失眠、头痛、恶心、乏力等，本品有剂量依赖性的肝毒性，须注意监测肝功能；由于可能会抑制促肾上腺皮质素（ACTH）分泌，对长期用药者需监测肾上腺皮质功能。

（4）达那唑用药期间需要注意防晒；可发生头痛、眩晕、恶心、呕吐、抑郁、睡眠障碍、皮疹、肌肉痉挛、多毛、胰腺炎等不良反应；由于本品具有轻度雄激素作用，需注意监测，出现男性化症状时，需考虑停药治疗；可能会发生水钠潴留的问题，可使用排钠利尿剂对抗，如螺内酯等；可致肝脏病变，包括肝炎和胆汁淤积，长期服用可导致肝腺瘤，需手术切除。

【注意事项】

男孩使用 GnRH 类似物／激动剂时剂量可偏大，首剂治疗后 3~6 个月需复查 GnRH 激发试验，LH 峰值恢复到青春前期提示剂量合理；女孩定期检查雌二醇（E2）和子宫、卵巢 B 超；男孩定期检查睾酮浓度以判断性腺轴功能抑制情况；每 3~6 个月进行身高和性征发育状况的监测，每半年复查骨龄，效果不佳需寻找原因并调整治疗方案。采用 GnRHa 治疗的患儿可能会发生生长速率减慢的问题，有研究显示联合应用重组人生长激素（rhGH）可改善生长速率或成年身高；改善成年期身高，疗程一般建议 2 年或以上，建议在年龄 11 岁或骨龄 12 岁时停药，可望达到最大成年身高；对于 Albright 综合征及家族性男性性早熟 GnRHa 无效，可使用螺内酯和睾酮内酯联合治疗。

（二）矮小症

矮小症是一种因遗传或疾病因素导致的生长发育障碍性疾病，病因复杂。主要分为正常生长变异和病理性身材矮小两类，其中以内分泌系统疾病导致的生长激素缺乏性矮小症最为常见。生长激素（GH）缺乏性矮小症是指儿童身高低于同种族、同年龄、同性别正常健康儿童平均身高的 2 个标准差以上，或者低于正常儿童生长曲线第三百分位，称为矮小症，在众多导致矮小症的因素中，垂体前叶分泌的生长激素对身高的影响起着十分重要的作用。患儿因生长激素缺乏所导致的身材矮小，称为生长激素缺乏症（growth hormone deficiency，GHD），又称垂体性侏儒症。GHD 是儿科临床常见的内分泌疾病之一，大多为散发性，少部分为家族性遗传。

根据下丘脑 - 生长激素 - 胰岛素样生长因子（GHRH-GH-IGF）轴功能缺陷，病因可分为原发性或继发性 GHD，单纯性 GHD 或多种垂体激素缺乏。原发性生长激素缺乏症，多数患者原因不明，仅小部分有家族性发病史，为常染色体隐性遗传。继发性生长激素缺乏症较为少见，任何病变损伤垂体前叶或下丘脑时可引起生长发育停滞，常见者有肿瘤（如颅咽管瘤、视交叉或下丘脑的胶质瘤、垂体黄色瘤等），感染（如脑炎、结核、血吸虫病、弓形虫病等），外伤，血管坏死及 X 线损伤等。因此预防各种感染，预防中枢神经系统的病损，及做好遗传性疾病的咨询和防治工作非常重要。

1. **具体的治疗方法**

治疗目标：在生长高峰期前及时补充 GH 使成年身高正常或接近正常；防止或减缓患儿或家长因之导致的社会或心理问题。

治疗原则：①在排除禁忌证后,建议尽早治疗;②生长激素替代治疗;③必要时,性激素和/或甲状腺激素联合治疗。

2. 药物选择

【重组人生长激素】

治疗剂量个体差异大,初期每晚睡前半小时皮下注射 0.1U/kg,效果不明显时可评估加量,治疗应持续到满意的成年人身高或骨骺闭合。非生长激素缺乏的矮小症患儿剂量可达 0.15U/kg,最大不超过 0.22U/(kg·d)。

【性激素】

性激素一般不用于青春前期的儿童,对体质性生长延迟和青春期延迟的矮小症患儿可在适当时机合用小剂量性激素,一般要求骨龄达到 12 岁,女孩大约在 12~13 岁,可口服炔雌醇 1~2μg/d。男孩大约在 13~14 岁,可肌内注射庚酸睾酮 50~100mg,每 2~4 周一次;肌内注射苯丙酸诺龙 0.5mg/kg,每 2 周一次;口服司坦唑醇 0.05mg/(kg·d);口服氧雄龙 0.1~0.25mg/(kg·d);口服氟甲睾酮 2.5mg/(m²·d)。最长用药半年,停药半年后可根据骨龄和第二性征发育状况考虑是否继续用药。

3. 药学监护

【不良反应监护】

生长激素可引起一过性高血糖现象,通常随用药时间延长或停药后恢复正常。常见注射部位局部一过性反应(疼痛、发麻、红肿等)和体液潴留的症状(外周水肿、关节痛或肌痛),这些副作用发生较早,发生率随用药时间延长而降低,罕见影响日常活动。长期注射重组人生长激素在少数病人体内引起抗体产生,抗体结合力低,无确切临床意义,但如果预期的生长效果未能达到,则可能有抗体产生,抗体结合力超过 2mg/L,则可能会影响疗效。

性激素类药物可引起类早孕反应,表现为恶心呕吐、困倦、食欲减退等,其他包括痤疮、皮疹、颜面潮红、肝损害等肝胆疾病、高血压、前列腺生长、闭经、月经紊乱等问题。

【注意事项】

(1)重组人生长激素可使肝脏产生葡萄糖增加,抑制外周组织对葡萄糖的摄取,产生胰岛素抵抗,使血糖升高,糖耐量下降,需定期监测血糖;少数患儿可在用药 1 个月左右时发生甲状腺功能降低的问题,需要加用甲状腺素;每日更换注射部位,以免出现注射部位脂肪萎缩或局部硬肿的问题;rhGH 可有促进肿瘤生长的作用,需避免存在疑似肿瘤或可能发生肿瘤的患儿用药。

(2)时间过早、过长或剂量过大地使用性激素可导致骨骺过早闭合,影响最终身高,需注意监测骨龄,避免超过实际年龄;类固醇激素可引起肝损害,须注意监测。

(三)1 型糖尿病

1 型糖尿病(type 1 diabetes mellitus,T1DM)患儿由于胰岛功能基本丧失,胰岛素分泌绝对不足,必须终身采用胰岛素治疗维持生命和控制高血糖。胰岛素的治疗方案应尽可能模拟生理性胰岛素分泌的模式,包括基础胰岛素和餐时胰岛素两部分的补充。方案的制订和执行要根据病情,同时兼顾患儿及家人的经济情况、生活方式和个人选择。

1. 具体治疗方法

(1) 每日所需胰岛素总量：一般来说,缓解阶段 T1DM 患儿每日胰岛素总量通常 <0.5IU/(kg·d),青春期前儿童通常需要 0.7~1.0IU/(kg·d),青春期需要可能使胰岛素量大幅上升,超过 1.0IU/(kg·d),甚至高达 2.0IU/(kg·d)。对儿童和青少年而言,胰岛素的"正确"剂量是达到最佳血糖控制而不引起明显低血糖反应,同时能保障其正常的生长发育。

(2) 初始胰岛素剂量的设定：强化多次胰岛素注射治疗方案中,中效或长效胰岛素可能占日总剂量的 30%~50%(40%),其余 50%~70% 的常规或超短效胰岛素分配在 3~4 次餐前给药。初始时可以按照三餐 1/3,1/3,1/3 或者 1/5,2/5,2/5 分配。餐前大剂量的准确计算要根据饮食种类、数量,特别是碳水化合物含量,以及进食后体力活动量的大小来确定。

使用胰岛素泵前应先将血糖降至理想状态,开始用胰岛素泵时胰岛素的用量为平时用量的 80%。将其中的 30%~50% 作为基础量,早餐前 20%,午餐和晚餐分别为 15% 和 10%,余 5% 用于睡前加餐。这只是一般的胰岛素泵的用量。具体用药还需根据每个患儿的需要安排。当于餐前加量时应在餐前 20 分钟给予。开始用胰岛素泵时,必须查三餐前、睡前加餐前、凌晨 3~4 点钟和早上 7 点的血糖,以便能及时发现 Somogyi 现象或黎明现象。

年龄较小的儿童发生低血糖的机会增多,应严密观察。一般 10 岁以下患儿不宜用胰岛素泵。

每日 2 次预混胰岛素治疗方案中,通常早晨需要胰岛素的量较多(约 2/3)而晚上较少(约 1/3)。这个方案中约有 1/3 的胰岛素剂量为短效胰岛素,大约 2/3 为中效胰岛素,但该比例会随着年龄增长和生长发育而改变。

(3) 胰岛素剂量的调整：正确调整胰岛素剂量,保持血糖维持较稳定状态。理想的血糖浓度为 4.4~7.8mmol/L(80~140mg/dl)。应根据三餐前、餐后 2 小时和夜间血糖进行调整,一般每次调整量不超过 10%~15%(不超过 2U/d)。每天血糖检测至少 4 次,如病情稳定,可只检测血糖 2 次。①早餐前高血糖：排除夜间低血糖所致后,可增加晚餐前或睡前中效或长效胰岛素用量;②早餐后高血糖：增加早餐前短效(或速效)胰岛素用量;③晚餐前高血糖：增加早餐前中效胰岛素或午餐前短效(或速效)胰岛素用量;④晚餐后高血糖：增加晚餐前短效(或速效)胰岛素用量;⑤以普通胰岛素改为胰岛素注射笔时,胰岛素用量应减少 15%~20%,并仔细检测血糖和尿糖,及时调整。如果应用尿糖测定调整胰岛素的用量时,在血糖未稳定时应测 4 次尿和 3 段尿糖。另外对糖尿病患儿还应测凌晨 3~4 时的血糖,血糖 <3.3mmol/L(60mg/dl) 时为低血糖,次日清晨血糖增高为 Somogyi 现象。应适当减少晚餐前胰岛素的用量。

2. 药物选择　胰岛素制剂有很多种类,根据胰岛素作用起效的快慢、持续时间的长短,目前临床上常用的胰岛素制剂可以分为速效、短效、中效、长效和超长效 5 种。常用胰岛素药代动力学特点见表 3-4-1。

(1) 速效胰岛素：门冬胰岛素和赖脯胰岛素。

(2) 短效胰岛素：普通胰岛素、中性胰岛素、人胰岛素。

(3) 中效胰岛素：又称低精蛋白锌胰岛素注射液,英文缩写为 NPH,其中鱼精蛋白与胰岛素比例为 1:1。

（4）长效胰岛素：又称鱼精蛋白锌胰岛素，英文缩写为 PZI。其中鱼精蛋白与短效胰岛素混合比例为 2:1。

（5）超长效胰岛素：甘精胰岛素、地特胰岛素。

儿童青少年 T1DM 可采用短效胰岛素、中效胰岛素或长效胰岛素进行方案组合，近年来也有部分胰岛素类似物被国家药品监督管理局批准用于儿童和青少年糖尿病的治疗，包括门冬胰岛素（2 岁以上）、赖脯胰岛素（12 岁以上）、地特胰岛素（6 岁以上）和甘精胰岛素（6~18 岁适应证获批过程中）。

表 3-4-1　常用胰岛素药代动力学特点

胰岛素种类		起效时间	达峰时间	持续时间	药品说明书中"儿童用药"
胰岛素					
短效	普通胰岛素（人 / 动物）	30~60min	2~4h	6~8h	6 岁及以上儿童
中效	低精蛋白锌胰岛素（人）	2.5~3h	5~7h	13~16h	儿童和青少年
长效	鱼精蛋白锌胰岛素（人）	3~4h	8~10h	长达 20h	
胰岛素类似物					
速效	赖脯胰岛素	10~15min	1~1.5h	3~5h	2 岁及以上儿童
	门冬胰岛素	10~15min	1~2h	3~5h	10 岁及以上的儿童和青少年
	谷赖胰岛素	10~15min	1~2h	3~5h	成人
超长效	甘精胰岛素	2~3h	无峰	长达 30h	6 岁及以上儿童
	地特胰岛素	2~3h	6~8h	长达 24h	6 岁及以上儿童和青少年

3. 药学监护

【疗效监护】

（1）血糖是调节胰岛素用量的依据，反映胰岛素药物治疗效果的最简单和直接的手段，分为静脉血糖和指尖血糖。每天测血糖应成为糖尿病儿童治疗常规的一部分。在家可自行用血糖仪每天测 2~4 次手指血糖，测餐前和餐后 2 小时及睡前的血糖，三餐可以轮换测。血糖应控制在餐前 4.4~6.7mmol/L（80~120mg/ml），餐后血糖 <8.3~10mmol/L（150~180mg/ml）。每天血糖平均应 <8.3mmol/L（150mg/ml）为理想，可使微血管并发症的发生明显减少。

（2）T1DM 患儿治疗前尿糖多为阳性。当血糖超过肾阈（>8.9~10mmol/L）时，尿糖出现阳性。用尿糖监测糖尿病的控制时有次尿和段尿。次尿一般在空腹时留尿，应先排空膀胱,半小时后再排尿为次尿,代表空腹时的血糖水平;从餐后至下次餐前留尿为段尿,可表示餐后血糖水平。每天应在三次餐前、后及睡前留尿,共七次。患糖尿病后建议每年测一次尿中微量白蛋白,以早期发现糖尿病肾病。但尿糖检测患儿血糖控制情况不如血糖可靠,在有条件的情况下,不推荐使用尿糖评估胰岛素的治疗效果。

(3)糖化血红蛋白是检测糖尿病患儿病情控制的良好指标,反映近期 2~3 个月内血糖的平均水平。患儿应 2~3 个月检测一次,一年至少 4~6 次。正常人为<6.0%。糖尿病患儿<7.6% 为控制适当,>7.6%~9% 为控制较差,>9% 则发生微血管并发症的危险增加。

【不良反应及并发症监护】

(1)低血糖是最常见的胰岛素不良反应。当胰岛素用量过大或胰岛素注射后未能及时进餐,或餐前运动量过大均可发生低血糖。严重的低血糖非常危险,可产生永久性脑功能障碍。

(2)部分患者可出现水肿,多见于面部及四肢,继续使用一段时间后常可自行消失。

(3)初治患者常出现屈光不正,表现为视物模糊、远视,当血糖控制稳定后,症状迅速消失,常无须处理。

(4)极少数患者使用胰岛素后可出现荨麻疹、血管神经性水肿、紫癜等,个别甚至可出现过敏性休克。但目前由于胰岛素产品的纯化或用基因重组工程生产纯人胰岛素,发生胰岛素过敏的现象已很少见。

(5)局部副作用:皮下脂肪增生以及注射部位疼痛。皮下脂肪增生是胰岛素治疗中最常见的局部并发症,部分患者注射部位皮肤红肿、发痒、皮下硬结,皮下脂肪萎缩或增生。皮下脂肪增生会导致胰岛素吸收延迟或不稳定,对糖尿病的管理造成不利影响。一旦发现注射部位有疼痛、凹陷、硬结的现象,应立即停止在该部位注射,直到症状消失。

【注意事项】

(1)1 型糖尿病的治疗是综合性的,包括胰岛素治疗、饮食治疗、运动治疗、教育和精神支持及糖尿病监测等方面。胰岛素的用药剂量必须在专业医生的指导下进行调整,切不可随意在家自行调整。

(2)温度是影响胰岛素效果的重要因素。在低于 0℃ 的条件下,胰岛素的活性会遭到破坏;一旦温度超过 25℃,胰岛素的活性会降低。未开封的胰岛素应储藏在 2~8℃ 的环境中,避免冷冻和阳光直射,防止反复振荡。已开封的胰岛素可室温保存,但随着存放时间的延长,药物效价呈下降趋势,因此应尽量减少药液开启后的存放时间。

(3)注射胰岛素应按部位于上臂、大腿、腹部和臀部以 2cm 的距离为一行,轮换注射,不可以在同一部位进行多次注射。若发生皮下组织萎缩后改用纯人胰岛素可以好转。

(4)常用的胰岛素注射装置包括注射器、注射笔和胰岛素泵等。注射器由于携带和注射不方便,且准确性不高,现已很少使用。目前胰岛素注射笔使用最为常见,但应注意同一品牌的注射笔只能与同一品牌的胰岛素搭配使用。胰岛素泵使用过程中必须严格遵循说明书进行安装调试,更换耗材及日常护理。

【可采取的措施】

Somogyi 现象又称苏木杰现象,由于胰岛素过量,在午夜至凌晨时发生低血糖;在反调节激素作用下使血糖升高,清晨出现高血糖。

黎明现象是生理反应,由于午夜后和清晨升高血糖的激素(反调节激素)分泌增多,而糖尿病患者胰岛素的分泌不足或完全缺乏,不能使升高的血糖下降,因而清晨空腹血糖升高,称为"黎明现象"。

两者的主要鉴别是检查午夜后至晨 6 时的血糖,如果血糖小于 3.3mmol/L(60mg/dl),则诊断为 Somogyi 现象,应减少晚餐前的中效胰岛素的量;如果血糖大于 3.9mmol/L(70mg/dl)则为黎明现象,应增加晚餐前的中效胰岛素,或在睡前注射中效胰岛素一次。

(四)先天性甲状腺功能减退症

1. **具体的治疗方法** 一旦确定诊断应立即治疗,终身用药,小剂量开始逐渐加至足量。定期复查,维持甲状腺正常功能,以保证体格及智力正常发育。

治疗终点:①促甲状腺激素(TSH)浓度恢复正常,血清 T_4 正常或偏高,以备 T_4 转变为 T_3。②新生儿甲减在治疗的第 2~4 周内使血清 T_4 水平上升至正常高限,在第 6~9 周内使血清 TSH 水平降至正常范围。③临床表现恢复:食欲好转,腹胀消失,大便性状及次数正常,心律维持在正常范围内,智能及体格发育改善。

2. **药物选择** 常用的甲状腺制剂有:

(1)左甲状腺素钠:含 T_4,半衰期 1 周,每日晨起服用一次。起始以小剂量开始,每 1~2 周增加一次剂量,直至临床症状改善、血清 T_4 和 TSH 水平正常,替代治疗参考剂量见表 3-4-2。

(2)甲状腺片:40mg/ 片,含 T_3、T_4,长期服用增高血清 T_3,临床上少用。

表 3-4-2 儿童左甲状素钠替代治疗的参考剂量

年龄	μg/d	μg/(kg·d)
0~6 个月	25~50	8~10
6~12 个月	50~100	5~8
1~5 岁	75~150	5~6
6~12 岁	100~150	4~5
12 岁以上	100~200	2~3

3. **药学监护**

【不良反应监护】

左甲状腺素钠在刚开始使用时容易引起副作用,主要为甲状腺功能亢进症状,表现有心悸、头痛、烦躁不安、发热、呕吐、失眠、多汗、体重下降和腹泻等。以上症状在减少剂量或停药后可消失。如发生急性药物过量,如儿童服药超过 5mg,且在服药 1 小时内,可用活性炭减少胃肠道的吸收;另外,还常需要对症支持治疗,如丙硫氧嘧啶可控制交感过度兴奋所致症状。

【注意事项】

本品服用后起效较慢,口服后 1~2 周才能达到最高疗效,停药后作用可持续 1~3 周。左甲状腺素钠与食物或药物中的多种物质在胃肠道中产生相互作用,降低口服生物利用度。因此,应嘱患儿服药后 1 小时勿进食或服用其他药物。给婴幼儿用药时,可以用适量的水将片剂捣碎制成混悬液。但谨记该步骤需服药前临时进行。得到的药物混悬液可再用适当的液体送服。忌与牛奶或含钙果汁、酸奶同服,以免降低药物的吸收。另外,含大豆物质可能会降低本品在肠道中的吸收量。因此可能需要调整本品剂量,尤其是在开始或停止用大豆产品补充营养时。硫糖铝、氢氧化铝、碳酸钙和质子泵抑制剂等胃肠药以及铁盐可降低本品在胃肠道的吸收,应间隔 4~5 小时服用。

【可采取的措施】

在治疗过程中加强随访,监测血清 TSH、T_4 水平,及时调整药物剂量,并监测智能和体格发育状况,在开始时每 2 周随访一次,在血清 TSH、T_4 正常后,每 3 个月随访一次,服药 1~2 年后每 6 个月随访一次。

(五)甲状腺功能亢进症

小儿甲亢的治疗与成人基本相同,主要是口服抗甲状腺药物、手术切除及放射 ^{131}I 治疗。疗法的选择应根据患儿年龄、性别、病程、甲亢类型、甲状腺大小、药物反应,有无桥本病、家长能否坚持治疗等而决定。

1. 抗甲状腺药物治疗

(1)具体的治疗方法:抗甲状腺药物治疗是儿科患者的主要治疗方案,包括甲巯咪唑(MMI)和丙硫氧嘧啶(PTU),MMI 是临床一线药物。Graves 病是甲亢的病因之一,如果使用 PTU 治疗儿童 Graves 病,应向家属详细解释患儿可能出现严重肝功能不全,经同意后谨慎用药。

(2)药物选择

1)起始剂量:2017 年发表的日本儿童 Graves 病治疗指南推荐 MMI 的起始剂量是 0.2~0.5mg/(kg·d)、每天 1 次或 2 次;美康推荐 MMI 的剂量是 0.3~0.5mg/(kg·d),维持剂量为 0.2~0.3mg/(kg·d)。日本儿童 Graves 病治疗指南推荐 PTU 的起始剂量是 2~7.5mg/(kg·d)、每天 3 次;美康推荐 PTU 4mg/(kg·d),分 3 次服用。如果基于体重计算的患儿剂量超过成人水平,通常使用成人剂量(MMI 15mg/d,PTU 300mg/d)。对于严重甲亢,可使用两倍最大剂量。

2)维持剂量:起始治疗后,建议每隔 2~3 周监测不良反应药物反应,并至少持续 2~3 个月。除复查甲状腺功能外,还应进行血液和尿液检查。血清 FT_4 和 FT_3 水平正常后,可减少抗甲状腺药物剂量。通常甲状腺功能在服药 2~3 个月后逐渐稳定,可改为药物维持剂量:MMI 维持剂量可为每隔一天 5mg 或 5mg/d;PTU 的维持剂量为 50mg/d。改为维持剂量后,应每 3~4 个月监测一次甲状腺功能。

3)联合用药:对于重度甲状腺素毒症患者,如果心律超过 100 次/min,建议同时使用 β 受体拮抗剂。以下为 β 受体拮抗剂口服剂量:普萘洛尔,0.5~2.0mg/(kg·d),t.i.d.;阿替洛尔,1~2mg/(kg·d),q.d.;美托洛尔,1.0~2.0mg/(kg·d),t.i.d.。普萘洛尔为非选择性 β 受体拮抗剂,禁用于支气管哮喘患者。

为了维持甲状腺功能稳定,可以联合小剂量左甲状腺素(LT$_4$)。建议抗甲状腺药物治疗至少维持 18~24 个月,以降低甲亢复发风险。长期持续抗甲状腺药物治疗(5~10 年),病情可能完全缓解。

4)停药指征:在药物维持治疗期间,如果抗甲状腺药物的维持剂量(MMI 隔天 5mg 至每天 5mg)能够维持甲状腺功能正常,可以考虑停药。如果甲状腺肿减小,且 TRAb 维持转阴,说明病情已缓解。

持续使用抗甲状腺药物(隔天 1 片)超过 6 个月,如果甲状腺功能正常,可予以停药。

多数甲亢复发出现在停药 1 年内,少数也有可能在停药 1 年以后复发,因此在病情缓解期间仍需进行周期性检查。

(3)药学监护

【不良反应监护】

甲巯咪唑:用药可能引起过敏性皮肤反应,表现为瘙痒、皮疹等,多数可自行缓解。还可引起肝酶升高、粒细胞减少、白细胞减少、关节痛、肌痛等。一旦发生严重药物不良反应,如粒细胞缺乏症(可表现为口腔炎、咽炎、发热)、严重肝病、抗中性粒细胞胞浆抗体(ANCA)相关性血管炎等,必须立即停药,使用无机碘制剂防止甲状腺功能恶化,改为手术或放射性碘治疗。

丙硫氧嘧啶:可能引起头痛、眩晕、关节痛、唾液腺和淋巴结肿大、胃肠道不适(恶心、呕吐等)、皮疹、皮肤瘙痒等。丙硫氧嘧啶还可能引起严重的副作用,如肝胆系统损害、白细胞减少以及粒细胞缺乏、抗中性粒细胞胞浆抗体(ANCA)相关性血管炎。注意关注患者有无发热、头痛、食欲缺乏、恶心、呕吐、疲劳、瘙痒、腹部右上区疼痛或压痛、深色(茶色)尿,皮肤或眼白变黄、浅色肠道排泄物、肌肉关节疼痛、水肿等症状。

【注意事项】

甲巯咪唑:①饭后 30 分钟用半杯水整片送服。如果每天只需服药一次,可在早饭后 30 分钟服药。②如果曾经使用甲巯咪唑或丙硫氧嘧啶治疗后,出现粒细胞缺乏或严重骨髓抑制,是不能再使用甲巯咪唑的。③用药可能引起粒细胞缺乏症。在治疗开始后的 3 个月内,最好每周做一次血常规检查。维持治疗期间每月做一次血常规检查。如果出现口腔炎、咽炎、发热等症状,建议患者立即就诊。④用药可能引起肝损害,多发生在治疗开始后的 3 个月内。最好每月做一次肝功能检查,同时注意是否出现食欲缺乏、恶心、上腹部疼痛、尿黄、皮肤或巩膜黄染等症状,如出现请立即就诊。⑤用药可能引起低凝血酶原血症和出血,还可监测凝血酶原时间。

丙硫氧嘧啶:①为避免毒副作用,请完整吞服肠溶制剂,不要掰开、咀嚼、碾碎后服用。②用药期间避免食用含碘量高的食物(如海带、紫菜、鲜海鱼、贝类),以免病情加重,或导致用药时间延长。③丙硫氧嘧啶可能抑制凝血功能,患者更容易出血或出血增加,用药期间避免受伤。④丙硫氧嘧啶可能减少白细胞数量,使患者更容易发生感染。建议患者尽量不要到人多的地方,避免接触患有感染、感冒或流感的人。如出现发热、寒战、咽喉痛,及时就诊。⑤为避免服药过量,用药期间每 4~6 周需要检查 1 次甲状腺功能,直至甲状腺功能恢复正常。此外,可能需要患者定期监测肝肾功能、血尿常规,以评估药物对患者的影响。

2. ^{131}I 治疗　儿童及青少年甲亢经抗甲状腺药物或手术治疗无效或复发者,可选择

^{131}I 治疗。在 ^{131}I 治疗前,先使用抗甲状腺药物和 β 受体拮抗剂使甲状腺功能正常。恰当的 ^{131}I 治疗对于儿童及青少年 Graves 病患者是一种有效的治疗方法。有研究提示,甲状腺受到低剂量的照射诱发甲状腺癌的风险显著高于高剂量的照射,这提示高剂量照射后剩余甲状腺组织越少,未来罹患甲状腺癌的风险越低。因此,对儿童和青少年 Graves 病患者不能因年龄、体重等因素减少 ^{131}I 用量。接受 ^{131}I 治疗的患者,未来有可能进展为甲减。出现甲减应及时进行甲状腺激素替代治疗。

3. **手术治疗**　甲状腺切除术是小儿甲亢的有效治疗方法。手术适应证包括:①病情复杂的甲状腺癌;②由于药物不良反应,无法使用抗甲状腺药物,且不接受 ^{131}I 治疗;③存在甲状腺肿大,且经抗甲状腺药物治疗无缓解;④患者服药依从性差,甲状腺功能不稳定;⑤患者希望病情尽快缓解,重返社会生活。儿童有更高的甲亢复发率和手术并发症发生率。由于甲状腺切除术后甲状腺功能减退,患者需要终身接受甲状腺激素替代治疗。

(六)中枢性尿崩症

中枢性尿崩症(central diabetes insipidus,CDI)是由于抗利尿激素(ADH),又称精氨酸加压素(AVP)缺乏所致,主要表现为多尿、烦渴、多饮、低比重尿和低渗透压尿。临床上主要采取病因治疗(即原发病治疗,例如下丘脑或垂体肿瘤手术等)和药物治疗。CDI 的持续时间因病因而异。例如,特发性疾病中的尿崩症是永久性的,神经外科手术(通常是经蝶窦手术)或创伤后出现的尿崩症大多为暂时性,而浸润性疾病患者的尿崩症经适当治疗可能逆转。

1. **具体治疗方法**　除了消除基础病因外,儿童 CDI 还要接受低溶质膳食(以减少尿溶质排泄,从而减少尿量),并联合药物治疗。治疗药物主要为精氨酸加压素类似物,如去氨加压素。治疗剂量应个体化且从小剂量开始,以避免过度治疗。其他治疗药物:儿童主要使用氢氯噻嗪,氯磺丙脲、氯贝丁酯、卡马西平、吲达帕胺因疗效不如去氨加压素,且有显著的不良反应,不推荐用于儿童。

此外,不同年龄的儿童 CDI 的处理不同。治疗的初始目标是减少夜尿,从而保证充足的睡眠,最常用的方法是睡前使用去氨加压素,这种药物是 CDI 的优选治疗。达到这一目标后,下一个目标是部分控制日间多尿,因为完全控制可导致水潴留和低钠血症。

2. **药物选择**

【主要治疗药物】

加压素:加压素包括去氨加压素(desmopressin,DDAVP)、精氨酸加压素、赖氨加压素、鞣酸加压素等药物。最常用的药物是 DDAVP,该药是合成的 AVP 类似物,有口服片剂、喷鼻剂和注射剂等多种剂型,为目前的首选药物。对于 12 岁以上儿童,去氨加压素口服或经鼻给药的剂量和成人相同。起始口服剂量为睡前 0.05mg,调整剂量直到达到期望的反应,日剂量上限为 1.2mg(分 2~3 次给药)。对于 12 岁以下的儿童,去氨加压素的起始剂量相同,但口服药物的日剂量上限为 0.8mg(分 2~3 次给药)。静脉注射、肌内注射、皮下注射,1 岁以下儿童:建议首剂为 0.05μg,以后根据尿量及电解质状态调整剂量。1 岁以上儿童:一次 0.1~1μg,一日 1~2 次。

【辅助选择药物】

氢氯噻嗪(hydrochlorothiazide):噻嗪类利尿剂联合低钠膳食可用于诱导轻度容量不

足,进而减少尿量。使用剂量取决于体重,青少年所用治疗剂量可与成人相同,氢氯噻嗪一次 25mg、一日 1 次或 2 次,或其等效剂量的其他药物。6 个月以下的婴儿,口服氢氯噻嗪剂量为 2~3mg/(kg·d),分 2 次用药,最大剂量为 37.5mg/d。年龄较大的婴儿和幼儿的用药剂量为 2mg/(kg·d),分 2 次用药。

3. 药学监护

【不良反应监护】

(1)去氨加压素:可引起尿潴留、头痛、腹痛、胃痛、恶心、低血钾、低钠血症、体重增加,严重者可引起抽搐,罕见不良反应为皮肤过敏和情绪障碍。高剂量时可引起眩晕、疲倦、血压一过性降低、反射性心动过速、用药时面部潮红。注射给药时,可能引注射部位疼痛、肿胀,少见情绪障碍,曾报道儿童患者用药后出现兴奋过度、有攻击性或噩梦。鼻内给药少见的不良反应包括眼部刺激、头疼、眩晕、鼻炎或鼻出血、咳嗽、脸红、恶心、呕吐、腹痛、胸痛和心悸等。

(2)氢氯噻嗪:大多不良反应与剂量和疗程有关。可出现水、电解质紊乱,表现为口干、烦渴、肌肉痉挛、恶心、呕吐、疲乏无力。还可见血糖升高、高尿酸血症、过敏反应等。

【注意事项】

(1)去氨加压素:①药物剂量过大可增加水潴留和低钠血症的风险,用药期间应注意控制饮水量,避免发生水中毒。一旦出现低血钠,无症状者应暂停用药并限制饮水,对有症状或严重液体潴留的患儿,可输入等渗或高渗氯化钠辅以呋塞米治疗。②因婴幼儿主要以流食为主,治疗后低钠血症发生率更高,应注意监测血清钠浓度和体重。③初始给药或调整用药剂量后每日监测血钠水平,血钠低于正常值剂量酌情减少,血钠水平正常者继续监测 3~4 日;剂量维持在一个稳定状态时,1~2 年监测一次血钠。④禁用于ⅡB 型血管性血友病、习惯性或精神性烦渴症[尿量>40ml/(kg·24h)]、心功能不全或其他疾病需要服用利尿剂、中重度肾功能不全(肌酐清除率<50ml/min)、ADH 分泌异常综合征、低钠血症、对药物过敏等的人群。⑤鉴于有发生低钠血症的风险,应向接受去氨加压素治疗的患者进行关于低钠血症可能诱发的症状的宣教。这些症状包括恶心、呕吐、头痛、嗜睡,严重时还可出现癫痫发作和昏迷。应告知患者一旦开始出现此类表现立即与临床医生联系。

(2)氢氯噻嗪:可使婴儿血胆红素升高,故有黄疸的婴儿慎用。用药初期应每日测量血钠,如血钠升高则增加液体摄入量,直至血钠正常。

(七) 先天性肾上腺皮质增生症

先天性肾上腺皮质增生症(congenital adrenal hyperplasia,CAH)是一组由肾上腺皮质类固醇合成通路各阶段各类催化酶的缺陷,引起以皮质类固醇合成障碍为主的常染色体隐性遗传性疾病。CAH 以 21 羟化酶缺陷症最常见,临床上可分为经典型(包括单纯男性化型、失盐型)和非经典型。有发生致命的肾上腺失盐危象风险,常伴高雄激素血症,导致生长和性腺轴紊乱。

1. 具体治疗方法

治疗目标:替代肾上腺分泌类固醇的不足,纠正肾上腺皮质激素缺乏,补充生理需要的糖皮质激素和盐皮质激素,维持机体正常生理代谢;抑制促肾上腺皮质素释放激素

(CRH)和促肾上腺皮质激素(ACTH)的分泌,减少肾上腺雄激素的过度分泌,从而抑制男性化,促进正常的生长发育。

治疗原则:①对于有家族遗传史的孕妇可实行产前治疗,通过外源性糖皮质激素抑制胎儿垂体 ACTH 的分泌,防止或减轻受累女性外生殖器的男性化。②对失盐型患儿及时纠正水、电解质紊乱。③长期治疗,包括糖皮质激素和盐皮质激素治疗。④手术治疗,男性患儿无须手术治疗;女性假两性畸形患儿宜在 6 月龄~1 岁进行阴蒂部分切除术或矫形术。

2. 药物选择

【糖皮质激素】

糖皮质激素是基本和终生的替代治疗。未停止生长者只用氢化可的松替代,达到成年身高后可以使用半衰期相对长的制剂。疾病确诊后应尽早给予治疗,在婴儿和儿童中,通常使用的糖皮质激素是氢化可的松。因 1 岁内对糖皮质激素抑制生长效应具高敏感性和婴儿期对雄激素的低敏感性,建议婴儿期用低剂量 8~12mg/(m²·d);大于 1 岁至青春期前使用 10~15mg/(m²·d),控制雄激素青春前期在正常范围内。糖皮质激素的用量对患儿生长发育和疾病治疗至关重要。如果剂量不足,则不能有效抑制雄激素的过度分泌,从而引起一些雄激素样临床症状;剂量过量则会影响患儿的生长。因此在治疗过程中应根据血压、身高增长率、雄烯二酮、血浆肾素活性、睾酮以及骨骼成熟度、尿 17- 酮类固醇等指标进行综合评估来调整激素的用量。因血 17- 羟孕酮每日变化较大,且容易受应激状态影响,一般不作为治疗监测的指标。

【盐皮质激素】

对于所有经典型 CAH 患者,无论是否为失盐型,都推荐盐皮质激素替代治疗。虽然盐皮质激素缺乏仅失盐型有明显临床表现,但已证明在单纯男性化型中醛固酮分泌受损,且盐皮质激素治疗与经典型 CAH 患者的身高结局改善相关。由于盐皮质激素的敏感性会随着时间而改变,因此应该定期重新评估是否需要盐皮质激素替代治疗。盐皮质激素治疗可使用氟氢可的松,其剂量应足,以使血清钠、钾浓度恢复正常,且应保持血浆肾素活性在正常范围,盐皮质激素可使血清电解质浓度、细胞外液量和血浆肾素活性恢复正常,与糖皮质激素有协同作用,不仅减少 ACTH 的分泌,而且可降低糖皮质激素的用药剂量。常用药物:氟氢可的松,若患儿不能口服氟氢可的松,可改为肌内注射。氟氢可的松:口服,常用儿童剂量为 0.05~0.2mg/d,其生物半衰期长达 18~36 小时,可以每日 1 次服用,但建议等分 2 次服用。婴儿需要更大剂量的氟氢可的松,还需要补充氯化钠 1~3g/d。

3. 药学监护

【不良反应监护】

(1)氢化可的松:①有胃肠道刺激,消化性溃疡或穿孔等副作用,需要进行大便隐血检查;②有钠潴留、体液潴留、钾丢失等副作用,需要监测血清电解质;③有引起白内障、青光眼或眼部感染的副作用,需要进行眼科检查;④有骨质疏松、骨折、高血压等副作用,需监测骨密度和血压;⑤有糖耐量减退、糖尿病加重的副作用,需要监测密切监测血糖、尿糖或糖耐量试验;⑥可影响患儿的生长速度,需要定期监测生长和发育情况;⑦可引起患儿感染风险,密切监测体温、血常规、CRP 及 PCT 等炎症指标;⑧可引起失眠、激动、欣快,密切监测患儿的精神状况。

(2)氟氢可的松：①可引起药物性肌病、肌肉无力，需监测肌酶及肌力；②可引起胃肠道反应，引起腹胀、消化性溃疡；③可出现皮疹、荨麻疹，引起伤口愈合不良；④可使儿童身体发育迟缓，出现电解质异常，低钾血症、高血糖，需要监测患儿的身高增长率、电解质水平及血糖；⑤可引起心脏肥大、充血性心力衰竭、高血压、血栓性静脉炎，需密切监测患儿的心律及血压；⑥多见水钠潴留、水肿，需要监测血清电解质。

【注意事项】

(1)氢化可的松：①在皮质激素治疗的过程中，对于失盐型患儿还应监测血钾、钠、氯、pH 和血压等，调节激素用量；②患儿在感染、过度疲劳、手术等应激情况下或在青春期，糖皮质激素的剂量应比平时增加，以避免肾上腺皮质功能减退；③可与食物一起服用，以避免胃肠不适；④长期服用激素后，如果病情好转，不要擅自突然停药以免引起恶心、呕吐、食欲缺乏、头痛、发热、肌肉疼痛等不适临床症状；⑤用药期间可能使患儿免疫力低下，容易发生感染，用药期间勤洗手，并远离患感染人群；⑥为预防激素引起的骨质疏松，注意补钙，加用活性维生素 D 或多晒太阳促进钙的吸收。

(2)氟氢可的松：①剂量通常在 6~12 月龄后需要降低，这是因为在出生后第一年肾脏逐渐发育成熟，对盐皮质激素的敏感性增加，可通过测量血浆肾素活性及血压来指导剂量的降低；② 0.1mg 氟氢可的松口服量相当于 1.5mg 氢化可的松，应计算于皮质醇总量中，以免过量；③用药期间给予低钠、高钾饮食，其他见"氢化可的松"。

（孙华君　刘红霞　黄建权　曾　娜　朱　彦）

第五节　肾脏内科专业儿科临床药师服务技能要求

一、培养目标

掌握肾脏内科临床药师基本知识与技能，进一步提升在肾脏内科专业深入开展药学服务的能力，掌握为患者提供用药指导的技能。

1. 熟悉肾脏内科常见疾病的发病机制、临床表现、诊断要点，掌握治疗原则和治疗方法。

2. 能够熟悉阅读和分析肾脏内科疾病相关的实验室检查、影像学检查等检查报告。

3. 掌握肾脏内科常用药品的相关知识，能够对肾脏内科常见疾病药物治疗方案进行分析与评价，具有开展优化药物治疗方案工作的能力。

4. 熟练制订肾脏内科常见疾病的临床药物治疗监护计划，独立进行临床药学监护工作。

5. 独立参与肾脏内科常见疾病住院患者相关用药会诊，具有为危重患者抢救及接受复杂药物治疗的患者提供药学服务的能力。

6. 掌握今后可持续开展临床药学工作的能力。

二、培养大纲

培养对象在病区通过管理患者和各种教学活动(教学查房、病例讨论、专业讲座等)学习本专业相关疾病诊疗知识及技能。

1. 肾脏内科疾病基础知识

(1)了解泌尿系统的解剖生理特点。

(2)了解肾脏内科常见疾病病因、发病机制、病理生理和病理解剖。

(3)熟悉肾脏内科常见疾病的临床诊疗过程。

2. 掌握以下检验或检查项目的临床意义,对结果具有初步的分析和应用能力。

(1)尿液检查。

(2)生化常规。

(3)早期肾损伤检查。

(4)尿液细菌学检查。

(5)肾功能检查。

(6)肾脏免疫学检查。

(7)经皮肾穿刺组织病理学检查。

3. 在以下所列病种中选择 5 种作为指定学习病种,熟悉指定学习病种的临床表现、治疗原则及相关治疗指南。其中(1)~(3)为必选学习病种,其余 2 种应根据学员需求选择。

(1)肾病综合征。

(2)急性肾小球肾炎。

(3)紫癜性肾炎。

(4)狼疮性肾炎。

(5)IgA 肾病。

(6)尿路感染。

(7)肾小管酸中毒。

(8)肾衰竭。

(9)肾脏替代治疗。

4. 熟悉以下危重症的抢救过程

(1)急性肾衰竭。

(2)高血压危象。

(3)慢性肾衰合并心衰、高血钾、严重酸中毒。

5. 肾脏内科临床用药实践技能培训

(1)掌握肾脏内科常用药品的作用机制、药效学、药代动力学、适应证、禁忌证、常用剂量和给药方法、不良反应、药物相互作用、临床评价等相关知识与技能。

(2)掌握指定学习病种的药物治疗原则和治疗方法,对药物治疗方案提出适当的建议,开展相关药物治疗的监护和指导。

(3)掌握肾功能损伤患者个体化用药方案的调整。

(4)掌握糖皮质激素的相关知识,做到合理应用。

(5)掌握肾功能损伤、低蛋白血症等特殊病理状态、特殊人群及伴有慢性病患者的药学服务技能。

(6)熟悉血液净化治疗抗凝方法及腹膜透析常见急、慢性并发症的防治。

(7)具有在肾脏内科临床实践中发现问题、提出问题与解决问题的能力。

（8）能够利用计算机网络检索国内外药学文献，阅读和分析肾脏内科临床药物治疗的中、英文文献，掌握肾脏内科常见疾病药物治疗的新进展。

三、培养内容

（一）肾病综合征

肾病综合征（nephrotic syndrome，NS）是由于肾小球滤过膜对血浆蛋白通透性增高、大量血浆蛋白自尿中丢失而导致一系列病理生理改变的一种临床综合征。按病因可分为原发性、继发性和先天性三种类型，原发性肾病综合征约占小儿时期肾病综合征总数的90%。口服糖皮质激素一直是原发性肾病综合征公认的一线治疗方法。

原发性肾病综合征按糖皮质激素反应分为①激素敏感型肾病综合征（steroid-sensitive NS，SSNS）：以泼尼松足量治疗 ≤4 周尿蛋白转阴者；②激素耐药型肾病综合征（steroid-resistant NS，SRNS）：以泼尼松足量治疗>4 周尿蛋白仍阳性者，又可分为初治耐药（intial non-responder）和迟发耐药（late non-responder），后者指激素治疗 1 次或多次缓解后，再次激素治疗>4 周尿蛋白仍阳性者；③激素依赖型肾病综合征（steroid-dependent NS，SDNS）：对激素敏感，但连续两次减量或停药 2 周内复发；④肾病综合征复发：连续 3 日，24 小时尿蛋白定量 ≥50mg/kg，或晨尿的尿蛋白 / 肌酐（mg/mg）≥2.0，或晨尿蛋白由阴性转为（+++）~（++++）；⑤非频复发：首次完全缓解后 6 个月内复发 1 次，或 1 年内复发 1~3 次；⑥频复发（frequently relapsed，FR）：指病程中半年内复发 ≥2 次，或 1 年内复发 ≥4 次。

1. 一般治疗原则

（1）休息：除水肿显著或并发感染，或严重高血压外，一般无须卧床休息。病情缓解后逐渐增加活动量。

（2）饮食：显著水肿和严重高血压时应短期限制水钠摄入，病情缓解后不必继续限盐。活动期病例摄盐 1~2g/d。蛋白质摄入 1.5~2g/（kg·d），以高生物效价的动物蛋白（乳、鱼、蛋、禽、牛肉等）为宜。此外，应补充足够的钙剂和维生素 D。在应用糖皮质激素过程中，食欲大增，可因过度摄食体重剧增，小儿过度肥胖，应适当限制热卡摄入。

（3）防治感染。

（4）利尿：对糖皮质激素耐药或未使用糖皮质激素而水肿较重伴尿少者可配合使用利尿剂，但需密切观察出入液量、体重变化及电解质紊乱。

（5）患者教育：应交代患儿及父母很好地了解肾病有关知识，积极配合随访和治疗。

2. 对症治疗

（1）糖皮质激素治疗

1）初发肾病综合征的治疗

① 诱导缓解阶段：足量泼尼松 2mg/（kg·d）（按身高的标准体重计算）或 60mg/（m²·d），最大剂量 60mg/d，先分次口服，尿蛋白转阴后改为晨顿服，疗程 4~6 周。

② 巩固维持阶段：泼尼松 2mg/kg（按身高的标准体重计算），最大剂量 60mg/d，隔日晨顿服，维持 4~6 周，然后逐渐减量，总疗程 9~12 个月。

2）非频复发肾病综合征的治疗

①重新诱导缓解：泼尼松 2mg/（kg·d）（按身高的标准体重计算）或 60mg/（m²·d），最大剂量 60mg/d，分次或晨顿服，直至尿蛋白连续转阴 3 日后改为 1.5mg/kg 或 40mg/m²，隔日晨顿服 4 周，然后用 4 周以上的时间逐渐减量。

②在感染时增加激素维持量：患儿在巩固维持阶段患上呼吸道或胃肠道感染时改隔日口服激素治疗为同剂量每日口服，连用 7 日，可降低复发率。

3）频复发/激素依赖型肾病综合征的治疗

①拖尾疗法：同非频复发重新诱导缓解后泼尼松每 4 周减量 0.25mg/kg，给予能够维持缓解的最小有效激素量（0.5~0.25mg/kg），隔日口服，连用 9~18 个月。

②若隔日激素治疗出现反复，可用能维持缓解的最小有效激素量（0.5~0.25mg/kg），每日口服。

③感染时增加激素维持量：患儿在巩固维持阶段患上呼吸道或胃肠道感染时改隔日口服激素治疗为同剂量每日口服，连用 7 日，可降低复发率。若未及时改隔日口服为每日口服，出现尿蛋白阳性，仍可隔日激素为同剂量每日顿服，直到尿蛋白转阴 2 周再减量。如尿蛋白不转阴，重新开始诱导缓解治疗或加用其他药物治疗。

4）药学监护

【疗效监护】

多数对糖皮质激素治疗有效的患儿在治疗的最初 4 周内始终对治疗有反应，一旦患儿使用激素有效，就需要持续监测尿蛋白，以便早期发现复发。指导患儿及其父母定期测量体重，通过试纸尿干化学检测来监测尿蛋白水平。一旦出现尿蛋白水平升高的情况，及时告知医生采取措施。

【不良反应监护】

①短期使用糖皮质激素可能导致轻度副作用，包括胃部不适、食欲增加和睡眠障碍，若患儿不能耐受，请及时告知医生；②糖皮质激素非特异性广泛抑制机体免疫反应，在治疗原发病的同时可诱发各种感染，或使已有感染加重扩散，注意监测原有感染治疗效果，及时评估并注意调整治疗方案，预防新的感染出现；③长期或大量使用应定期监测血压、血糖、血脂电解质状况，防止骨折；④长期用药可能引起白内障、青光眼，长期用药期间注意定期检查眼压；⑤注意控制患儿饮食，避免食欲亢奋摄入过多热卡，引起库欣综合征过早或过度发生；⑥糖皮质激素减量和停药应在严密观察病情糖皮质激素反应效果的前提下个体化处理，要注意可能出现的停药反应和反跳现象。

【注意事项及用药教育】

①患儿要注意休息，在使用糖皮质激素期间应避免感冒、感染或疲劳；②遵医嘱或药师指导的用法服药，不要自行增减药物；③部分患儿在糖皮质激素用药初期常出现亢奋、失眠、烦躁等神经系统兴奋表现，属于糖皮质激素所致的药物不良反应，若能耐受，可继续使用，后期会随着使用疗效增加和剂量减小而逐渐减轻及至消失；④部分患儿会出现眼痛、头痛，观察后如症状持续不缓解或有加重，需警惕药物性青光眼，应至医院及时就诊。

（2）免疫抑制剂治疗

1）具体治疗方法：主要用于肾病综合征频复发、激素依赖、激素耐药或出现激素严重不良反应者。在小剂量糖皮质激素隔日使用的同时可选用下列免疫抑制剂。

2）药物选择

【环磷酰胺】

给药方案：①口服疗法，2~3mg/(kg·d)，分2~3次，疗程8~12周。②静脉冲击治疗，8~12mg/(kg·d)，每2周连用2日，总剂量≤168mg/kg或500mg/m²，每月1次，共6次。

【环孢素】

给药方案：①诱导缓解阶段，剂量为4~6mg/(kg·d)，每12小时口服1次，维持血药谷浓度100~200ng/ml，如<100μg/L时，可增加环孢素剂量1mg/(kg·d)；如>200μg/L时则减少环孢素剂量0.5~1mg/(kg·d)。诱导期6个月，治疗6个月如未获得部分或完全缓解则可停药，如获得部分缓解可继续使用至12个月，治疗6个月如未获得完全缓解则可停药，如获得部分缓解可继续使用至12个月，蛋白尿缓解后渐减量。②巩固维持阶段，环孢素应缓慢减量，每月减少0.5mg/kg或每3个月减少25%，减至1mg/(kg·d)时维持，总疗程1~2年，改善全球肾脏病预后组织（Kidney Disease：Improving Global Outcomes，KDIGO）肾小球肾炎指南建议环孢素联合小剂量激素，疗效高于单独使用环孢素。

【他克莫司】

给药方案：0.05~0.15mg/(kg·d)，每间隔12小时1次，于服药后1周查他克莫司血药浓度，维持血药谷浓度5~10μg/L，诱导期6个月，治疗6个月如未获得完全缓解则可停药，如获得部分缓解可继续使用至12个月；蛋白尿缓解后渐减量，每3个月减少25%，低剂量维持12~24个月。改善全球肾脏病预后组织（KDIGO）肾小球肾炎指南建议他克莫司联合小剂量激素，疗效高于单独使用他克莫司。

【吗替麦考酚酯（mycophenolate mofetil，MMF）】

给药方案：20~30mg/(kg·d)，每间隔12小时口服1次，每次最大剂量不超过1g，诱导期4~6个月，建议诱导剂量后每3~6个月减少10mg/(kg·d)维持治疗，总疗程12~24个月。连续使用4个月无效者可列为吗替麦考酚酯耐药。

【利妥昔单抗】

给药方案：375mg/m²，每周1次，用1~4次。

【长春新碱】

给药方案：1mg/m²，每周1次，连用4周，然后1.5mg/m²，每月1次，连用4个月。

3）药学监护

【疗效监护】

环孢素：使用过程中注意监测尿蛋白水平，若连续诱导治疗3~6个月，尿蛋白水平减少不足50%，可评估为环孢素耐药，可停药换用其他药物治疗，若有效可诱导6个月后逐渐减量维持。

【不良反应监护】

环磷酰胺：代谢产物对尿路有刺激性，应用时应鼓励患儿多饮水，大剂量冲击治疗当日要充分水化，液体量给至20ml/(kg·d)。同时可使用保护剂美司钠防止尿路损伤性血尿，剂量给予环磷酰胺总量的60%，分3次，分别于环磷酰胺冲击前、冲击后4小时、8小时静脉滴注。

环孢素：①肾毒性是环孢素主要的不良反应，表现为血清肌酐和尿素升高，该不良反应与环孢素血药浓度相关,通常减量后可逆转。②其他常见的不良反应包括高血压、胃肠功能紊乱、疲劳、肝毒性、多毛症、齿龈增生、震颤、头痛、高脂血症、高钾血症、低血镁症、高尿酸血症、感觉异常以及肌肉痉挛和肌痛等。③若血压明显超过基线值,应给予降压治疗,若无法控制,则停药。④接受环孢素治疗的患者,会增加感染的危险(病毒、细菌、真菌、寄生虫),原有的感染也可能加剧,应采取有效的预防和治疗策略。⑤若出现血栓性微血管病,可减量或停药,给予链激酶和肝素,并进行血浆置换。⑥若出现肝毒性,减量可使相关化验指标下降。⑦若出现脑病,可减量或停药。⑧若出现淋巴结病,应定期监测;对疾病有改善但持续存在淋巴结病的患者,应进行活检,以确定无淋巴瘤。⑨出现血脂升高,应考虑限制摄入含脂肪食物,或降低给药剂量。⑩若静脉滴注时若出现过敏反应迹象,应立即停止静脉滴注。

他克莫司:①最常见的不良反应包括震颤、头痛、感觉异常、恶心、腹泻、高血压、高血糖、高钾血症、失眠和肾损害。贫血、白细胞减少症和血小板减少症亦常发生。②若出现疑似胃肠穿孔的症状或体征,应立即采取充分治疗。③若出现高血压,可使用降压药(但应谨慎使用可能导致高钾血症的降压药)。④若出现肾功能损害,应密切监测且可能需减量;若出现血清肌酸酐持续升高且剂量调整后未改善,应考虑改用其他免疫抑制剂。⑤使用他克莫司的患儿发生机会感染的风险增加,包括多瘤病毒感染。对于出现多瘤病毒相关性肾病或 JC 多瘤病毒相关性进展性多病灶脑白质病迹象的患者,应考虑降低免疫抑制的程度。⑥他克莫司还可能导致恶性肿瘤,如淋巴瘤(可表现为淋巴结肿大、发热、盗汗、皮疹、乏力等)、皮肤癌(可表现为长新疣、皮肤酸痛或流血或不能愈合的红肿块、痣颜色或大小的改变);如果出现以上症状,请立即告知医生。⑦静脉滴注时若出现过敏反应的症状或体征,应停止滴注。

吗替麦考酚酯:①吗替麦考酚酯与胃肠功能紊乱相关,尤其是腹泻,呕吐,偶见胃肠道出血、穿孔,若出现疑似症状或体征,应立即采取充分治疗。②用药后可能出现血细胞减少等副作用,需要在治疗第 1 个月每周监测一次全血细胞计数,第 2、3 个月每月监测 2 次,随后 1 年内每月监测 1 次。③感染风险也增加,若出现病毒感染或病毒感染再激活的迹象,应考虑降低免疫抑制的程度。④此外还需要监测肝肾功能和血压,以评估用药产生的影响。

利妥昔单抗:①若出现严重输液反应,应立即停止滴注,待所有症状消失和实验室检查结果恢复正常后方可继续滴注,此时滴注速度不能超过原滴注速度的一半,若再发生相同的严重不良反应,应考虑停药。②若出现超敏反应,应立即给予肾上腺素、抗组胺药和糖皮质激素。③若疑似出现严重皮肤反应,应永久停药。④若出现严重感染,应停药,并给予适当的抗感染治疗。⑤若出现血清肌酐升高或少尿、严重或危及生命的心律失常,应停药。⑥若出现乙型肝炎病毒再激活,应立即停用该药即联用药物,并给予适当治疗。

长春新碱:用药期间定期监测血象、肝肾功能、心律、肠鸣音、肌腱反射。若出现严重四肢麻木、膝反射消失、麻痹性肠梗阻、腹部绞痛、心动过速、脑神经麻痹、白细胞过少、肝功能损害,应停药或减量。

【注意事项及用药教育】

环磷酰胺:①患儿冲击治疗当日应嘱家长给患儿多喝水,但有可能发生水化后稀释性低钠血症,患儿出现腹部不适、呕吐等伴随不良反应,冲击结束后可消失。②用药期间患儿容易出血或感染,请避免受伤,如使用软毛牙刷、经常洗手、远离感染人群等。③葡萄柚可能减弱环磷酰胺的疗效,用药期间请避免食用葡萄柚及其制品。

环孢素:①全日剂量分2次定时服用,环孢素软胶囊应整粒吞服,若日剂量不能被精确均分为2次剂量,可早、晚给予不同剂量,必要时可改用本药口服溶液。口服溶液可以用苹果汁或橘汁稀释后服用,但应避免频繁更换稀释液。②用药期间食用葡萄柚可能增加环孢素副作用,请避免食用葡萄柚及其制品。③环孢素存在发生皮肤恶性病变的潜在风险,应注意采取有效的防晒措施。④用药期间注意保持口腔卫生。⑤环孢素会抑制免疫系统,更容易发生感染,请避免到人多的地方,避免接触感染患者。⑥使用环孢素治疗期间可能降低疫苗接种的效果,应避免使用减毒活疫苗。⑦环孢素可能升高血钾水平,用药期间注意避免食用富含钾的食物。⑧环孢素的不同制剂的药效存在差异,如需更换环孢素的厂家或剂型,需要就诊让医生做出调整。⑨环孢素与多种药物存在相互作用,如需同服其他药物,请咨询医生后使用。

他克莫司:①食物(尤其是脂肪含量多的食物)可以降低他克莫司的吸收,注意空腹状态下服药,餐前1小时或餐后2小时服药。②他克莫司可能诱发皮肤癌,用药期间注意做好防晒措施,避免阳光或紫外线长时间照射。③葡萄柚或葡萄柚汁会升高他克莫司在血液中的浓度,引起严重副作用。用药期间请避免食用葡萄柚或饮用葡萄柚汁。④注意不要随意更换剂型,随意更换胶囊与缓释胶囊是不安全的,可能造成排斥反应。⑤他克莫司会抑制免疫系统,更容易发生感染,注意避免接触感染患者。⑥随着病情的变化,药物的治疗浓度也需要改变,因此用药期间,尤其在剂量和治疗方案调整后,或与其他药物合用时需要注意定期血药浓度。⑦他克莫司与多种药物存在相互作用,如需同服其他药物,请咨询医生后使用。⑧他克莫司治疗期间接种疫苗可能导致疫苗效力降低,应避免使用减毒活疫苗。

吗替麦考酚酯:①注意监测血常规及肝肾功能。②食物可降低血液中吗替麦考酚酯的最大浓度,推荐在空腹状态下服用。③服用吗替麦考酚酯可能增加皮肤癌的风险,用药期间注意做好防晒措施,避免阳光或紫外线长时间照射。④吗替麦考酚酯会抑制免疫系统,用药后更容易发生出血或感染,注意避免接触感染患者。⑤吗替麦考酚酯与多种药物存在相互作用,如需同服其他药物,请咨询医生后使用。⑥吗替麦考酚酯可能减弱减毒活疫苗的作用,用药期间请避免接种活疫苗。

利妥昔单抗:①患儿治疗期间不建议接种活病毒疫苗。②利妥昔单抗不得用于治疗同时患有严重活动性感染的患儿,有重复感染或慢性感染病史、容易导致严重感染的患儿慎用。

3. 利尿治疗

(1)具体治疗方法:如果患儿出现水肿,由于糖皮质激素在开始治疗的5~10日可引起利尿,除非水肿非常严重,一般不使用利尿剂,对有腹泻、呕吐或低血容量的患儿也不使用利尿剂。

(2)药物选择:通常给予氢氯噻嗪(每日1~2mg/kg分次口服)或螺内酯(每日1~3mg/kg分次口服)。若无效给予呋塞米,每次1~2mg/kg,每4~6小时口服或注射。顽固水肿且血容量偏低者可适量先给予白蛋白、血浆等扩容,之后给予呋塞米1~2mg/kg

静脉输入。

（3）药学监护

【不良反应监护】

氢氯噻嗪：①应用过度或时间过长可导致低血钾、低氯、低钠及低镁血症。②使用过程中监测血电解质、尿素氮、肌酐及血压的动态变化，及时了解体内水平衡状态及患儿体重变化。③氢氯噻嗪与磺胺、磺脲类药物有交叉变态反应，有些患儿过量使用后可致光敏、皮肤红斑等变态反应，注意防护。

呋塞米：①用药期间需要定期检查血电解质、血压、肝肾功能、血糖、血尿酸、酸碱平衡，以评估药效及用药对患儿的影响，当血钾浓度低于 3.0mmol/L 时，应积极补钾。②用药还有耳鸣、听力丧失的副作用，可能需要定期检查听力。

【注意事项及用药教育】

氢氯噻嗪：①使用时应从最小有效量开始用药，可与食物或牛奶同服。②用药期间如果在坐或躺后迅速起身，可能出现头晕或晕倒，注意缓慢起身。③因用药期间钾的流失有所增加，建议多喝水，并食用富含钾的食物。④使用后 2 小时内出现利尿作用，可能导致经常排尿，为防止影响睡眠，建议尽量在下午 6 点前服药。⑤注意实施防护措施避免光敏反应，如涂防晒霜、穿避光衣带宽帽檐帽子等。

呋塞米：①如果每日只需用药 1 次，可以选择在早晨服药，以免晚上服药后排尿次数增多，影响睡眠。②使用后也可致光敏变态反应，预防同氢氯噻嗪。

4. 其他治疗

（1）抗凝血及抗纤溶

1）具体治疗方法：由于肾病往往存在高凝状态和纤溶障碍，易并发血栓形成，需加用抗凝和溶栓治疗。

2）药物选择

肝素钠：1mg/(kg·d)，1 次/d，2~4 周为一个疗程，也可选用低分子量肝素，病情好转后改口服抗凝血药维持治疗。

尿激酶：一般剂量为 3 万~6 万 IU/d，1~2 周为一个疗程。

双嘧达莫：5~10mg/(kg·d)，分 3 次餐后服，6 个月为一个疗程。

3）药学监护

【不良反应监护】

肝素钠毒性低，主要不良反应是用药过多可致自发性出血，故使用之前应测定凝血时间。在用药初 5~9 日，偶可引起过敏反应及血小板减少，在开始治疗 1 个月内应定期监测血小板计数。

尿激酶：临床最常见的不良反应是出血倾向。以注射或穿刺局部血肿最为常见，其次为组织内出血，发生率 5%~11%，多轻微，严重者可致脑出血。应用本品前，监测患儿凝血功能。用药期间密切观察患儿反应，如脉率、体温、呼吸频率和血压、出血倾向等，至少每 4 小时记录 1 次。如发现过敏症状如皮疹、荨麻疹等应立即停用。

双嘧达莫：用药后可能会出现头晕、头痛、呕吐、腹泻、脸红、皮疹和瘙痒等副作用，通常轻微而短暂。过量可能引起低血压。急性中毒还可能出现动作不协调、运动减少、抑郁等症状，如出现过量症状，应立即联系医生。

【注意事项及用药教育】

密切关注患儿凝血指标,注意查看患儿皮肤表面是否有出血点,眼底是否有出血现象,牙龈是否有出血,家长注意保护患儿避免磕碰。

(2)防止骨质疏松:使用糖皮质激素的同时加用维生素 D 1 000IU/d,钙 300~500mg/d,监测骨密度。

(3)免疫调节剂:一般作为糖皮质激素的辅助治疗,适用于常伴感染、频复发或糖皮质激素依赖者。左旋咪唑 2.5mg/kg,隔日用药,疗程 5 个月。不良反应可有胃肠不适,流感样症状、皮疹、中性粒细胞下降,停药即可恢复。

(4)血管紧张素转换酶抑制剂:血管紧张素转换酶抑制剂对改善肾小球局部血流动力学,减少尿蛋白,延缓肾小球硬化具有良好作用。尤其适用于伴有高血压的肾病综合征。常用的制剂为依那普利、福辛普利等。

(二)急性肾小球肾炎

急性肾小球肾炎(acute glomerulonephritis,AGN),简称急性肾炎,指由不同病因所致的临床上急性起病,以血尿为主,伴有不同程度蛋白尿,可伴水肿、少尿、高血压,或肾功能不全等特点的肾小球疾病。儿童急性肾炎常与各种前驱感染有关,大多数病例由 A 族 β 溶血性链球菌急性感染后引起的免疫复合物性肾小球肾炎,又称急性链球菌感染后肾小球肾炎。其他病原体如细菌、病毒、支原体、寄生虫、梅毒螺旋体、钩端螺旋体等也可致病,为非链球菌感染后肾小球肾炎。本病预后良好,但如处理不当亦可于急性期死于高血压脑病、肺水肿或急性肾功能不全。

本病无特异治疗。急性期应注意卧床休息 2~3 周,直到肉眼血尿消失,水肿减退,血压正常,即可下床作轻微活动。血沉正常可上学,但应避免重体力活动。尿沉渣细胞绝对计数正常后方可恢复体力活动。日常饮食中,对有高度水肿、高血压者应限盐及限水。食盐以 60mg/(kg·d)为宜。水分一般以不显性失水加尿量计算,有氮质血症者应限蛋白,可给予优质动物蛋白 0.5g/(kg·d)。

1. 抗感染治疗 给予青霉素或其他敏感抗菌药物 10~14 天的治疗以清除可能存在的感染灶。

2. 对症治疗

(1)利尿消肿

1)具体治疗方法:经过控制水盐入量仍水肿、少尿者,可实施药物利尿。

2)药物选择:推荐氢氯噻嗪 1~2mg/(kg·d),分 1~2 次口服。无效时需用呋塞米,口服剂量 2~5mg/(kg·d),注射剂量 1~2mg/(kg·次),每日 1~2 次,最大量不宜大于 60mg/次,静脉注射剂量过大可有一过性耳聋。

3)药学监护:氢氯噻嗪与呋塞米药学监护见"肾病综合征"章节。

(2)降压

1)具体治疗方法:凡经休息,控制水盐摄入、利尿而血压仍高者均应给予降压药。

2)药物选择

①一般首选钙通道阻滞剂。硝苯地平:开始剂量为 0.25mg/(kg·d),最大剂量为 1mg/(kg·d),分 3 次口服。

②卡托普利:为血管紧张素转换酶抑制剂(ACEI),初始剂量为 0.3~0.5mg/(kg·d),最

大剂量为 5~6mg/(kg·d),与硝苯地平交替使用降压效果更佳。

3)药学监护

【不良反应监护】

硝苯地平:①起始给药时,剂量增加过快或过大可致低血压发生,因此即使开始给药时未见明显大幅血压降低,也建议从小剂量开始给药,监测血压变化,根据需要逐渐增加剂量将更为安全。②用药后可能出现水肿、头痛、头晕、恶心、乏力和面部潮红等副作用,通常不需要停药。③如果出现呼吸困难、胸痛、心脏不适等症状,请及时告知医生。

卡托普利:①若出现血管神经性水肿,应停药,并迅速皮下注射 1:1 000 的肾上腺素 0.3~0.5ml。②若出现白细胞计数过低,应暂停用药。用药初始 3 个月每 2 周监测一次白细胞计数及分类计数,随后定期监测,有感染迹象时亦应进行监测。③用药会引起蛋白尿,请每月进行 1 次尿蛋白检查,若出现蛋白尿逐渐增多,应暂停用药或减少剂量。④用药还会引起血尿素氮升高、肌酸酐升高、高血钾、低血钠,需要密切监测血尿素氮、肌酸酐和电解质。

【注意事项及用药教育】

硝苯地平:①硝苯地平可引起低血压,开始用药或剂量调整期间注意定期监测血压。②长期用药后如需停药,请在医生指导下逐渐减量,千万不要擅自停药。③用药期间食用葡萄柚,可增强硝苯地平的降压效果,请避免食用葡萄柚及其制品。④硝苯地平与多种药物存在相互作用,如需同服其他药物,请咨询医生后使用。

卡托普利:①食物可减少卡托普利的吸收,请在餐前 1 小时服用。②用药期间如果天气炎热或运动导致出汗过多,注意多喝水,以防脱水引起的低血压。③呕吐或稀便也会造成脱水,如出现请及时就诊。④卡托普利可能降低白细胞数量,使患儿更容易感染,如果出现发热、寒战或喉咙痛等症状,请立即就诊。

(3)严重循环充血的治疗

1)具体治疗方法:及时纠正水钠潴留,恢复正常血容量。对难治病例可采用连续血液净化治疗或透析治疗。

2)药物选择

①纠正水钠潴留,恢复正常血容量,可使用呋塞米注射。

②表现有肺水肿者除一般对症治疗外,可加用硝普钠,5~20mg 加入 5% 葡萄糖液 100ml 中,以 1μg/(kg·min) 速度静脉滴注,用药时严密监测血压,随时调节药液滴速,每分钟不宜超过 8μg/kg,以防发生低血压。硝普钠对光敏感,滴注时注意使用避光输液袋及输液器,以免药物遇光分解。

(三)紫癜性肾炎

在过敏性紫癜病程 6 个月内,出现尿检异常,包括血尿和 / 或蛋白尿诊断为"紫癜性肾炎"。极少部分患儿在过敏性紫癜急性病程 6 个月后,再次出现紫癜复发,同时首次出现血尿和 / 或蛋白尿者,应争取进行肾活检,如为 IgA 系膜区沉积为主的系膜增生性肾小球肾炎,仍可诊断为紫癜性肾炎。

血尿和蛋白尿的诊断标准分别为:

血尿:肉眼血尿或 1 周内 3 次镜下血尿红细胞 ≥3 个 / 高倍视野(HP)。

蛋白尿：满足以下任一项者①1周内3次尿常规定性示尿蛋白阳性；②24小时尿蛋白定量>150mg或尿蛋白/肌酐（mg/mg）>0.2；③1周内3次尿微量蛋白高于正常值。

紫癜性肾炎患儿的临床表现与肾病理损伤程度并不完全一致，后者能更准确地反映病变程度及远期预后。没有条件获得病理诊断时，可根据其临床分型选择相应的治疗方案。临床分型及病理分级如表3-5-1所示。

表 3-5-1　紫癜性肾炎的临床分型及病理分级

临床分型	病理分级	
	肾小球病理分级	肾小管间质病理分级
1. 孤立性血尿型	Ⅰ级：肾小球轻微异常	（-）级：间质基本正常
2. 孤立性蛋白尿型	Ⅱ级：单纯系膜增生。分为：a. 局灶节段；	（+）级：轻度小管变形扩张
3. 血尿和蛋白尿型	b. 弥漫性	（++）级：间质纤维化、小管萎
4. 急性肾炎型	Ⅲ级：系膜增生，伴有<50%肾小球新月体	缩<20%，散在炎性细胞浸润
5. 肾病综合征型	形成和/或节段性病变（硬化、粘连、血栓、坏	（+++）级：间质纤维化、小管萎缩
6. 急进性肾炎型	死）。其系膜增生可为：a. 局灶节段；b. 弥漫性	占20%~50%，散在和/或弥漫性
7. 慢性肾炎型	Ⅳ级：病变同Ⅲ级，50%~75%的肾小球伴	炎性细胞浸润
	有上述病变。分为：a. 局灶节段；b. 弥漫性	（++++）级：间质纤维化、小管萎
	Ⅴ级：病变同Ⅲ级，>75%的肾小球伴有上	缩>50%，散在和/或弥漫性炎性
	述病变。分为：a. 局灶节段；b. 弥漫性	细胞浸润
	Ⅵ级：膜增生性肾小球肾炎	

1. 一般治疗方法　紫癜性肾炎种类多样，应根据临床分型选择合适的治疗方案。

（1）具体治疗方法

【孤立性血尿或病理Ⅰ级】

专家建议：仅对过敏性紫癜进行相应治疗，镜下血尿目前未见有确切疗效的文献报道。应密切监测患儿病情变化，目前建议需延长随访时间。

【孤立性微量蛋白尿或合并镜下血尿或病理Ⅱa级】

国外研究报道较少，KDIGO指南建议对于持续蛋白尿>0.5~1g/（d·1.73m^2）的紫癜性肾炎患儿，应使用血管紧张素转换酶抑制剂（ACEI）或血管紧张素Ⅱ受体阻滞剂（angiotensin receptor blocker, ARB）的治疗。由于ACEI和ARB类药物有降蛋白尿的作用，建议可常规使用。

【非肾病水平蛋白尿或病理Ⅱb、Ⅲa级】

KDIGO指南建议对于持续性蛋白尿>1g/（d·1.73m^2）、已应用ACEI或ARB治疗、肾小球滤过率（glomerular filtration rate, GFR）>50ml/（min·1.73m^2）的患儿，给予糖皮质激素治疗6个月。目前国内外均有少数病例报道使用激素或联合免疫抑制剂治疗的报道，但对该类患儿积极治疗的远期疗效仍有待大规模多中心随机对照研究及长期随访。

【肾病水平蛋白尿、肾病综合征、急性肾炎综合征或病理Ⅲb、Ⅳ级】

KDIGO指南建议对于表现为肾病综合征和/或肾功能持续恶化的新月体性紫癜性肾炎的患儿应用激素联合环磷酰胺治疗。该组患儿临床症状及病理损伤均较重，均常规使用糖皮质激素治疗，且多倾向于激素联合免疫抑制剂治疗，其中疗效相对肯定的是糖皮质激素联合环磷酰胺治疗。若临床症状较重、肾病理呈弥漫性病变或伴有>50%新月体形成者,除口服糖皮质激素外,可加用甲泼尼龙冲击治疗,15~30mg/(kg·d),每日最大量不超过 1.0g,每日或隔日冲击,3 次为一疗程。

【急进性肾炎或病理 V 级、Ⅵ级】

这类患儿临床症状严重、病情进展较快,治疗方案和前一级类似,现多采用三至四联疗法,常用方案为:甲泼尼龙冲击治疗 1~2 个疗程后口服泼尼松 + 环磷酰胺(或其他免疫抑制剂)+ 肝素 + 双嘧达莫。亦有甲泼尼龙联合尿激酶冲击治疗 + 口服泼尼松 + 环磷酰胺 + 肝素 + 双嘧达莫治疗的文献报道。

(2)药物选择

【糖皮质激素联合环磷酰胺冲击治疗】

给药方案:泼尼松 1.5~2mg/(kg·d),口服 4 周改隔日口服 4 周后渐减量,在使用糖皮质激素基础上应用环磷酰胺静脉冲击治疗。环磷酰胺的常用方法为 8~12mg/(kg·d),静脉滴注,连续应用 2 日、间隔 2 周为一疗程;或 500~700mg/(m²·次),每月 1 次,共 6 次。环磷酰胺累计量 ≤ 168mg/kg。

【糖皮质激素联合钙调蛋白抑制剂】

给药方案:糖皮质激素用法同上。环孢素口服 4~6mg/(kg·d),每 12 小时 1 次,于服药后 1~2 周查血药浓度,维持谷浓度在 100~200μg/L,诱导期 3~6 个月,诱导有效后逐渐减量。有报道,对于肾病水平蛋白尿患儿若同时存在对泼尼松、硫唑嘌呤、环磷酰胺耐药时,加用环孢素治疗可显著降低尿蛋白。

【糖皮质激素联合吗替麦考酚酯(MMF)】

给药方案:糖皮质激素用法同上。MMF 20~30mg/(kg·d),分 2 次口服,3~6 个月后逐渐减量,总疗程 12~24 个月。

【糖皮质激素联合硫唑嘌呤】

给药方案:糖皮质激素用法同上。硫唑嘌呤 2mg/(kg·d),一般疗程 8 个月 ~1 年。近年国内临床应用逐渐减少,多为国外应用报道。

【三至四联疗法】

给药方案:甲泼尼龙冲击治疗 1~2 个疗程后口服泼尼松 + 环磷酰胺(或其他免疫抑制剂)+ 肝素 + 双嘧达莫。亦有甲泼尼龙联合尿激酶冲击治疗 + 口服泼尼松 + 环磷酰胺 + 肝素 + 双嘧达莫治疗的文献报道。

(3)药学监护

【不良反应监护】

糖皮质激素、环磷酰胺、环孢素及吗替麦考酚酯的药学监护详见本节"肾病综合征"。

硫唑嘌呤:①最常见的不良反应包括胃肠道不耐受、骨髓抑制和感染;②用药的第 1 个月每周监测全血细胞计数,第 2、3 个月每个月监测 2 次,如需改变剂量或使用其他治疗方法,则每个月监测一次或更频繁地监测;③肝功能损伤患儿还需要定期检查肝功能。

大剂量甲泼尼龙冲击的不良反应为高血压和心律不齐,因此需要每隔 15 分钟监测血压和心律。

【注意事项及用药教育】

硫唑嘌呤:①为避免用药后可能出现的恶心症状,可以在餐后 30 分钟左右用足量的水送服药物。②硫唑嘌呤存在发生皮肤恶性病变的潜在风险,应注意采取有效的防晒措施。③用药后更容易出血或感染,小心避免受伤,远离感染人群。

大剂量甲泼尼龙冲击每次应至少用 30 分钟给药,如果治疗后一周内病情无好转,或因病情需要,本治疗方案可重复。

2. 辅助治疗

(1)具体治疗方法:在以上分级治疗的同时,对于有蛋白尿的患儿,无论是否合并高血压,KDIGO 指南均建议加用 ACEI 和 / 或 ARB 类药物。

(2)药物选择:ACEI 常用制剂为卡托普利,初始剂量为 0.3~0.5mg/(kg·d),最大剂量为 5~6mg/(kg·d),分 3 次口服;ARB 制剂为氯沙坦,25~50mg/d 口服。此外,可加用抗凝剂和 / 或抗血小板聚集药,多为口服双嘧达莫 3~5mg/(kg·d),以改善患儿高凝状态。此外尚有报道对于重症紫癜性肾炎患儿,加用尿激酶治疗。目前关于抗凝剂和 / 或抗血小板聚集药物、丙种球蛋白等辅助治疗是否有效仍存有争议。

(3)药学监护

【不良反应监护】

双嘧达莫与尿激酶药学监护详见本节"肾病综合征"。

卡托普利药学监护详见本节"急性肾小球肾炎"。

氯沙坦:①定期监测血清钾水平,若出现血钾异常,应进行适当治疗,且可能需减量或停药。②用药期间定期监测肾功能,若出现显著性肾功能下降,应考虑暂停用药或永久停药。

【注意事项及用药教育】

密切关注患儿凝血指标,注意查看患儿皮肤表面是否有出血点,眼底是否有出血现象,牙龈是否有出血,家长注意保护患儿避免磕碰。

(四)狼疮性肾炎

狼疮性肾炎(lupus nephritis)是自身免疫疾病系统性红斑狼疮(systemic lupus erythematosus,SLE)的肾脏损害,是系统性红斑狼疮最常见和最重要的肾脏并发症,其临床表现多样,从无症状血尿和 / 或蛋白尿到肾病综合征,到伴有肾功能损害的急进性肾炎不等。

在确诊 SLE 的基础上,患儿有下列任一项肾受累表现者即可诊断为狼疮性肾炎①尿蛋白检查满足以下任一项者:1 周内 3 次尿蛋白定性检查阳性;或 24 小时尿蛋白定量>150mg;或尿蛋白 / 尿肌酐>0.2mg/mg,或 1 周内 3 次尿微量白蛋白高于正常值。②离心尿每高倍镜视野红细胞>5 个。③肾小球和 / 或肾小管功能异常。④肾穿刺组织病理活检(以下简称肾活检)异常,符合狼疮性肾炎病理改变。

1. 一般治疗原则

①狼疮性肾炎临床表现与病理类型具有一定的对应关系,但并不完全平行。因此,不推荐以临床表现作为制订治疗方案的依据。国内指南建议没有条件做肾活检不能明确肾病理类型者,应转诊至具有相应专科的医院诊治。确诊为狼疮性肾炎者应尽早行肾活检,以利于依据不同肾脏病理特点制定治疗方案。②积极控制 SLE 的活动性。③坚持长期、正规、合理的药物治疗,并加强随访。④尽可能恢复肾功能或保护残存肾功能,避免狼疮性肾炎复发,避免或减少药物不良反应。

(1)一般治疗

1)具体治疗方法:推荐作为全程用药。近年发表的有关狼疮性肾炎治疗指南推荐所有狼疮性肾炎患者均加用羟氯喹作为基础治疗。

2)药物选择

【羟氯喹】

给药方案:羟氯喹推荐剂量为 4~6mg/(kg·d),羟氯喹剂量超过 6.5mg/(kg·d)时,其毒性作用明显增大。对于 GFR<30ml/(min·1.73m²)的患者有必要调整剂量。有研究发现,应用羟氯喹可提高肾脏对治疗的反应性,减少复发,减轻肾脏受损程度。

3)药学监护

【不良反应监护】

羟氯喹:①用药后可能出现光晕、视物模糊、畏光等不良反应,且本药有蓄积作用,易沉积于视网膜的色素上皮细胞,引起视网膜变性而造成视野缺损,建议用药前及用药后每 3 个月行眼科检查(包括视敏度、眼底及视野等);②长期用药应定期检查骨骼肌功能和腱反射,若出现骨骼肌功能和腱反射降低,应停药;③用药可能导致骨髓抑制,注意定期检查血细胞计数。

【注意事项及用药教育】

羟氯喹:①肝肾功能不全、心脏病、重型多型红斑、卟啉病、银屑病及精神病患者慎用;②羟氯喹的作用会逐渐累积,可能需要几周才能发挥疗效,请严格遵医嘱用药;③本药可与食物同服,或用牛奶送服药物;④羟氯喹与多种药物存在相互作用,如需同服其他药物,请咨询医生后使用。

(2)控制高血压和尿蛋白

1)具体治疗方法:对于合并有蛋白尿伴或不伴高血压的患儿,血管紧张素转换酶抑制剂(ACEI)或血管紧张素Ⅱ受体阻滞剂均应作为首选药物。有证据表明:该类药物有抗高血压、降尿蛋白、保护肾脏的作用。

2)药物选择:儿童患者常选用的药物如下:

依那普利:起始剂量 0.1mg/(kg·d),最大剂量 0.75mg/(kg·d),每日 1 次或分 2 次。

苯那普利:起始剂量 0.1mg/(kg·d),最大剂量 0.3mg/(kg·d),每日 1 次或分 2 次服用。

福辛普利:起始剂量 0.3mg/(kg·d),最大剂量 1.0mg/(kg·d),每日 1 次。

氯沙坦:起始剂量 1mg/(kg·d),最大剂量 2mg/(kg·d),每日 1 次。

肾素 - 血管紧张素系统阻断剂的使用剂量应在监测血压(目标值控制在正常血压范围)、血钾和 GFR 水平的基础上进行调整,尽可能达到最佳的降尿蛋白效果。

3)药学监护

【不良反应监护】

使用 ACEI 类药物需要注意监护以下不良反应:①低血压、心动过缓、胸痛、心悸、咳嗽、支气管痉挛、高钾血症、低钠血症、发热等;②常见有皮疹、荨麻疹、斑丘疹、血管神经性水肿等;③可出现中性粒细胞减少、嗜酸性粒细胞增多等;④使用期间日常监测血压、电解质、肝肾功能。

氯沙坦:①定期监测血清钾水平,若出现血钾异常,应进行适当治疗,且可能需减量或停药;②用药期间定期监测肾功能,若出现显著性肾功能下降,应考虑暂停用药或永久停药。

【注意事项及用药教育】

ACEI 类药物：①该类药物多为普通片剂，可以分劈、碾碎，服药时注意均匀分量，保证服用剂量准确。②使用期间注意是否有干咳现象，如发生干咳及时和医生联系调整用药方案；③服药期间避免高钾饮食。

2. 不同病理类型的针对性治疗方案

(1) Ⅰ型和Ⅱ型狼疮性肾炎的治疗：目前尚无大规模的 RCT 结果。一般认为，糖皮质激素和免疫抑制剂的使用取决于肾外狼疮的临床表现（未分级），伴有肾外症状者，给予 SLE 常规治疗；患儿只要存在蛋白尿，应加用泼尼松治疗，并按临床活动程度调整剂量和疗程。尽管缺乏表现为肾病范围蛋白尿的Ⅱ型狼疮性肾炎的前瞻性研究，但如果用肾素 - 血管紧张素系统阻断剂及泼尼松均不能有效控制尿蛋白时，大部分学者推荐加用钙调神经磷酸酶抑制剂。

(2) 增殖性（Ⅲ型和Ⅳ型）狼疮性肾炎的治疗

1) 具体治疗方法：对于Ⅲ型和Ⅳ型狼疮性肾炎的治疗传统分为诱导缓解治疗和维持治疗两个阶段，治疗目标是经过初始强化治疗快速控制肾脏炎症，随后进入较长时间的维持巩固治疗。诱导缓解治疗疗程一般为 6 个月，个别更长，若病情稳定且达到部分缓解或完全缓解，则进入维持治疗；若治疗反应差，则选择其他诱导缓解治疗的替代方案。维持治疗疗程应不少于 3 年，对于达到部分缓解的患儿可能需继续维持治疗更长时间。国内推荐Ⅲ型和Ⅳ型狼疮性肾炎应用糖皮质激素加用免疫抑制剂联合治疗。

2) 药物选择

【诱导缓解治疗阶段】

给药方案：一般 6 个月，首选糖皮质激素 + 环磷酰胺冲击治疗。泼尼松 1.5~2.0mg/(kg·d)，6~8 周，依据治疗效果缓慢减量。肾脏增生病变显著时需给予甲泼尼龙联合环磷酰胺冲击治疗，甲泼尼龙冲击剂量 15~30mg/(kg·d)，最大不超过 1g/d，3 日为 1 个疗程，根据病情可间隔 3~5 日重复 1~2 个疗程。环磷酰胺静脉冲击有 2 种方法可选择：① 500~750mg/(m²·次)，每月 1 次，共 6 次；② 8~12mg/(kg·d)，每 2 周连用 2 日为 1 次，总计 6~8 次。环磷酰胺累计使用剂量 150~250mg/kg。吗替麦考酚酯（MMF）可作为诱导缓解治疗时环磷酰胺的替代药物，在不能耐受环磷酰胺治疗、病情反复或环磷酰胺治疗 6 个月无效的情况下，可改用 MMF 0.5~3.0g/d（成人剂量），小剂量开始，逐渐加量，持续 1~3 年。尚无大规模儿童 RCT 的证据。国内指南推荐儿童 MMF 剂量 20~30mg/(kg·d)。

【维持治疗阶段】

给药方案：维持治疗的目的是维持缓解，防止复发，减少发展为肾衰竭的概率。最佳药物和最佳维持治疗的时间尚无定论，国内指南建议维持治疗时间不少于 3 年。①糖皮质激素减量：目的是以合适的最小剂量维持患儿稳定的缓解状态。糖皮质激素减量不能过快，以免病情复发。糖皮质激素减量要强调个体化，要因患儿病情而异，减量过程要监测临床表现、糖皮质激素不良反应及实验室指标。为了避免糖皮质激素的不良反应，除在诱导缓解期糖皮质激素分次服用外（一般经过 2~3 个月），此后将糖皮质激素一日量在早餐前空腹顿服，待病情稳定后以最小维持量（如 5~10mg/d）长期服用。②免疫抑制剂的选择和疗程:在完成6个月的诱导缓解治疗后呈完全反应者,停用环磷酰胺,口服泼尼松逐渐减量至5~10mg/d维持数年;在最后一次使用环磷酰胺后2周加用其他免疫抑制剂序贯治疗,首推MMF,其次可选用硫唑嘌呤1.5~2mg/(kg·d),每日1次或分次服用。MMF可用于不能耐受硫唑嘌呤的患儿,或治疗中肾损害反复者。此外,来氟米特有可能成为狼疮性肾炎维持治疗的选择,但目前尚无针对儿童的RCT研究结果。

3) 药学监护:糖皮质激素、环磷酰胺、吗替麦考酚酯药学监护详见本节"肾病综合征"。

【不良反应监护】

硫唑嘌呤:①最常见的不良反应包括胃肠道不耐受、骨髓抑制和感染。②用药的第1个月每周监测全血细胞计数,第2、3个月每个月监测2次,如需改变剂量或使用其他治疗方法,则每个月监测一次或更频繁地监测。③肝功能损伤患儿还需要定期检查肝功能。

来氟米特:①主要不良反应有腹泻、瘙痒、高血压、肝酶升高、皮疹、脱发和一过性白细胞下降等。②用药的最初6个月,应每月监测全血细胞计数、血清磷及氨基转移酶;若监测结果稳定,之后的监测频率可降至每6~8周一次(若与其他免疫抑制剂合用则应继续每月监测)。③用药前监测谷丙转氨酶,用药的最初6个月,应至少每月监测一次谷丙转氨酶;随后可每6~8周监测一次(若谷丙转氨酶高于正常上限值的3倍,应停药,并使用考来烯胺进行治疗,并至少每周监测肝功能直至恢复正常)。

【注意事项及用药教育】

硫唑嘌呤:①为避免用药后可能出现的恶心症状,可以在餐后30分钟左右用足量的水送服药物。②硫唑嘌呤存在发生皮肤恶性病变的潜在风险,应注意采取有效的防晒措施。③用药后更容易出血或感染,小心避免受伤,远离感染人群。

来氟米特:①本药的药效较持久,两次用药时间最好间隔24小时。②用药后更容易出血或感染,小心避免受伤,经常洗手,远离感染人群。③来氟米特可抑制人体免疫功能,可能影响免疫活疫苗的免疫反应,服药期间不应使用免疫活疫苗。

(3) V型狼疮性肾炎的治疗:表现为非肾病范围蛋白尿且肾功能稳定的单纯V型狼疮性肾炎,使用羟氯喹、ACEI及控制肾外狼疮治疗。表现为大量蛋白尿的单纯V型狼疮性肾炎,除使用ACEI,尚需加用糖皮质激素及以下任意一种免疫抑制剂,即MMF、硫唑嘌呤、环磷酰胺或钙调神经磷酸酶抑制剂。对于经肾活检确诊为V+Ⅲ型及V+Ⅳ型的狼疮性肾炎,治疗方案均同增殖性狼疮性肾炎(Ⅲ型和Ⅳ型狼疮性肾炎)。有报道V+Ⅳ型的狼疮性肾炎采用泼尼松+MMF+他克莫司或泼尼松+环磷酰胺+他克莫司的多药联合治疗,但其疗效尚需进一步的RCT研究证实。肾功能恶化的患儿应行重复肾活检,如果合并增殖性肾小球肾炎,按增殖性狼疮性肾炎治疗方案进行治疗。

(4) Ⅵ型狼疮性肾炎的治疗:具明显肾衰竭者,予以肾替代治疗(透析或肾移植),其生存率与非狼疮性肾炎的终末期肾脏病患者无差异。如果同时伴有SLE活动性病变,仍应当给予泼尼松和免疫抑制剂(如MMF、硫唑嘌呤或环磷酰胺)治疗,注意剂量调整与不良反应监测。有研究认为狼疮性肾炎所致终末期肾脏病肾移植优于腹膜透析和血液透析。

(5) 狼疮性肾炎复发的治疗:急性加重时先甲泼尼龙冲击,随后口服泼尼松及逐渐减量;对完全缓解或部分缓解后复发的狼疮性肾炎患儿,建议使用原来治疗有效的诱导缓解及维持治疗方案。如重复使用原环磷酰胺冲击治疗方案将导致环磷酰胺过量,可能造成性腺损伤等不良反应,推荐使用不含环磷酰胺的初始治疗方案。

(6)难治性狼疮性肾炎的治疗:目前对于难治性狼疮性肾炎尚无统一定义,若患儿经常规环磷酰胺治疗后无反应,且采用无环磷酰胺的方案治疗亦无效,可认为该患儿为难治性患者。

治疗方案:①如仍为狼疮性肾炎导致的肌酐升高和/或尿蛋白增加,建议换用其他诱导缓解治疗方案重新治疗。②经多种方案治疗(如糖皮质激素加环磷酰胺冲击,或糖皮质激素加 MMF 等治疗 3 个月)后仍无效的狼疮性肾炎患儿,建议在继续使用糖皮质激素的基础上,将 MMF+ 他克莫司联用,或使用利妥昔单抗,每次剂量 375mg/m²,采用每周静脉注射 1 次,可用 2~4 次,为预防发生过敏反应,静脉注射前给予抗组胺药,如苯海拉明、对乙酰氨基酚或氢化可的松静脉注射等。血液净化(包括持续免疫吸附和血浆置换)也是治疗选项之一。

(五) IgA 肾病

IgA 肾病(IgA nephropathy)是当今世界范围内最常见的原发性肾小球疾病。疾病的临床表现(单纯血尿至大量蛋白尿或肾功能不全)、病理类型(轻度系膜病变至肾小球硬化)或疾病进展程度(尿检正常至终末期肾病)错综复杂。在 IgA 肾病确诊后 5~25 年内,约 15%~40% 的患者因发展至终末期肾病而需要肾脏替代治疗。IgA 肾病的预后主要与临床表现、病理改变的严重程度有关。小儿 IgA 肾病中判断预后不良的因素包括大量蛋白尿、高血压、肾活检时肾功能已有受损、肾穿刺显示肾小球硬化、新月体形成或间质纤维化等。

由于 IgA 肾病的发病机制尚不明确,且有关 IgA 肾病特别是儿童 IgA 肾病治疗的随机对照研究相对较少,所以目前本病尚无特异性或肯定有效的治疗方案。针对影响本病预后指标的有无及程度区别对待,治疗重点在于注意预防和及时控制感染、减少蛋白尿、控制高血压、延缓肾功能不全的进展。目前,主要的治疗手段包括:①血管紧张素转换酶抑制剂和血管紧张素Ⅱ受体阻滞剂;②糖皮质激素伴或不伴其他免疫抑制剂;③抗血小板黏附剂和抗凝剂等。

临床上,常按 IgA 肾病临床表现不同采用不同的治疗方案。

1. 血尿合并轻度蛋白尿[尿蛋白<25mg/(kg·d)]且肾脏病理为轻微病变或系膜细胞轻度增生者

(1)具体治疗方法:对与扁桃体感染密切相关的反复发作性肉眼血尿,可酌情行扁桃体摘除术;血管紧张素转换酶抑制剂和/或血管紧张素Ⅱ受体阻滞剂的应用可以延缓 IgA 肾病的进展

(2)药物选择

福辛普利:初始剂量 0.2mg/(kg·d),最大可增至 0.6mg/(kg·d),每日 1 次,口服。

氯沙坦:初始剂量 0.7mg/(kg·d),最大可增至 1.4mg/(kg·d),每日 1 次,口服。

同时建议加用抗血小板黏附剂,常用药物及剂量:双嘧达莫 5~8mg/(kg·d),分次口服。以上药物治疗疗程 2 年。

(3)药学监护

【不良反应监护】

福辛普利:①若出现血管神经性水肿,应立即停药。按发生部位进行处理:发生于舌部、声门或喉部的水肿可能导致气道阻塞,应立即给予紧急处理,包括皮下注射1:1 000肾上腺素注射液;发生于面部、口部黏膜、唇部、四肢的水肿,一般停药后症状消失,部分患者需治疗;发生于肠道的水肿,通常表现为腹痛,伴或不伴恶心、呕吐,停药后症状消失。②用药前及用药期间应监测肾功能,出现血尿素氮升高、肌酸酐升高,应减少本药剂量并密切观察。

氯沙坦:①定期监测血清钾水平,若出现血钾异常,应进行适当治疗,且可能需减量或停药。②用药期间定期监测肾功能,若出现显著性肾功能下降,应考虑暂停用药或永久停药。

双嘧达莫:①用药后可能会出现头晕、头痛、呕吐、腹泻、脸红、皮疹和瘙痒等副作用,通常轻微而短暂。②过量可能引起低血压。③急性中毒还可能出现动作不协调、运动减少、抑郁等症状,如出现过量症状,应立即联系医生。

【注意事项及用药教育】

福辛普利:①若发生低血压,一般在首次剂量时发生,通常在一周或两周内稳定,无须停药。②食物不影响药效,服药时进食或不进食都可以,但请固定在每日同一时间服药。

双嘧达莫:密切关注患儿凝血指标,注意查看患儿皮肤表面是否有出血点,眼底是否有出血现象,牙龈是否有出血,家长注意保护患儿避免磕碰。

2. 以中重度蛋白尿[尿蛋白≥25mg/(kg·d)]为主要临床表现或肾脏病理为系膜细胞中重度增生者

(1)具体治疗方法:糖皮质激素口服,联合抗血小板黏附剂、抗凝剂及血管紧张素转换酶抑制剂和/或血管紧张素Ⅱ受体阻滞剂。重度系膜细胞增生者或经上述治疗2~3个月后蛋白尿无明显改善者需加用其他免疫抑制剂,如环磷酰胺冲击治疗或吗替麦考酚酯口服治疗。

(2)药物选择

糖皮质激素:泼尼松或泼尼松龙1.5~2mg/(kg·d),维持4~8周,后根据病情逐渐减量并争取改为隔日治疗,疗程2年。

抗血小板黏附剂、抗凝剂:低分子量肝素50~100U/(kg·d),每日一次,皮下注射,疗程4~8周。

免疫抑制剂:

环磷酰胺冲击治疗:0.5~0.75g/(m²·月),共6次,总量<150mg/kg。

吗替麦考酚酯口服治疗:20~30mg/(kg·d),分2次口服。

(3)药学监护

【不良反应监护】

糖皮质激素、环磷酰胺、吗替麦考酚酯药学监护详见本节"肾病综合征"。

低分子量肝素:过量可有出血,治疗期间进行血小板数及凝血时间监测。

【注意事项及用药教育】

低分子量肝素:①低分子肝素不能肌内注射。②密切关注患儿凝血指标,注意查看患儿皮肤表面是否有出血点,眼底是否有出血现象,牙龈是否有出血,家长注意保护患儿避免磕碰。

3. 伴肾小球硬化、粘连或新月体形成的 IgA 肾病者

(1)具体治疗方法:需予以甲泼尼龙冲击治疗,继之口服泼尼松或泼尼松龙,同时需联合使用其他免疫抑制剂、血管紧张素转换酶抑制剂和 / 或血管紧张素 II 受体阻滞剂及抗血小板聚集药和抗凝剂。

(2)药物选择

甲泼尼龙具体使用方法如下:

冲击治疗:15~30mg/(kg·d),最大 1g/d,3 次为一个疗程,共 2 个疗程。

泼尼松或泼尼松龙:口服,1.5~2mg/(kg·d),根据病情逐渐减量并争取改为隔日治疗,疗程 2 年。

(3)药学监护

【不良反应监护】

大剂量甲泼尼龙冲击的不良反应为高血压和心律不齐,因此需要每隔 15 分钟监测血压和心律。

【注意事项及用药教育】

大剂量甲泼尼龙冲击每次应至少用 30 分钟给药,如果治疗后一周内病情无好转,或因病情需要,本治疗方案可重复。

(六)尿路感染

尿路感染(urinary tract infection,UTI)是指病原体直接侵入尿路,在尿液中生长繁殖,并侵犯尿路黏膜或组织而引起损伤。按病原体侵袭的部位不同,分为肾盂肾炎(pyelonephritis)、膀胱炎(cystitis)、尿道炎(urethritis)。肾盂肾炎又称上尿路感染,膀胱炎和尿道炎合称下尿路感染。由于小儿时期感染局限在尿路某一部位者较少,且临床上又难以准确定位,故常不加区别统称为 UTI。

治疗目的是根除病原体,控制症状,祛除诱发因素和预防再发。

1. 一般治疗方法

①急性期需卧床休息,鼓励患儿多饮水以增加尿量,女童还应注意外阴部的清洁卫生。

②鼓励患儿进食,供给足够热量、蛋白质和维生素,以增强机体抵抗力。

③对症治疗:对高热、头痛、腰痛的患儿应给予解热镇痛药缓解症状。对尿路刺激症状明显者,可用阿托品、山莨菪碱等抗胆碱药物治疗或口服碳酸氢钠碱化尿液,以减轻尿路刺激症状。

2. 抗菌药物治疗

(1)选用抗菌药物的原则:①感染部位:对肾盂肾炎应选择血液浓度高的药物,对膀胱炎应选择尿液浓度高的药物。②感染途径:对上行性感染,首选磺胺类药物治疗;如发热等全身症状明显或属血源性感染,多选用青霉素类、头孢菌素类单独或联合治疗。③根据尿培养及药敏试验结果,同时结合临床疗效选用抗菌药物。④药物在肾组织、尿液、血液中都应有较高的浓度。⑤选用的药物抗菌能力强,抗菌谱广,最好能用强效杀菌剂,且不易使细菌产生耐药菌株。⑥对肾功能损害小的药物。

（2）药物选择

【症状性 UTI 的治疗】

6 个月以下的婴幼儿或病情较重伴呕吐者,予以静脉输液及抗菌药物治疗;如一般状态良好,也可予以口服抗菌药物治疗。经验性用药可选用对革兰氏阴性菌效果好的药物,如静脉用头孢呋辛、头孢噻肟,或口服头孢呋辛酯、头孢克肟、阿莫西林 - 克拉维酸钾等,并根据尿培养和药敏试验结果调整治疗。上尿路感染疗程为 10~14 天,膀胱炎疗程为 5~7 天,不推荐短程用药。在抗菌药物治疗 48 小时后需评估治疗效果,包括临床症状、尿检指标等。若抗菌药物治疗 48 小时后未能达到预期的治疗效果,需要重新留取尿液进行尿培养细菌学检查。

【无症状菌尿的治疗】

单纯无症状菌尿一般无须治疗。但若合并尿路梗阻、膀胱输尿管反流或存在其他尿路畸形,或既往感染使肾脏留有陈旧性瘢痕者,则应积极选用上述抗菌药物治疗。疗程7~14 天,继之给予小剂量抗菌药物预防,直至尿路畸形被矫治为止。建议预防性应用抗菌药物包括甲氧苄啶、磺胺甲噁唑、呋喃妥因、头孢克洛和阿莫西林等,以每天总剂量的1/4~1/3 剂量晚上睡前顿服一次,不建议频繁更换预防药物。

（3）药学监护

【不良反应监护】

定期监测患儿尿常规,必要时定期复查尿培养药敏试验,并根据结果调整用药方案。对有些伴有尿路结石、梗阻、畸形或其他高危因素致 UTI 病程迁延反复、有全身症状的患儿,可综合参考患儿发病时及既往细菌培养和药敏结果,确定用药方案,选用抗菌谱广、耐酶的杀菌剂,适当延长疗程给药。也可采用治疗前期静脉给药,后续口服序贯疗法用至全身症状缓解,细菌培养阴性、尿常规正常。使用头孢三代及以上或其酶抑制剂复合制剂时,延长疗程或使用口服药物可能致患儿肠道菌群紊乱,或维生素 K 缺乏,需观察患儿是否有腹泻发生,出血倾向,及时补充调节肠道菌群。

【注意事项及用药教育】

呋喃妥因由于其在泌尿系组织浓度较高,同时能在膀胱尿液中有一定浓缩,而且该药耐药率低、价格便宜,常用于尿路感染的口服序贯治疗。年龄较小患儿一次服药剂量常不足一粒,需要掰开或碾碎药片服用,口味苦涩,且胃肠反应较重,常致患儿呕吐或拒服,可将药物溶于果汁、牛奶或食物中与其同服,可减轻上述反应,提高患儿对该药的耐受,加强药物吸收。

3. 积极矫治尿路畸形

（七）肾小管酸中毒

肾小管性酸中毒（renal tubular acidosis,RTA）是由于近端小管对 HCO_3^- 重吸收障碍和 /或远端小管排泌氢离子障碍所致的一组临床综合征。其主要表现为:①慢性高氯性酸中毒;②电解质紊乱;③肾性骨病;④尿路症状等。RTA 一般分为 4 个临床类型。①远端肾小管性酸中毒（RTA- Ⅰ）:在全身严重酸中毒情况下由于远端小管泌 H^+ 受损,导致尿液不能酸化,尿 pH 不能<5.5。②近端肾小管性酸中毒（RTA- Ⅱ）:由于近端小管 HCO_3^- 重吸收受损,导致尿中 HCO_3^- 丢失增加。③混合型或 Ⅲ 型肾小管性酸中毒（RTA- Ⅲ）:兼有 Ⅰ型和Ⅱ型的特点。④高血钾型肾小管性酸中毒（RTA- Ⅳ）是由于醛固酮减低、肾脏对醛固酮抵抗增加或存在醛固酮拮抗剂所致。

病因明确的 RTA 设法去除病因,积极对症治疗。各型 RTA 的治疗方法相似,但某些用药类型或剂量有所不同。

1. **原发病的治疗方法** 如慢性肾小球肾炎、间质性肾炎、自身免疫性疾病、糖尿病等原发病应给予及时控制,很多患者 RTA 的症状可好转。

2. **Ⅰ型 RTA**

(1)纠正酸中毒

1)具体治疗方法:儿童有 6%~15% 的碳酸氢盐从肾脏丢失(在成人<5%),故可给予 2.5~7mmol/(kg·d)的碱性药物。一般由小剂量开始,每 3~5 天根据血气分析和尿钙排泄量调整碱性药物用量。

2)药物选择:碱性药物具体使用方法如下,常用口服碳酸氢钠或用复方枸橼酸溶液,含枸橼酸 140g,枸橼酸钠 98g,加水 1 000ml,每 1ml 复方枸橼酸溶液(Shohl 液)相当于 1mmol 的碳酸氢钠盐。开始剂量 2~4mmol/(kg·g),最大可用至 5~14mmol/(kg·g),直至酸中毒纠正。

3)药学监护

【不良反应监护】

用药后可能出现打嗝、胃痛、胃胀、水肿、血压升高。

【注意事项及用药教育】

①用药期间食用乳制品可能引起乳碱综合征(表现为恶心、呕吐、无力、多尿、肌肉疼痛等),避免饮用牛奶或食用其他乳制品;②碳酸氢钠可减少多种药物的吸收,与其他药物合用时,注意间隔 1~2 小时服用。

(2)纠正电解质紊乱

1)药物选择:低钾血症可服 10% 枸橼酸钾 0.5~1mmol/(kg·d),每天 3 次。不宜用氯化钾,以免加重高氯血症。

2)药学监护

【不良反应监护】

①用药期间监测血清钾、血清镁、血清钠、血清钙、心电图、酸碱平衡指标、肾功能、尿量。②若出现高血钾、血清肌酐显著升高、红细胞比容或血红蛋白显著降低,应停药。③如出现轻微的胃肠道症状,可将药物与食物同服或减少剂量。④若出现严重呕吐、腹痛或胃肠出血,应立即停药,并检查是否出现消化道穿孔或肠梗阻。

【注意事项及用药教育】

为减轻药物对胃肠道的刺激,可在进餐时或餐后 30 分钟内服用药物。

(3)肾性骨病的治疗

1)给药方案:可用维生素 D、钙剂。维生素 D 剂量 5 000~10 000IU/d。

2)药学监护

【不良反应监护】

监测血钙、尿钙浓度,及时调整剂量,防止高钙血症的发生。

【注意事项及用药教育】

从小剂量开始,缓慢增量。

(4)利尿治疗

1)给药方案:噻嗪类利尿剂可减少尿钙排泄,促进钙回吸收,防止钙在肾内沉积。如氢氯噻嗪 1~3mg/(kg·d),分 3 次口服。

2)药学监护氢氯噻嗪与呋塞米药学监护详见本节"肾病综合征"。

3. Ⅱ型 RTA

(1)纠正酸中毒:因儿童肾 HCO_3^- 阈值比成人低,故患儿尿中 HCO_3^- 丢失更多,治疗所需碱剂 RTA-Ⅰ型为大,其剂量约 10~15mmol/(kg·d),给予碳酸氢钠或复方枸橼酸溶液口服。

(2)纠正低钾血症。

(3)重症者可予以低钠饮食并加用氢氯噻嗪,可减少尿 HCO_3^- 排出,促进 HCO_3^- 重吸收。

(马姝丽　段彦彦　裴保方)

第六节　风湿免疫专业儿科临床药师服务技能要求

一、培养目标

掌握儿童风湿免疫专业临床药师基本知识与技能,进一步提升在风湿免疫专业深入开展药学服务的能力,掌握为患儿提供用药指导的技能。

1. 熟悉儿童风湿免疫专业常见疾病的病因、发病机制、临床表现、诊断要点,掌握治疗原则和治疗方法。

2. 能够熟练阅读和分析儿童风湿免疫专业疾病相关的实验室检查、病理学检查、影像学检查等报告。

3. 掌握儿童风湿免疫专业常用药品的相关知识,能够对儿童风湿免疫专业常见疾病药物治疗方案进行分析与评价,具有开展优化药物治疗方案工作的能力。

4. 学会制订儿童风湿免疫专业常见疾病临床药物治疗监护计划,并能够独立开展临床药学监护工作。

5. 具备参与儿童风湿免疫专业常见疾病住院患儿会诊的能力,具有为危重患儿抢救及接受复杂药物治疗的患儿提供药学服务的能力。

6. 具备今后可持续开展临床药学工作的能力。

二、培养大纲

培养对象在病区通过管理患者和参加各种教学活动(教学查房、病例讨论、专业讲座等)学习本专业相关疾病诊疗知识及技能。

1. 熟悉儿童免疫系统发育及特点。

2. 熟悉儿童风湿免疫专业常见疾病病因、发病机制。

3. 熟悉儿童风湿免疫专业常见疾病的诊疗原则。

4. 熟悉下列常见症状、体征在儿童风湿免疫专业疾病诊疗中的临床意义。如发热、淋巴结肿大、肝脾大、浆膜炎、关节肿痛、肌肉骨骼疼痛、皮疹、腹痛、蛋白尿、血尿、水肿。

5. 掌握以下检验或检查项目的临床意义,对结果具有初步的分析和应用能力。

(1)免疫学检查。

(2)血液检查。

(3)尿常规检查。

(4)血沉检查。

(5)类风湿因子检查。

(6)抗核抗体检查。

(7)关节液分析和滑膜组织学检查。

(8)X线检查。

(9)骨关节彩超和MRI检查。

6. 在以下所列病种中选择5种作为指定学习病种,熟悉指定学习病种的临床表现、治疗原则及相关治疗指南。其中(1)~(3)为必选学习病种,其余2种应根据学员需求选择。

(1)幼年型特发性关节炎。

(2)过敏性紫癜。

(3)系统性红斑狼疮。

(4)自身炎症性疾病。

(5)风湿热。

(6)幼年皮肌炎。

(7)硬皮病。

(8)川崎病。

三、培养内容

(一)幼年型特发性关节炎

幼年型特发性关节炎(juvenile idiopathic arthritis,JIA)根据关节炎的具体分类不同,应尽早应用非甾体抗炎药(nonsteroidal anti-inflammatory drug,NSAID)、缓解病情抗风湿药(disease-modifying antirheumatic drug,DMARD)治疗,重症患儿根据病情可能需要加用糖皮质激素、免疫抑制剂或生物制剂控制病情的活动度,减轻或消除关节疼痛和肿胀,预防感染和关节炎症的加重,预防关节功能不全和残疾,恢复关节功能及生活与劳动能力。

1. 一般治疗　对症治疗,除急性发热外,不主张过多地卧床休息。宜鼓励患儿参加适当的运动,尽可能像正常儿童一样生活。定期进行裂隙灯检查以发现虹膜睫状体炎。鼓励患儿正确认识疾病,消除恐惧心理,理解规律用药的意义。学会自我认识疾病活动的特征,配合治疗,遵从医嘱,定期随诊,懂得长期随访的必要性,避免过度疲劳。心理治疗也重要,应克服患儿因慢性疾病或残疾造成的自卑心理,鼓励参加正常活动和上学;取得家长配合,增强他们战胜疾病的信心,使患儿的身心健康成长。

2. 对症治疗

(1)具体治疗方法:针对症状进行治疗,同时去除各种影响疾病预后的因素,如注意控制高血压,防治各种感染等。

(2)药物选择

【非甾体抗炎药(NSAID)】

布洛芬(ibuprofen):30mg/(kg·d),一日3~4次。

双氯芬酸(diclofenac):1~3mg/(kg·d),一日3次。

阿司匹林(aspirin):50~80mg/(kg·d),一日 3 次。

萘普生(naproxen):10mg/(kg·d),一日 2 次。

美洛昔康(meloxicam):0.125~0.250mg/(kg·d),一日 1 次。

【缓解病情抗风湿药(DMARD)】

甲氨蝶呤(methotrexate,MTX):口服每周 10~15mg/m^2,最大剂量为 15mg/m^2。

柳氮磺吡啶(sulfasalazine,SSZ):口服 30~50mg/(kg·d),一日最大量不超过 2 000mg,分 2~3 次。

来氟米特(leflunomide,LEF):口服 0.3mg/(kg·d)。

羟氯喹(hydroxychloroquine,HCQ):4~6mg/(kg·d),分次口服,一日最大量不超过 200mg。

以上药物通常为单药服用,病情较重者,可以选择联合用药。联合用药各个药物的不良反应可能叠加,需密切关注。

【糖皮质激素】

对于全身型 JIA,若发热和关节炎未能被足量非甾体抗炎药所控制,可加服泼尼松 0.5~1mg/(kg·d),一次顿服或分次服用。病情得到控制后即逐渐减量至停药。

对于全身型 JIA 合并心包炎,则需大剂量泼尼松治疗,剂量为 2mg/(kg·d),分 3~4 次口服,待病情控制后逐渐减量至停药,或甲泼尼龙冲击,剂量为 15~30mg/kg,最大量不超过 1 000mg,一日 1 次,连续 3 日,随后给予合适剂量的泼尼松口服。

对于全身型 JIA 合并巨噬细胞活化综合征(macrophage activation syndrome,MAS),则需要大剂量甲泼尼龙冲击,剂量为 30mg/kg,最大量不超过 1 000mg,一日 1 次,连续 3~5 日,必要时间隔 3~5 日再行重复冲击治疗。通常不主张全身用糖皮质激素治疗。

大关节如膝关节大量积液的患儿,除用其他药物治疗外,可在关节腔内抽液后,注入倍他米松或曲安奈德,能缓解疼痛,防止再渗液,并有利于恢复关节功能。合并有虹膜睫状体炎的患儿,轻者可用散瞳药及糖皮质激素类眼药水滴眼。对严重影响视力患儿,除局部注射糖皮质激素外,需加用小剂量泼尼松口服。

【免疫抑制剂】

某些类型的 JIA 需要加用免疫抑制剂治疗,如环孢素、环磷酰胺及硫唑嘌呤等。环孢素剂量为 4~6mg/(kg·d),分 2 次服用,定期查血药浓度、血常规及肝肾功能。其他免疫抑制剂可选用环磷酰胺,需定期查血常规和肝肾功能。

【生物制剂】

抗肿瘤坏死因子 -α(TNF-α)单克隆抗体对多关节型 JIA 有效,白细胞介素 -6(IL-6)受体单克隆抗体对难治性全身型 JIA 抗炎效果明显。

【其他药物】

大剂量 IVIG 治疗难治性全身型 JIA 的疗效尚未能得到确认。

沙利度胺(thalidomide)对部分全身型 JIA 患儿疗效较好,可以选择应用。对于与附着点炎相关的 JIA,可应用沙利度胺控制炎症反应。其口服 1.5~5mg/(kg·d),最大量每日 50mg。

目前国内有报道中药提纯制剂白芍总苷可作为 JIA 的辅助用药,对肝功能损害者有一定疗效。

（3）药学监护

【疗效监护】

NSAID 选择因人而异，不同患儿对 NSAID 的疗效反应并不一致，有的患儿最快 4 周起效，有的患儿 8~12 周起效。若长时间无效，应考虑换用另一种 NSAID，并避免两种 NSAID 同时应用，以免增加不良反应。NSAID 能控制症状，但不能改善疾病的长期转归。

甲氨蝶呤、柳氮磺吡啶以及来氟米特 1~2 个月起效；羟氯喹需要 2~4 个月起效。治疗目标是尽早达到缓解或降低疾病活动度，通常每 1~3 个月随访一次，并进行治疗方案调整。

【不良反应监护】

儿童应用 NSAID 时的胃肠道不良反应与成人相比较轻，通常选用传统的 NSAID 用于幼年型特发性关节炎（JIA）的治疗，大部分患儿都可耐受。如患儿胃肠道对 NSAID 难以耐受，可选用 COX-2 抑制剂。由于儿童本身心血管的高危因素较成人少，所以除特殊情况外，NSAID 对于儿童的心血管不良反应并不需要特别关注。

甲氨蝶呤常见的不良反应有恶心、口炎、腹泻、脱发、皮疹，少数出现骨髓抑制、听力损害和肺间质病变。服药期间应定期监测血常规和肝功能。

柳氮磺吡啶主要的不良反应有恶心、呕吐、食欲缺乏、消化不良、腹痛、腹泻、皮疹、无症状转氨酶增高和可逆性精子减少，偶有白细胞减少、血小板减少，对磺胺过敏者禁用。用药期间定期检查血、尿常规、磺胺结晶，定期进行直肠镜检查。

来氟米特主要的不良反应有腹泻、瘙痒、高血压、肝酶升高、皮疹、脱发和一过性白细胞下降等，服药初期应定期查肝功能和白细胞。由于来氟米特和甲氨蝶呤是通过不同的作用途径抑制细胞增生，故两者合用有协同作用，服药期间应定期查血常规和肝功能。

羟氯喹主要的不良反应是眼底病变。由于该药有蓄积作用，易沉积于视网膜的色素上皮细胞，引起视网膜变性而造成视野缺损。因此开始服用和以后每 4~6 个月，用药患儿需要进行全面眼科检查。

长期服用糖皮质激素会出现库欣综合征，血压、血糖及血脂升高，对细菌、真菌、病毒易感，促使结核复发，股骨头坏死，儿童生长发育受抑等。服药期间还应监测患儿是否出现低钾血症、骨质疏松、无菌性骨坏死、白内障、体重增加、水钠潴留等症状。开始治疗时应记录相应指标作为评估基线，并定期随访，密切随诊可能出现的不良反应。不良反应多与剂量平行，故根据病情宜采用最低的有效治疗剂量。

免疫抑制剂的不良反应通常与剂量相关，降低剂量即可减轻。不良反应的发生范围通常在该药所有适应证的患儿中相同，但严重程度和发生频率存在差异。

沙利度胺的不良反应可见多发性周围神经炎。一旦出现手足末端麻木和／或感觉异常，应立即停药。

【注意事项】

个别儿童可能对 NSAID 过敏，如严重阿司匹林过敏者可表现为渗出性多形红斑及哮喘，可有多脏器功能损害，眼结膜严重受累可能致盲，所以用药前需询问过敏史。

患儿使用抗风湿药期间应定期复诊以观察药物的疗效和不良反应。有时某种药物虽可控制病情，但长期服用后出现不良反应，应及时换用另一种药物，避免药物的毒性积累对患儿造成伤害。因此，在疾病的急性期间，1~3 个月就要复诊一次，疾病稳定后，可每半年进行复诊一次。为减轻胃肠道反应，对于甲氨蝶呤采取晚间服药。服用柳氮磺吡啶前需询问磺胺类药物过敏史。

大剂量甲泼尼龙冲击治疗引起的不良反应为高血压和心律不齐。因此,需每隔 15 分钟监测血压和心律。此外,还要注意避免骤停激素,若需减量也需缓慢进行。大剂量使用时会对下丘脑 - 垂体 - 肾上腺轴产生抑制作用,应避免使用对该轴影响较大的地塞米松等长效和超长效激素。因激素可抑制患儿的生长和发育,如确有必要长期使用,应采用短效或中效制剂(如泼尼松),避免使用长效制剂。口服中效制剂隔日疗法可减轻对生长的抑制作用。

使用免疫抑制剂应定期监测血常规及肝、肾功能。通常不要两种以上的免疫抑制剂同时联用。

【用药教育】

告知患儿家属应避免同时服用两种或两种以上 NSAID。此类药物常见不良反应为胃肠道不适,大部分患儿均可耐受,若不能耐受,应告知医师。

由于应用抗风湿药物至出现临床疗效之间所需时间较长,临床症状的明显改善大约需 1~6 个月,故又称慢作用抗风湿药。它虽不具备快速止痛和抗炎作用,但有改善和延缓病情进展的作用。应嘱患儿家属提高用药依从性,规范用药,切忌擅自停药。若出现消化道反应,可加服胃黏膜保护剂;若出现口腔溃疡,应注意口腔卫生,多漱口以保持口腔清洁,同时加服叶酸。必要时尽快换药。

应告知患儿及家属,使用糖皮质激素一定程度上会影响患儿的生长发育及免疫力。激素药物可能改变患儿饮食习惯,应注意维持营养均衡,避免出现肥胖等并发症。嘱患儿及家属要注意避免骤停激素,若需减量也需在医师指导下缓慢进行。

(二) 过敏性紫癜

1. 一般治疗　卧床休息,注意液体量、营养及保持电解质平衡;有胃肠道表现或大便隐血试验阳性者给予流质饮食,腹痛时应用解痉剂,消化道出血者应禁食;积极寻找和去除致病因素,避免接触变应原,停止使用可疑的药物和食品;如有明显感染,应积极控制感染。

2. 对症治疗

(1)对皮肤损害的治疗方法

1)具体治疗方法:有荨麻疹和血管神经性水肿时,应用抗组胺药和钙剂。

2)药物选择

【氯雷他定】

5mg(体重<30kg)或 10mg(体重>30kg),每日 1 次,也可用氯苯那敏。

【西咪替丁】

治疗对控制皮疹及减轻内脏损伤有益。其作用机制为竞争性拮抗组胺,改善血管通透性,从而减轻皮肤黏膜及内脏器官的水肿、出血。用法用量:20~40mg/(kg·d),分 2 次静脉滴注,1~2 周后改为口服,15~20mg/(kg·d),分 3 次,持续 1~2 周。

(2)胃肠道症状的治疗方法

1)一般腹痛时,选用抗组胺药基础上,可加用解痉药物,如山莨菪碱。

2)明显腹痛和 / 或胃肠道出血时,应选用糖皮质激素如氢化可的松或甲泼尼龙静脉滴注,可缓解腹部疼痛及胃肠道出血,通常用药 72 小时内,严重腹部痉挛性疼痛解除,还可控制便血。由于糖皮质激素可减轻肠壁水肿,故有利于预防肠套叠的发生。因此,发生上述症状时可短期应用。

3）胃肠道出血时，还可同时应用西咪替丁静脉滴注。

（3）发热的治疗方法：选用解热镇痛药（如口服对乙酰氨基酚或布洛芬）。

3．全身性药物治疗

（1）糖皮质激素和免疫抑制剂的治疗

1）具体治疗方法：糖皮质激素适用于过敏性紫癜胃肠道症状、关节炎、血管神经性水肿、肾损害较重及表现为其他器官的急性血管炎患儿。目前认为激素对过敏性紫癜胃肠道及关节症状有效。

2）药物选择：如出现消化道出血、血管性水肿、严重关节炎等，可服用泼尼松 $1\sim2$ mg/ $(kg \cdot d)$，分次口服，或用地塞米松、甲泼尼龙静脉滴注，症状缓解后即可停用。

表现为肾病综合征者，可用泼尼松 $1\sim2$ mg/ $(kg \cdot d)$，疗程不短于 8 周。

急进性肾炎可选用甲泼尼龙冲击治疗，$15\sim30$ mg/ $(kg \cdot d)$ 或 $1\,000$ mg/ $(1.73m^2 \cdot d)$，每日最大量不超过 $1\,000$ mg，每日或隔日冲击，3 次一疗程。激素治疗无效者，可加用免疫抑制剂治疗，其中疗效最为肯定的是糖皮质激素联合环磷酰胺治疗。环磷酰胺剂量 $500\sim1\,000$ mg/ m^2，最大量为 $1\,000$ mg/ 剂，每月 1 次，连用 $6\sim8$ 次。首次剂量为 500 mg/ m^2，如无不良反应，第 2 个月可增至 $800\sim1\,000$ mg/ m^2（最大量为 $1\,000$ mg/ 剂）。

3）药学监护

【药物疗效监护】

观察患儿的临床症状是否得到缓解，相关检查是否恢复正常。

【不良反应监护】

长期服用糖皮质激素会出现库欣综合征，血压、血糖及血脂升高，对细菌、真菌、病毒易感，促使结核复发，儿童生长发育受抑等。服药期间还应监测患儿是否出现低钾血症、骨质疏松、无菌性骨坏死、白内障、体重增加、水钠潴留等症状。开始治疗时应记录相应指标作为评估基线，并定期随访，密切随诊可能出现的不良反应。不良反应多与剂量平行，故根据病情宜采用最低的有效治疗剂量。

环磷酰胺常见不良反应有食欲缺乏、恶心、呕吐，停药后 $2\sim3$ 日可消失；除白细胞减少和诱发感染外，环磷酰胺冲击治疗的不良反应包括，性腺抑制（尤其是女性的卵巢功能衰竭）、脱发、肝功能损害，少见远期致癌作用（主要是淋巴瘤等血液系统肿瘤），出血性膀胱炎、膀胱纤维化和长期口服而导致的膀胱癌。

【注意事项】

本病有高凝状态，糖皮质激素可加重高凝状态。由于感染是引发过敏性紫癜的重要因素，与抗菌药物并用时，应先使用抗菌药物，以免掩盖症状，延误治疗。对有细菌、真菌、病毒感染者，应在使用足量敏感抗菌药物的同时谨慎使用糖皮质激素。临床应用糖皮质激素治疗过敏性紫癜，虽然可改善症状。但是长期应用激素可能产生依赖性，易在停药后出现病情复发。

白细胞计数对指导环磷酰胺治疗有重要意义，治疗中应注意避免导致白细胞过低，一般要求白细胞低谷 $\geqslant 3.0 \times 10^9$/L。环磷酰胺冲击治疗对白细胞影响有一定规律，一次大剂量环磷酰胺进入体内，第 3 日左右白细胞开始下降，$7\sim14$ 日至低谷，之后白细胞逐渐上升，至 21 日左右恢复正常。对于间隔期少于 3 周者，应更密切注意血常规监测。大剂量冲击前需查血常规。

【用药教育】

由于过敏性紫癜使用糖皮质激素治疗时间较长,应告知患儿及家属使用激素一定程度上会影响患儿的生长发育及免疫力。激素药物可能改变患儿饮食习惯,应注意维持营养均衡,避免出现肥胖等并发症。应告知患儿家属激素的规范用法,出院后一定要随诊,在医师指导下逐渐减药,切忌擅自突然停药,以免病情复发。

(2)抗凝治疗

1)具体治疗方法:当有严重皮肤紫癜或消化道出血者,应用抗血小板凝集药物、肝素时需谨慎,有时会加重皮肤紫癜与消化道出血。可先用西咪替丁、抗过敏药物、葡萄糖酸钙、维生素 C,在病情稳定后再加用抗血小板聚集药物及抗凝药物。

2)药物选择

【阻止血小板聚集和血栓形成的药物】

阿司匹林 3~5mg/(kg·d),或每日 25~50mg,每日 1 次;双嘧达莫 3~5mg/(kg·d),分次服用。

【肝素】

常用于紫癜性肾炎(如伴有明显高凝状态),每次 0.5~1mg/kg,首日 3 次,次日 2 次,以后每日 1 次,持续 7 日,同时检测凝血功能;低分子肝素有预防肾脏病变的作用。每次 60~80U/kg 皮下注射,每日 1~2 次连用 7~14 日。

3)药学监护

【药物疗效监护】

观察患儿的临床症状是否得到缓解,相关检查是否恢复正常。

【不良反应监护】

肝素过量可导致出血;偶见发热、荨麻疹、鼻炎、眼结膜炎、哮喘、呼吸困难、局部红肿等;可因血小板暂时性减少或大量聚集而发生脏器栓塞。治疗期间应进行血小板数及凝血时间监测。

【注意事项】

①个别儿童可能对阿司匹林过敏,如严重阿司匹林过敏者可表现为渗出性多形红斑及哮喘,可有多脏器功能损害,眼结膜严重受累可能致盲,所以用药前时需询问过敏史。②肝素不能肌内注射;使用肝素期间需进行血液学监护,用药前及用药 4~6 小时后监测凝血时间(试管法)或活化部分凝血活酶时间(APTT)等,要求凝血时间(试管法)控制在 20~30 分钟内,如小于 20 分钟可加大肝素剂量,大于 30 分钟且出血加重可能使用量过大,应停用;APTT 延长为正常对照的 1.5~2.5 倍(我国人群以 1.5~2.0 倍为宜);也可选用肝素(uFH)血浆浓度,使其维持在 0.2~0.4IU/ml。应用低分子肝素常规剂量下一般无须严格血液学监护,如用量过大或疑有用药相关出血时监测因子 Xa 抑制试验(抗 FXa 活性测定),使其维持在 0.5~0.7IU/ml 为宜。③肝素过量时主要是静脉注射鱼精蛋白,1mg 鱼精蛋白可中和 1mg 标准肝素。临床上用药剂量可等于或稍多于最后一次肝素剂量。一次不超过 50mg,5~10 分钟内静脉缓慢注射。

(3)血浆置换治疗:有报道显示,血浆置换治疗可有效去除患儿血浆中抗体、补体及免疫反应介质等,缓解患儿病情进展,但缺点是成本太高。近年来采用血浆置换治疗重症过敏性紫癜(紫癜严重或反复发作、腹痛剧烈或消化道出血、肾脏受累严重者),通过清除细胞因子、炎性介质以及部分免疫复合物,即可减少儿童过敏性紫癜的复发,加快皮肤紫癜消退,更快缓解腹痛,减轻患儿痛苦,缩短病程,取得满意效果。

(4)其他药物治疗

中成药:如黄芪颗粒、复方丹参片、银杏叶片等,口服3~6个月,可补肾益气和活血化瘀。

IVIG:IVIG能明显改善过敏性紫癜坏死性皮疹、严重胃肠道症状(包括腹痛、肠出血、肠梗阻)、脑血管炎(包括抽搐、颅内出血)的症状,推荐剂量1 000mg/(kg·d),连用2日,或2 000mg/(kg·d)用1日,或400mg/(kg·d)连用5日。但仅在过敏性紫癜严重症状常规糖皮质激素无效时选用。

(三)系统性红斑狼疮

系统性红斑狼疮(systemic lupus erythematosus,SLE)是一种原发的慢性自身免疫性炎症性疾病,儿童SLE与成人并无本质区别,但疾病的早期进展比成人迅速、病情的严重程度也更高,因此儿童及青少年SLE的治疗与成人相比有较大的差异。

1. 一般治疗方法 该病的治疗目标包括但不仅限于提高远期存活率、将疾病的活动程度降至最低、预防器官损伤、最小化药物毒性以及改善生存质量等。

治疗方案以个体化给药为主,患儿经常会有多器官受累,需要进行多学科治疗。需重点关注糖皮质激素的使用,特别是其对生长发育的影响。观察疾病活动度的症状和体征是皮疹加重,关节肿痛和大量脱发,实验室指标为血沉加快,白细胞和/或血小板减少,溶血性贫血和补体降低。

综合用药安全性及有效性,目前治疗SLE的最佳药物是羟氯喹。SLE一般有主要器官受累,因此糖皮质激素经常作为首选药物。大量临床实践已经证实了糖皮质激素的有效性,但其剂量与疗程则无统一规定,多为个体化给药,视患儿的自身状况和疾病的严重程度而定。环磷酰胺对各类SLE均有效,特别是严重肾损害和如弥漫增殖性肾炎、中枢神经系统和肾损伤,早期与激素联合使用是降低病死率和提高生命质量的关键。长期临床应用显示每月1次静脉使用环磷酰胺有助于减少激素的用量,且具有较好的长期耐受性。吗替麦考酚酯治疗SLE的疗效较环磷酰胺稍差,但不良反应也更小,可以作为环磷酰胺冲击后的后续治疗药物。MTX作为二氢叶酸还原酶拮抗剂,主要用于关节炎、肌炎、浆膜炎和皮肤损害为主的SLE,长期用药耐受性较佳。来氟米特可缓解狼疮性肾炎,减少尿蛋白,稳定肾功能,减少复发,同时还可逆转部分肾脏病理,对难治性儿童狼疮性肾炎有效,安全性良好。硫唑嘌呤通过抑制DNA合成发挥淋巴细胞的细胞毒作用。效果不如环磷酰胺冲击治疗,常作为激素+环磷酰胺诱导缓解后的维持治疗作用。丙种球蛋白(IgG)可作为联合治疗的一部分,用于治疗重症SLE、常规剂量激素和/或免疫抑制剂治疗无效者、并发严重感染者。利妥昔单抗与环磷酰胺联合应用可使难治性重症SLE患者得到缓解。利妥昔单抗对于SLE引起的自身免疫性血小板减少症和自身免疫性溶血是安全有效的。

2. 药物治疗

(1)羟氯喹:对于轻症患儿来说,可以单独使用羟氯喹。若疾病继续进展,累及终末器官可加用其他药物对症治疗。常用剂量为4~6mg/(kg·d)。

（2）激素类药物

泼尼松：常用剂量 1.5~2mg/（kg·d），极量 60mg/d。分 2~3 次服用。3~8 周后可根据病情逐渐缓慢减量，至 5~10mg/d 维持数年。

甲泼尼龙：主要用于严重的狼疮肾炎，如弥漫性增生性肾炎及中枢神经系统症状时的冲击疗法，每次 15~30mg/kg，最大量不超过 1g，每日 1 次，连续 3 日，然后改为泼尼松口服。必要时可间隔 3~5 日后再重复一个疗程。

（3）环磷酰胺（CTX）：CTX 是主要作用于 S 期的细胞周期特异性烷化剂，通过影响 DNA 合成发挥细胞毒性作用。能抑制 B 细胞的增殖和抗体的生成，作用较为持久。《诸福棠实用儿科学》（第 8 版）推荐 CTX 静脉冲击的剂量为首剂 $0.5g/m^2$，如无不良反应，从第 2 个月起可增至 $0.8~1g/m^2$，极量为 1g/ 次，每月 1 次，连用 6~8 次。之后改为 3 个月 1 次，维持 1~3 年。

（4）吗替麦考酚酯（MMF）：吗替麦考酚酯是次黄嘌呤单核苷酸脱氢酶的抑制剂，可抑制嘌呤的合成途径，而抑制淋巴细胞活化。剂量为 10~30mg/（kg·d），分 2 次口服。极量 1g/ 次，日极量 2g。

（5）甲氨蝶呤（MTX）：MTX 是二氢叶酸还原酶拮抗剂，通过抑制核酸的合成发挥细胞毒作用。剂量 $10~15mg/m^2$，每周 1 次。

（6）来氟米特：可缓解狼疮性肾炎，减少尿蛋白，稳定肾功能，减少复发，同时还可逆转部分肾脏病理，对难治性儿狼疮性肾炎有效，安全性良好。体重小于 20kg，剂量为 10mg，隔日服用，20~40kg 为 10mg/d，大于 40kg 为 10~20mg/d。

（7）环孢素：可特异性抑制 IL-2 的产生，发挥细胞免疫作用，但具有肾毒性和高血压等多种严重不良反应，在儿童 SLE 中并未广泛应用。常用剂量为 4~6mg/（kg·d），有效血药浓度应维持在 120~200μg/ml。

（8）硫唑嘌呤：通过抑制 DNA 合成发挥淋巴细胞的细胞毒作用。效果不如 CTX 冲击治疗，常作为激素 + 环磷酰胺诱导缓解后的维持治疗作用。常用剂量为 1~2.5mg/（kg·d）。

（9）丙种球蛋白（IgG）：常用剂量为 400mg/（kg·d），连用 2~5 日，以后酌情每月 1 次。或 1g/（kg·d），1 日内滴入。

（10）利妥昔单抗（RTX）：由于自身免疫性 B 淋巴细胞在 SLE 发病中的重要作用，近年来清除 B 淋巴细胞的生物治疗取得了很好的疗效。RTX 是一种人鼠嵌合的抗 CD20 的单克隆抗体，可抑制 B 淋巴细胞的成熟和分化。常用剂量 $375mg/m^2$，每周 1 次，共 4 次。

3. 药学监护

【不良反应监护】

（1）羟氯喹有蓄积作用，可沉积于视网膜色素上皮细胞，引起视网膜变性而造成失明。

（2）长期激素用药过程中，应注意激素的副作用，如严重细菌感染、肺结核扩散、霉菌感染或病毒感染。此外还有骨质疏松、生长发育停滞、消化道出血等症状应高度警惕和重视。甲泼尼龙进行冲击疗法前应充分除外各种感染特别是结核、真菌等的感染。应用激素的同时应加用维生素 D 及钙剂。

（3）环磷酰胺的不良反应包括骨髓抑制（最低值 1~2 周，一般维持 7~10 日，3~5 周恢复）、脱发、消化道反应、口腔炎、膀胱炎，个别报道有肺炎、过量的抗利尿激素分泌等。一般剂量对血小板影响不大,也很少引起贫血。此外,环磷酰胺可杀伤精子,但为可逆性。超高剂量时(>120mg/kg)可引起心肌损伤及肾毒性。

(4)吗替麦考酚酯具有较好的耐受性,尚无报道证实其具有肾毒性与肝毒性,但少数患者可有一过性肝酶升高。主要的不良反应有①胃肠道反应:较轻微,主要有恶心、呕吐、腹泻、便秘及消化不良,偶可发生严重不良反应如胆囊炎、出血性胃炎、肠穿孔、胰腺炎及肠梗阻。②骨髓抑制:发生率7%~35%。包括贫血、白细胞减少及血小板减少,其中以贫血和白细胞减少最常见。③肿瘤:接受MMF治疗的患者可发生非黑素瘤性皮肤肿瘤,且易发生淋巴瘤和淋巴增殖性疾病。④感染:MMF可引起机会性感染。最常见的是巨细胞病毒感染,其次为HSV感染、带状疱疹及念珠菌感染。

(5)甲氨蝶呤胃肠道反应包括口腔炎、口唇溃疡、咽炎、恶心、呕吐、胃炎及腹泻等。骨髓抑制:白细胞下降,对血小板亦有一定影响,严重时可出现全血下降、皮肤或内脏出血。大剂量应用可致血清谷丙转氨酶(GPT)升高,或药物性肝炎,小剂量持久应用可致肝硬化。大剂量时常见肾脏损害,出现血尿、蛋白尿、尿少、氮质血症、尿毒症等。

(6)来氟米特的不良反应主要有腹泻、瘙痒、可逆性肝脏酶(GPT和GOT)升高、白细胞减低、脱发、皮疹等。

(7)环孢素的不良反应主要包括肾毒性,减少肾血流及肾小球滤过率,损坏近曲小管和小血管内皮细胞。此外还有震颤、多毛症、高血压、腹泻、食欲缺乏、恶心和呕吐等症状。

(8)硫唑嘌呤不良反应包括骨髓抑制、胃肠道反应、肝功能损害等。少数患儿由于存在硫嘌呤甲基转移酶(TPMT)多态性而对硫唑嘌呤极敏感,用药后短期内就可以出现造血现象,引起严重粒细胞和血小板缺乏症,轻者停药2~3周内恢复正常,重者则需按粒细胞缺乏或者急性再障处理。因其不良反应严重,近年来已经较少应用。

(9)丙种球蛋白(IgG)可能发生类过敏反应,如不适、荨麻疹、咳嗽、发热,严重者出现过敏性休克等副作用。

(10)使用利妥昔单抗的患者往往本身疾病比较复杂,而且多与其他免疫抑制剂合用很难判断引起不良反应的真实原因,建议对患者的生命体征进行密切观察。

【注意事项及用药教育】

(1)羟氯喹:用药后每隔4~6个月应进行眼科检查,包括色觉和视野等。

(2)激素类药物:使用激素过程中,无论剂量大小,均应添加1 200~1 500mg/d的元素钙,同时补充维生素D 800~1 000U/d,以达到血清25-OH-维生素D_3的治疗水平。

(3)环磷酰胺:急性肾衰竭Ccr<20ml/min时,需在甲泼尼龙冲击获得缓解后再行CTX冲击;冲击时应充分水化,每日摄入量>2 000ml/m²。近2周内有严重感染,或WBC<4×10⁹/L,或对环磷酰胺过敏,或2周内用过其他细胞毒等免疫抑制剂,血清白蛋白<2g/L时应慎用CTX。对本品过敏者禁用。感染、肝肾功能损害者禁用或慎用。可引起出血性膀胱炎,要多饮水,必要时可用美可钠拮抗。大量给药时应注意膀胱炎,对于有痛风病史、泌尿系统结石史或肾功能损害者应慎用。

(4)吗替麦考酚酯:吗替麦考酚酯作为联合应用免疫抑制剂有增加淋巴瘤和其他恶性肿瘤(特别是皮肤癌)发生的危险。这一危险与免疫抑制的强度和持续时间有关,而不是与某一特定药物有关。免疫系统的过度抑制也可能对感染的易感性增加。

服用单剂量吗替麦考酚酯后,肾小球滤过率<25ml/(min·1.73m²)者的血浆MPA和

MPAG 的曲线下面积,比轻度肾功能损害患者及健康人高,应避免使用超过 1g 一日 2 次的剂量,并且应对这些患者密切观察。与阿昔洛韦联用时,两药浓度都会升高。且本品不能与硫唑嘌呤同时使用。

(5)甲氨蝶呤:对于不能耐受硫唑嘌呤的患者,可以用霉酚酸酯替代。如果患者对硫唑嘌呤和霉酚酸酯都不能耐受,可以考虑使用甲氨蝶呤。甲氨蝶呤并不比硫唑嘌呤更安全,对于肾小球滤过率小于 $60ml/(min \cdot 1.73m^2)$ 的患者不应使用甲氨蝶呤。

(6)来氟米特:对来氟米特及其代谢产物过敏者及严重肝脏损害患者禁用。来氟米特与糖皮质激素联合应用可治疗难治性狼疮肾炎,有较好疗效,但需密切随访肝功能。据国外报道,该药在国外上市后罕见间质性肺炎的发生,有肺部疾病患者请慎用或遵医嘱。18 岁以下可能会涉及超说明书用药,应注意安全性评估。

(7)环孢素:对环孢素及其任何赋形剂过敏者禁用环孢素;肾功能异常、高血压未得到控制、患恶性肿瘤的类风湿性关节炎患者禁用环孢素。能影响 CYP3A4 和 / 或 P- 糖蛋白转运体的药物均可影响环孢素的浓度。环孢素的血药浓度通常在 120~200ng/ml。

(8)硫唑嘌呤:肾功能不全者使用硫唑嘌呤时应适当减量。药物过量时一般采用对症处理,严重者可考虑透析排出。别嘌呤醇或硫嘌呤可抑制本品代谢,增加疗效和毒性,故应将剂量减少 3/4。本药可增强琥珀胆碱的神经肌肉阻滞作用,减弱筒箭毒碱的神经肌肉阻滞作用。

(9)丙种球蛋白:所有丙种球蛋白制剂中或多或少都会包含一些 IgA,对于先天性 IgA 缺乏的人来说,容易诱发过敏。输液期间应全程观察患儿的一般情况和生命体征,必要时可减慢或减缓输液。可能会诱发无菌性脑膜炎综合征,应避免快速输注。起始的输注速度不应快于 20 滴 /min,15 分钟后若无异常可适当加快速度,但最高不得大于 60 滴 /min。1 岁以内婴幼儿正是自体合成丙种球蛋白产生抗体之时,滥用本品将抑制抗体产生,故如非必要,一般不宜使用。

(10)利妥昔单抗:输注过程中可能会发生低血压,所以在进行利妥昔单抗输注之前 12 小时以及输注过程中,应该考虑停用抗高血压药物。药物可引起乙肝复发,乙肝病毒携带者慎用,如必须使用可同时服用抗病毒药,同时严密监测试验室指标。活动性感染禁用。

(四)自身炎症性疾病

自身炎症性疾病(auto-inflammatory disease)又名自身炎症发热综合征(auto-inflammatory fever syndromes,AIFS),是一组遗传性复发性非侵袭性炎症性疾病。该组疾病由炎症反应信号分子基因突变所致,可累及全身多脏器和多系统,并伴有免疫异常及代谢障碍。一般在儿童期起病;发热持续时间轻则 2~8 日,重则 2~4 周;有多系统性炎症,如滑膜、浆膜及眼、皮肤等炎症表现;实验检查中有急性期反应物显著升高的表现,但无感染性病原体,也未找自身免疫疾病的特征,无症状间歇期的患者完全正常。

1. 冷吡啉相关的周期性发热综合征　冷吡啉相关的周期性发热综合征是一组罕见的常染色体显性遗传的自身炎症性疾病,致病基因位于 1q44 上的 CIAS1 基因,编码冷吡啉蛋白。一般治疗方法如下:

(1)具体治疗方法:常用药物为非甾体抗炎药和糖皮质激素。目前有报道重组 IL-1 受体拮抗剂阿那白滞素对本病有一定疗效。

（2）药物治疗：阿那白滞素（Anakinra），8 月龄 ~17 岁（体重大于 10kg），每日皮下注射 1mg/kg，重症患者的维持量可达到每日 3~4mg/kg，极量 8mg/kg。

（3）药学监护

【不良反应监护】

阿那白滞素的不良反应常见头痛、感染、中性粒细胞缺乏、血小板减少等。

【注意事项及用药教育】

处于感染活动期者禁用，中性粒细胞绝对计数小于 $1.5 \times 10^9/L$ 者禁用，有哮喘史者慎用。

2. 家族性地中海热　家族性地中海热是一种常染色体隐性遗传性疾病，致病基因定位于 16p13 的 MEFV 基因，最常见的突变为 M694V 和 V726A。临床表现复杂多样，但以反复发作的高热伴浆膜炎为特征。通常先发生多浆膜炎，如腹膜炎、胸膜炎以及滑膜炎，一般持续 1~3 日，然后伴发热皮疹。无热间歇期为 1 周至 3~4 个月，80% 患者发病在 10 岁前，10% 在 20 岁前。最严重的并发症是肾脏淀粉样变性可致慢性肾衰竭。

具体治疗方法：秋水仙碱可控制疾病发作及预防肾脏淀粉样变性及其所致肾衰竭。对于秋水仙碱过敏者可选择肿瘤坏死因子拮抗剂。

（1）药物治疗

1）秋水仙碱：根据家族性地中海热研究中心的建议，推荐维持量 1mg/d。

2）重组人 Ⅱ 型肿瘤坏死因子受体抗体融合蛋白：国外报道 4~17 岁儿童用药剂量为 0.8mg/（kg·w），每周的剂量分两次给药，每次间隔 3~4 日。

（2）药学监护

【不良反应监护】

1）秋水仙碱不良反应呈剂量相关性。常见的早期不良反应为腹痛、腹泻、呕吐及食欲缺乏等，发生率可达 80%。可有近端肌无力和 / 或血清肌酸磷酸激酶增高、血小板减少、中性粒细胞下降，甚至再生障碍性贫血。

2）重组人 Ⅱ 型肿瘤坏死因子受体抗体融合蛋白的常见不良反应是注射部位局部反应，包括轻至中度红斑、瘙痒、疼痛肿胀等，注射部位反应通常发生在开始治疗的第一个月内，在随后的治疗中发生频率降低。注射部位反应平均持续 3~5 日。其他不良反应包括头痛、眩晕、皮疹、失眠、咳嗽、腹痛、上呼吸道感染、血压升高、外周血淋巴细胞比例增多、鼻炎、发热、关节酸痛、肌肉酸痛、困倦、面部肿胀、转氨酶升高等。大部分无须处理。长期应用重组人 Ⅱ 型肿瘤坏死因子受体 - 抗体融合蛋白对自身免疫性疾病的影响尚不明确。

【注意事项及用药教育】

1）秋水仙碱：过敏者、骨髓增生低下、肝肾功能不全者禁用。可抑制细胞正常分裂，对胎儿有致畸作用。备孕者禁用，可导致维生素 B_{12} 可逆性吸收不良。

2）重组人 Ⅱ 型肿瘤坏死因子受体抗体融合蛋白尚无 2 岁以下儿童用药资料。败血症、活动性结核病患者、对本品或制剂中其他成分过敏者禁用。国外上市同类品种的使用中发生过严重的感染（败血症、致死和危及生命的感染），因此，如果患者有反复发作的感染病史尤其是呼吸道感染或者有易导致感染的潜伏疾病时，在使用本品时应极为慎重。

3. 高 IgD 综合征　高 IgD 综合征呈常染色体隐性遗传，水平传播，遍及世界各地。

多于 1 岁内发病。相关基因为 MVK 基因,常见突变为 V377I 和 I268T。治疗多用秋水仙碱、免疫球蛋白、环孢素等对症治疗,应用肿瘤坏死因子抗体也有较好的治疗效果。

4. TNFR-1 相关性周期发热综合征　肿瘤坏死因子(TNF)受体 1(TNFR-1)相关性周期发热综合征是常染色体显性遗传性疾病,多于婴儿期后 20 岁前发病。TNFR-1 基因是致病基因,突变后不能从细胞表现脱落,导致炎症发生,继而出现该病。实验室检查可见血清中可溶性 I 型 TNF 受体水平下降,热发作时中性粒细胞和 CRP 增高,还出现以 IgA 为主的高免疫球蛋白血症。泼尼松可显著减轻症状,TNF 抑制剂和 IL-1 抑制剂均可缓解病情,减少激素用量。

5. 化脓性无菌性关节炎伴脓皮病性坏死和痤疮　囊肿样痤疮经常有瘢痕形成,有骨破坏的化脓性无菌性关节炎;脓样坏疽;关节及肌肉的反复炎症等,本病需进行基因检测确诊。治疗药物同上。

6. Blau 综合征(儿童肉芽肿性关节炎)　多发于 5 岁前的一种常染色性显性遗传病。常常以皮疹起病,多为细碎的鳞屑样皮疹,常见于背部和四肢。在出现皮疹的同时或之后不久可出现对称性多关节炎,大小关节均可受累,表现为滑膜炎、腱鞘炎,表现为特征性的"囊样"增生改变。可使用甾体或非甾体抗炎药治疗,近年来 TNF 抑制剂也应用于临床,但疗效尚未明确。

7. Majeed 综合征　常染色体隐性遗传性疾病,由 LPIN2 基因突变所致。表现为慢性复发性多灶性骨髓、先天性红细胞生成不良性贫血、炎症性皮肤病。需进行基因检测才能确诊。治疗药物包括非甾体抗炎药、糖皮质激素、TNF 抑制剂、IL-1 抑制剂。预后主要取决于重要脏器受累情况,早期诊断适当治疗可改变预后。

(晋　明　李仁秋　李　中)

第七节　消化专业儿科临床药师服务技能要求

一、培养目标

掌握消化内科临床药师基本知识与技能,具备在消化内科专业深入开展药学服务的能力,能够开设儿科药学专科门诊、参与疑难病例会诊,为消化内科切实解决临床用药问题。

1. 熟悉消化内科常见疾病的发病机制、临床表现、诊断要点,掌握治疗原则和治疗方法。

2. 能够熟练阅读和分析消化内科疾病相关的实验室检查和影像学检查报告。

3. 掌握消化内科常用药品的相关知识,能够对消化内科常见疾病药物治疗方案进行分析与评价,制订消化内科常见疾病临床药物治疗方案及监护计划,具备参与疑难复杂病例药学会诊、药物重整及优化药物治疗方案的能力。

4. 掌握消化内科需要开展治疗药物监测或基因检测的药物品种,熟练运用血药浓度监测及基因检测结果制订个体化给药方案。

5. 掌握不同生理、病理状态下儿科药物选择及治疗方案优化调整的方法。

6. 掌握儿童消化内科门诊慢病药物治疗依从性评估、用药管理和随访的方法,具备独立开展儿童消化内科药学门诊服务的能力。

二、培养大纲

培养对象在消化病区通过管理患者和各种教学活动（教学查房、病例讨论、专业讲座等）学习本专业相关疾病诊疗知识及技能。

1. 熟悉儿童消化系统生长发育的生理特点。

2. 熟悉消化内科常见疾病病因、发病机制和病理、生理特点。

3. 熟悉消化内科常见疾病的临床诊疗过程。

4. 了解下列诊疗方法和技术在消化内科疾病诊疗中的临床意义。

(1) 采集病史。

(2) 体格检。

(3) 影像学检查（腹部 X 线平片、MRI、CT、B 超）。

(4) 消化内镜。

(5) 消化道造影。

(6) 胃动力检查。

(7) 放射性核素扫描。

(8) 幽门螺杆菌检查。

(9) 组织病理学检查。

5. 熟悉下列常见症状、体征在消化内科疾病诊疗中的临床意义。

(1) 发热与低体温。

(2) 腹痛、腹泻。

(3) 便秘。

(4) 恶心、呕吐。

(5) 呕血、便血。

(6) 腹胀与腹腔积液。

(7) 黄疸。

6. 熟悉消化内科疾病相关的实验室检查结果，对相关临床检验具有初步的分析和应用能力。

(1) 血液常规及各项生化、免疫学等检查。

(2) 尿液常规、尿量及微量蛋白等检查。

(3) 大便常规、隐血试验、培养。

(4) 细菌和真菌的涂片、培养及药敏试验。

(5) 血气分析、血糖、电解质检测。

(6) 病毒、支原体、结核、螺旋体等微生物学检查。

7. 在以下所列病种中选择至少 4 种作为学习病种。

(1) 胃炎。

(2) 消化性溃疡与消化道出血。

(3) 假膜性小肠结肠炎。

(4) 克罗恩病。

(5) 腹泻。

(6)便秘。

(7)急性肝病。

(8)药物性肝损伤。

(9)食物蛋白诱导性小肠结肠炎综合征。

三、培养内容

(一)急性胃炎

胃炎(gastritis)是小儿最常见的上消化道疾病之一,指物理性、化学性或生物性有害因子作用于人体,引起胃黏膜发生炎症性改变的一种疾病。根据病因可分为原发性和继发性两大类,根据病程可分为急性和慢性胃炎。

1. 急性胃炎的治疗原则 急性胃炎是由不同病因所引起的胃黏膜急性炎症,多为继发性,其治疗原则包括:①积极治疗原发病(如药物性因素者停用相关药物,感染因素可选用适当抗菌药物等);②避免服用一切刺激性食物和药物,及时纠正水、电解质紊乱;③对症处理,如抑制胃酸分泌、助消化等;④有严重出血时应按上消化道出血处理,卧床休息,保持安静,补充血容量,监测生命体征及呕吐、大便情况,出血严重时应予以全身止血、抗休克,必要时内镜下止血等处理。

2. 急性胃炎的对症治疗药物选择 可选择 H_2 受体拮抗剂(H_2RA)(如西咪替丁、雷尼替丁等)或质子泵抑制剂(PPI)(如奥美拉唑、兰索拉唑等)抑制胃酸分泌,对症治疗急性胃炎。

(1)西咪替丁

口服:新生儿(慎用),5mg/(kg·次),一日 4 次;1 月龄~12 岁,5~10mg/(kg·次)(单次最大剂量 400mg),一日 4 次;12~18 岁,400mg/ 次,一日 2~4 次。均为饭后、晚间睡前服用。

静脉注射:5~10mg/(kg·次),用 0.9% 氯化钠注射液或 5% 葡萄糖注射液 20ml 稀释后缓慢静脉注射(>5 分钟),每 4~6 小时一次,一次最大剂量 200mg,一日最大剂量 2g。

静脉滴注:剂量同静脉注射,本品 200mg 用 0.9% 氯化钠注射液或 5% 葡萄糖注射液或葡萄糖氯化钠注射液 250~500ml 稀释后静脉滴注,滴速为 1~4mg/(kg·h),一次最大剂量 200~600mg,一日最大剂量 2g。

(2)雷尼替丁

口服。①胃食管反流病:4~6mg/(kg·d)(一日最大剂量 300mg),每 12 小时一次或睡前一次服用,疗程 4~8 周。②消化性溃疡:3~5mg/(kg·d),每 12 小时一次或睡前一次服用,疗程 4~8 周。

缓慢静脉注射。新生儿:0.5~1mg/(kg·次),每 6~8 小时一次;6 月龄~18 岁:1mg/(kg·次)(一次最大剂量 50mg),一日 2 次或每 6~8 小时一次。将本品注射液用 0.9% 氯化钠注射液或 5% 葡萄糖注射液稀释至 2.5mg/ml,缓慢静脉注射(>3 分钟),或间歇静脉滴注(速度每小时 25mg)。

(3)奥美拉唑

口服:一日一次,清晨顿服。新生儿(慎用),0.7mg/(kg·次),7~14 日后必要时增加至 1.4~2.8mg/(kg·次)。1 月龄~1 岁,0.7mg/(kg·次),必要时增加至 3mg/(kg·次)(最大次剂量 20mg)。2~17 岁,体重 10~19kg,10mg/ 次,必要时增加至 20mg;体重 20kg 以上,20mg/ 次,

必要时增加至 40mg/ 次。

静脉注射:1 月龄 ~11 岁,起始 0.5mg/(kg·次)(最大剂量 20mg),必要时可增加至 2mg/(kg·次)(最大剂量 40mg),一日 1 次;12~17 岁,一次 40mg,一日 1 次。注射速度每 40mg 不可少于 2.5 分钟。

静脉滴注剂量同静脉注射,滴注速度每 40mg 滴注时间应大于 30 分钟。

(4)兰索拉唑

清晨口服。①体重<30kg 儿童,0.5~1mg/(kg·次)(一次最大剂量 15mg),一日 1 次。②体重>30kg 儿童,15~30mg/ 次,一日 1 次。

3. 急性胃炎的药学监护

【疗效监护】

选择 H_2RA 或 PPI 抑制胃酸分泌均为急性胃炎的对症治疗,疗效监护方面以监护患儿消化道症状为主,包括腹痛、饱胀感、反酸、食欲减退、恶心呕吐及反复呕血或便血等症状的恢复情况。

【不良反应监护】

(1)西咪替丁:①消化系统常见腹泻、恶心、呕吐、腹胀、便秘、口苦、口干、血清氨基转移酶升高等;②血液系统可出现全血细胞减少;③神经 / 精神系统常见头晕、头痛、嗜睡、疲乏等,少见定向力障碍、感觉迟钝、谵妄、抑郁、锥体外系反应等;④内分泌系统可出现脂质代谢异常、高催乳素血症、男性乳房发育等;⑤心血管系统可出现心动过缓、面部潮红等;⑥泌尿生殖系统可引起一过性血清肌酐水平上升和肌酐清除率下降;⑦长期用药可出现肌痉挛或肌痛。

(2)雷尼替丁:同西咪替丁。与西咪替丁相比,本品对肾功能、性腺功能和中枢神经系统的不良反应较轻。

(3)奥美拉唑:①口干、腹胀、便秘、腹泻、腹痛、肝功能转氨酶升高;②感觉异常、头晕头痛、嗜睡、失眠、外周神经炎;③维生素 B_{12} 缺乏;④罕见萎缩性胃炎、溶血性贫血、皮疹;⑤致癌性如肠嗜铬细胞增生、胃部类癌、男性乳房发育等。

(4)兰索拉唑:同奥美拉唑。

【注意事项及用药教育】

(1)西咪替丁:①严重心脏及呼吸系统疾病、肝功能不全、肾功能损害(中度或重度)、器质性脑病、系统性红斑狼疮、高三酰甘油血症者及使用 H_2RA 曾有引起血小板减少病史者慎用;②本品不宜用于急性胰腺炎;③避免与抗胆碱药同时使用;④使用本品可能导致胃液隐血试验假阳性,血清肌酐、氨基转移酶等升高,甲状旁腺激素浓度可能降低;⑤用药期间注意密切监测血象和肝肾功能;⑥突然停药可能导致病情反复,患儿应按时服用,坚持疗程;⑦使用本品时应禁用咖啡因及含咖啡因的饮料。

(2)雷尼替丁:①苯丙酮尿症患者禁用,肝肾功能不全者慎用;②使用前须排除恶性溃疡;③静脉给药须注意不可超过推荐速度;④本品长期使用应注意定期检查肝肾功能及血象。

(3)奥美拉唑:①应先排除恶性肿瘤后使用本品,因治疗可能掩盖症状,导致延误诊断;②使用本品后不宜再服用其他抗酸药或抑酸药;③可对诊断产生影响,使血中促胃液素水平升高, ^{13}C- 尿素呼气试验(UBT)假阴性;④长期接受奥美拉唑治疗的患者胃体病理活检偶见萎缩性胃炎；⑤ PPI 治疗可能增加艰难梭菌性腹泻的风险；⑥用药前后应当监测的项目：内镜检查了解溃疡是否愈合，UBT 试验了解幽门螺杆菌（Hp）是否清除，基础胃酸分泌检查了解治疗卓 - 艾综合征的效果，肝功能检查，长期服用者应定期检查胃黏膜有无肿瘤样增生，用药超过 3 年者监测血清维生素 B_{12} 水平；⑦ PPI 治疗可能增加骨质疏松相关骨折的风险；⑧本品含蔗糖，果糖不耐受、葡萄糖 - 半乳糖吸收不良等情况不应服用；⑨肝功能不全者慎用。

（4）兰索拉唑：①肝肾功能不全患者慎用；②应排除肿瘤可能后使用本品；③使用本品不宜再服用其他抗酸药或抑酸药。

（二）慢性胃炎

慢性胃炎是有害因子长期、反复作用于胃黏膜引起损伤的结果。根据患儿的临床表现、内镜检查、病理组织检查等结果，将慢性胃炎分为浅表性胃炎、萎缩性胃炎、特殊型胃炎，小儿以浅表性胃炎最常见。慢性胃炎多为原发性胃炎，缺乏特殊的治疗方法，以对症治疗为主，其主要治疗方案包括：病因治疗、饮食治疗和药物治疗。

对感染性慢性胃炎的病因治疗，应使用敏感抗菌药物，停用损伤胃黏膜的药物，创造良好的生活环境。饮食治疗包括养成良好的饮食习惯及生活规律，避免生冷及刺激性食物。药物治疗措施见下文。

1. 对症治疗

（1）有餐后腹痛、腹胀、恶心、呕吐者，可选用胃动力药，如多潘立酮：口服，餐前半小时服用。1 月龄 ~12 岁，0.2~0.4mg/（kg·次）（最大次剂量 20mg），一日 3~4 次；12~17 岁，10~20mg/次，一日 3~4 次。

（2）腹痛明显者可给予抗胆碱药，以缓解胃肠平滑肌痉挛，如阿托品：口服，0.01mg/（kg·次），每 4~6 小时一次，一次最大剂量 0.3mg。皮下注射，0.01~0.02mg/（kg·次），每日 2~3 次。静脉注射，0.03~0.05mg/（kg·次），用 0.9% 氯化钠注射液或 5% 葡萄糖注射液 10~20ml 稀释后静脉注射。

2. 黏膜保护剂

（1）蒙脱石：一般为天然蒙脱石微粒粉剂，具有层纹状结构和非均匀性电荷分布，对消化道内的病毒及毒素有极强的固定及抑制作用；此外，对消化道黏膜还有很强的覆盖保护能力，修复、提高黏膜屏障对攻击因子的防御能力。儿童口服给药，1 岁以下每日 3g，分 3 次服用；1~2 岁，每日 3~6g，分 3 次服用；2 岁以上每日 6~9g，分 3 次服用。服用时将本品倒入约 50ml 温开水中混匀快速服完。

（2）硫糖铝：本品确切药理机制尚未明确，可能是在胃酸性环境下，水解为氢氧化铝和硫酸化蔗糖，前者可抗酸，后者抑制胃蛋白酶分解蛋白质，并与黏膜蛋白络合形成保护膜，儿童口服剂量 10~25mg/（kg·d），分 3~4 次，餐前 1~2 小时服用，疗程 4~8 周。

（3）枸橼酸铋钾：口服，4~6mg/（kg·d）（以含铋量计算），分 3~4 次，前 3 次于三餐前半小时服用，第 4 次与晚餐后 2 小时服用，疗程 4~6 周。

（4）L- 谷氨酰胺呱仑酸钠颗粒：餐后口服，<6 岁，0.335g/ 次；>6 岁，0.67g/ 次，均为一日 3~4 次，一般疗程为 4 周。

3. 抗酸剂　一般慢性胃炎伴有反酸者可给予中和胃酸药，降低胃内酸度，从而降低胃蛋白酶活性，减弱胃液的消化作用。但需注意抗酸药仅直接中和已经分泌的胃酸，不能调节胃酸分泌,有些甚至可能导致反跳性胃酸分泌增加,故而抗酸药通常仅用于缓解疼痛、反酸等不适症状的对症治疗。

(1)氢氧化铝:凝胶剂或片剂餐后 1 小时口服,具体剂量见表 3-7-1。复方氢氧化铝片可餐后 1 小时或胃痛发作时嚼碎后服用,本品由于是复方制剂,可能因制剂规格不同而有不同的给药剂量,使用时应详细阅读相应药品说明书,并按说明书要求进行服药。

表 3-7-1　氢氧化铝制剂各年龄组剂量表

规格	途径	频次	各年龄段给药剂量						
			2 岁	3~4 岁	5~6 岁	7~8 岁	9~10 岁	10~11 岁	≥ 12 岁
片剂 /g	口服	3 次 /d			0.15~0.3	0.3	0.3	0.3~0.6	0.6~0.9
凝胶 4%/ml	口服	3 次 /d	2	3	4	5~6	5~7	5~8	5~10

(2)铝碳酸镁:口服,一次 0.25~0.5g,一日 3 次,饭后 1 小时嚼碎后服用。

4. 抑酸剂　这类药物不作为治疗慢性胃炎的常规用药,只用于急性胃炎或慢性胃炎伴有严重反酸或出血患者使用,常用药物包括 H_2RA 和 PPI,详见前文急性胃炎章节。

5. 慢性胃炎的药学监护

【疗效监护】

慢性胃炎除抗感染、养成良好的饮食习惯等去除诱因方面的治疗外,同样以对症治疗为主,其主要的疗效监护以监护患儿消化道症状为主,包括腹痛、饱胀感、反酸、食欲减退、恶心呕吐及反复呕血或便血等症状的恢复情况。

【不良反应监护】

(1)多潘立酮:偶见口干、便秘、腹泻、痉挛性腹痛、心律失常、头痛、头晕、嗜睡、过敏等表现,罕见张力障碍性肺炎、癫痫发作、男性乳房发育、月经失调等。

(2)阿托品:常见胃肠动力减弱、口鼻咽喉干燥、视物模糊、皮肤潮红;少见眼压升高、过敏性皮疹;过量时出现中枢兴奋、烦躁、幻觉,重则转入抑制及呼吸麻痹。

(3)硫糖铝:常见便秘;少见口干、呕吐、腹泻、皮疹;长期大剂量使用本品可引起低磷血症,可能出现骨软化。

(4)枸橼酸铋钾:恶心、呕吐、腹泻、便秘、头晕、失眠、口中氨味、舌苔及大便呈灰黑色,长期大剂量服用可导致肾毒性,铋性脑病及相关的骨关节病、皮疹。

(5)L- 谷氨酰胺呱仑酸钠颗粒:少数患者出现便秘、恶心、呕吐、腹痛及饱胀感;偶有面部潮红。

(6)氢氧化铝:便秘、肠梗阻;长期服用可引起高钙尿症,低磷血症导致骨软化;铝中毒;透析性痴呆等。

(7)铝碳酸镁:可见胃肠不适、消化不良、呕吐、大便次数增多或糊状大便,长期服用可导致血清电解质变化。

【注意事项及用药教育】

(1)多潘立酮:禁用于机械性肠梗阻、胃肠道穿孔出血、嗜铬细胞瘤及中重度肝功能不全患者;本品含有乳糖,可能不适用于乳糖不耐受、半乳糖血症或葡萄糖 / 半乳糖吸收不良的患者;慎用于 1 岁以下小儿及严重肾功能不全者;本品可能与严重室性心律失常和心源性猝死的风险增加相关,用药过程中注意监测患儿心律,如出现可能与心律失常相关的体征或症状应立即停药。

(2)阿托品:禁用于高热及青光眼患者;慎用于脑损害者、心脏病、反流性食管炎、溃疡性结肠炎等患者;对其他颠茄生物碱不耐受者,对本品也不耐受;婴幼儿对本品的毒性反应极其敏感,应用时要严密观察。

(3)硫糖铝:肾功能不全患者慎用;甲状腺功能亢进及低磷血症患者不宜长期用药;不宜和 H_2 受体拮抗剂合用;用药期间有条件者应检测血清铝浓度;连续应用不宜超过8周;本品须空腹时服用,嚼碎与唾液搅和/或研成粉末后服下能发挥最大疗效;早产儿禁用。

(4)枸橼酸铋钾:幼儿不推荐使用,儿童慎用,严格掌握剂量和疗程,最好有血铋监测;急性胃黏膜病慎用;肝功能不全慎用;如发生铋性脑病,须立即停药;不得同时服用其他含铋制剂,连续用药不宜超过2个月,停用含铋药物2个月可再继续下一疗程;服药时不得同时食用高蛋白饮食,服药前后半小时必须禁食。

(5)L-谷氨酰胺呱仑酸钠颗粒:饭后直接吞服,避免用水冲服,一般疗程不超过4周,严重肾功能不全者禁用。

(6)氢氧化铝:对本品过敏者、低磷血症、消化道出血、阑尾炎、急腹症、早产儿及婴幼儿禁用;肝肾功能损害、脱水、长期便秘、肠道蠕动减弱、肠梗阻者慎用。服药后1小时内应避免服用其他药物。

(7)铝碳酸镁:禁用于对本品过敏、不明原因胃出血、胃酸缺乏、阑尾炎、溃疡性结肠炎、憩室炎、肠梗阻、慢性腹泻及低磷血症患者;严重心肾功能不全、胃肠蠕动功能不良、高镁血症、高钙血症患者慎用;服用本药期间应避免同时服用酸性饮料。

(三)消化性溃疡

消化性溃疡指胃肠道黏膜在胃酸和胃蛋白酶接触部位发生的溃疡,常见于胃和十二指肠,也可发生在与酸性胃液接触的消化道其他部位。消化性溃疡患儿多数表现为中上腹反复发作性节律性疼痛,少数患儿可表现为上腹不适等消化不良症状,部分患儿则以呕血、黑便、急性穿孔等为首发症状。其主要治疗原则为缓解和消除症状,促进溃疡愈合,防止复发,减少并发症。

1. 一般治疗　包括培养良好的生活习惯、饮食习惯,避免精神紧张,尽量不使用如非甾体抗炎药等对胃有刺激的药物和肾上腺皮质激素等药物,若是继发性溃疡,应积极治疗原发病。

2. 药物治疗　消化性溃疡的药物治疗主要包括以下几方面:抑制胃酸分泌药、抗酸药、黏膜保护剂、胃肠动力药、抗 Hp 治疗等。

(1)抑制胃酸分泌药

1)最常用的是 H_2RA,通过阻断 H_2 受体减少胃酸分泌,特别是夜间基础胃酸分泌,起到促进溃疡愈合的作用,具体药物详见急性胃炎章节。

2)PPI 可通过阻断胃壁细胞上的质子泵而抑制胃酸分泌,并对 Hp 有一定的抑制作用,具体药物详见急性胃炎章节。

3)抗胆碱药如哌仑西平对胃壁细胞 M 受体有高度亲和力,可抑制胃酸和胃蛋白酶分泌,因不良反应较多,疗效有限,一般不推荐用于儿童。

4）胃泌素受体阻断药如丙谷胺，通过和胃泌素竞争壁细胞上的胃泌素受体，从而达到抑制胃泌素引起胃酸和胃蛋白酶分泌的目的，目前临床上已很少使用。

（2）抗酸药：抗酸药为无机弱碱性物质，口服后在胃内直接中和胃酸，降低胃内酸度，降低胃蛋白酶活性，减弱胃液的消化作用，具体药物详见慢性胃炎章节。

（3）黏膜保护剂：本类药物是指口服后能在胃肠黏膜表面形成保护膜，防止外界刺激或增强胃肠道黏膜保护作用的药物，胃黏膜防御作用的损害是溃疡形成的重要因素，故而强化黏膜防卫能力，促进黏膜修复是治疗消化性溃疡的重要环节之一，具体药物详见慢性胃炎章节。

（4）胃肠动力药：本类药物可调节胃肠道平滑肌的动力，大致可分为促进胃肠道运动和减弱胃肠道运动药物，胃肠动力障碍是功能性胃肠疾病的主要发病机制之一，故而针对胃肠动力调节是本类疾病的主要治疗措施，具体药物详见慢性胃炎章节。

（5）抗 Hp 治疗：Hp 感染是发生消化性溃疡的主要因素之一，其确诊依据为包括细菌培养、组织学检查、尿素呼气试验、快速尿素酶试验、粪便抗原检测、HpSA 检测（单克隆法）在内的现症感染诊断方法，以上现症感染诊断方法任意一项阳性即可诊断为 Hp 阳性。在 Hp 的根除治疗前必须证实幽门螺杆菌感染，其一周三联疗法为包括奥美拉唑、阿莫西林、克拉霉素或甲硝唑在内的联合治疗。临床上其他对 Hp 治疗有效的药物还有铋剂、兰索拉唑、替硝唑、呋喃唑酮。我国常用的抗 Hp 治疗方案包括：①PPI+ 两种抗菌药物；②H_2RA+ 两种抗菌药物；③铋剂 +H_2RA+ 一种抗菌药物；④铋剂 + 两种抗菌药物；⑤铋剂 +PPI+ 两种抗菌药物。疗程 1~2 周。若治疗失败，可根据药敏试验结果选择包括氟喹诺酮类、利福霉素、头孢菌素在内的补救方案，但需注意儿童用药的特殊性。

PPI、H_2RA 及铋剂的使用要点详见急、慢性胃炎章节，Hp 根除疗法的抗菌药物用法为：

1）阿莫西林：1~5 岁，250mg/ 次，一日 2 次；或 125mg/ 次，一日 3 次。6~11 岁，500mg/次，一日 2 次；或 250mg/ 次，一日 3 次。12~17 岁，1 000mg/ 次，一日 2 次；或 500mg/ 次，一日 3 次。

2）克拉霉素：1~11 岁，7.5mg/（kg·次）（一次最大剂量 500mg），一日 2 次。12~17 岁，500mg/ 次，一日 2 次。

3）甲硝唑：1~5 岁，100mg/ 次，一日 2~3 次。6~11 岁，200mg/ 次，一日 2~3 次。12~17 岁，400mg/ 次，一日 2~3 次。

3. 药学监护

【疗效监护】

消化性溃疡患儿的主要临床表现为中上腹反复发作性节律性疼痛，少数患儿可表现为上腹不适等消化不良症状，部分患儿则以呕血、黑便、急性穿孔等为首发症状。其主要药物治疗大多以缓解和消除症状为目的，故而其药物治疗的疗效监护以上述症状和体征的恢复为主要监护要点。

【不良反应监护】

（1）阿莫西林：恶心、呕吐、假膜性小肠结肠炎；皮疹、药物热、哮喘；贫血、血小板减少；血清氨基转移酶升高；二重感染。

（2）克拉霉素：本品不良反应主要为胃肠道反应，可能发生过敏，偶见肝毒性及抗菌药物相关性腹泻,可能发生短暂中枢神经系统不良反应,包括焦虑、头疼、失眠、幻觉、噩梦或意识模糊等。

(3)甲硝唑:恶心、呕吐等消化系统不良反应最常见,一般不影响治疗;大剂量给药时可能发生包括头痛、眩晕、感觉异常、肢体麻木、共济失调、多发性神经炎及抽搐等在内的神经系统不良反应;少数病例可发生荨麻疹、膀胱炎、口中金属味及白细胞减少等,均为可逆性,停药后可自行恢复。

【注意事项及用药教育】

(1)阿莫西林:青霉素过敏或皮试阳性患者禁用;血液透析可清除本品,腹膜透析不可清除本品;肾功能损害时皮疹更常见,轻中度肾功能损害时有发生晶体尿的风险,严重肾功能损害应减量使用;传染性单核细胞增多症患者应用本品易发生皮疹,应避免使用。

(2)克拉霉素:有大环内酯类抗菌药物过敏史患者、严重肝功能损害、水电解质紊乱者禁用;某些心脏病(包括心律失常、心动过速、Q-T间期延长、缺血性心脏病、充血性心力衰竭等)患者禁用;禁止与西沙比利、特非那定、阿司咪唑合用;本品主要经肝脏代谢,肝功能损害患者慎用;中度至严重肾功能损害者慎用;血液透析或腹膜透析对本品的血浆浓度影响不大。

(3)甲硝唑:活动性中枢神经系统疾病患者避免使用,用药后出现神经系统反应时应及时停药;肝肾功能不全者注意减量或延长给药时间;本品代谢产物可使尿液颜色呈深红色,注意观察。

(4)以上抗菌药物用于 Hp 的治疗时均为联合治疗,注意遵医嘱按时按量服药,避免错服、漏服等导致治疗效果欠佳。

4. 内镜下止血　如有出血,可在胃镜下通过喷洒止血药物、注射止血、电凝止血、激光光凝止血、微波止血、钛夹止血等方式进行止血治疗。

(四) 消化道出血

分为上消化道出血和下消化道出血,其中下消化道出血指十二指肠悬韧带远端消化道的出血,包括小肠及结肠病变引起的出血,其主要治疗方式为内镜下止血治疗。这里主要讨论上消化道出血。

上消化道出血是指十二指肠悬韧带以上的消化道,包括食管、胃、十二指肠、胆管、胰管等病变引起的出血。根据病因分为非静脉曲张性出血和静脉曲张性出血两类,临床中 80%~90% 急性上消化道出血属非静脉曲张性出血,包括胃十二指肠溃疡、胃十二指肠糜烂、糜烂性食管炎、贲门黏膜撕裂、动静脉畸形等。急性上消化道出血急诊诊治流程见图 3-7-1。

急性上消化道出血的治疗主要包括基础治疗、药物治疗、内镜治疗、介入治疗、外科手术治疗等,主要涉及的药物治疗包括:

1. 抑酸药　PPI 和 H_2RA(具体药物详见急慢性胃炎章节);

2. 止凝血药物　凝血因子、氨甲环酸、维生素 K 等(具体详见"儿童血液肿瘤专业疾病"章节);

3. 生长抑素及其类似物　①生长抑素:首先缓慢静脉推注 3.5μg/kg 作为负荷量,然后立即进行 3.5μg/(kg·h) 的持续静脉滴注,急性消化道出血血止后 48~72 小时停药。②奥曲肽:用于食管静脉曲张出血,25μg/h 连续滴注,最多治疗 5 日。

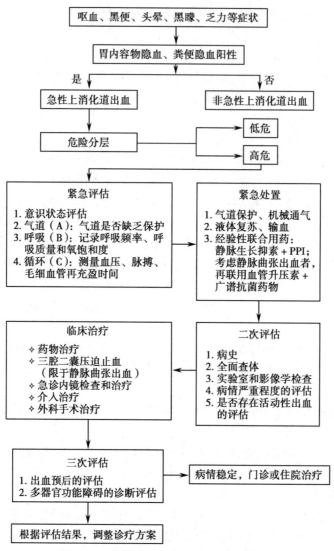

图 3-7-1 急性上消化道出血急诊诊治流程

4. 药学监护

【不良反应监护】

(1)生长抑素:本品常见不良反应为用药后产生恶心、眩晕等反应,当滴注本品速度超过 50μg/min 时,患者可能会出现恶心呕吐现象。

(2)奥曲肽:奥曲肽治疗期间常见的不良反应包括胃肠道反应(如呕吐、腹泻、胀气、便秘等)、神经系统反应(头晕、头痛等)、肝胆疾病(胆石症、胆囊炎等)、注射部位反应(注射部位疼痛、烧灼感,伴红肿表现)等。

【注意事项及用药教育】

(1)生长抑素:糖尿病患者慎用;本品可抑制胰岛素和胰高血糖素的分泌,用药前及用药时应监测血糖;本品与其他药物的不相容性未经测试,所以在注射或静脉滴注时应单独应用。

（2）奥曲肽：奥曲肽治疗期间应监测肝功能，若为长期治疗，应监测甲状腺功能；奥曲肽对生长激素、胰高血糖素和胰岛素具有抑制作用，使用时注意监测血糖；药液应达到室温再使用，以减少局部不适感；避免同一部位短期多次注射；本品可能影响葡萄糖的体内平衡，建议静脉滴注时选择 0.9% 氯化钠注射液作为稀释溶媒；配制好的药液于 2~8℃ 条件下保存不应超过 24 小时。

（五）假膜性小肠结肠炎

假膜性小肠结肠炎是一种主要发生于结肠和小肠的急性纤维素渗出性炎症，大多由应用抗菌药物后导致的正常肠道菌群失调引起，艰难梭菌大量繁殖，产生毒素而致病，主要表现为不同程度的腹泻，严重者可排出斑块状伪膜，甚至并发休克、DIC 等表现，也可见发热、呕吐、腹痛、腹胀等其他消化系统临床症状。常见的相关抗菌药物包括克林霉素、广谱青霉素、头孢菌素等。

本病的治疗原则是首先停用相关抗菌药物，给予液体和补充电解质等支持治疗。具体治疗方案包括抗艰难梭菌抗菌药物、对症支持治疗、菌群调节治疗、肠黏膜保护治疗、提高免疫功能等。而合理使用抗菌药物是本病的唯一预防办法，在使用抗菌药物后及时口服活菌制剂有一定的预防效果。

1. 抗艰难梭菌抗菌药物

（1）甲硝唑：甲硝唑是治疗本病的首选药物。口服给药，30mg/（kg·d），分 4 次给药，单次最大剂量 500mg，持续 10 日。

（2）万古霉素：本品口服亦可用于治疗假膜性小肠结肠炎，40mg/（kg·d），分 4 次口服，持续 10 日。

2. 对症支持、菌群调节、黏膜保护等　内容详见腹泻章节。

3. 药学监护

【疗效监护】

假膜性小肠结肠炎的主要疗效监护包括腹泻次数或量的恢复，大便排出斑块状伪膜的量，以及对发热、呕吐、腹痛、腹胀等其他消化道症状的监护，严重者还需监护患儿休克纠正情况并对 DIC 进行评估。

【不良反应监护】

（1）甲硝唑：恶心、呕吐等消化系统不良反应最常见，一般不影响治疗；大剂量给药时可能发生包括头痛、眩晕、感觉麻木等在内的神经系统不良反应；少数病例可发生荨麻疹、膀胱炎、口中金属味及白细胞减少等，停药后均可自行恢复。

（2）万古霉素：本品给药后可能出现耳鸣、听力减退，多为可逆性，少数患者可发展至耳聋，是本品最严重的毒性反应。若静脉给药还可能发生药物热、皮疹、红人综合征等表现。但本品口服基本不吸收，以上不良反应发生率较低。

【注意事项及用药教育】

（1）甲硝唑：①活动性中枢神经系统疾病患者避免使用，用药后出现神经系统反应时应及时停药；②肝肾功能不全者注意减量或延长给药时间；③本品代谢产物可使尿液呈深红色，用药时注意观察。

（2）万古霉素：①本品口服不易吸收；②本品具有一定耳肾毒性，给药期间应注意监测尿常规、肾功能及听力水平。

（六）克罗恩病

克罗恩病为一种慢性肉芽肿炎症，是炎症性肠病之一，病变呈穿壁性炎症，多为节段性、非对称分布，可累及胃肠道各部位，以末段回肠和附近结肠为主，临床主要表现为腹痛、腹泻、瘘管和肛门病变。本病的治疗目标为尽快控制炎症、缓解症状和继续维持治疗，防治并发症，改善生存质量。氨基水杨酸类药物和糖皮质激素仍是目前药物治疗的基础，免疫抑制剂和细胞因子调节药的应用也逐渐增多。

1. 活动期治疗

（1）一般治疗：克罗恩病患儿常见营养不良，注意有无铁、钙、维生素等物质缺乏，并予以相应处理。常用以下3种营养治疗方案：①全肠内营养；②补充性肠内营养；③微量营养素补充。

（2）轻度活动期克罗恩病的治疗

氨基水杨酸制剂：如柳氮磺吡啶和其他各种不同类型的5-氨基水杨酸制剂，适用于结肠型，末段回肠型和回结肠型应使用美沙拉秦。

柳氮磺吡啶：①口服，用于活动期，2~11岁，10~15mg/（kg·次）（单次最大剂量1g），一日4~6次，直至缓解；12~17岁，1~2g/次，一日4次，直至缓解；用于缓解期，2~11岁，5~7.5mg/（kg·次）（次最大剂量0.5g），一日4次；12~17岁，0.5g/次，一日4次。②栓剂，5~7岁，500mg/次，一日2次；8~11岁，500mg（早上），1g（晚上）；12~17岁，0.5~1g/次，一日2次。

美沙拉秦：①口服，急性发作期，5~12岁，15~20mg/（kg·次）（次最大剂量1g），一日3次；12~18岁，一日2~4g，分3~4次给药；缓解期治疗：5~12岁，10mg/（kg·次）（次最大剂量0.5g），一日2~3次；12~18岁，0.5~1g/次，一日2次。②栓剂，急性发作直肠受累及维持治疗，12~18岁，1g/次，一日1次，疗程4~6周；降结肠受累，12~18岁，2g/次，一日1次，疗程4~6周，维持治疗250~500mg/次，一日2~3次。③灌肠剂，12~18岁，4g/次，一日1次，从肛门灌进大肠。

（3）中度活动期克罗恩病的治疗

1）糖皮质激素是治疗克罗恩病的首选，足量应用至症状完全缓解开始逐渐减量，每周减量1/8或1/10（最多减量5mg），减至半量时每周减半量的1/8（最多减量2.5mg），直至停药，快速减量会导致早期复发，激素治疗宜同时补充钙剂和维生素D。

药物选择上，病变以回肠、升结肠为主的克罗恩病，可考虑布地奈德，但该药对中度活动期克罗恩病的疗效不如全身作用激素。布地奈德口服一日一次9mg，晨起服用，疗程8周，减量时每周减量3mg，2~4周减完。延长疗程可提高疗效，但超过6~9个月则再无维持作用。

泼尼松或泼尼松龙适用于活动期中重度克罗恩病，口服，2~18岁，2mg/（kg·d）（日最大剂量60mg），一日1次，直至病情明显缓解，克罗恩病疗程较长于溃疡性结肠炎，用药8~12周后逐渐减量，每周减量5mg。

2）激素与硫嘌呤类药物或甲氨蝶呤合用：激素治疗无效或激素依赖时加用硫嘌呤类药物或甲氨蝶呤，可与激素产生协同作用，但起效较慢（硫唑嘌呤用药12~16周后才达到最大疗效），故而其主要作用是在激素诱导症状缓解后，继续维持撤离激素的缓解。

硫唑嘌呤和6-巯基嘌呤同为硫嘌呤类药物，两药疗效相似，使用硫唑嘌呤出现不良反应的患儿改用6-巯基嘌呤后部分患儿可耐受。硫唑嘌呤，口服，2~18岁，1.5~3mg/

(kg·d),一日 1 次;巯嘌呤,口服,2~18 岁,1~1.5mg/(kg·d),最大不超过 50mg,一日 1 次。

巯嘌呤类药物治疗无效或不可耐受时,可考虑换用甲氨蝶呤。甲氨蝶呤,肌内注射,7~18 岁,15~25mg/m²,一周 1 次。

3)生物制剂:以下情况可考虑生物制剂英夫利昔单抗进行药物治疗。①激素和以上免疫抑制剂治疗均无效;②激素依赖者;③无法耐受以上药物治疗;④重度 / 顽固性克罗恩病、瘘管性克罗恩病。使用英夫利昔单抗时:①严重的活动性克罗恩病,静脉滴注,6~17岁,初始剂量为 5mg/kg,在首次给药后第 2 和第 6 周再给 5mg/kg,然后每 8 周给药 5mg/kg,根据治疗反应调整维持剂量的间隔时间,如果 10 周内没有反应,则应考虑停止治疗。②形成瘘管的克罗恩病,推荐静脉滴注,6~17 岁,初始剂量为 5mg/kg,在首次给药后第 2 和第 6 周再给 5mg/kg,若治疗有效,则可以根据治疗效果及相应药品说明书、文献调整维持剂量。

4)克罗恩病合并有感染的患者可考虑环丙沙星和甲硝唑抗感染治疗。

(4)重度活动期克罗恩病的治疗

1)确定是否存在并发症:局部并发症如脓肿或肠梗阻,全身并发症如机会感染等。

2)全身作用激素,口服或静脉给药,剂量相当于泼尼松 0.75~1mg/(kg·d)。甲泼尼龙适用于重度活动期的克罗恩病,静脉滴注,1 月龄 ~18 岁,0.5~1.7mg/(kg·d)(日最大剂量60mg),分 2~4 次给药。

3)英夫利昔单抗可在激素无效时应用,亦可一开始就应用。

4)激素治疗无效者可考虑手术治疗。

5)综合治疗:合并感染者予以广谱抗菌药物或环丙沙星和 / 或甲硝唑。视患儿病情予以输血、输注白蛋白、营养支持等治疗。

(5)根据对病情预后的预估制订个体化治疗方案:对合并肛周病变、广泛性病变、食管胃十二指肠病变、发病年龄轻、首次发病即需要激素治疗等高危因素患者,不必经过“升阶治疗”,治疗初始即可予以激素联合免疫抑制剂或直接予以英夫利昔单抗治疗。

2. 外科手术治疗　克罗恩病并发肠梗阻、腹腔脓肿、瘘管形成、急性穿孔、大出血、癌变或内科治疗无效者,应考虑外科手术治疗。术后可根据患儿病情酌情选择嘌呤类药物、美沙拉秦或甲硝唑等药物进行预防复发治疗。

3. 药学监护

【疗效监护】

克罗恩病的治疗以尽快控制炎症、缓解症状和继续维持治疗,防治并发症,改善生存质量为目的,其疗效监护包括对腹痛、腹泻等常见消化道临床表现的监护,以及可能发生的消化道出血等并发症的监护。

【不良反应监护】

(1)柳氮磺吡啶

①可预期:与剂量相关,如食欲缺乏、体温升高、呕吐、乏力、发绀、心悸、蛋白尿、血尿、皮肤黄染等。

②不可预期:与剂量无关,过敏反应、光敏反应、药物热、关节肌肉疼痛等。

③其他:骨髓抑制、肝炎、胰腺炎、周围神经病变、肺部并发症、无菌性脑膜炎、间质性

肾炎、肌痛、关节痛等。这些不良反应大多发生于用药早期,注意密切监护,随访检查。

(2)美沙拉秦:偶见腹部不适、腹泻、胃肠胀气、呕吐、头痛;极少见过敏性红肿、药物热、支气管痉挛、急性胰腺炎和间质性肾炎等;偶有肺泡炎、个别病例可出现全肠炎、全血细胞减少等;罕见转氨酶升高。

(3)糖皮质激素:糖皮质激素不良反应较多,主要可引起消化系统并发症、诱发或加重感染、类肾上腺皮质功能亢进综合征、高血压、动脉粥样硬化、骨质疏松、诱发精神失常、癫痫、糖尿病等,骤然停药还可能引起肾上腺皮质功能不全。

(4)硫嘌呤类药物

1)硫唑嘌呤:消化系统常见食欲缺乏、恶心、呕吐,偶可致胰腺炎,肝脏毒性亦较常见;血液系统可出现白细胞计数及血小板减少,贫血,亦可有严重骨髓抑制;其他,可出现生殖系统损伤、继发感染、肺水肿等。

2)巯嘌呤:较常见骨髓抑制、白细胞计数减少、肝脏损害;并可导致胆汁淤积、呕吐、口腔炎、腹泻、高尿酸血症;少见间质性肺炎及肺纤维化。

(5)甲氨蝶呤

1)血液系统:白细胞减少、血小板减少、贫血。

2)消化系统:口腔炎、呕吐、腹痛、腹泻、黑便、肝萎缩坏死、肝门静脉纤维化。

3)泌尿系统:可见肾衰竭、氮质血症、膀胱炎、血尿、蛋白尿等。

4)皮肤软组织:可见红斑、瘙痒、光敏感、脱色、毛细血管扩张、疖病等。

5)其他:肺纤维化、头痛、视物模糊、惊厥等。

(6)英夫利昔单抗:皮肤(皮疹、瘙痒、真菌性皮炎)、中枢(头痛、眩晕)、呼吸系统(呼吸道感染、肺水肿)、胃肠道反应(呕吐、腹痛、腹泻)、肝功能异常、心血管(高血压、低血压)、过敏反应、条件性感染等。

【注意事项及用药教育】

(1)柳氮磺吡啶:①葡萄糖-6-磷酸脱氢酶缺乏、肝肾功能不全、血小板减少、粒细胞减少患儿慎用;②对呋塞米、砜类、噻嗪类利尿剂、碳酸酐酶抑制剂及其他磺胺药过敏者慎用;③根据患者的反应与耐药性随时调整剂量,部分患者可采用间歇治疗;④腹泻症状无改善可加大剂量;⑤夜间停药间隔不得超过8小时;⑥服药期间应多饮水,保持高尿流量,以防发生结晶尿,必要时可服药碱化尿液;⑦治疗中应注意检查血象、结直肠镜,观察疗效调整剂量;⑧每2~3日复查尿常规,避免长疗程或大剂量药物治疗引起结晶尿;⑨若出现胃肠道刺激症状,可餐后服药,也可分成小量多次给药。

(2)美沙拉秦:①治疗期间应注意根据患者表现,每1~4周进行血常规、尿常规、肾功能检查,病情稳定后可降低检查频次,若肌酐清除率低于 $20ml/(min \cdot 1.73m^2)$,应停用本药;②治疗期间应注意监测高铁血红蛋白水平;③肺功能障碍,特别是哮喘患者,在治疗期间应注意密切监测;④水杨酸过敏、严重肝肾功能不全、胃十二指肠溃疡及出血体质者禁用本品;⑤如果用药后出现不耐受的反应,如急性腹痛、痉挛、发热、严重头痛以及皮肤红斑等应立即停药;⑥本品无特异性拮抗剂,严格遵医嘱用药,避免过量服用。

(3)糖皮质激素:糖皮质激素种类较多,临床适应证较多,可用于严重炎症性疾病、免疫性疾病、抗休克、血液系统疾病等。但若患者有严重精神疾病、活动性消化性溃疡、手术、创伤修复期及角膜溃疡、肾上腺皮质功能亢进、严重高血压及抗菌药物不能控制的感染时应避免使用糖皮质激素类药物。使用本类药物后可能出现类肾上腺皮质功能亢进综合征,与物质代谢和水盐代谢紊乱相关,表现为满月脸、向心性肥胖等,停药后大多可自行消退。用药期间饮食方面注意低盐、低糖、高蛋白,并注意补钾。

（4）硫嘌呤类药物

硫唑嘌呤:硫唑嘌呤治疗过程中应根据疗效和不良反应进行剂量调整。可以一开始即给予目标剂量,用药过程中再调整,也可以从低剂量开始每4周逐渐加量,直至有效或外周血白细胞降至临界值或达到目标剂量。该方案判断药物疗效需时较长,但可能减少剂量依赖的不良反应。本品用药期间应进行周围全血细胞计数检查,以监测骨髓抑制征象;用药后出现出血、感染、肝功能损害时应考虑减量或停药。

巯嘌呤:①骨髓抑制、肝肾功能损害、尿酸盐肾结石病史、4~6周内接受过细胞毒性药物或放射治疗的患者慎用。②用药期间定期检查外周血象及肝肾功能,对血细胞在短期内急剧下降患者应每日复查血象。③余注意事项同硫唑嘌呤。

（5）甲氨蝶呤:①长期使用存在导致继发肿瘤的风险。②本品可影响生殖功能。③全身极度衰竭、恶病质或并发感染及心肺肝肾功能不全时禁用本品。④白细胞计数$<3.5 \times 10^9$/L或血小板$<50 \times 10^9$/L时不宜使用。⑤若患者有肾病史或未准备解救药亚叶酸钙或未充分进行液体补充碱化尿液时禁止大剂量使用本品,且用药期间需注意监测血药浓度。

（6）英夫利昔单抗:①使用英夫利昔单抗前接受激素治疗时应继续原来治疗,在取得临床完全缓解后将激素逐步减量直至停药。对原先使用免疫抑制剂无效者,不必继续合用;但对英夫利昔单抗治疗前未接受过免疫抑制剂治疗的患者,英夫利昔单抗与硫唑嘌呤合用可提高撤离激素缓解率和黏膜愈合率。②已存在严重感染患者慎用,慢性心力衰竭患者、有结肠癌病史患者慎用。③已知对鼠源蛋白或本品其他成分过敏者禁用。

（七）腹泻

腹泻病是一组多病原多因素引起的消化道疾病,是世界性公共卫生问题。有大便性状改变,呈稀便、水样便、黏液便或脓血便,以及大便次数增加,每日≥3次,即可诊断腹泻病。腹泻病按病程可分为急性腹泻（2周以内）、迁延性腹泻（2周~2个月）以及慢性腹泻（病程>2个月）;按病情可分为轻型（无脱水,无中毒症状）、中型（轻至中度脱水,有轻度中毒症状）以及重型（重度脱水或有明显中毒症状）;按病因可分为感染性（霍乱、痢疾、其他感染性腹泻）和非感染性（食饵性、症状性、过敏性、其他）。

1. 急性腹泻　急性腹泻是指一日3次以上大便,或婴儿一日大便量>10g/kg,儿童一日大便量超过200g,其中水分占80%,且病程在2周以内。引起急性腹泻原因很多,最常见的是感染因素（细菌、病毒、真菌、寄生虫等）。急性腹泻的治疗方法主要为饮食治疗、补液治疗和药物治疗。

（1）饮食治疗:①母乳喂养者,继续母乳喂养,暂停辅食。②牛奶喂养者,可以改等量米汤或稀释牛奶。③病毒性腹泻合并乳糖不耐受者,可改用去乳糖配方奶、豆类或淀粉类代乳品。④呕吐剧烈者,可暂禁食4~6小时（不禁水）。⑤腹泻停止后,逐步恢复营养丰富的饮食,并每日加餐1次,共2周。

（2）补液治疗:预防和纠正脱水、电解质紊乱和代谢性酸中毒。根据表3-7-2及表3-7-3判断患儿脱水的程度及性质,根据表3-7-4选择适宜张力的液体,并计算患儿液体累计损失量、继续损失量及生理需要量进行补液治疗。口服补液通常选择口服补液盐,轻、中度脱水口服补液盐用量(ml)=体重(kg)×(50~75),4 小时内服完,4 小时后再根据脱水情况选择适当方案。

表 3-7-2　儿童脱水程度判断

脱水程度	轻度	中度	重度
丢失体液	3%~5%	5%~10%	>10%
	(30~50ml/kg)	(50~100ml/kg)	(100~120ml/kg)
精神状况	好	烦躁	萎靡
眼眶凹陷	不明显	明显	十分明显
眼泪	有	少	无
口腔黏膜	湿润	干燥	十分干燥
末梢循环	好	稍差	差
尿量	正常	减少	无
血压	正常	基本正常	下降

表 3-7-3　儿童脱水性质判断

	低渗性	等渗性	高渗性
$[Na^+]/(mmol/L)$	<130	130~150	>150
发生率 /%	20~50	40~80	2~12
失水失钠比	失钠>失水	失钠=失水	失钠<失水
皮肤颜色	苍白/花斑	苍白/花斑	潮红
皮肤温度	凉	凉	暖
皮肤弹性	差	良好	良好
黏膜	湿	湿	干
渴感	不明显	明显	极明显
眼眶凹陷	明显	不明显	明显
精神状态	极萎靡	萎靡	烦躁
末梢循环障碍	明显	不明显	不明显
尿量	减少不明显	减少	减少极明显
腹泻/呕吐时间	长	较长	短

表 3-7-4　液体张力及其适应证

种类	5%~10% GS	NS	1.4% SB/1.87% 乳酸钠	最终张力	适应证
2:1		2	1	1	扩容
3:4:2	3	4	2	2/3	低渗性
3:2:1	3	2	1	1/2	等渗性
6:2:1	6	2	1	1/3	高渗性
9:2:1	9	2	1	1/4	生理需要
12:2:1	12	2	1	1/5	生理需要
1:1	—	1	1	1	—

(3)药物治疗

1)抗感染治疗:①水样便腹泻多为病毒感染所致,一般不用抗菌药物,也不推荐抗病毒治疗;伴有严重感染中毒症状,不能用脱水解释时,应选用抗菌药物。②黏液便、黏液血丝便或脓血便多由侵袭性细菌所致,应根据临床特点,针对病原经验性选用抗菌药物,再根据大便培养及药敏试验结果进行调整。大肠埃希菌、空肠弯曲菌、耶尔森菌、鼠伤寒沙门菌所致感染选用抗 G⁻ 菌抗菌药物和大环内酯类药物。金黄色葡萄球菌、难辨梭状芽孢杆菌、真菌性肠炎应立即停用原用抗菌药物,根据病原选用万古霉素、利福平、甲硝唑或抗真菌药。③症状性腹泻应积极治疗原发感染。

2)吸附药和收敛药

①蒙脱石:口服,将一袋药物 3g 蒙脱石倒入 50ml 温水中,摇匀后服用,胃炎、结肠炎患儿饭前服用,腹泻患儿两餐间服用,食管炎患儿饭后服用。新生儿一次 1/4 袋,一日 3次;<1 岁,一日 3g,分 2~3 次;1~2 岁,一次 3g,一日 1~2 次;>2 岁,一次 3g,一日 2~3 次。急性腹泻者首次剂量可加倍。

②药用炭:口服,一次 0.3~0.6g,一日 3 次,饭前服用。

③鞣酸蛋白:婴儿 0.05~0.2g/ 次,儿童 0.2~1g/ 次,均一日 3 次。

3)抗动力药:抗动力药可缓解急性腹泻症状,适用于成人无并发症的急性腹泻,不适用于婴幼儿,婴幼儿一旦脱水,补充水分和维持内环境稳定为最重要的治疗手段。主要药物包括洛哌丁胺、地芬诺酯,均不适宜首选用于儿童腹泻,临床上已很少使用。

4)抗分泌药:消旋卡多曲,用于急性分泌性腹泻的对症治疗,口服,1.5mg/(kg·次),一日 3 次,日最大剂量 6mg/kg,疗程不超过 7 日,必要时辅以补液治疗。

5)解痉药:在治疗腹泻相关的腹部痉挛时可根据患儿病情选用解痉药,但不能作为腹泻病的主要治疗药物。

6)微生态制剂:微生态药物根据所含成分的属性分为益生菌、益生元和合生元。益生菌是指能促进肠道内菌群平衡、对宿主起到有益作用的菌类制剂,益生元分为低聚糖类、生物促进剂和重要促进剂等,合生元又称为合生素,是将益生菌与益生元同时合并应用的一类制剂。微生态制剂有助于肠道正常菌群的恢复,抑制病原菌定植和侵袭。①干酵母:口服,0.3~0.9g/ 次,一日 3 次,嚼碎后服用。②枯草杆菌、肠球菌二联活菌颗粒:<2岁,1g/ 次,一日 1~2 次;2 岁以上儿童 1~2g/ 次,一日 1~2 次,用低于 40℃的水或牛奶冲服,也可直接服用。③双歧杆菌、嗜酸乳杆菌、肠球菌三联活菌制剂:胶囊剂,<1 岁,105mg/ 次;1~6 岁,210mg/ 次;6~13 岁,210~420mg/ 次;均为一日 2~3 次;婴幼儿可剥开

胶囊倒出药粉溶于温水或温牛奶中服用。④布拉氏酵母菌：口服，<3岁，250mg/次，一日1次；>3岁，250mg/次，一日2次。

7)补锌治疗：6月龄以下婴儿，补元素锌10mg/d；6月龄以上者，补元素锌20mg/d；共10~14日。

(4)药学监护

【不良反应监护】

1)抗菌药物：若患儿选用抗菌药物治疗，常见不良反应为过敏、肝肾功能损害、抗菌药物相关性腹泻、部分或全血细胞减少等。

2)吸附和收敛药：蒙脱石、药用炭和鞣酸蛋白均可能在用药后出现便秘情况，注意根据患儿临床表现调整用药方案。

3)抗分泌药：消旋卡多曲偶见嗜睡、皮疹、腹胀、便秘等不良反应，本品不可透过血脑屏障，因此对中枢神经系统没有作用。

4)微生态药物：①干酵母若大剂量服用可能加重腹泻。②二联或三联活菌制剂不良反应较少，个别患者可能出现皮疹、腹泻次数增加或腹部不适。③布拉氏酵母菌罕见全身真菌血症、血管神经性水肿、皮疹，偶见全身过敏反应，顽固性便秘、口干等。以上微生态药物相关不良反应大多停药后可恢复。

【注意事项及用药教育】

1)液体疗法：注意根据患儿病情及临床表现，定量、定性、定速进行个体化补液治疗，注意先快后慢、先盐后糖、先浓后淡、见酸补碱、见尿补钾、见惊补钙。同时注意避免频繁使用高张液体，避免纠正酸中毒过快。

2)药物治疗

①抗感染药物：儿童急性腹泻病病原多为病毒，一般不需要使用抗菌药物，病情通常也能迅速缓解，当高度怀疑或确诊细菌感染时，根据药敏试验结果等相关诊断依据选择适宜抗菌药物，避免滥用抗菌药物加重患儿腹泻。

②吸附和收敛药：蒙脱石可能影响其他药物的吸收，若必须合用时，应在服用蒙脱石之前1小时服用其他药物。服用药用炭可能影响儿童营养。服用鞣酸蛋白48小时后临床症状无改善，需及时停药，改换其他治疗方案。

③抗分泌药：如果患儿出现脱水现象，消旋卡多曲应与口服补液盐合用，本品亦可与食物、水或乳品一起服用。

④微生态药物：干酵母宜饭后咀嚼服用，不可大量服用；枯草杆菌、肠球菌二联活菌冲服时水温不得超过40℃，<2岁的婴儿不宜直接服用；双歧杆菌、嗜酸乳杆菌、肠球菌三联活菌制剂不宜与抗菌药物同时服用，宜选择餐后半小时温水送服；布拉氏酵母菌可以与抗菌药物一起服用，不应与开水、冰水或含酒精的饮料混合后服用，禁用于中央静脉导管输液患者及果糖不耐受患者。

2. 迁延性和慢性腹泻　迁延性腹泻指病程在2周~2个月，慢性腹泻指病程>2个月，两者主要与宿主因素、肠道微生物作用、黏膜持续损害及黏膜修复迟缓相关，多伴有营养不良和其他并发症，病因复杂，在积极寻找病因的同时，应采取综合治疗。

(1)预防和纠正脱水、电解质紊乱和酸碱平衡紊乱。

(2)营养治疗：①继续母乳喂养，牛奶喂养者调整饮食，保证足够热能。②乳糖不耐受者,采用去双糖饮食,可选用豆浆、酸奶或去乳糖配方奶。③过敏性腹泻者,避免食用含过敏原的食物。④要素饮食是肠黏膜受损患儿最理想的食物。⑤静脉营养,不能耐受口服营养物质者可采用。

(3)药物治疗:①抗菌药物勿滥用,避免顽固性的肠道菌群失调,仅用于培养分离出特异病原者,并根据药敏试验结果选用;②补充维生素及微量元素,铁、锌、维生素 A、C、B族、叶酸等;③微生态制剂;④黏膜保护剂。

3. 腹泻的预防

(1)合理喂养,提倡母乳喂养,及时、逐步过渡至添加辅食。

(2)养成良好卫生习惯,注意乳品的保存和乳具的清洁。

(3)感染性腹泻患儿,应做好消毒隔离以避免交叉感染。

(4)避免长期滥用广谱抗菌药物,以免引起肠道菌群紊乱。

(5)接种轮状病毒减毒活疫苗以预防该病毒引起的腹泻。

(八) 便秘

便秘是指排便次数减少(量化指标为每周排便次数<3 次,更有意义的是比以前减少),排便困难及粪便干结等症状,便秘多是功能性的,少数继发于器质性疾病。儿童便秘的治疗目的是改善症状,消除病因,恢复正常肠动力和排便的生理功能。对于功能性便秘者,其治疗原则为清除结肠、直肠内粪块潴留,建立良好的排便习惯,合理安排膳食,解除心理障碍,鼓励患儿乐于排便。对于以上措施仍不能解除便秘的患儿,可选择药物治疗。

1. 容积性泻药　容积性泻药通过增加大便量,刺激肠蠕动,从而缓解便秘症状,对于以大便干结为主要表现者效果较好,但一般需要几天时间才能发挥作用。容积性泻药适用于结肠造口术、回肠造口术、痔疮、便秘型肠易激综合征,但必须保证充分的水分摄入,以防发生肠梗阻。粗加工的麸皮是最好的容积性泻药,可配合食物或果汁使用。

2. 渗透性泻药　渗透性泻药主要通过将身体的水分吸到肠道或防止大便中的水分被吸收,来增加肠道中的水分,在使用时应适当补充水分,以减少渗透性泻药使人体脱水的不良反应。

(1)乳果糖(15ml∶10g):婴儿起始剂量 2.5ml/ 次,1~5 岁起始剂量 5ml/ 次,5~10 岁起始剂量 10ml/ 次,10~18 岁起始剂量 15ml/ 次,均一日 2 次,根据效果调节剂量。

(2)聚乙二醇 4 000:8 岁以上儿童 10g/ 次,一日 1~2 次;或 20g/d,一次顿服。

(3)硫酸镁:用于导泻,0.15~0.25g/(kg·次),一日 1 次,用 100~400ml 水溶解后顿服。

(4)开塞露:本品含甘油 52.8%~58.3%,儿童一次 10ml,肛门注入,保留 5 分钟,新生儿及婴儿期酌减。

3. 刺激性泻药　刺激性泻药包括比沙可啶、蒽醌类、番泻叶、丹蒽醌。由于在动物肿瘤研究中发现丹蒽醌具有致癌性和遗传毒性,所以其适应证比较局限。有些刺激性较强的泻药如鼠李、蓖麻油已较少使用。

比沙可啶:口服,6~10 岁,5mg/ 次;10~18 岁,10mg/ 次;均一日 1 次,睡前连用 2 日或术前 1 小时使用。本品栓剂直肠给药剂量参照口服剂量。本品不宜长期使用(不超过 7 日)。

4. 润滑性泻药　润滑性泻药能润滑肠壁、软化大便,使粪便易于排出。

(1)西甲硅油:口服,婴儿期 1ml 西甲硅油乳剂混合到瓶装食物中,哺乳前或哺乳后服用;1~6 岁儿童,每日 3~5 次,每次 1ml 西甲硅油乳剂;6~14 岁儿童,每日 3~5 次,每次

1~2ml 西甲硅油乳剂；14 岁以上青少年每日 3~5 次，每次 2ml。

（2）甘油：直肠给药。①栓剂：一次 1 粒塞入肛门（儿童用 1.5g）；②灌肠剂：将开口的容器插入肛门，液体挤入直肠，儿童一次 10ml。可用本品 50% 溶液灌肠、清洁肠道。

（3）液状石蜡：口服，6 岁以上儿童，一次 10~15ml，睡前服用。

5. 药学监护

【不良反应监护】

（1）乳果糖：偶见腹部不适、胀气或腹痛；大剂量时偶见恶心、呕吐。长期大量使用致腹泻时可出现水电解质失衡。以上不良反应可在减量或停药后消失。

（2）聚乙二醇 4 000：本品在消化道内不被吸收或吸收量极少，故而潜在毒性极低。可能会导致腹胀、腹痛、恶心，停药后 24~48 小时将恢复正常。罕见过敏反应。

（3）比沙可啶：偶见明显腹部绞痛，停药后可消失；直肠给药时有刺激性，反复应用可能引起直肠炎；可引起过度腹泻；可出现尿色异常和低钾血症。

（4）西甲硅油：迄今尚未观察到与服用西甲硅油乳剂相关的不良反应。

（5）甘油：不良反应同蓖麻油。

（6）液状石蜡：长期应用可影响脂溶性维生素和钙、磷的吸收，也有报道在全身性吸收液状石蜡后在肝、脾或肠系膜淋巴结内发生异物肉芽肿或液状石蜡瘤。

【注意事项及用药教育】

（1）对于便秘的治疗可单一用药，也可联合用药，对于一般的慢性便秘患者，最好选择容积性泻药或渗透性泻药，而不要长期选用刺激性泻药，因刺激性泻药可造成结肠黏膜黑变病，导致药物剂量增加而疗效降低。

（2）刺激性泻药能够增加肠道蠕动，常引起腹痛，故肠梗阻患者应禁用。

（3）比沙可啶有较强的刺激性，应避免将本品吸入或与眼睛、皮肤黏膜接触，进餐 1 小时内不宜服用比沙可啶，服用比沙可啶前 2 小时不得服牛奶或抗酸药。

（4）液状石蜡不可久用，因口服可防癌脂溶性维生素和钙、磷的吸收，并有吸入肺部的危险。在服用后保持直立位至少 2 小时以减少脂肪性肺炎的危险。对于有吞咽异常患者不宜口服液状石蜡。

（九）（非酒精）急性肝病

1. 婴儿胆汁淤积　婴儿胆汁淤积是指婴儿由各种原因引起的肝细胞和／或毛细胆管分泌功能障碍，或胆管病变导致胆汁排泄减少或衰竭。临床主要表现为高结合胆红素血症，粪便颜色改变，胆汁酸增加，可伴或不伴有肝脏肿大，质地异常。胆汁淤积的治疗原则有：①治疗原发病；②营养支持；③对症治疗。对于肝脏衰竭的患儿，必要时可予以人工肝治疗，对内科治疗无效患儿可予以外科治疗减轻症状，维持生命。

（1）利胆药：本类药物主要可促进肝细胞分泌和排泄胆汁，增加胆汁在肠道中的排泄，消除临床症状并改善肝功能。

1）熊去氧胆酸：①胆汁淤积，口服，新生儿~23 月龄，5mg/（kg·次），一日 3 次（最大 10mg/（kg·次），一日 3 次，根据治疗效果调整剂量）。②改善囊性纤维化儿童肝脏必需脂肪酸的代谢及胆汁水平，口服，10~15mg/（kg·次），每日 2 次，或将每日总剂量分为 3 次给药。③肠外营养相关的胆汁淤积，新生儿及儿童，口服，10mg/（kg·次），每日 3 次。④硬化性胆管炎，口服，5~10mg/（kg·次），每日 2~3 次，最大可予以 15mg/（kg·次），一日 3 次，并根据治疗效果调整剂量。

2)考来烯胺:本品为一种阴离子结合树脂,口服后在肠道中能与胆汁酸结合,增加胆汁酸的排泄。剂量为 250~500mg/(kg·d),早餐前后顿服,或分次服用,对胆道闭锁无效。

3)腺苷蛋氨酸:口服或静脉注射:30~60mg/(kg·d)(单次最大剂量 1g),一日 1 次,疗程 2 周。

(2)保护肝脏与降低肝酶药:保护肝脏的药物统称为护肝药,包括抗肝脏坏死药、促肝脏细胞修复药和降低肝脏氨基转移酶药,一般作为各种肝炎、肝硬化的辅助治疗。护肝药的主要作用包括:①可能改善肝脏功能;②促进肝细胞再生,减轻肝细胞变性;③增强肝脏解毒能力;④降低肝酶。目前,虽然护肝药品种很多,但尚无特效治疗药物,且大多数护肝药在肝内需经生物转化而排出体外,若大量应用,可能增加肝脏负担,使肝功能损害进一步加重,故而本类药物不可滥用。

1)联苯双酯:适用于迁延性肝炎的主要症状,如肝区疼痛、乏力、腹胀等改善及长期 GPT 单项异常者。口服,0.5mg/(kg·次)(单次最大剂量 25~50mg),一日 3 次。

2)还原型谷胱甘肽:本品口服制剂用于护肝治疗,注射剂除可护肝治疗外,还可用于放化疗患者、低氧血症、有机磷中毒等的辅助治疗。①口服:400mg/ 次,一日 3 次,疗程 12 周。②缓慢静脉滴注、肌内注射:0.3~0.6g/ 次(单次最大剂量 1.8g),一日 1 次,疗程 4 周。

3)葡醛内酯:适用于急慢性肝炎的辅助治疗。①口服:<5 岁,50mg/ 次;>5 岁,100mg/ 次;一日 3 次。②静脉滴注、肌内注射:0.1~0.2g/ 次,一日 1~2 次。

4)复方甘草酸苷注射液:静脉注射或静脉滴注,5~20ml/ 次,一日 1 次。使用时可依据患儿年龄、症状适当增减,慢性肝病可用至 40~60ml/ 次,日最大剂量 100ml。

(3)药学监护

【不良反应监护】

1)去氧胆酸:常见腹泻,偶见便秘、过敏、头痛、胰腺炎和心动过速。

2)考来烯胺

①代谢内分泌系统:高氯性酸中毒、维生素缺乏等。

②骨骼肌肉系统:长期服用偶见骨质疏松。

③泌尿生殖系统:有引起尿路结石的个案报道。

④神经系统:少见眩晕、头痛。

⑤胃肠道:较常见便秘、呕吐、消化不良、胃痛、胃肠出血等。

3)腺苷蛋氨酸

①心血管系统:浅表性静脉炎。

②神经系统:头痛。

③精神表现:极罕见抑郁症患者使用本品后出现自杀意识、观念或行为。

④胃肠道:恶心、腹泻。

⑤皮肤:多汗。

⑥过敏反应:有本药静脉滴注引起过敏反应的可能。

4)联苯双酯:偶见轻度恶心、口干、胃部不适、皮疹等,但不影响治疗;另可见病毒性肝炎患者服用后出现黄疸、肝功能损害和症状加重,但停药后症状迅速消失,肝功能恢复正常。

5)还原型谷胱甘肽:偶见面色苍白、血压下降、脉搏异常等过敏症状,应及时停药;偶有食欲缺乏、呕吐、胃痛等症状，停药后可消失。

6）复方甘草酸苷：①血钾降低、心悸、血压上升、上腹不适、皮肤瘙痒、荨麻疹等。②本品口服制剂使用时可出现横纹肌溶解。③有时可能出现休克、假性醛固酮增多、发热、尿糖阳性等。

【注意事项及用药教育】

1）熊去氧胆酸：本品长期使用可增加外周血小板数量，严重肝功能减退及胆道完全梗阻、急性胆囊炎、胆管炎患儿禁用。

2）考来烯胺：①慎用于便秘、血容量不足、肾功能不全患者；②本药是阴离子交换树脂的氯化物形式，因此长期使用可能造成高氯性酸中毒；③患高氯血症的儿童服用本品后可导致血叶酸浓度下降，建议治疗期间补充叶酸；④长期服用可使肠内结合胆盐减少，引起脂肪吸收不良，应适当补充维生素 A、D、K 等脂溶性维生素及钙盐。

3）腺苷蛋氨酸：①本品注射用冻干粉须在临用前用所附溶剂溶解，溶解后保存时间不超过 6 小时，静脉注射应非常缓慢；②本品稀释需使用等渗溶液，不可与碱性液体或含钙液体混合；③口服片剂为肠溶片，需整片吞服，不可嚼碎；④建议在两餐之间服用本品。

4）联苯双酯：①慢性活动性肝炎患者慎用；②个别患者可能服药过程中出现黄疸及病情恶化，应及时停药；③本品宜长疗程治疗，待血清 GPT 降至正常并平稳后逐渐停药，不宜突然停药；④本品可改善迁延性肝炎患者的症状，但对肝脾肿大的改变无效。

5）还原型谷胱甘肽：如在用药过程中出现皮疹、面色苍白、血压下降等症状应及时停药。

6）复方甘草酸苷：由于本品亦为甘草酸苷制剂，与含甘草的制剂并用时容易出现假性醛固酮增多症。静脉给药时，应注意观察患者状态，尽量缓慢速度给药。

2. 急性肝衰竭及肝性脑病　急性肝衰竭是原来无肝病者肝脏受损后短时间内发生的严重临床综合征，最常见的病因是病毒性肝炎，最主要的致死因素是脑水肿。目前尚无特效疗法，目前最有效的治疗方法是肝移植，其余包括基础支持治疗、促进肝细胞再生和支持治疗、免疫调节治疗、病因和抗病毒治疗以及并发症的治疗。

肝性脑病是严重肝病引起的以代谢紊乱为基础的中枢神经系统功能失调综合征，主要表现可从人格改变、扑翼样震颤到出现意识障碍、昏迷和死亡。治疗肝性脑病的目的为治疗基础肝病和促进意识恢复，早期治疗远比进入昏迷期后治疗效果好，主要治疗方案为一般治疗、护肝治疗、降血氨治疗、控制脑水肿、促进肝细胞再生、调节氨基酸代谢失调、循环障碍治疗及其他治疗，主要涉及的治疗药物包括：①口服不吸收双糖；②抗感染；③服用不产生尿素酶的有益菌；④精氨酸、门冬氨酸鸟氨酸；⑤营养支持；⑥对症治疗。

（1）药物选择

1）门冬氨酸鸟氨酸：用于急慢性肝病引起的血氨升高及治疗肝性脑病。①口服，颗粒剂，2.5~5g/ 次，一日 2~3 次，溶解在水中，两餐间服用。②静脉滴注：用于急性肝炎，2.5~5g/ 次，一日 1 次；用于慢性肝炎或肝硬化，5~10g/ 次，一日 1 次。病情严重可适当增加剂量，日最大剂量 40g。

2）谷氨酸钠：用于血氨过多所致的肝性脑病及其他精神症状。静脉滴注，5.75~11.5g/次，一日不超过 23g，每 5.75g 加入 250ml 5%~10% 葡萄糖注射液稀释后缓慢滴注。

3）精氨酸注射液：适用于肝性脑病，也适用于其他原因引起的血氨升高及其所致的精神症状。0.5g/（kg·次）（10~20g/ 次），用 5% 葡萄糖注射液 500~1 000ml 稀释后缓慢滴

注(滴注时间应>4小时)。

（2）药学监护

【不良反应监护】

1）门冬氨酸鸟氨酸：偶见恶心、呕吐，属一过性，无须停止治疗，减少药物剂量或减慢输液速度即可。

2）谷氨酸钠：①大量谷氨酸钠治疗肝性脑病时可导致严重的碱中毒与低钾血症；②输液太快可能导致流涎、脸红、呕吐等症状；③过敏（先兆可有面部潮红、头痛与胸闷等症状出现）；④震颤、晕厥、心动过速等。

3）精氨酸：①可引起高氯性酸中毒，以及血中尿素、肌酸、肌酐浓度升高；②静脉滴注速度过快会引起呕吐、流涎、皮肤潮红等。

【注意事项及用药教育】

1）门冬氨酸鸟氨酸：①严重肾功能不全的患者（血清肌酐水平超过 3mg/100ml）禁用本品；②大量使用本品时注意监测血及尿中的尿素指标。

2）谷氨酸钠：①肾功能不全者慎用；②用药期间应注意电解质平衡；③用于肝性脑病时应与谷氨酸钾以 3∶1 或 2∶1 的比例合用，低钾时可调整为 1∶1。

3）精氨酸：①用药期间应进行血气和酸碱平衡监测；②严格控制滴注速度。

（十）药物性肝损伤

药物性肝损伤（drug-induced liver injury，DILI）是指由各类处方或非处方的化学药物、生物制剂、传统中药、天然药、保健品、膳食补充剂及其代谢产物乃至辅料等所诱发的肝损伤。DILI 是最常见和最严重的药物不良反应（ADR）之一，重者可致急性肝衰竭甚至死亡。迄今仍缺乏简便、客观、特异的诊断指标和特效治疗手段。主要引起 DILI 的药物包括传统中药、抗感染药、抗肿瘤药、激素类药、心血管药物、非甾体抗炎药（NSAID）、免疫抑制剂、镇静和神经精神药物等。DILI 的基本治疗原则是：①及时停用可疑肝损伤药物，尽量避免再次使用可疑或同类药物；②应充分权衡停药引起原发病进展和继续用药导致肝损伤加重的风险；③根据 DILI 的临床类型选用适当的药物治疗；④肝衰竭等重症患者必要时可考虑紧急肝移植。

1. 一般治疗　药物性肝损伤重在预防，应严格掌握药物适应证，不可滥用。一旦发生损伤应立即停药，适当休息，加强营养，积极支持治疗。及时停用可疑的肝损伤药物是最为重要的治疗措施。怀疑 DILI 诊断后立即停药，约 95% 患者可自行改善甚至痊愈；少数发展为慢性，极少数进展为肝衰竭。对固有型 DILI，在原发疾病必须治疗而无其他替代治疗手段时可暂不停药，予以酌情减少剂量。

美国 FDA 于 2013 年制定了药物临床试验中出现 DILI 的停药原则，出现下列情况之一则应考虑停用肝损伤药物：①血清 GPT 或 GOT>8ULN；② GPT 或 GOT>5ULN，持续 2 周；③ GPT 或 GOT>3ULN，且 TBil>2ULN 或 INR>1.5；④ GPT 或 GOT>3ULN，伴逐渐加重的疲劳、恶心、呕吐、右上腹疼痛或压痛、发热、皮疹和 / 或嗜酸性粒细胞增多（ >5%）。需注意该原则适用对象为药物临床试验受试者，在临床实践中仅供参考。

2. 药物治疗

（1）重型患者可选用 N- 乙酰半胱氨酸（N-acetylcysteine，NAC）。NAC 可清除多种自由基，临床越早应用效果越好。因在儿童非对乙酰氨基酚引起的急性肝衰竭随机对照治疗研究中结果不一致，故不建议 NAC 用于儿童非对乙酰氨基酚所致药物性急性肝衰竭的治疗,尤其是 0~2 岁的患儿。

(2)对乙酰氨基酚中毒的 NAC 使用

1)口服给药:初始剂量为 140mg/kg,4 小时后给予维持剂量,一次 70mg/kg,每 4 小时 1 次,共 17 次。

2)静脉滴注:①体重 100kg 以上的患者,负荷剂量为 15g,静脉滴注 60 分钟;然后改为 5g,静脉滴注 4 小时;再改为 10g,静脉滴注 16 小时。②体重为 40~100kg 的患者,负荷剂量为 150mg/kg,加入 200ml 稀释液稀释后静脉滴注 60 分钟;然后改为 50mg/kg,加入 500ml 稀释液中静脉滴注 4 小时;再改为 100mg/kg,加入 1 000ml 稀释液中静脉滴注 16 小时。③体重为 20~40kg 的患者,负荷剂量为 150mg/kg,加入 100ml 稀释液中静脉滴注 60 分钟;然后改为 50mg/kg 本药加入 250ml 稀释液中静脉滴注 4 小时;再改为 100mg/kg,加入 500ml 稀释液中静脉滴注 16 小时。④体重小于或等于 20kg 患者,负荷剂量为 150mg/kg,以 3ml/kg 比例加入稀释液中静脉滴注 60 分钟;然后改为 50mg/kg,以 7ml/kg 比例加入稀释液中静脉滴注 4 小时;再改为 100mg/kg,以 14ml/kg 比例加入稀释液中静脉滴注 16 小时。⑤疑似对乙酰氨基酚大量过量的患者或肝病患者,应考虑有无必要将本药连续静脉滴注时间延长至超过 21 小时。

3)N-乙酰半胱氨酸的药学监护:①对本品及其辅料过敏者禁用。②对支气管哮喘或有支气管痉挛史、胃溃疡、胃炎患者应慎用。③本品未经稀释不得进行注射。④本品不得与氧化性药物包括金属离子、抗菌药物等配伍。⑤本品开瓶后会从无色变成微紫色,属正常现象,不影响药物使用。⑥本品的使用应临用现配。⑦本品滴注过快可能出现呕吐、皮疹、支气管痉挛、头痛、发热、过敏反应、血细胞减少、血管性水中等不良反应,减慢静脉输液速度可减少不良反应,一般可用抗组胺药对抗,严重过敏反应患者应停药处理。

(3)糖皮质激素对 DILI 的疗效尚缺乏随机对照研究,应严格掌握治疗适应证,宜用于超敏或自身免疫征象明显,且停用肝损伤药物后生化指标改善不明显甚或继续恶化的患者,并应充分权衡治疗收益和可能的不良反应。

(4)异甘草酸镁适用于慢性病毒性肝炎和急性药物性肝损伤。但本品新生儿、婴幼儿的剂量和不良反应尚未确定,不常规推荐儿童使用本品。

(5)其余可试用于 DILI 的药物包括双环醇、甘草酸制剂、水飞蓟素、熊去氧胆酸、腺苷蛋氨酸等,但以上药物仍缺乏严格的前瞻性随机对照试验证实疗效。

3. 肝移植　对出现肝性脑病和严重凝血功能障碍的急性肝衰竭,以及失代偿性肝硬化者,可考虑肝移植。

(十一)食物蛋白诱导性小肠结肠炎综合征

食物蛋白诱导性小肠结肠炎综合征(food protein-induced enterocolitis,FPIES)是一种非 IgE 介导的消化道食物过敏,表现为反复剧烈呕吐,有时伴腹泻,急性 FPIES 可导致脱水和嗜睡,慢性 FPIES 可导致体重减轻和生长迟滞。本病好发于婴儿期,最常由牛奶蛋白或大豆蛋白引起,但其他食物也可触发,根据患儿临床特征相符且去除可疑致敏蛋白后病情改善可临床诊断本病,通过口服食物激发试验(OFC)确诊或评估食物过敏是否缓解。FPIES 的治疗原则包括去除膳食中的诱发食物、在添加辅食前提供指导、定期重新评估过敏情况是否缓解和处理紧急事件。多数患儿的牛奶和大豆 FPIES 至 3 岁时即可缓解。

1. 膳食疗法　本病的治疗首先应从患儿膳食中完全去除诱发食物。对于各种因素导致不能母乳喂养的牛奶 FPIES 婴儿，或因同时存在牛奶 FPIES 和大豆 FPIES 而完全依靠配方奶粉喂养的婴儿，推荐使用水解酪蛋白（低致敏性）配方奶粉。对于极少数母乳喂养的 FPIES 婴儿，应将患儿母亲膳食中的诱发食物全部去除。因牛奶和大豆 FPIES 表现为慢性症状的婴儿在改用酪蛋白水解配方奶粉后，通常在 3~10 日内病情就可得到改善，仅少数患儿需要调整膳食为氨基酸配方奶粉。需要注意的是，牛奶 FPIES 患儿除避免使用牛奶外，其他类型的牛奶或奶制品也应避免食用。

2. 添加新的食物　约 30% 的牛奶 FPIES 或大豆 FPIES 婴儿亦可发生其他固体食物 FPIES，故建议婴儿在 4~6 月龄添加辅食时先添加蔬菜，后添加水果，而非谷物，因为对大米和其他谷物过敏是固体食物 FPIES 最常见的类型。但是，随着婴儿年龄的不断增长，何时添加其他固体食物目前尚无明确定论，需临床医师根据患儿具体临床表现作综合判断。

3. 紧急治疗计划　FPIES 患儿的父母或其他监护人应详细了解急性 FPIES 的临床特征和简单的紧急处理方式，避免发病时耽误病情。如果发生严重的 FPIES，患儿可能表现多次喷射性呕吐、嗜睡、面色苍白等，此时应将患儿紧急送医进行评估和补液等处理，病情严重者可能需要使用糖皮质激素治疗，对于存在中至重度症状的 6 月龄以上患儿，可使用昂丹司琼控制呕吐。如果患儿因 FPIES 引起脱水、心动过速和低血压等表现，应接受甲泼尼龙和必要的支持治疗，如吸氧或使用血管活性药物维持血压。紧急治疗中使用糖皮质激素是由于目前认为细胞炎症反应是急性 FPIES 的主要病因，但其有效性和安全性尚需进一步研究证实。

另外，当在进行 OFC 导致患儿发生急性 FPIES 症状时，静脉内或肌内注射昂丹司琼可有效治疗呕吐和腹痛；除曾发生严重 FPIES 反应的儿童外，对于反应轻微、仅有 1~2 次呕吐的患儿，可在家中谨慎补液处理。

(1) 药物选择：昂丹司琼是一种 5-羟色胺受体拮抗剂，目前已获批用于治疗和预防 6 月龄以上患儿化疗和放疗引起的恶心、呕吐。本药同时也越来越多地用于治疗包括病毒性胃肠炎等在内的多种原因引起的儿童呕吐。

1) 化疗和放疗所致呕吐：①化疗前静脉注射，12 小时后再口服 4mg；②化疗后口服，一次 4mg，一日 2~3 次，连服 5 日；③静脉注射，化疗前静脉注射 5mg/m²。

2) 手术后恶心呕吐：①预防手术后恶心呕吐，于诱导麻醉前、期间或之后缓慢静脉注射 0.1mg/kg 或最大剂量 4mg 预防；②治疗手术后恶心呕吐，可缓慢静脉注射 0.1mg/kg 或最大剂量 4mg 进行治疗。

3) 胃肠炎引起的呕吐：口服给药，临床试验中有以下用法，体重为 8~15kg 者，一次 2mg；体重为 15~30kg 者，一次 4mg；体重大于 30kg 者，一次 8mg。

4) 本品在患儿肾功能不全时无须调整剂量，严重肝功能不全时本品一日总剂量不得超过 8mg。

(2) 药学监护

【不良反应监护】

使用本品可有头痛、腹部不适、便秘、口干、皮疹等不良反应，偶见支气管哮喘或过敏反应、短暂性无症状转氨酶增加，以上不良反应轻微，无须特殊处理。偶见运动失调，癫痫发作，罕见胸痛、心律不齐、低血压及心动过缓等表现。

【注意事项及用药教育】

1) 本品注射剂不能与其他药物混于同一注射器中使用或同时输入。

2）本品注射液滴注时间应不小于 15 分钟。

3）治疗腹部手术后或化疗引起的恶心、呕吐时,本药可能掩盖进行性肠梗阻和 / 或肠胀气的发生。

4）先天性长 Q-T 综合征患者应避免使用本药。

5）本品过量时可出现视觉障碍、严重便秘、低血压及迷走神经节短暂Ⅱ度房室传导阻滞,且本品过量暂无特异性解毒药,使用时应严格控制剂量。

（王 刚 周 波）

第八节 心血管专业儿科临床药师服务技能要求

一、培养目标

掌握心血管专业儿科临床药师基本知识与技能,进一步提升在心血管内科专业深入开展药学服务的能力,能够具备开设儿科药学专科门诊、参与疑难复杂病例会诊的能力。

1. 熟悉心血管内科常见疾病的发病机制、临床表现、诊断要点,掌握治疗原则和治疗方法。

2. 能够熟练阅读和分析心血管内科疾病相关的实验室检查、影像学检查和功能试验等检查报告。

3. 掌握心血管内科常用药品的相关知识,能够对心血管内科常见疾病药物治疗方案进行分析与评价,制订心血管内科常见疾病临床药物治疗监护计划,具备参与疑难复杂病例药学会诊、优化药物治疗方案的能力。

4. 掌握心血管内科需要开展治疗药物监测和基因检测的药品品种,熟练运用血药浓度监测及基因检测结果制订个体化给药方案。

5. 掌握不同生理、病理状态下儿科药物选择及治疗方案优化调整的方法。

6. 掌握心血管内科常用药物的使用方法,掌握儿童心血管内科门诊慢病药物治疗依从性评估、用药管理和随访方法。具备独立开展儿科专科药学门诊服务的能力。

二、培养大纲

培养对象在病区通过管理患者和各种教学活动(教学查房、病例讨论、专业讲座等)学习本专业相关疾病诊疗知识及技能。

1. 熟悉儿童心血管系统生长发育的生理、病理特点。

2. 熟悉心血管内科常见疾病病因、发病机制和病理生理。

3. 熟悉心血管内科常见疾病的临床诊疗过程。

4. 了解下列诊疗方法和技术在心血管内科疾病诊疗中的临床意义。

(1)采集病史。

(2)体格检查。

(3)影像学心血管特殊检查(X 线、MRI、CT、PET、超声心动图、心导管检查、核素心血管造影)。

(4)心血管系统特殊检查(心电图、运动试验)。

(5)实验室检查(血常规、肝肾功能、血电解质、心肌酶、BNP、病原学检查、微生物培养与药敏试验)。

(6)动脉置管、中心静脉置管及经外周静脉穿刺的中心静脉导管(PICC)使用。

5. 熟悉下列常见症状、体征在心血管内科疾病诊疗中的临床意义。

(1)乏力。

(2)消瘦。

(3)呼吸急促、呼吸困难、活动后气促。

(4)生长发育迟缓。

(5)发绀、青紫。

(6)杵状指。

(7)心悸。

(8)胸痛。

(9)发热。

(10)烦躁不安。

(11)眩晕、晕厥。

(12)颈静脉怒张。

(13)端坐呼吸。

(14)水肿。

6. 熟悉心血管内科疾病相关的实验室检查结果,对相关临床检验具有初步的分析和应用能力。

(1)血液常规及各项生化、酶学、电解质、病原学检查、微生物培养与药敏试验等检查。

(2)心电图、超声心动等检查。

(3)心肌酶谱、凝血功能、INR、肌钙蛋白、BNP 或 NT-proBNP、铁蛋白检查。

7. 在以下所列病种中选择至少 4 种作为学习病种。其中(1)和(2)为必选学习病种,其余 2 种应根据学员需求选择。

(1)病毒性心肌炎。

(2)心律失常。

(3)高血压。

(4)心力衰竭。

(5)川崎病。

三、培养内容

(一)病毒性心肌炎

病毒性心肌炎目前尚无有效的治疗方法,目前采取综合性治疗措施,以支持性治疗作为主要的治疗手段,同时动态检测心肺功能,及时处理心力衰竭和心律失常。

1. 卧床休息　急性期患儿应卧床休息,以减轻心脏负荷和减少耗氧量。心脏扩大和并发心力衰竭的患儿应卧床休息至少 3~6 个月,病情好转或心脏缩小后逐步恢复活动。

2. 大剂量人免疫球蛋白　人免疫球蛋白是一种免疫调节剂,可通过免疫调节作用减轻心肌细胞损害和稳定心肌细胞结构,用于重症患儿。

(1)使用指征:多用于急性起病有心力衰竭、心源性休克或高度房室传导阻滞和室性心动过速等严重心律失常的重症患者。

(2)用法用量:静注用免疫球蛋白 2g/kg,单剂 24 小时内缓慢静脉注射。

(3)药学监护

【不良反应监护】

①静脉输注大剂量人免疫球蛋白,增加心室前负荷,可促使心力衰竭加重,故须 24 小时内缓慢输注,并密切观察心力衰竭症状是否恶化。

②极个别患者在输注时出现一过性头痛、心慌、恶心等不良反应,大多轻微,且发生在输液开始的一小时内,可能与输注速度过快有关。在输注全过程应定期观察患者的总体情况和生命体征,必要时减慢或暂停输注。个别患者在输注结束后发生上述反应,一般可在 24 小时内自行恢复。

③偶见过敏反应,如荨麻疹、喉头水肿等,严重者可能出现过敏性休克。

【注意事项及用药教育】

①对人免疫球蛋白过敏或有其他严重过敏史,有抗 IgA 抗体的选择性 IgA 缺乏患者禁用。

②有严重酸碱代谢紊乱的患者大剂量输注人免疫球蛋白时须慎用。

③人免疫球蛋白需单独输注,不得与其他药物混合输注。

3. 糖皮质激素　糖皮质激素的应用目前存在争议,部分研究认为其可以改善左室功能,降低病死率。

(1)使用指征:一般用于重症患儿合并或抢救急性心力衰竭、心源性休克和严重心律失常(完全性房室传导阻滞、室性心动过速、心室颤动)。

(2)药品选择及用法用量:一般选用泼尼松,起始剂量 1~2mg/(kg·d),持续 1 周~1 个月,减量至 0.25~0.5mg/(kg·d),此后逐渐减停,总疗程持续 1 个月~半年不等,根据患儿具体情况调整减停方案及疗程。危重患儿可采用冲击疗法,甲泼尼龙 10mg/kg,2 小时静脉输入,连用 3 天,然后逐渐减量或改为口服。

4. 抗病毒治疗　虽然病毒感染是儿童心肌炎常见的原因之一,但是病毒性心肌炎的抗病毒治疗效果尚不确切,抗病毒治疗不作为常规治疗手段。

(1)抗病毒药物:阿昔洛韦、更昔洛韦、伐昔洛韦等试用于疱疹病毒感染,但疗效尚不明确。

(2)干扰素:干扰素 -β 在成人中显示出了一定疗效,可减少心肌病毒复制和损伤,对于存在左室功能减退的患者可提高心功能。干扰素治疗在儿童中的疗效及安全性仍待进一步评估。

5. 心力衰竭的治疗　维持血流动力学稳定应作为治疗的优先目标,在治疗初始阶段应给予供氧和限制液体摄入量。药物治疗通常给予口服利尿剂和降低后负荷药物(如血管紧张素转换酶抑制剂、血管紧张素 II 受体阻滞剂等),重症患儿给予静脉利尿剂和正性肌力药(如多巴胺、多巴酚丁胺、米力农等)。药物用法用量及药学监护具体见本节"心力衰竭"相关内容。

6. 心律失常的治疗　应对心律失常需高度警惕并对患儿进行监测,非窦性心律可能导致急性恶化或加剧心力衰竭的症状。由于大部分的抗心律失常药物具有负性肌力作用,具有导致血流动力学不稳定的潜在可能性,因此使用抗心律失常药物前需权衡利弊。药物选择、用法用量及药学监护具体见本节"心律失常"相关内容。

7. 其他治疗

(1)维生素 C:具有消除自由基的作用。

1)用法用量:100~200mg/(kg·d),加入 5% 葡萄糖溶液 20~50ml 静脉注射,或 100~150ml 在 1 小时内滴入。疗程一般为 3~4 周,后续可改为口服 100mg,每天 3 次。

2)药学监护

【不良反应监护】

①快速静脉注射可引起头晕、晕厥。

②长期用药大剂量(>2~3g/d)口服停药后可引起坏血病。

③长期大剂量应用维生素 C 偶可引起尿酸盐、半胱氨酸盐或草酸盐结石。

④大剂量服用(>1g/d)可引起腹泻、皮肤红亮、头痛、尿频、恶心、呕吐、胃痉挛。

【注意事项及用药教育】

①以下情况慎用:半胱氨酸尿症、痛风、高草酸盐尿症、草酸盐沉积症、尿酸盐性肾结石、葡萄糖 -6- 磷酸脱氢酶缺乏症、血色病、铁粒幼细胞贫血或地中海贫血、镰形红细胞贫血。

②大剂量维生素 C 可干扰抗凝药的抗凝效果。

③不宜与碱性药物(如氨茶碱、碳酸氢钠、谷氨酸钠等),核黄素,三氯叔丁醇,铜、铁离子的溶液配物,以免影响疗效。

④与维生素 K_3 配伍,可产生氧化还原反应,使两者疗效减弱或消失。

(2)辅酶 Q10:具有促进氧化磷酸化反应和保护生物膜结构完整性的功能,是细胞呼吸和细胞代谢的激活剂,也是重要的抗氧化剂和非特异性免疫增强剂,在病毒性心肌炎中认为其具有保护心肌的作用。辅酶 Q10 的用法用量:1mg/(kg·d),分 2 次口服,或每次 10mg,每天 2 次。不良反应可有胃部不适、食欲缺乏、恶心、腹泻、心悸的不良反应,偶见皮疹。

(3)果糖二磷酸钠(1,6- 二磷酸果糖):有益于改善心肌能量代谢,减轻心肌细胞钙负荷并清除自由基,促进受损细胞修复。

1)用法用量为 100~250mg/(kg·d),静脉注射,连用 2 周。

2)药学监护

【不良反应监护】

①静脉输入速度超过 10ml/min 时,可能出现脸红、心悸、手足敏感等。

②过敏反应及过敏性休克的报道很少,发生过敏反应立即停药,给予抗过敏治疗。

【注意事项及用药教育】

①遗传性果糖不耐症,对本品过敏、高磷酸血症、肾衰竭、果糖过敏者禁用。

②注射液外渗可能导致注射部位疼痛和局部刺激。

③肌酐清除率小于 50ml/min 的患者应监测血磷酸盐水平。

(二)心律失常

儿童心律失常可能是先天性和获得性的,主要危害在于产生的严重心动过缓或心动过速,可导致心排出量降低,导致晕厥或猝死,但大多数心律失常无生命危险。由于射频消融技术的发展和抗心律失常药物的不良反应,药物治疗的重要性正在逐渐降低。

1. 一般治疗原则 心律失常的治疗需首先明确心律失常的性质。查明病因和诱因并及时纠正,心律失常是心脏疾病的常见症状,也可能是感染、洋地黄药物中毒、低钾血症、代谢性酸中毒等心外因素导致的,去除这些病因,心律失常即可消除。了解心律失常对血流动力学的影响,心律失常引起明显血流动力学改变者应及时治疗,同时应给予及时的对症治疗。对于严重心律失常应做好急救准备。

2. 各类心律失常的治疗

(1)室性期前收缩:期前收缩包括房性期前收缩,交界性期前收缩和室性期前收缩,前两者对因治疗后多可消除。室性期前收缩,有症状者可口服Ⅱ类(β受体拮抗剂)和ⅠB类抗心律失常药,心功能正常者可选择ⅠC类的普罗帕酮,对于伴有心肌缺血、心力衰竭等难治性或发生血流动力学障碍者可使用Ⅲ类药物,如胺碘酮。

(2)阵发性室上性心动过速:是最常见的异位快速心律失常,对药物反应良好,但若不及时治疗可导致心力衰竭。绝大多数为房室交界去折返和顺向型房室旁道折返型室上速,其治疗包括终止发作、预防复发及射频消融术、手术根治等。

终止发作的治疗包括兴奋迷走神经、药物治疗和电学治疗。兴奋迷走神经适用于发病早期、心功能正常、无器质性心脏病及窦房结功能正常的患儿,并应在药物治疗前先尝试。方法包括按压颈动脉窦、屏气法、冰袋法等。药物治疗中,腺苷、普罗帕酮、维拉帕米等药物是目前常用的药物。1岁以上可使用维拉帕米,但对于逆传型方式旁道折返室上速禁用。洋地黄类药物是室上速并发心力衰竭者转复的首选药物。药物疗效不佳,尤其是血流动力学不稳定者可考虑电学治疗,包括直流电同步电击复律和心房调搏复律。

预防复发治疗用于反复发作或并发严重心功能障碍者,在终止发作后应继续口服药物预防复发。目前倾向于Ⅲ类抗心律失常药索他洛尔和胺碘酮,或ⅠC类药物普罗帕酮,还可考虑地高辛和Ⅱ类药物普萘洛尔。

当药物治疗无效、复发频繁等情况时,可考虑射频消融术。

(3)室性心动过速:常见于各种器质性心脏病,地高辛中毒、ⅠA和ⅠC类抗心律失常药等也可导致室性心动过速,可发展为心室颤动,甚至心脏性猝死。治疗应首先了解病因和心功能情况,治疗病因,包括终止发作治疗和预防复发治疗。

终止发作治疗中,有血流动力学障碍者首选体外同步直流电击复律。无血流动力学障碍者用药物复律,首选利多卡因,无效时可选用普罗帕酮、胺碘酮、索他洛尔等,心脏停搏时可选择胺碘酮。

预防复发时,肥厚型心肌病可选用普萘洛尔或维拉帕米预防室性心律失常。心肌炎、扩张型心肌病和缺血性心肌病可服用普罗帕酮、美西律或胺碘酮预防复发。先天性心脏病可考虑苯妥英钠和胺碘酮。

(4)心房扑动:多见于有器质性心脏病的患儿,洋地黄中毒、电解质紊乱、甲状腺功能亢进等也可能引起房扑。

1)药物治疗:伴有心脏病或房扑呈持续性的患儿,除地高辛外,还可用普萘洛尔、维拉帕米、胺碘酮、普罗帕酮等终止发作。正常心脏新生儿或婴儿,心室率极快或持续发作,易导致心肌病,发生心力衰竭,可选用地高辛。

2)同步直流电复律:是目前最常用的复律方法,适用于新生儿、小婴儿无明显心脏病和有严重心力衰竭的短时间发作者。

3）射频消融术：可用于难治性的、药物不能控制反复发作者。

（5）房室传导阻滞

1）Ⅰ度房室传导阻滞：可见于正常健康儿童，也可继发于风湿性心脏病、病毒性心肌炎、发热、肾炎等。针对病因治疗即可。

2）Ⅱ度房室传导阻滞：可见于风湿心脏病、心肌炎、严重缺氧、心脏手术后、先天性心脏病等。主要针对原发病治疗。心室率过缓、心搏输出量减少时可给予阿托品、异丙肾上腺素等。

3）Ⅲ度房室传导阻滞：存在心功能不全或阿-斯综合征时需积极治疗。纠正缺氧和酸中毒。可口服阿托品、麻黄碱或异丙肾上腺素舌下含服。重症者可应用阿托品皮下或静脉注射。反复发生阿-斯综合征，药物治疗无效或伴心力衰竭者安装起搏器。

3. 各类抗心律失常药物

（1）Ⅰ类抗心律失常药：即钠通道阻滞剂，通过抑制 Na^+ 内流，减慢传导，抑制异位起搏点的自律性，并终止折返，对于室上性和室性的快速性心律失常均有效。根据对 0 相除极化与复极过程的抑制程度，又分为 3 类，Ⅰ A 类抑制快钠通道，中度抑制 0 相，复极延长；Ⅰ B 类轻度抑制 0 相，复极缩短；Ⅰ C 类明显抑制 0 相及减慢传导。

1）奎尼丁：Ⅰ A 类抗心律失常药，对细胞膜有直接作用，主要抑制 Na^+ 的跨膜运动，可抑制 Ca^{2+} 内流，还可通过抗胆碱能作用间接对心脏产生影响。现较少应用。

a）适应证：室上性及室性心动过速、心房扑动、心房颤动。心房扑动用药时，须先给予房室结抑制药（地高辛、维拉帕米、普罗帕酮等）抑制 1∶1 传导。

b）用法用量：先给予试验剂量 2mg/kg，口服；若无不良反应，2 小时后开始给予治疗剂量 25~30mg/（kg·d），q.2h.，连用 5 次；一旦复律，给予维持剂量 10mg/（kg·d），分 3 次。一般每日不超过 2.4g。

c）药学监护

【不良反应监护】

①具有促心律失常作用，产生心脏停搏及传导阻滞，较多见于心脏病患者，也可发生室性期前收缩、室性心动过速及室颤，心电图可见 P-R 间期延长、QRS 波增宽，一般与剂量有关；可使 Q-T 间期明显延长，诱发室性心动过速或室颤，可反复自发自停，发作时伴晕厥，即奎尼丁晕厥，与剂量无关，可在血药浓度在治疗范围内或以下时发生。

②可扩张血管导致低血压，个别可发生脉管炎。

③金鸡纳反应：一般与剂量有关，包括耳鸣、胃肠道反应、心悸、惊厥、头痛、面红、视力障碍（如视物模糊、畏光、复视、色觉障碍等）、听力障碍、发热、局部水肿、眩晕、震颤，兴奋、昏迷，甚至死亡。

④胃肠道反应常见，包括恶心、呕吐、痛性痉挛、腹泻等；也可见过敏反应、特异质反应等。

【注意事项及用药教育】

①对奎尼丁或金鸡纳生物碱过敏或曾因奎尼丁引起血小板较少性紫癜者，无起搏器保护的Ⅱ度或Ⅲ度房室传导阻滞，病态窦房结综合征，严重肝肾功能损害者禁用。

②可能发生完全性房室传导阻滞（如洋地黄中毒、Ⅱ度房室传导阻滞、严重室内传导障碍等）而无起搏器保护者，以及心动过缓、低血压、低血钾或低血镁等电解质紊乱、未控

制的心力衰竭者慎用。

③奎尼丁的治疗窗较窄,安全范围小,儿童的个体差异大,血药浓度宜控制在 2~6μg/ml。

④用药期间监测心律和血压水平,避免在夜间给药。血压偏低或处于休克状态者,应先提高血压,纠正休克,再用奎尼丁;如血压偏低是心动过速、心输出量减少引起的,应在用药同时升高血压。

⑤监测心电图,QRS 间期超过给药前 20% 应停药。

⑥长期用药需监测肝、肾功能,出现严重电解质紊乱或肝、肾功能异常时需立即停药。

2)利多卡因:ⅠB 类抗心律失常药,可促进心肌细胞内 K^+ 外流,选择性作用于心室内浦肯野纤维,降低心肌自律性,是窄谱的抗室性心律失常药物。

a)适应证:室性心动过速、室性期前收缩、心室颤动,由洋地黄中毒引起者更为适用。

b)用法用量:负荷剂量,1mg/kg,静脉注射,每 10~15 分钟一次,总量不超过 5mg/kg,维持剂量,20~50μg/(kg·min),静脉滴注。

c)药学监护

【不良反应监护】

①中枢神经系统不良反应,包括嗜睡、感觉异常、肌肉震颤、惊厥昏迷及呼吸抑制等。

②在心血管系统可引起低血压及心动过缓,血药浓度过高时,可引起心房传导速度减慢、房室传导阻滞及抑制心肌收缩力和心输出量下降。

【注意事项及用药教育】

①对局部麻醉药过敏、阿-斯综合征、预激综合征、严重传导阻滞(包括窦房、房室和心室内传导阻滞)禁用。

②以下情况慎用:肝肾功能障碍、肝血流量减低、充血性心力衰竭、严重心肌受损、低血容量及休克等。

③对其他麻醉药过敏者可能对利多卡因过敏,但与普罗卡因胺、奎尼丁尚无交叉过敏的报道。

④用药期间监测血压、心电图,P-R 间期延长或 QRS 波增宽,或出现其他心律失常或原有心律失常加重者应立即停药。

⑤与西咪替丁、β 受体拮抗剂等合用时,利多卡因的代谢受抑制,应调整利多卡因剂量并监测心电图;巴比妥类药物促进利多卡因代谢,两药合用可引起心动过缓、窦性停搏。

3)美西律:ⅠB 类抗心律失常药,可抑制心肌细胞 Na^+ 内流,缩短动作电位,相对延长有效不应期,降低兴奋性。在治疗剂量对窦房结、心房和心室结传导影响较小,对心肌几乎无抑制作用。

a)适应证:室性心动过速、室性期前收缩、心室颤动,由洋地黄中毒引起者更为适用。

b)用法用量:口服 10~15mg/(kg·d),分 3 次。静脉,负荷剂量 1~3mg/kg,缓慢注射,维持剂量 20~40ug/(kg·min)。

c)药学监护

【不良反应监护】

①胃肠道反应最常见,包括恶心、呕吐等,可见肝功能异常。

②神经系统不良反应常见,包括头晕、震颤(最先出现手轻微颤抖)、共济失调、眼球震

颤、嗜睡、昏迷及惊厥、复视、视物模糊、精神失常、失眠等。

③心血管系统不良反应可见窦性心动过缓、窦性停搏,偶见胸痛、促心律失常作用如室性心动过速、低血压及心力衰竭加剧。

【注意事项及用药教育】

①心源性休克、Ⅱ度或Ⅲ度房室传导阻滞、病态窦房结综合征禁用。

②以下情况慎用:一度房室传导阻滞、室内传导阻滞或严重窦性心动过缓、低血压,严重充血性心力衰竭、肝功能异常者。

③美西律可引起严重心律失常,多发生于恶性心律失常者。

④用药期间需监测血压、心电图。

4)普罗帕酮:ⅠC类抗心律失常药,具有膜稳定性和钠通道阻断作用,可减慢传导,延长心房、房室结和心室的不应期,还有Ⅱ类抗心律失常药的β受体阻断作用。

a)适应证:室上性心动过速,如房室交界性心动过速、预激综合征合并室上性心动过速;心房扑动、心房颤动、室性心动过速。

b)用法用量:150~300mg/(m^2·d)或每次 5~6mg/kg,每 6~8 小时一次,起效后逐渐降至维持剂量每次 2~3mg/kg,6~8 小时一次,口服。

c)药学监护

【不良反应监护】

①口干、舌唇麻木等,可能与局麻作用有关;早期还可能出现头晕、头痛,后可能出现胃肠道反应,如恶心、呕吐、便秘等,一般可在停药或减量后消失。可能出现房室阻断症状。②有关于胆汁淤积性肝损伤的报道。③有关于房室传导阻滞、Q-T 间期延长、P-R 间期延长、QRS 时间延长等报道。

【注意事项及用药教育】

①无起搏器保护的窦房结功能障碍、严重房室传导阻滞、双束支传导阻滞、严重充血性心力衰竭、心源性休克、严重低血压及对普罗帕酮过敏者禁用。

②以下情况慎用:心肌严重损害,严重心动过缓,肝、肾功能不全,明显低血压等。

③合用时可提高地高辛的血药浓度,且呈剂量依赖型;与局麻药合用时可能增加中枢神经系统的副作用。

(2)Ⅱ类抗心律失常药:即β受体拮抗剂,可抑制心肌细胞对肾上腺素激动剂的应激作用,高浓度时也可抑制钠通道,具有抑制心肌细胞自律性、减慢传导及延长有效不应期的作用,使折返现象中断。可用于自律性增高和折返引起的快速性心律失常,对窦房结和房室结区的作用较为明显。

1)普萘洛尔:是非选择性的β受体拮抗剂,阻断心肌 $β_1$ 和 $β_2$ 受体,可抑制心脏起搏点电位的肾上腺素能兴奋,发挥抗心律失常作用。

a)适应证:室上性心动过速、房性及室性期前收缩、窦性心动过速、长 Q-T 间期。

b)用法用量:①口服,1~4mg/(kg·d),每 6 小时一次,一般从初始剂量每次 0.25~0.5mg/kg 开始,根据治疗反应逐渐增加剂量,最大剂量 60mg/d。②静脉注射,起始 0.05~0.15mg/kg,在 5 分钟内缓慢静脉注射,一次不超过 3mg,治疗量 1~2mg(kg·d),分 3 次,最大剂量 10mg。

c)药学监护

【不良反应监护】

①中枢神经系统不良反应常见,包括眩晕、神志模糊、精神忧郁、反应迟钝等。

②支气管痉挛、呼吸困难、充血性心力衰竭等少见,更少见的不良反应包括发热(粒细胞缺乏)、过敏反应(如皮疹)、出血倾向(如血小板减少)等。

③不良反应持续存在时,应警惕雷诺综合征,如四肢冰冷、腹泻、倦怠、眼口或皮肤干燥、恶心、指趾麻木、异常疲乏等。

【注意事项及用药教育】

①支气管哮喘、心源性休克、Ⅱ～Ⅲ度房室传导阻滞、重度或急性心力衰竭、窦性心动过缓等禁用。

②以下情况慎用:过敏史、充血性心力衰竭、糖尿病、肺气肿或非过敏性支气管哮喘、肝功能不全、肾功能减退、甲状腺功能减退、雷诺综合征或其他周围血管疾病等。

③空腹或与食物同服均可,与食物同服可提高生物利用度。

④β受体拮抗剂的个体差异大,用量须个体化,首次从小剂量开始,逐渐增加剂量并密切监测。

⑤用药期间应监测血压、心律及心电图,还应定期监测血常规、心功能和肝肾功能。

⑥可引起糖尿病患者血糖降低,需监测血糖,但不会影响非糖尿病患者。

⑦长期用药者撤药,须逐渐递减剂量,至少经过 3 天,一般为 2 周。

2)阿替洛尔:为选择性 β_1 受体拮抗剂,不具有膜稳定作用和内源性拟交感活性。

a)适应证:室上性心动过速、室性心动过速、心房扑动、心房颤动。

b)用法用量:0.8~1.5mg/(kg·d),分 3 次,口服。

c)药学监护

【不良反应监护】

①最常见的不良反应为低血压和心动过缓。

②可见头晕、四肢冰冷、疲劳、乏力、胃肠道不适、精神抑郁、脱发、血小板减少、银屑病样皮肤反应、银屑病恶化、皮疹及干眼等。

③罕见引起心脏传导阻滞。

【注意事项及用药教育】

①Ⅱ～Ⅲ度房室传导阻滞、心源性休克、病态窦房结综合征和严重窦性心动过缓者禁用。

②β受体拮抗剂的个体差异大,用量须个体化,首次从小剂量开始,逐渐增加剂量并密切监测。

③肾功能损害者须减量。

④心力衰竭者用药时,给予洋地黄类药物或利尿药合用,如心力衰竭症状仍存在,应逐渐减量。

⑤用药期间应监测血压、心律及心电图,还应定期监测血常规、心功能和肝肾功能。

⑥阿替洛尔可改变因血糖降低而引起的心动过速。

⑦长期用药者撤药,须逐渐递减剂量,至少经过 3 天,一般为 2 周。

(3)Ⅲ类抗心律失常药:即钾通道阻滞剂,可延长心肌细胞动作电位时程,使心房、心室、房室交界区、房室旁路的有效不应期延长,阻断折返作用,对室上性及室性的快速性心律失常均有效。

1)胺碘酮:胺碘酮可降低窦房结自律性,减慢窦房、心室肌结区传导性,心率快时表现更明显;延长不应期,降低心房、结区和心室的心肌兴奋性,减慢房室旁路的传导并延长其不应期。

a)适应证:室上性及室性心动过速、房性心律失常(心房扑动、心房颤动转复及转复后窦性心律维持),尤其适合伴预激综合征的室上性心动过速和上述心律失常合并器质性心脏病者。口服适用于危及生命的阵发性室性心动过速及室颤的预防,也可用于其他药物无效的阵发性室上性心动过速、阵发性心房扑动、心房颤动。静脉滴注适用于利多卡因无效的室性心动过速和急诊控制心房颤动、心房扑动的心室率。

b)用法用量:①口服,起始 7.5~20mg/(kg·d),每天 3 次;维持 4~14 天后,减量为 3~10mg/(kg·d),每天 2~3 次;如无复发,可减量至 2.5mg/(kg·d)。②静脉滴注,先给予负荷剂量,每次 2.5~5mg/kg,在 30~60 分钟内滴注,可重复 3 次;然后以 2~10mg/(kg·d)或 5~15μg/(kg·min),持续静脉滴注,最大不超过 15mg/(kg·d)。

c)药学监护

【不良反应监护】

①常见心动过缓、充血性心力衰竭,可见低血压、传导异常、心律失常发作或恶化。

②甲状腺激素水平异常十分常见,常见甲状腺功能减退和甲状腺功能亢进。

③注射剂可见注射部位反应,如直接外周静脉途径给药时出现浅表静脉炎,还包括注射部位疼痛、红斑、水肿、坏死、渗出、浸润、炎症、硬化、静脉炎、血栓性静脉炎等。

④光敏反应十分常见,皮肤色素沉着常见。通常在停药后可缓慢消失。

⑤眼部异常、角膜色素沉着常见,可能伴有有色的耀眼的晕轮、畏光、眼干燥症或视物模糊。通常在停药后完全可逆。

⑥常见弥漫性间质性或肺泡性肺病和闭塞性支气管炎伴机化性肺炎,可进展为肺纤维化。

⑦可见肝功能异常,恶心、呕吐等胃肠道反应,腹痛,面部潮红,凝血异常,乏力、震颤、不自主运动、缺乏协调、步态异常/共济失调等神经系统异常。

【注意事项及用药教育】

①以下情况禁用:未安装人工起搏器的窦性心动过缓、窦房传导阻滞、窦房结疾病、高度房室传导障碍者,双或三分支传导阻滞(除非安装永久人工起搏器),甲状腺功能异常,已知对碘、胺碘酮或辅料过敏,循环衰竭,严重低血压;静脉推注禁用于低血压、严重呼吸衰竭、心肌病或心力衰竭。因含有苯甲醇,3 岁以下儿童禁用,儿童禁用于肌内注射。

②禁止与某些可导致尖端扭转型室速的药物合用:ⅠA 类、Ⅲ类抗心律失常药,砷化合物,西沙比利,西酞普兰,多拉司琼(静脉给药),多潘立酮,决奈达隆,红霉素(静脉注射),左氧氟沙星,莫西沙星,咪唑司汀,舒托必利,特拉匹韦等。

③以下情况慎用:窦性心动过缓、Q-T 延长综合征、低血压、肝功能不全、严重充血性心力衰竭、肺功能不全、低钾血症。

④用药期间应定期监测血压、心电图(特别是 Q-T 间期)、肝功能、甲状腺功能、肺功能、眼科检查。

⑤用药期间警惕电解质紊乱,尤其是低钾血症,在开始治疗前应先纠正低钾血症。

⑥多数不良反应与剂量相关,需长期服药者应以最小剂量维持。

⑦胺碘酮口服起效及消除均缓慢,应根据病情,对危及生命的心律失常宜短期应用较大剂量,必要时给予静脉负荷剂量,对于非致命性心律失常,可小剂量缓慢负荷。

⑧胺碘酮半衰期长,在停药后仍应注意药物相互作用。

⑨ CYP3A4 抑制剂可抑制胺碘酮代谢,增加其暴露水平,应避免合用;胺碘酮本身也是 CYP3A4 抑制剂,可增加 CYP3A4 底物的血浆浓度;不建议胺碘酮与 β 受体拮抗剂、减慢心律的钙通道阻滞剂(维拉帕米、地尔硫䓬等)和可导致低钾血症的刺激性通便药合用;与吩噻嗪、三环类抗抑郁药等延长 Q-T 间期的药物合用,可进一步延长 Q-T 间期,增加心律失常风险。

2)索他洛尔:兼有Ⅱ类和Ⅲ类抗心律失常药物的特性,对心脏具有非选择性,有 $β_1$ 和 $β_2$ 受体拮抗作用,无内在拟交感活性。可延长心肌细胞动作电位,抑制窦房结、房室结传导时间,延长房室旁路的传导,同时有轻度正性肌力作用。

a)适应证:室性心动过速,心房扑动,异位房性、交界性心动过速,室上性心动过速。

b)用法用量:①口服,2~8mg/(kg·d),每 12 小时一次。新生儿可从 2mg/(kg·d) 起始,逐渐加量至 4mg/(kg·d);婴儿及 6 岁以下儿童可从 3mg/(kg·d) 起始,逐渐加量至 6mg/(kg·d),6 岁以上儿童可从 2mg/(kg·d) 起始,逐渐加量至 4mg/(kg·d)。最大剂量 8mg/(kg·d),一般每天 160mg~320mg。②静脉注射,每次 0.5~1.5mg/kg,以 5% 葡萄糖溶液稀释,10 分钟内缓慢注射,如必要可 6 小时重复一次;或 2 岁以上儿童初始剂量每次 $30mg/m^2$,每天 3 次,逐渐滴定至每次 $60mg/m^2$,每天 3 次。

c)药学监护

【不良反应监护】

①与 β 受体拮抗相关的不良反应包括心动过缓、低血压、支气管痉挛等。

②严重不良反应主要是致心律失常作用,可表现为原有心律失常加重或出现新的心律失常,严重者可出现尖端扭转型室速、多元性室性心动过速、室颤,多与剂量大、低钾、Q-T 间期延长和严重心脏病变等有关。

③可见乏力、气短、眩晕、恶心、呕吐、皮疹等。

【注意事项及用药教育】

①心动过缓、心律<60 次/min 的病态窦房结综合征、Ⅱ~Ⅲ度房室传导阻滞、室内传导阻滞、低血压、休克、Q-T 间期延长、未控制的心力衰竭和过敏者禁用。

②以下情况慎用:支气管痉挛性疾病、自发性低血糖、病态窦房结综合征、肾功能不全、心力衰竭患者经洋地黄类药物和/或利尿剂控制后。

③用药前及用药过程中需监测电解质水平,有低血钾、低血镁者需及时纠正。

④用药期间需监测心电图、血压、心律等,索他洛尔导致的严重心律失常多在开始用药的最初 7 天或调整剂量后的 3 天发生 Q-T 间期>500 毫秒应停药。

⑤与其他 β 受体拮抗剂类似,长期用药不可骤然停药,需在 1~2 周内逐渐减停。

⑥肾功能不全者需减量。

⑦与ⅠA、Ⅱ、Ⅲ类抗心律失常药合用具有协同作用;与钙通道阻滞剂合用可加重传导障碍,进一步抑制心室功能,降低血压;与儿茶酚胺类药(如利血平、胍乙啶)合用时,可产生低血压和严重心动过缓。

(4）Ⅳ类抗心律失常药：即钙通道阻滞剂，可阻滞钙通道，抑制窦房结、房室交界区自律性并减慢传导，延长有效不应期，对终止室上性心动过速的发作效果好。主要药物是维拉帕米。

维拉帕米：减少 Ca^{2+} 内流，延长房室结的有效不应期，减慢传导，可降低慢性心房颤动和心房扑动的心室率，减少阵发性室上性心动过速发作的频率，但不影响正常的窦性心律。

a）适应证：室上性心动过速、室上性期前收缩。

b）用法用量：①口服，$2\sim8mg/(kg\cdot d)$，每 8 小时一次；最大 480mg/d。②静脉注射，每次 $1\sim3mg/kg$，缓慢注射至少 2 分钟，15～20 分钟后可再重复一次；最大 5mg。

c）药学监护

【不良反应监护】

①可见眩晕、头痛、便秘、皮疹、面部潮红、疲乏、神经衰弱、血管性水肿、严重心动过速、过敏反应、耳鸣、肝酶升高等。

②静脉或大剂量给药可出现低血压、心力衰竭、心动过缓、心脏传导阻滞、心脏停搏；静脉给药可见癫痫发作。

③长期服药可能出现齿龈增生、男性乳房发育。

【注意事项及用药教育】

①以下情况禁用：重度充血性心力衰竭（继发于室上性心动过速且可被维拉帕米纠正者除外），急性心肌梗死并发心动过缓、低血压、左心衰，病态窦房结综合征，Ⅱ～Ⅲ度房室传导阻滞，心房扑动或心房颤动合并预激综合征及过敏者。

②以下情况慎用：一度房室传导阻滞、低血压（收缩压<90mmHg）、心动过缓（心律低于 50 次 /min）、严重的肝功能障碍、伴 QRS 波增宽（>1.2 秒）的室性心动过速、进行性肌营养不良。

③用药期间应监测血压、心律、心电图。

④肾功能不全者应慎用，密切监测 P-R 间期的异常延长等药物过量症状。血液透析不可清除维拉帕米。

⑤与其他抗心律失常药、β受体拮抗剂等合用时对心血管系统有协同作用，可能导致重度房室传导阻滞、重度心律减慢、诱发心衰和促进血压降低，须慎用；与降压药、利尿剂或血管扩张剂合用时可增加降压作用；与地高辛合用时，可增加地高辛浓度，需监测地高辛中毒症状及其血药浓度，及时调整剂量；与胺碘酮合用时可增加心脏毒性；与葡萄柚汁同服可增加维拉帕米浓度，应避免合用。

(5）其他药物

1）腺苷：是一种嘌呤核苷，快速静脉注射可减慢房室结传导，可阻断包括房室结在内的折返环，终止心动过速，重新建立正常的窦性心律，使阵发性室上性心动过速恢复为正常的窦性心律。当 QRS 波增宽的心动过速发生时，使用腺苷较为安全，若为室上性，则腺苷有效；若为室性的，腺苷无效，但不会引起明显的血流动力学障碍。

a）适应证：阵发性室上性心动过速，也用作超声心动如药物负荷试验。

b）用法用量：起始剂量 $50\sim100\mu g/kg$，快速静脉注射，如有需要，每隔 1～2 分钟以 $50\sim100\mu g/kg$ 的速度缓慢增加剂量，最大每次 12mg。

c)药学监护

【不良反应监护】

①常见面部潮红、呼吸困难、支气管痉挛、胸部紧压感、恶心、头晕等。

②可见出汗,心悸,过度换气,头部压迫感,焦虑,视物模糊,烧灼感,心动过缓,心脏停搏,胸痛,头痛,眩晕,手臂沉重感,手臂、背部、颈部疼痛,金属味等,多为轻度,持续时间短,可耐受。

③转复为窦性心律时,心电图可能出现室性期前收缩、房性期前收缩、窦性心动过缓、窦性心动过速、窦性停搏或房室传导阻滞。

【注意事项及用药教育】

①Ⅱ~Ⅲ度房室传导阻滞和病态窦房结综合征(使用人工起搏器除外)、已知或估计有支气管狭窄或支气管痉挛的肺部疾病患者(如哮喘)、已知对腺苷过敏者禁用。

②以下情况慎用:存在一度房室传导阻滞及房室束分支阻滞,自主神经功能障碍,瓣膜狭窄性心脏病,心包炎或心包积液,狭窄性颈动脉病,未纠正的血容量减少,与支气管狭窄无关的阻塞性肺疾病。

③使用时不稀释,应在1~2秒内快速注射,尽量用接近中心静脉的外周静脉,注入后快速以氯化钠注射液冲管。

2)地高辛:洋地黄类药物,用于室上性心动过速、心房扑动、心房颤动和心力衰竭。用法用量及药学监护具体见本节“心力衰竭”部分。

(三)心力衰竭

心力衰竭(简称心衰),即心脏的心肌收缩或舒张功能下降,心排血量绝对或相对不足,不能满足全身组织代谢需要的病理状态。心衰是一种由于心脏结构或功能异常引起的复杂临床综合征,心脏失去有效供血体循环和肺循环或接受足量静脉回流的功能,导致泵血频率和充盈压力发生变化而引起一系列症状,主要是由交感神经系统和肾素-血管紧张素-醛固酮(RAAS)系统过度激活引起的病理生理改变。

不同于成人心衰常见的心肌缺血、高血压和瓣膜疾病,儿童心衰的病因和发病率存在地区、年龄和社会经济条件的差异。儿童心衰的发病原因可包括严重感染、严重贫血、心肌病、先天性心脏畸形、心律失常、传导阻滞和获得性心脏疾病,易并发心衰的获得性心脏疾病包括风湿性心脏病、心肌炎、感染性心内膜炎、川崎病、心内膜弹力纤维增生症等。

1. 一般治疗

(1)休息和饮食:卧床休息(必要时采取半卧位),烦躁不安者应使用镇静剂,如苯巴比妥、地西泮等。应吃含丰富维生素、易消化的食物,保持大便通畅,给予低盐饮食。严重心衰时应限制液体入量及食盐,大约每天摄入量为 1 200ml/m² 体表面积,或 50~60ml/kg。目前认为,限钠有助于控制 NYHA 分级心功能Ⅲ~Ⅳ级心衰患者的淤血症状和体征(Ⅱa,C),心衰急性发作伴容量负荷过重的患者,要更加严格限制钠的摄入;一般不主张严格限制钠摄入和将限钠扩大到轻度或稳定期心衰患者。

(2)供氧:应供给氧气,尤其是严重心衰有肺水肿者。对依靠开放的动脉导管而生存的先天性心脏病新生儿,如主动脉弓离断、大动脉转位、肺动脉闭锁等,供给氧气可使血氧增高而促使动脉导管关闭,危及生命。

(3)体位:年长儿宜取半卧位,小婴儿可抱起,使下肢下垂,减少静脉回流。

（4）维持水电解质平衡：心衰时易并发肾功能不全，易发生水钠潴留、低血糖和低血钙。进食差易发生水电解质紊乱及酸碱失衡。长期低盐饮食和使用利尿剂更易发生低钾血症、低钠血症，必须及时纠正。如患儿有贫血，应予以纠正处理，可减轻心脏负担。

2. 病因治疗　病因对心衰的治疗非常重要，如有大量左向右分流的先天性心脏病，易合并肺炎、心衰，药物治疗不易奏效。上述患儿宜控制感染后，尽快手术治疗先天性心脏病。高血压和肺动脉高压所导致的心衰，也须及时治疗病因。感染性心内膜炎须正确使用抗菌药物以控制感染，对于急性风湿性心脏病或心包心肌炎患儿给予肾上腺皮质激素也十分重要。心衰患儿可合并心律失常、心源性休克、水电解质紊乱等，均须及时一一纠正。此外，心衰儿童的营养需求主张少量多餐以获得最好的耐受，对于遗传代谢疾病或线粒体疾病甚至需要补充营养物质（如肉碱、维生素等）。

心衰药物治疗的目的包括减轻肺淤血、增加心排出量、改善器官灌注和延缓疾病进展。通常儿童心衰使用较多的药物包括利尿剂、醛固酮拮抗剂、洋地黄类正性肌力药、非洋地黄类正性肌力药、磷酸二酯酶抑制剂、血管紧张素转换酶抑制剂（ACEI）及血管紧张素Ⅱ受体阻滞剂（ARB）、β受体拮抗剂等。处于研究中的其他药物包括脑利钠肽、血管紧张素拮抗剂、肾素抑制剂、内皮素拮抗剂，口服磷酸二酯酶抑制剂、抗炎分子、NO激活剂及神经肽酶拮抗剂等。

3. 利尿剂　水钠潴留为心衰的一个重要病理生理改变，故合理应用利尿剂为治疗心衰的一项重要措施，是急慢性心衰的基础性治疗措施，可减轻心脏前负荷，减轻脏器淤血，减轻体肺循环充血状态。对严重失代偿心衰可以连续静脉输注利尿剂。利尿剂作用于肾小管不同部位，抑制钠、水重吸收，从而发挥利尿作用，减轻肺水肿，降低血容量、回心血量及心室充盈压，减轻心室前负荷。利尿剂作为治疗心衰第一线药物，长期应用利尿剂易产生耐药性。

（1）药物选择

呋塞米：主要作用于袢上升支，抑制钠、水重吸收，促进钠钾交换，故排钠、氯及钾。利尿作用强而迅速，用于急性心衰、肺水肿及难治性心衰。适用于大部分心衰患者，特别适用于有明显液体潴留或伴肾功能受损的患者。

氢氯噻嗪：主要作用于远端肾曲管，抑制钠再吸收，钠与钾交换，促进钾排出。氢氯噻嗪较袢利尿剂弱，仅适用于有轻度液体潴留、伴高血压而肾功能正常的心衰患者。在肾功能减退患者中，噻嗪类利尿剂作用减弱，不建议使用，但在顽固性水肿患者中，噻嗪类利尿剂可与袢利尿剂联用。

螺内酯：作用于远曲小管和集合管，抑制Na^+重吸收，减少K^+分泌，利尿作用弱，一般与其他利尿剂联合使用。螺内酯属于醛固酮受体拮抗剂，具有保钾利尿作用，临床上主要应用非利尿作用的低剂量醛固酮受体拮抗剂，以改善心肌重构。醛固酮拮抗剂能降低某些成人收缩期心衰的病死率。但儿童则缺乏相应证据。醛固酮拮抗剂适用于儿童慢性收缩期心衰，有肾衰竭及高钾血症是禁忌证。

托伐普坦：血管加压素 V2 受体拮抗剂托伐普坦选择性与位于肾脏集合管血管面的血管加压素 V2 受体结合，导致水通道蛋白 2 从集合管顶端膜脱落，阻断水的重吸收，增加水排泄，故称为排水利尿剂。托伐普坦对伴顽固性水肿或低钠血症者疗效显著，对于老年、低血压、低蛋白血症、肾功能损伤等高危人群依然有效。该药很少用于儿童人群，个案报道用于常规利尿效果较差者。

(2) 用法用量

呋塞米：静脉治疗按 1~2mg/kg 静脉注射，必要时每隔 2 小时追加 1mg/kg，最大剂量可达每日 6mg/kg，新生儿应延长用药间隔。口服治疗按 1~4mg/kg，必要时每 4~6 小时追加 1~2mg/kg，新生儿应延长用药间隔。

氢氯噻嗪：每日 1~2mg/kg，分 1~2 次服用，并按疗效调整剂量，小于 6 月龄的婴儿剂量可达每日 3mg/kg。

螺内酯：每日 1~3mg/kg，分 2~4 次服用，连服 5 日后酌情调整剂量。

(3) 药学监护

【不良反应监护】

①利尿剂常见的不良反应与水、电解质紊乱有关，尤其是大剂量或长期应用时，如低钾血症、低钠血症、体位性低血压、休克、低氯血症、低氯性碱中毒、低钙血症以及与此有关的口渴、乏力、肌肉酸痛、心律失常等。

②耳鸣、眩晕、耳聋等大多发生在药物剂量较大及肾功能不全者。长期使用噻嗪类可导致空腹血糖、糖化血红蛋白和胰岛素轻度升高，对胰岛素的敏感性降低。噻嗪类还可导致血清总胆固醇、LDL、VLDL 轻度升高，甘油三酯可增高或不变，也可致可逆性白细胞和血小板减少。

③螺内酯可能发生的不良反应包括男性乳腺发育，需要换用益普利酮。与 ACEI 合用时要监测肾功能及血钾水平。

【注意事项及用药教育】

①用药期间应注意监测电解质、血糖、血尿酸、尿素氮、血压等，在与洋地黄类联合使用时注意防止出现低血钾。

②袢利尿剂剂量与效应呈线性关系，严重肾功能受损患者需要增大剂量。无严重肾功能受损时，呋塞米注射液的利尿作用相当于口服剂型的 2 倍，液体潴留明显时，静脉剂型的作用更强。

③出现低钾血症及低镁血症时可增加 ACEI/ARB 用量、加用醛固酮受体拮抗剂、补钾、补镁。应注意区别缺钠性低钠血症和稀释性低钠血症，后者按利尿剂抵抗处理。若低钠血症合并容量不足时，可考虑停用利尿剂。低钠血症合并容量过多时应限制入量，考虑托伐普坦及超滤治疗。托伐普坦的禁忌证有低容量性低钠血症、对口渴不敏感或对口渴不能正常反应、与 CYP3A4 强效抑制剂（伊曲康唑、克拉霉素等）合用、无尿时。

4. 洋地黄类正性肌力药　洋地黄是第一个用于治疗心衰的药物，具有增强心肌收缩、减慢心律、扩张血管和利尿的作用而减轻心衰，近年更认识到它对神经内分泌和压力感受器的影响，洋地黄能直接抑制过度的神经内分泌活性（主要抑制交感神经）。儿童常见心衰的原因与成人不同，有关洋地黄制剂的应用与成人存在一定差异和争议。地高辛仍是治疗心内膜弹力纤维增生症合并心衰的主要药物。当前争议的焦点是左向右分流型先天性心脏病合并心衰是否应使用地高辛。从临床实践及研究结果来看，地高辛及毛花苷 C 仍是治疗儿童急性心衰的一线药物，虽部分患者疗效不显著，但不是使用禁忌证。但根据病情需要同时使用利尿剂和减轻心脏后负荷药物。洋地黄制剂不适用于原发性心室舒张功能障碍，如肥厚型心肌病、限制型心肌病、高血压、主动脉瓣狭窄等。

(1)药物选择:洋地黄类药物是 Na^+/K^+-ATP 酶抑制剂,其作用机制为①抑制衰竭心肌细胞膜 Na^+/K^+-ATP 酶,使细胞内 Na^+ 水平升高,促进 Na^+-Ca^{2+} 交换,提高细胞内 Ca^{2+} 水平,发挥正性肌力作用。②抑制副交感传入神经的 Na^+/K^+-ATP 酶,增强副交感神经活性,降低交感神经兴奋性,延缓房室传导,降低房颤患者的心室率。③抑制肾脏的 Na^+/K^+-ATP 酶,使肾脏分泌肾素减少。目前认为其有益作用可能通过抑制神经内分泌系统过度激活,发挥治疗心衰的作用。常用药有地高辛与毛花苷 C。

地高辛:口服给药,洋地黄化,饱和量总量,早产儿,一日 0.02~0.03mg/kg;<1 月龄新生儿,一日 0.03~0.04mg/kg;1 月龄 ~2 岁,一日 0.05~0.06mg/kg;>2 岁,一日 0.03~0.05mg/kg(总量不超过 1.5mg);以洋地黄化量 1/5 作为每日维持量,分 2 次。静脉给药,按口服的1/3~1/2。

毛花苷 C:静脉给药,洋地黄化,<2 岁,一日 0.03~0.04mg/kg;>2 岁,一日 0.02~0.03mg/kg。

对于洋地黄化,如果不能口服,可选用毛花苷 C 或地高辛静脉注射,首次给洋地黄化总量的 1/2,余量分 2 次,每隔 4~6 小时给予,多数患儿可于 8~12 小时内达到洋地黄化。能口服的则给予地高辛口服,首次给洋地黄化总量的 1/3 或 1/2,余量分 2 次,每隔 6~8 小时给予。慢性心衰也可以从口服地高辛维持量开始,5~7 日后血药浓度与使用负荷量后再用维持量的效果相似,而不易发生地高辛中毒。

对于维持量,洋地黄化后 12 小时可开始给予维持量,每次给负荷量的 1/8~1/10,每日2 次,间隔 12 小时。维持量的疗程根据病情而定,短期难以去除病因者,应注意随患儿体重增长及时调整剂量,以维持患儿血清中地高辛的有效浓度。

(2)药学监护

【不良反应监护】

①心律失常:最常见为室性期前收缩,快速性房性心律失常伴传导阻滞是洋地黄中毒的特征性表现;②胃肠道症状(食欲缺乏、恶心和呕吐);③神经精神症状(视觉异常、定向力障碍、昏睡及精神错乱)。

不良反应常出现于血清地高辛药物浓度 >2.0ng/ml 时,也见于地高辛水平较低时,如低钾、低镁、心肌缺血、甲状腺功能减退。当血清地高辛药物浓度升高时,应了解血样采集的时间,采样时间在末次服药 6 小时内,检测值反映地高辛的分布相,该值升高未必提示地高辛中毒。如血样检测时间在末次服药 8 小时后,建议减少地高辛剂量。

【注意事项及用药教育】

①由于地高辛的安全窗很窄,通常早产儿、肾衰竭及急性心肌炎患者应避免应用,低钾及低镁应及时纠正以避免中毒和心律失常发生。通常地高辛不需要快速饱和而以维持量口服即可。

②在用药前应了解患儿在 2~3 周内的洋地黄使用情况,以防药物过量引起中毒。各种病因引起的心肌炎患儿对洋地黄耐受性差,一般按照常规剂量减去 1/3,且饱和时间不宜过快。未成熟儿和小于 2 周的新生儿因肝肾功能尚不完善,易引起中毒,洋地黄化剂量应偏小,可按婴儿剂量减少 1/3~1/2。

③药物相互作用:与能抑制窦房结或房室结功能的药物(如胺碘酮、β 受体拮抗剂)联用时,须严密监测心律。奎尼丁、维拉帕米、胺碘酮、普罗帕酮、克拉霉素、伊曲康唑、环孢素、红霉素等与地高辛联用时,可增加地高辛血药浓度,且增加药物中毒风险,此时地高辛

宜减量。钙剂对洋地黄有协同作用,故使用洋地黄类药物时应避免用钙剂。此外,低血钾可促使洋地黄中毒。

5. 非洋地黄类正性肌力药 正性肌力药主要用于急性心衰或慢性心衰急性加重,特别是用于心室收缩功能降低的患儿。对左向右分流型先天性心脏病伴心功能不全而 EF 正常甚至增高时,使用正性肌力药应该慎重。虽缺少儿童急性心衰正性肌力药物应用的研究,但正性肌力药常是挽救急性心衰患儿生命的必要措施,如急性暴发性心肌炎。慢性心衰正性肌力药物的长期使用是不推荐的,除非作为心脏移植的过渡治疗。

(1)药物选择:β 肾上腺素受体激动剂,又称之为儿茶酚胺类药物,主要包括多巴胺、多巴酚丁胺、肾上腺素等。β 肾上腺素受体激动剂通过与心肌细胞膜 β 受体结合,使细胞内 cAMP 增加,促进细胞内钙浓度增加,增强心肌收缩力,但对心律、周围血管及肾血管的作用则有不同。常用于低输出量性急性心衰及心脏术后低心排出量综合征。危重儿童最常用的磷酸二酯酶抑制剂(米力农),同时有强心、扩血管和改善心室舒张功能的作用,用于低输出量性心衰、经常规治疗无效者,是中重度心衰合并器官灌注障碍的首选治疗。

多巴胺:治疗心衰开始剂量为 $2\sim5\mu g/(kg\cdot min)$,如有严重低血压可增加为 $5\sim10\mu g/(kg\cdot min)$。

多巴酚丁胺:初始量为 $2\sim3\mu g/(kg\cdot min)$,可逐渐增加至 $20\mu g/(kg\cdot min)$。

米力农:静脉注射首剂负荷量 $50\mu g/kg$,以后 $0.25\sim1.0\mu g/(kg\cdot min)$ 静脉滴注。顽固性慢性心衰采用间歇用药,每周静脉滴注 1 次。

(2)药学监护

【不良反应监护】

①多巴胺的不良反应有恶心、呕吐及心律失常。多巴胺有水针剂和粉针剂两种,前者辅料为亚硫酸氢钠,后者为甘露醇。亚硫酸氢钠作为一种抗氧化剂,国内外有报道少数患者可引起过敏反应,如诱发或加重哮喘,既往有亚硫酸氢钠过敏史者禁用含此类物质的多巴胺水针剂。

②多巴酚丁胺常见不良反应有心律失常、心动过速,偶尔可因加重心肌缺血而出现胸痛。

③米力农不良反应为低血压和心律失常。

【注意事项及用药教育】

①碱性溶液可降低多巴胺活性,宜用 5%~10% 葡萄糖液或生理盐水配制。

②多巴酚丁胺使用时应监测血压,对于重症心衰患者,连续静脉应用会增加死亡风险。多巴酚丁胺和多巴胺通过兴奋心脏 β_1 受体产生正性肌力作用,故正在应用 β 受体拮抗剂的患者不首先推荐应用多巴酚丁胺和多巴胺。

③米力农有正性肌力及扩血管作用,正性肌力作用为氨力农的 10~20 倍。因为能扩张血管,对低血压患者应慎。对于存在肾功能不全、心律失常者,应用时需要调整米力农的剂量。

6. 血管紧张素转换酶抑制剂(angiotensin-converting enzyme inhibitor,ACEI) ACEI 类药物是心衰或左心室收缩功能减退患者的基础用药,可拮抗 RAAS 系统,从而逆转心室重构的重要作用。ACEI 能降低成人心衰的病死率、改善症状。而儿童心衰尚无降低病死率的临床试验证据,ACEI 为儿童有症状的左心功能障碍常规使用药物,除非有禁忌证,也有临床试验证实能改善左向右分流型心脏病心衰症状。血管紧张素Ⅱ受体阻滞剂（angiotensin receptor blocker,ARB）用于不能耐受 ACEI 者,通常用于心室收缩功能障碍者。在未使用 ACEI 治疗的慢性心衰患者中,其中包括不能耐受 ACEI 的患者,ARB 在降低心衰病死率和发病率方面的效果与 ACEI 相同。儿童心衰使用 ACEI 最多的是卡托普利和依那普利。

（1）药物选择:ACEI 逆转心室重构主要机制包括①降低心室前、后负荷;②抑制 Ang Ⅱ 刺激心肌细胞生长、心肌间质细胞增生的作用;③抑制醛固酮诱导的心脏肥厚、间质及血管周围纤维化;④预防压力负荷过重引起的心肌细胞凋亡;⑤逆转心肌重构,改善舒张功能。ARB 可阻断 Ang Ⅱ 与 Ang Ⅱ 的 1 型受体结合,从而阻断或改善因 AT1 过度兴奋导致的诸多不良作用。ARB 在血流动力学方面的作用与 ACEI 类似,可以降低肺毛细血管楔压及平均肺动脉压,减轻全身血管阻力,降低前负荷,增加心排血量。

卡托普利:口服从小剂量开始,7~10 天内逐渐增加至有效量。新生儿的用量为每次 0.1~0.5mg/kg,q.8~12h.,最大剂量 2mg/（kg·d）;大于 1 月龄患儿每次 0.5~1mg/kg,q.8~12h.,最大剂量 4mg/（kg·d）。

依那普利:口服从小剂量开始,于 1~2 周内逐渐加量。新生儿的用量为每次 0.05~0.2mg/kg,q.12~24h.,最大剂量 0.4mg/（kg·d）;大于 1 月龄患儿,每次 0.05~0.25mg/kg,q.12~24h.,最大剂量 0.5mg/（kg·d）。静脉注射的用量每次 5~10μg/kg,q.8~24h.。

贝那普利:口服用量从 0.1mg/（kg·d）开始,于 1 周内逐渐增加至 0.3mg/（kg·d）,分 1~2 次服用。

（2）药学监护

【不良反应监护】

①使用 ACEI 时要注意观察肾功能及血压降低、高血钾,其他不良反应还包括咳嗽和血管神经性水肿。

②心衰患者常合并肾功能不全,当肾灌注减少时,GFR 依赖于 Ang Ⅱ 介导的出球小动脉收缩,使用 ACEI 后可引起肾灌注下降,使肾功能恶化。

【注意事项及用药教育】

① ACEI 通常从小剂量开始,逐渐提高到合适的可耐受安全剂量,应避免用于压力负荷过重性心衰。ARB 类药物可用于不能耐受 ACEI 的患者。

② ACEI 突然停药会导致临床恶化,所以应监测血压,在开始治疗后 1~2 周检查血钾和肾功能,并每个月定期复查生化指标,尤其是低血压、低钠血症、糖尿病、氮质血症、补钾治疗的患者。

③起始治疗后 1~2 周内应监测患者肾功能,并定期复查。ACEI 治疗初期,肌酐水平可有一定程度的增高,应加强监测;大多数患者停药后肌酐水平趋于稳定或降至治疗前水平。避免使用肾毒性药物如非甾体抗炎药。如无淤血表现,可减少利尿剂剂量。

7. β 受体拮抗剂　交感神经兴奋性增强是心衰时机体的重要适应机制之一。交感神经兴奋性增强促进心衰发生及发展的机制包括:①儿茶酚胺释放增加,对心肌具有直接的毒性作用,β₁ 受体密度下调和功能受损,对儿茶酚胺的敏感性降低,导致心肌收缩力减弱。②交感神经长期激活,诱导炎性因子表达,促进氧化应激,心肌细胞肥大、坏死、凋亡及纤维化,并导致心室重构。③心肌电不稳定性增强,促使心律失常发生。④激活 RAAS。⑤血管收缩,外周阻力增加,并加重组织缺血、缺氧。β 受体拮抗剂可恢复 $β_1$ 受体的正常功能,使之上调。β 受体拮抗剂治疗 3 个月后可改善患者心功能,提高 LVEF;治疗 6 个月后还能降低心室肌重量和容量,延缓或逆转心肌重构。

(1)药物选择:β 受体拮抗剂对成人慢性心衰疗效已得到证实,儿童的疗效还未达成一致,在儿童中重度心衰伴左室收缩功能障碍可考虑使用。卡维地洛在儿童心衰研究的较多,有报道卡维地洛可以改善临床症状及超声指标,避免心脏移植。但在一项多中心、随机双盲对照儿童心衰的研究中,并未证实卡维地洛在改善临床症状方面明显优于对照组。美托洛尔或比索洛尔可用于卡维地洛的替代药物。β 受体拮抗剂不推荐用于急性失代偿性心衰。β 受体拮抗剂在儿童中应用最常见的是美托洛尔,也有推荐卡维地洛应用于儿童无症状性左心室收缩功能障碍,对于改善预后、降低远期不良结局的发生有效。

美托洛尔:口服的初始剂量按 0.2~0.5mg/(kg·d),分 2 次给药,逐渐增加剂量,最大耐受剂量为 1~2mg/(kg·d)。

卡维地洛:儿科曾报道使用卡维地洛的初始平均量为 0.08mg/(kg·d),分 2 次给药,每 2 周递增给药,12 周后达最大耐受平均量 0.46mg/(kg·d),范围为 0.04~0.75mg/(kg·d)。

(2)药学监护

【不良反应监护】

①β 受体拮抗剂不良反应常在药物应用初期或加量过程中出现,可出现心动过缓和房室传导阻滞、液体潴留和心衰恶化。

②患者用药后可伴无力,多数可于数周内自动缓解,某些患者症状较严重而需减量。

③还可引起外周血管痉挛导致外周肢体发冷,掩盖低血糖反应。

【注意事项及用药教育】

①β 受体拮抗剂禁用于心源性休克、病态窦房结综合征、Ⅱ 度及以上房室传导阻滞(无心脏起搏器)、心律<45 次/min、低血压(收缩压<100mmHg)、支气管哮喘急性发作期。

②用药期间应监测血压、心电图、心衰征象。如心律低于 45 次/min 或伴头晕等症状,或出现 Ⅱ 度及以上房室传导阻滞,应减量甚至停药(停用时应逐渐撤药,逐渐减低剂量)。还应注意药物相互作用的可能性,避免与巴比妥类、普罗帕酮、维拉帕米联合用药。

③如出现液体潴留和心衰恶化,应告知患者每日称体重,必要时提醒医师增加利尿剂剂量,用药期间如心衰症状出现轻度或中度加重,应增加利尿剂剂量。

8. 扩张血管药 近年来应用扩张血管药治疗顽固性心衰取得一定疗效,尤其对心脏贮备能力较差的婴幼儿。但对于显著低血压或持续血压下降者应慎重,尤其对急性心衰者。扩张血管药对顽固性心衰和急性肺水肿者有良好效果,尤其对左心室充盈压增高的者疗效最好,可有效增加心搏出量。左心室前负荷不足时用药可使心搏出量减少,故须严格掌握适应证。临床使用的代表药物有硝普钠与硝酸甘油等。

(1)药物选择:扩张血管药主要通过扩张静脉容量血管和动脉阻力血管,减轻心室前、后负荷,提高心输出量;并可使室壁应力下降,心肌耗氧量减低,改善心功能。硝普钠与硝酸甘油则是通过释放一氧化氮,使 cGMP 升高而松弛血管平滑肌,扩张小动脉、静脉的血管平滑肌,作用强、起效快、持续时间短,对急性心力衰竭伴周围血管阻力明显增加者效果显著,应在动脉压力监护下使用。

硝普钠:静脉用药剂量 0.5~8μg/(kg·min)。

硝酸甘油:静脉用药剂量 1~5μg/(kg·min)。

(2)药学监护

【不良反应监护】

硝普钠代谢过程产生氯化物,在肝内迅速转化为硫氰酸盐,并由肾排泄,长期大量应用或肾功能障碍者,可出现氰中毒(出现恶心、呕吐、心动过速、定向障碍、呼吸急促及意识障碍),应监测血硫氰酸盐的浓度,如大于 10g/dl 为中毒。

【注意事项及用药教育】

①硝普钠溶液见光容易降解,使用及保存均应避光,临时配制临时使用。

②使用静脉滴注扩张血管药应从小剂量开始,逐渐加量,需长期维持者可换用口服制剂,血容量不足,血压偏低者应慎用;硝酸酯类药物持续应用可能发生耐药。

③有明显二尖瓣或主动脉瓣狭窄的患者应慎用。因射血分数保留心衰(HFpEF)患者对容量更加敏感,使用扩张血管药应谨慎。应用过程中需密切监测血压、心律、呼吸、面色、肢温和尿量等,根据血压情况调整合适的维持剂量。

9. 其他新药

(1)伊伐布雷定:可选择性抑制高表达于窦房结的钠-钾通道,具有减慢心律的作用。2015 年美国食品药品管理局(FDA)批准其用于成人慢性心衰的治疗。一项纳入 116 例扩张型心肌病和症状性慢性心衰的儿童(6 个月~18 岁)随机、双盲、对照研究显示,伊伐布雷定可降低慢性心衰儿童的静息心律、改善左心室收缩功能、提高 NYHA 心功能分级和生活质量,安全性高。然而该药在儿童中的应用具有较大的差异性,强调了个体化治疗的重要性。

(2)沙库巴曲/缬沙坦:属双效血管紧张素受体脑啡肽酶抑制剂,可同时抑制脑啡肽酶和阻断血管紧张素Ⅱ受体,2015 年在美国获批用于 NYHA Ⅱ~Ⅳ级的 LVEF 降低的心衰成人患者,该药于 2017 年获批在中国上市。2019 年 10 月,FDA 批准其用于大于/含 1 岁儿童伴左心室收缩功能障碍的症状性心衰的治疗。有研究结果提示沙库巴曲/缬沙坦在儿童中的应用是安全有效的,对于 1~18 岁的左心室收缩功能障碍的心衰患者,沙库巴曲/缬沙坦可降低 NT-proBNP 水平,说明该药能够改善儿童心衰患者的心血管结局。

(3)左西孟旦:属于钙增敏剂,具有较强的正性肌力和扩张血管的效果,甚至要强于多巴酚丁胺,而且其导致心肌缺血和耗氧量增加的不良反应较小。

(四)高血压

儿童高血压多为继发性高血压,首先强调病因治疗。高血压的治疗和管理方式包括生活方式改变和药物治疗。血压管理的目标是控制血压水平、降低靶器官损害和降低成年后高血压及其相关心血管疾病的风险。对于儿童高血压治疗的目标,目前国内外最新的指南共识推荐略有不同,我国和美国儿科学会推荐儿童高血压治疗的目标是血压水平降至<第 90 百分位;加拿大、欧洲等推荐血压水平降至<第 95 百分位。

1. 一般治疗

(1)体重指数(body mass index,BMI):维持 BMI<第 85 百分位,预防超重和肥胖。

BMI 在第 85~95 百分位的患儿,可维持体重(年幼儿童)或减重至 BMI<第 85 百分位(青少年)。BMI>第 95 百分位的患儿应减重至<第 85 百分位(1~2kg/月)。

(2)体育活动:患儿应保证每周至少 3~5 次中高强度体育活动,每次 30~60 分钟以帮助降低血压。

(3)饮食;改变饮食习惯,减少过量的糖、饮料、饱和脂肪和盐的摄入,多摄入蔬菜、水果、豆类和谷物等食物。

2. 药物治疗原则　经过生活方式改变 6 个月后仍有高血压或存在以下情况的需开始药物治疗:出现高血压临床症状,与慢性肾脏病(chronic kidney disease,CKD)或糖尿病相关的高血压,出现高血压靶器官损害,继发性高血压或无明确可逆原因的高血压 2 级(如肥胖)。药物治疗原则见下。

(1)高血压药物应从单药、低剂量开始,根据血压监测结果,每 2~4 周增加一次剂量,直至达到血压得到控制。

(2)儿童一般选择 ACEI、ARB、钙通道阻滞剂(calcium channel blocker,CCB)、利尿剂和 β 受体拮抗剂。应根据药物作用部位和作用机制选择药物,存在肾素-血管紧张素-醛固酮系统(RAAS)过度激活的高血压患儿,可选择 ACEI、ARB、醛固酮受体拮抗剂(如螺内酯)或 β 受体拮抗剂;CKD、糖尿病和微量蛋白尿或蛋白尿的高血压患儿,可选择 ACEI 或 ARB;偏头痛的患儿可选择 β 受体拮抗剂或 CCB。

(3)初始治疗的药物选择:初始治疗推荐选择 ACEI、ARB 和 CCB 类药物。由于不良反应相对较多且缺乏改善预后的证据,因此不推荐 β 受体拮抗剂作为儿童高血压初始治疗的选择。

(4)联合用药:患儿应用单药最大剂量或可耐受剂量仍不能控制血压至目标水平,应考虑联合用药。一般采用不同作用机制的药物联用,较为推荐的配伍包括噻嗪类利尿剂联合 ACEI/ARB/CCB,CCB 联合 ACEI/ARB 等。由于增加肾功能损害和低血压的风险,一般不建议作用于 RAAS 的药物联用,如 ACEI 联合 ARB。噻嗪类利尿剂联合 β 受体拮抗剂有增加新发糖尿病的风险,不建议联用。

(5)糖尿病合并高血压:合并糖尿病患儿优选 ACEI、ARB 和 CCB 类药物,不推荐使用 β 受体拮抗剂,避免 β 受体拮抗剂与噻嗪类利尿剂联用。

(6)CKD 合并高血压:有蛋白尿的 CKD 患儿推荐抑制 RAAS 的药物作为一线治疗,如 ACEI、ARB,无蛋白尿的 CKD 患儿可考虑使用 CCB 类药物。超过半数的 CKD 患儿单药不能控制血压,需联合用药,CCB、利尿剂常与作用于 RAAS 的药物联用。

(7)治疗监测和随访:居家血压监测是评价血压控制水平的主要手段,动态血压监测也可用于评价血压控制情况。药物治疗开始后患儿应每 4~6 周随访一次,进行剂量调整或增加联合用药,直至达到目标血压水平,此后随访时间可延长至每 3~4 个月一次。每次随访还应评价患儿对降压药物治疗的依从性,包括能否按规定服药和药物不良反应的评价。

3. 常用口服降压药　儿童常用口服降压药包括 ACEI、ARB、CCB、利尿剂和 β 受体拮抗剂,儿童的常用起始剂量、最大剂量、给药频次等见表 3-8-1。

表 3-8-1 儿童常用口服降压药的用法用量

分类/药物	年龄/体重	起始剂量	最大剂量	给药频次
ACEI				
卡托普利	婴幼儿	每次 0.05mg/kg	6mg/(kg·d),最大 450mg/d	q.d.~q.i.d.
	儿童	0.3~0.5mg/kg		b.i.d.~t.i.d.
依那普利	≥1 月龄	0.08mg/(kg·d),最大 5mg/d	1mg/(kg·d),最大 40mg/d	q.d.~b.i.d.
福辛普利	≥6 岁	0.1mg/(kg·d),最大 10mg/d	0.6mg/(kg·d),最大 40mg/d	q.d.
雷米普利	—	0.025~1.5mg/(kg·d)	6mg/(kg·d)	q.d.
贝那普利	≥6 岁	0.2mg/(kg·d),最大 10mg/d	0.6mg/(kg·d),最大 40mg/d	q.d.
赖诺普利	≥6 岁	0.07mg/(kg·d),最大 5mg/d	0.6mg/(kg·d),最大 40mg/d	q.d.
喹那普利	—	5~10mg/d	80mg/d	q.d.
ARB				
氯沙坦	≥6 岁	0.7mg/(kg·d),最大 50mg/d	1.4mg/(kg·d),最大 100mg/d	q.d.
缬沙坦	≥6 岁	1.3mg/(kg·d),最大 40mg/d	2.7mg/(kg·d),最大 160mg/d	q.d.
厄贝沙坦	6~12 岁	75mg/d	150mg/d	q.d.
	≥13 岁	150mg/d	300mg/d	
坎地沙坦	1~5 岁	0.2mg/(kg·d),最大 4mg/d	0.4mg/(kg·d),最大 16mg/d	q.d.~b.i.d.
	≥6 岁,<50kg	4mg/d	16mg/d	
	≥6 岁,≥50kg	8mg/d	32mg/d	
奥美沙坦	20~35kg	10mg/d	20mg/d	q.d.
	≥35kg	20mg/d	40mg/d	
CCB				
氨氯地平	—	0.06~0.1mg/(kg·d)	0.6mg/(kg·d),最大 10mg/d	q.d.
非洛地平	≥6 岁	2.5mg/d	10mg/d	q.d.
硝苯地平 缓释剂	—	0.2~0.5mg/(kg·d)	3mg/(kg·d),最大 120mg/d	q.d.~b.i.d.
利尿剂				
氢氯噻嗪	—	0.5~1mg/(kg·d)	3mg/(kg·d),最大 50mg/d	q.d.~b.i.d.
氯噻酮	—	0.3mg/(kg·d)	2mg/(kg·d),最大 50mg/d	q.d.
呋塞米*	—	2~3mg/(kg·d)	6mg/(kg·d)	t.i.d.
阿米洛利	—	0.4~0.6mg/(kg·d) 或 5~10mg/d	20mg/d	q.d.
螺内酯	—	0.5~1mg/(kg·d)	3.3mg/(kg·d),最大 100mg/d	q.d.~b.i.d.
β 受体拮抗剂				
美托洛尔		0.5~1mg/(kg·d)	8mg/(kg·d),最大 400mg/d	b.i.d.~q.i.d.
阿替洛尔		0.5~1mg/(kg·d) 或 12.5~25mg/d	2mg/(kg·d),最大 100mg/d	q.d.~b.i.d.
普萘洛尔		0.5~1mg/(kg·d)	4mg/(kg·d),最大 640mg/d	b.i.d.~t.i.d.
α、β 受体拮抗剂				
拉贝洛尔		1~3mg/(kg·d)	10~12mg/(kg·d),最大 1.2g/d	b.i.d.

注:*呋塞米静脉给药的用法为每次 0.5~1mg/kg,必要时每隔 2 小时再追加 1mg/kg。

(1)ACEI类药物:此类药物通过抑制RAAS,使血管舒张产生降压作用,还可通过抑制缓激肽降解,从而扩张血管,降低血压,减轻心脏后负荷。此外还具有增加肾血流量等作用。ACEI类药物可作为初始治疗药物,尤其适用于合并糖尿病、CKD、心力衰竭、微量蛋白尿和肥胖相关的高血压等。单药控制不佳时可与CCB类、利尿剂等联用。

【不良反应监护】

① ACEI类药物使用过程中应注意监测低血压、胸痛、心悸、支气管痉挛、长期干咳、发热等不良反应的发生。常见不良反应还包括皮疹、荨麻疹、血管神经性水肿等。

②用药前及用药过程中应注意监测电解质水平和肾功能,ACEI类药物易导致高钾血症、低钠血症等不良反应,肾功能损害的患者应调整剂量,合并CKD和单侧肾动脉狭窄的应监测用药前后肾功能变化。

③可出现中性粒细胞减少,嗜酸性粒细胞增多等。

【注意事项及用药教育】

① ACEI类药物的绝对禁忌证包括:高钾血症、双侧肾动脉狭窄、血管神经性水肿病史、未经替代治疗的肾衰竭等,应在用药前排除上述情况;骨髓抑制、血钾过高、主动脉瓣狭窄、自身免疫性疾病如严重系统性红斑狼疮等应慎用。

②应用ACEI类药物后发生持续性干咳现象应就医,评估是否需要调整药物治疗方案。

③用药期间出现皮肤潮红、灼热、瘙痒、荨麻疹、喉头水肿等血管神经性水肿表现,应及时就医。

④用药期间监测电解质水平,合用保钾利尿剂、补钾药、含钾盐制剂或其他可能导致血钾升高的药物时可能增加高钾血症的风险,应谨慎合用,并避免高钾饮食。

(2)ARB类药物:此类药物通过阻断血管紧张素Ⅱ与血管紧张素Ⅱ受体结合,抑制RAAS,从而降低血压,但不会抑制缓激肽的降解,因此不易产生ACEI类药物导致的干咳。可用于单药治疗,也可联合CCB、利尿剂等降压药。适用范围与ACEI类药物类似。

【不良反应监护】

① ARB类药物常见头晕、疲乏等不良反应,可见贫血、偏头痛、咳嗽、荨麻疹、瘙痒、肝功能异常、血管神经性水肿、粒细胞减少等。

②血容量不足可导致症状性低血压,可能导致休克、昏厥和失去意识,治疗前应先纠正低血容量或以低剂量开始治疗。

③用药前及用药过程中监测电解质及肾功能,对于血管张力和肾功能主要依赖RAAS活性的患者,易出现急性低血压、氮质血症、少尿或少见的急性肾衰竭。

【注意事项及用药教育】

①双侧或单侧肾动脉狭窄、高血钾、肝功能障碍和严重肾功能损害应慎重使用ARB类药物。

②进行血液透析、严格进行限盐、合用利尿剂、低钠血症、肾功能损害和心力衰竭的患者应从小剂量开始,根据血压、肾功能缓慢增加剂量,避免血压急剧下降。

③与保钾利尿药合用时,可能导致血钾升高,服药期间避免高钾饮食。

(3)CCB类药物:此类药物通过阻滞钙离子进入细胞内,使血管平滑肌松弛,达到扩张血管、降低血压的作用。用于儿童高血压的多为二氢吡啶类 CCB,可作为单药治疗,也可联合其他药物。

【不良反应监护】

①CCB 类常见外周水肿(足踝部最常见),头晕、头痛、恶心、乏力、面部潮红,一过性低血压等。

②可见心悸、心绞痛、精神抑郁、关节僵硬、肌肉痉挛、睡眠紊乱、视物模糊及呼吸困难等不良反应。

【注意事项及用药教育】

①低血压、重度主动脉瓣狭窄等禁用。

②部分缓控释制剂的 CCB 类药物不可咬碎、分割、碾碎等,可能不适于儿童小剂量使用,宜使用可分割的普通片剂。

③CCB 类药物的降压作用较强,用药期间应注意监测血压、心律。

④肝功能损害的患者,应从小剂量开始,并监测肝功能,重度肝功能损害患者慎用。

⑤与弱效或中效 CYP3A4 抑制剂,如氟西汀、西咪替丁、丙戊酸等合用时可能增加此类药物的血药浓度,应以低剂量开始,并密切监测血压水平。与 CYP3A4 强抑制剂,如伊曲康唑、红霉素等应避免合用。服药期间应避免服用葡萄柚汁。

⑥合用时可升高地高辛、他克莫司、环孢素等的血药浓度,应密切监测上述药物的血药浓度及药物中毒的症状,并及时调整剂量。

(4)利尿剂:用于儿童高血压治疗利尿药主要是噻嗪类利尿剂(如氢氯噻嗪、氯噻酮等),还应包括保钾利尿剂(如螺内酯、阿米洛利等)和袢利尿剂(如呋塞米等),多作为二线治疗用药,与不同作用机制的降压药物联用。

【不良反应监护】

噻嗪类利尿剂:

①常见的不良反应主要是水、电解质紊乱,低钾血症主要与噻嗪类利尿药的排钾作用有关,严重者可能导致严重的快速性心律失常,还可导致低氯性碱中毒或低氯、低钾性碱中毒,还可见低钠血症。上述水、电解质紊乱的临床常见反应有口干、烦渴、肌肉痉挛、恶心、呕吐和极度疲乏无力等。有低钾血症倾向者,应酌情补钾或与保钾利尿药合用。

②噻嗪类利尿剂可使糖耐量降低,血糖升高,导致高糖血症。

③由于干扰肾小管排泄尿酸,可导致高尿酸血症,少数可诱发痛风发作,通常无关节疼痛,故高尿酸血症易被忽视。

④还可能导致白细胞减少或缺乏症,血小板减少性紫癜等,罕见的不良反应还包括胆囊炎、胰腺炎、性功能减退、光敏感、色觉障碍等。

袢利尿剂:

①常见的不良反应与水、电解质紊乱有关,尤其是大剂量或长期应用时,包括低钾血症、体位性低血压、低氯血症、低氯性碱中毒、低钠血症、低钙血症等,可能表现为口渴、乏力、肌肉酸痛、心律失常等。

②还可见过敏反应(包括皮疹、间质性肾炎甚至心脏骤停)、视物模糊、黄视症、光敏感、头晕、头痛、恶心、呕吐、腹痛、腹泻、粒细胞减少、血小板减少性紫癜、再生障碍性

贫血、肝功能损害、指(趾)感觉异常、高糖血症、尿糖阳性、原有糖尿病加重、高尿酸血症等。

③高钙血症时,可引起肾结石。

保钾利尿剂:

①高钾血症是最常见的不良反应。

②其他可见的不良反应包括低钠血症,胃肠道反应,如恶心、呕吐等,头晕,头痛,胸闷和过敏反应,如皮疹,甚至呼吸困难。

③醛固酮受体拮抗剂螺内酯,其抗雄激素作用和对其他内分泌系统的影响,长期服用可能导致男性乳房发育、性功能低下等,女性可能乳房胀痛、声音变粗、毛发增多、月经失调等;对中枢神经系统可表现为行走不协调、头痛等。

【注意事项及用药教育】

噻嗪类利尿剂:

①对磺胺类、噻嗪类利尿药过敏者禁用。

②下列情况须慎用:无尿或严重肾功能减退者使用大剂量时可导致药物蓄积,增加毒性;糖尿病、高尿酸血症或痛风病史者、严重肝功能损害、高钙血症、低钠血症、红斑狼疮、胰腺炎、交感神经切除和黄疸婴儿。

③应从最小有效剂量开始,以减少不良反应的发生,也可采用间歇用药,即隔日或每周用药 1~2 次。

④用药期间除监测血压水平外,还应监测血电解质、血糖、血尿酸、血肌酐、尿素氮水平。

袢利尿剂:

①对磺胺和噻嗪类利尿剂过敏者,可能存在交叉过敏,须慎用。

②无尿或严重肾功能损害者,因用药剂量加大,故用药间隔时间应延长,以免出现耳毒性等不良反应。

③糖尿病、高尿酸血症或有痛风病史、严重肝功能损害、急性心肌梗死、胰腺炎或胰腺炎病史、有低钾血症功能倾向、尤其是应用洋地黄类药物或有室性心律失常者、红斑狼疮和前列腺肥大应慎用。

④用药期间应监测血压,尤其是大剂量应用时。

⑤监测血电解质,尤其是合用洋地黄类药物或糖皮质激素和肝、肾功能损害者。

⑥袢利尿剂的利尿作用强且迅速,故达到效果后可采用间歇疗法,以最小剂量隔日使用或用药 3~5 日后停药数日再用,以免引起电解质紊乱。

⑦用药期间还应监测肝、肾功能,血尿酸,酸碱平衡情况和听力。

保钾利尿剂:

①高钾血症,严重肾功能减退禁用。

②以下情况慎用:少尿或无尿、肾功能不全、肝功能不全、低钠血症、酸中毒、糖尿病。乳房增大或月经失调者应慎用醛固酮受体拮抗剂螺内酯。

③用药应个体化,从最小有小剂量开始使用,以减少电解质紊乱等副作用的发生。

④用药前应了解血钾浓度,但在某些情况下血钾浓度并不能真正反映体内钾潴留量,如酸中毒时钾从细胞内转移至细胞外而易出现高钾血症,酸中毒纠正后血钾浓度即

可下降。

⑤服药期间如发生高钾血症,应立即停药,并作相应处理。长期应用本品应定期查血钾、钠、氯水平。

⑥应于进食时或餐后服药,以减少胃肠道反应。

⑦如每日给药1次,应于早晨给药以免夜间排尿数增多。

(5)β受体拮抗剂:β受体拮抗剂通过阻断心脏β₁受体,降低心排出量,阻断中枢β受体而降低外周交感神经,或抑制肾素释放等。由于不良反应和缺乏临床证据,β受体拮抗剂一般不作为儿童高血压的一线治疗用药。

【不良反应监护】

①可能导致头晕、头痛、低血压、心动过缓、心脏传导阻滞、神志不清、精神抑郁等。

②还可见支气管痉挛及呼吸困难,心力衰竭,发热,咽痛,皮疹,出血倾向,雷诺征样四肢冰冷、腹泻、倦怠、眼口或皮肤干燥、指(趾)麻木、异常疲乏等。

【注意事项及用药教育】

①支气管哮喘,心源性休克,Ⅱ至Ⅲ度房室传导阻滞,重度或急性心力衰竭,嗜铬细胞瘤窦性心动过缓,P-Q间期>0.24秒等禁用。

②以下情况慎用:既往过敏史、糖尿病、肺气肿、肝功能不全、肾功能减退、甲状腺功能减退、雷诺病或其他周围血管疾病等。

③β受体拮抗剂的耐受量个体差异大,用量需个体化,首次使用时需从小剂量开始,逐渐增加剂量并密切观察反应。

④用药期间除监测血压、心律外,还应监测血常规,心功能,肝、肾功能。

⑤长期用药不宜骤停,撤药需逐渐减量,一般在3天至2周内完成。

⑥与洋地黄类药物合用时,可发生房室传导阻滞,使心律减慢,需严密观察。

⑦与CCB类药物合用,特别是静脉注射维拉帕米,需特别警惕其对心肌和传导系统的抑制。

⑧与肾上腺素、去氧肾上腺素或拟交感类药物合用,可引起显著高血压,心律过慢,也可出现房室传导阻滞。

4. 高血压危象的治疗

(1)高血压危象:高血压危象涵盖了高血压急症和高血压亚急症两个概念。高血压急症是血压在短时间内严重升高并伴发进行性靶器官损害。心、脑、肾等是威胁生命的主要靶器官损害。常见的症状包括头痛、眩晕、恶心、呕吐、癫痫、视觉异常和面部神经麻痹等。高血压亚急症一般指血压严重升高但不伴有靶器官损害的发生。

(2)高血压危象治疗原则

1)儿童发生高血压危象时,应立即采取治疗,在治疗初始的6~8小时,降压幅度不宜超过25%,以避免因快速降压导致的重要脏器灌注不足,此后,在24~48小时逐步降低血压。

2)宜采用短效药物,静脉给药。连续静脉给药较单剂量给药更为安全,出现低血压导致的重要脏器灌注不足和不可逆的脑损伤风险更低。常选用拉贝洛尔、硝普钠等。

(3)高血压危象的药物治疗

1)拉贝洛尔:拉贝洛尔是选择性α₁和非选择性β受体拮抗剂,能够扩张血管和降低心室率。是治疗儿童高血压危象最常用的药物之一。一般情况下给药后 5~10 分钟可起效。

a）用法用量：①单剂量给药，每次 0.2~1mg/kg，最大 40mg，静脉推注；②连续静脉滴注，一般 0.25~3mg/（kg·h）。新生儿宜以 0.5mg/（kg·h）起始，最大剂量可至 4mg/（kg·h）。1 个月 ~12 岁儿童可从 0.5~1mg/（kg·h）起始，最大剂量 3mg/（kg·h）。12 岁以上儿童可采用 30~120mg/h 速度。剂量调整间隔至少 15 分钟。

b）药学监护

【不良反应监护】

①拉贝洛尔可能导致头晕、呼吸困难、视物模糊、发热、咽痛、出血倾向、四肢冰冷、腹泻、倦怠、皮肤及口眼干燥、指（趾）麻木、皮疹等不良反应。

②剂量过大可能导致低血压、心动过缓、惊厥、呕吐等，可诱发缺血性脑梗死、心源性休克，用药期间需严密监测血压水平。

【注意事项及用药教育】

①拉贝洛尔禁用于支气管哮喘，心源性休克，Ⅱ ~ Ⅲ度房室传导阻滞，重度或急性心力衰竭，窦性心动过缓的患儿。

②有严重过敏史，慢性心力衰竭，糖尿病，甲状腺功能减退，肺气肿或非过敏性支气管炎，肝、肾功能不全，雷诺综合征或其他周围血管疾病的患儿慎用。

③用药前应详细询问支气管哮喘病史，避免使用拉贝洛尔导致的支气管痉挛和支气管哮喘急性发作。

④与三环类抗抑郁药合用时可产生震颤；与硝酸甘油合用可减弱反射性心动过速，但有协同降压作用；与维拉帕米合用需谨慎。

2）硝普钠：硝普钠是直接血管扩张药，可直接扩张小动脉平滑肌降低总外周阻力，发挥降压作用。是用于儿童高血压危象最常用的药物之一，给药后可在几秒内迅速发挥药效。

a）用法用量：初始剂量从 0~0.5µg/（kg·min）开始，根据治疗反应以 0.2µg/（kg·min）的速度调整剂量，最大 10µg/（kg·min），连续静脉滴注。

b）药学监护

【不良反应监护】

①用药过程中血压降低过快过剧，出现眩晕、大汗、头痛、肌肉颤搐、神经紧张或焦虑、烦躁、胃痛、反射性心动过速或心律不齐等症状，一般与静脉给药速度有关，与用药总量关系不大，减量或停药后可好转。

②硝普钠的毒性来自代谢产物氰化物和硫氰酸盐，氰化物作为中间产物如不能正常转化为最终代谢产物硫氰酸盐，则造成氰化物血浓度升高，此时虽然硫氰酸盐血浓度正常仍可能发生中毒。

③硫氰酸盐中毒或超量时，可出现运动失调、视物模糊、谵妄、眩晕、头痛、意识丧失、恶心、呕吐、耳鸣、气短等症状，停止给药可好转。

④氰化物中毒或超量时，可能出现反射消失、昏迷、低血压、脉搏消失、皮肤粉红色、呼吸浅、瞳孔散大等症状体征，应停止给药，并给予吸入亚硝酸异戊酯或静脉滴注亚硝酸钠或硫代硫酸钠以帮助氰化物转化为硫氰酸盐而降低氰化物血浓度。用药过程中偶可出现

明显耐药性,应视为氰化物中毒的先兆现象,此时减慢滴速,即可消失。

⑤皮肤光敏感与疗程和剂量有关,皮肤石板蓝样色素沉着,需在停药后较长时间(1~2年)渐退,其他过敏性皮疹可在停药后较快消退。

【注意事项及用药教育】

①代偿性高血压如动静脉分流或主动脉缩窄时禁用硝普钠。以5%葡萄糖容易稀释,避光输注。硝普钠对光敏感,溶液稳定性差,需现用现配,并用黑纸或铝箔包裹避光。新配溶液应为淡棕色,如变为暗棕色、橙色或蓝色应弃去。溶液配制后在24小时内应用。

②以下情况须慎用硝普钠:脑血管或冠状动脉供血不足时,对低血压的耐受性降低;麻醉中控制性降压时,如有贫血或低血容量应先纠正;脑病或其他颅内压增高时,扩张脑血管可进一步使颅内压增高;肝、肾功能损害时,可加重肝、肾损害;甲状腺功能减退时,硝普钠代谢产物硫氰酸盐可抑制碘的摄取和结合,因而可能加重病情;肺功能不全时,可导致低氧血症;维生素 B_{12} 缺乏时可使病情加重。

③药物有局部刺激性,输注过程中避免外渗。

④用药期间应密切监测血压,给药速度超过 $10\mu g/(kg\cdot min)$,经10分钟降压仍不满意应考虑停药,并换用其他药物。

⑤肾功能不全应用超过48~72小时者,需监测血浆中氰化物或硫氰酸盐的浓度。

⑥左心衰竭时,硝普钠可恢复心脏的泵血功能,但伴有低血压时须同时加用正性肌力药如多巴胺或多巴酚丁胺。

3)艾司洛尔:艾司洛尔是短效 β_1 受体拮抗剂,起效迅速,持续时间短,主要作用于心肌的 β_1 受体,大剂量时对气管和血管平滑肌的 β_2 受体也有阻滞作用。

a)用法用量为 $100\sim500\mu g/(kg\cdot min)$,连续静脉滴注。

b)药学监护

【不良反应监护】

①大多数不良反应较轻,一过性,最常见为低血压,包括注射时低血压、停止用药后持续性低血压,无症状性低血压和症状性低血压。

②可见注射部位的炎症和不耐受,还可见恶心、眩晕、嗜睡等;外周缺血、神志不清、头痛、易激惹、乏力、呕吐等。

【注意事项及用药教育】

①支气管哮喘或支气管哮喘病史、严重慢性阻塞性肺疾病、窦性心动过缓、Ⅱ至Ⅲ度房室传导阻滞、难治性心功能不全、心源性休克和对艾司洛尔过敏者禁用。

②既往过敏史、充血性心力衰竭、糖尿病、肺气肿、肝功能不全、甲状腺功能减退、雷诺病或其周围血管疾病、肾功能减退等慎用。

③高浓度给药(>10mg/ml)给药时会造成严重的静脉反应,包括血栓性静脉炎;更高浓度(20mg/ml)在血管外可造成严重的局部反应,甚至坏死,故应尽量选择大静脉给药。

④β受体拮抗剂的耐受量个体差异大,需个体化调整剂量。用药期间需监测血压、心律和心功能的变化,及时调整滴注速度。肝、肾功能不全者需降低用药剂量,监测肝肾功能。

⑤艾司洛尔可能掩盖低血糖反应,糖尿病患者应用时应密切监测。

4)尼卡地平:尼卡地平是 CCB 类药物,具有较高的血管选择性,具有降血压、扩张冠脉、抗心力衰竭等作用。

a)用法用量:①单剂量给药,每次 30μg/kg,最大每次 2mg;②连续静脉滴注,0.5~4μg/(kg·min),常用维持剂量为 1~4μg/(kg·min)。

b)药学监护

【不良反应监护】

①常见足踝部水肿、头晕、头痛、面部潮红等,均为血管扩张的结果。

②可见心悸、心动过速、心绞痛加重等,常是反射性心动过速的结果,减小剂量或加用 β 受体拮抗剂。

③还可见乏力、失眠、恶心、呕吐、便秘、腹泻、腹痛、感觉异常、皮疹、粒细胞减少等。

【注意事项及用药教育】

①重度主动脉瓣狭窄、重度二尖瓣狭窄、梗阻性肥厚型心肌病、低血压(收缩压<90mmHg)、心源性休克合并急性心功能不全、重度急性心肌梗死且状态尚不稳定的急性心功能不全及对尼卡地平过敏者禁用。

②以下情况须慎用:脑出血急性期,脑卒中急性期颅内压升高者,肝、肾功能受损,主动脉狭窄,急性脑梗死,心绞痛,充血性心力衰竭或心脏储备功能低下,心功能减低合用 β 受体拮抗剂时。

③以生理盐水或 5% 葡萄糖注射液稀释至浓度为 0.01%~0.02% 的溶液后使用,溶液对光不稳定,使用时需避免阳光直射。

④用药期间应密切监测血压和心律变化,及时调整滴速,避免血压过度下降。停药后可能会出现血压再次升高的现象,因此停药时需逐渐减量。

(五)川崎病

川崎病(Kawasaki disease,KD)又称皮肤黏膜淋巴结综合征,1967 年由日本川崎富作医生首次报道。川崎病病因不明,普遍认为川崎病是由感染因素触发的急性全身免疫性血管炎,可并发冠状动脉病变(coronary artery lesions,CAL)。川崎病导致的 CAL 已经成为部分国家和地区常见的后天性心脏病之一。川崎病好发于 5 岁以下儿童,全年均可发病,男女发病比例为 1.7∶1,东亚地区显著高发,发病率呈不断增高趋势,欧美国家发病率较低。我国北京和上海近年来发表的资料显示每 10 万名 0~4 岁儿童中每年就有超过 100 例新发川崎病。KD 为自限性疾病,多数预后良好,复发率大约 1%~2%。未经有效治疗的患儿 10%~20% 发生冠状动脉病变,应长期密切随访。经 IVIG 治疗,KD 冠状动脉瘤并发症的发生率已从 25% 降至 4% 左右,KD 的远期预后取决于冠状动脉的受累情况,某些患儿仍有心肌梗死的风险。

1. 药物治疗　KD 的药物治疗包括急性期的治疗、合并冠状动脉瘤患儿恢复期的治疗及随访。KD 治疗目标是降低炎症反应、预防血栓形成、防止冠状动脉病变。KD 的治疗药物包括 IVIG、阿司匹林、激素等药物,对于冠状动脉瘤较大者应联用其他抗血栓药物(双嘧达莫或氯吡格雷或华法林),治疗 KD 的其他不常用及待验证的药物包括英夫利昔单抗、依那西普以及他汀类药物。对于符合诊断标准者应尽早开始治疗,保证了高危患者能及时接受 IVIG 治疗。

（1）IVIG：IVIG 预防 KD 发生冠状动脉瘤的作用机制尚不清楚，应用大剂量 IVIG 的主要机制是通过调节细胞因子阻断引起血管损伤的免疫反应、封闭单核/巨噬细胞、淋巴细胞及其他免疫活性细胞壁上的 Fc 受体，抑制免疫细胞的过度活化，封闭血小板表面的 Fc 受体以减少血小板的黏附与聚集，对预防和减轻 KD 合并冠状动脉病变有效。

此外，IVIG 无反应的患儿于初次注射完 IVIG 后仍持续发热 48 小时或以上，或再度发热，其发生率为 10%~20%，IVIG 无反应发生的免疫基础尚不清楚。但研究已经证实 IVIG 无反应者并发冠状动脉病变风险较高。已有多个预测 IVIG 无反应风险的评分系统，因地域及人种不同，其应用均有局限性，因而目前尚无统一预测标准（2017 年版《川崎病的诊断、治疗及远期管理——美国心脏协会对医疗专业人员的科学声明》，简称《2017 年美国声明》）。在非日本人群中，Kobayashi 标准阳性（≥4 分）预示着 IVIG 抗性风险，但是阴性也并不能排除存在 IVIG 抗性的可能性（《2018 年欧洲共识建议：川崎病的诊断与治疗》，简称《2018 年欧洲共识》）。

1）用法用量：IVIG 单剂 2g/kg 单次应用，10~12 小时持续静脉输入（Ⅰ类，A 级）。在病程 10 天内诊断的患儿，应尽早使用 IVIG（以往观点建议发病后 5~10 天使用 IVIG）。在病程 10 天以后诊断的患者，ESR 增快或 CRP>30mg/L 伴发热或冠状动脉瘤（Z 值≥2.5）者，需应用 IVIG；无发热、炎性指标正常、冠状动脉正常者，不用 IVIG（Ⅱa 类，B 级）（《2017 年美国声明》）。

对 IVIG 无反应患儿辅助治疗的建议：①首剂 IVIG 后 48 小时仍发热，体温大于 38℃，再次应用第二剂 IVIG（2g/kg）可有效预防冠状动脉损伤（Ⅱa 类，B 级）。②大剂量甲泼尼松龙冲击治疗（Ⅱb 类，B 级）。③较长时间（2~3 周）泼尼松龙或泼尼松联合 IVIG（2g/kg）及阿司匹林。④英夫利昔单抗为 TNF-α 单克隆抗体，可替代第二剂 IVIG 或激素。⑤环孢素可用于第二剂 IVIG、英夫利昔单抗、激素治疗无效的难治性 KD。⑥免疫调节单克隆抗体（除 TNF-α 拮抗剂）、细胞毒性药物可考虑用于第二剂 IVIG、英夫利昔单抗、长时间激素治疗无效的难治性患者。但《2018 年欧洲共识》提出 KD 的治疗不推荐使用治疗类风湿性关节炎药物（如环孢素、环磷酰胺以及甲氨蝶呤）、IL-1 受体拮抗剂和血浆置换这三种治疗方式，但在必要时可以在专科医生会诊下使用。

2）药学监护

【不良反应监护】

①有报道 IVIG 副反应，包括 Coombs 阳性的溶血性贫血（尤其 AB 血型者）、无菌性脑膜炎（停药后很快恢复，无神经系统并发症）。

②静脉输注大剂量 IVIG，增加心室前负荷，可促使心力衰竭加重，故须 24 小时内缓慢输注，并密切观察心力衰竭症状是否恶化。

③极个别患者在输注时出现一过性头痛、心慌、恶心等不良反应，大多轻微，且发生在输液开始的一小时内，可能与输注速度过快有关。在输注全过程应定期观察患者的总体情况和生命体征，必要时减慢或暂停输注。个别患者在输注结束后发生上述反应，一般可在 24 小时内自行恢复。

④偶见过敏反应，如荨麻疹、喉头水肿等，严重者可能出现过敏性休克。

【注意事项及用药教育】

①由于在 IVIG 中的特异性抗病毒抗体可能会干扰活病毒疫苗的免疫应答延迟。应注意患儿在 11 个月内不宜接种麻疹、腮腺炎、风疹和水痘疫苗。在使用 IVIG 治疗川崎病后，所有其他疫苗的接种都应该推迟至少 6 个月(《2018 年欧洲共识》)。

②对人免疫球蛋白过敏或有其他严重过敏史，有抗 IgA 抗体的选择性 IgA 缺乏患者禁用。

③有严重酸碱代谢紊乱的患者大剂量输注 IVIG 时须慎用，肾脏疾病患者也应慎重使用。

④IVIG 属于血制品，需单独输注，不得与其他药物混合输注，尤其严禁用含氯化钠的溶液溶解本品。

(2) 阿司匹林：川崎病急性期的治疗主要应用阿司匹林联合大剂量 IVIG。阿司匹林是治疗 KD 的首选，大剂量非甾体抗炎药阿司匹林可减轻 KD 的急性炎症过程，小剂量阿司匹林可以抗血小板聚集。抗血小板药物是冠状动脉瘤患者的标准治疗，对于小型冠状动脉瘤，阿司匹林可达到预防血栓形成的效果。

1) 用法用量：阿司匹林的初始剂量美国按 80~100mg/(kg·d)，日本、中国等亚洲人群按 30~50mg/(kg·d)，分 3~4 次口服，在热退 48~72 小时或病程 14 天后改为小剂量 3~5mg/(kg·d)，一天 1 次，6~8 周且冠状动脉恢复正常后停用。基于新的冠状动脉危险分层，《2017 年美国声明》对长期血栓预防及药物治疗方法也给出了详细的建议：对于中型冠状动脉瘤和巨大冠状动脉瘤者，冠状动脉即使恢复正常仍应持续应用阿司匹林。《2018 年欧洲共识》提出当患者动脉瘤问题解决后，是否继续服用每天 3~5mg/kg 的低剂量阿司匹林需要个体化评估患儿服用后的利弊。

2) 药学监护

【不良反应监护】

①可以直接刺激胃黏膜，引起恶心呕吐、上腹部不适或疼痛，长期服用可引起胃肠道出血或溃疡，隐性出血患儿可导致缺铁性贫血。

②长期服用可使凝血酶原减少，导致凝血时间延长，全身出血倾向增加，如同服维生素 K 2~4mg 可对症处理。

③阿司匹林还可引起粒细胞减少、血小板减少和再生障碍性贫血等。还可引起可逆性耳鸣、听力下降、头晕、头疼、精神障碍等。

【注意事项及用药教育】

①川崎病患儿常用的小剂量阿司匹林 25mg 规格为肠溶片，应该整片吞服，不宜嚼碎以免增加胃肠道不适等副作用。阿司匹林的另一种剂型是泡腾片，属于即释型，可以把泡腾片充分溶解在水中后再口服，切忌吞服泡腾片，以免引起窒息甚至死亡。

②有发热脱水的患儿应暂停使用阿司匹林，否则容易出现毒性反应，对急性发热性疾病、流感患儿可能会发生严重的瑞氏综合征。

③阿司匹林敏感者，部分患儿如发生轻度水杨酸反应，多见于风湿疾病使用阿司匹林，表现为头疼、头晕、耳鸣、耳聋、恶心、呕吐、腹泻、嗜睡、精神紊乱、多汗、呼吸深快、烦渴及视力障碍等，应该及时向医生反馈并调整用药。

(3) 双嘧达莫：主要用于口服抗凝使用阿司匹林不能耐受或出血倾向者，可以增强抗血小板的疗效。双嘧达莫可抑制血小板第一相和第二相聚集,能抗血小板聚集及冠状动脉扩张。高浓度时可抑制胶原、肾上腺和凝血酶所致的血小板释放反应。

1)用法用量:单发冠状动脉瘤患儿,长期服用阿司匹林却不能耐受时,可使用双嘧达莫每日 3~6mg/(kg·d),分 2~3 次服用。患儿如有多发或较大的冠脉瘤,应无限期口服阿司匹林及双嘧达莫。

2)药学监护

【不良反应监护】

双嘧达莫的不良反应持续或不能耐受者少见,停药后可消除,其不良反应与剂量有关。常见的不良反应有:头痛、头晕、眩晕、恶心、呕吐、腹部不适、腹泻、面部潮红、皮疹、荨麻疹、瘙痒;偶见肝功能异常,罕见心绞痛、肝功能不全。

【注意事项及用药教育】

①使用双嘧达莫的患儿如果正在使用其他影响凝血系统的药物,例如阿司匹林、头孢孟多、头孢替坦、丙戊酸、肝素、香豆素类药物,未经医师或药师允许,不得擅自使用或停用任何一种药物。

②双嘧达莫对低血压、出血倾向者、心肌缺血者,可能引起"冠状动脉窃血",导致症状的恶化。

(4)华法林:有巨瘤的患儿易形成血栓、发生冠状动脉狭窄或鼻塞,应使用阿司匹林加华法林口服。《2017 年美国声明》建议对于广泛或远端冠状动脉瘤及有血栓史者应使用三联药物(双抗血小板药物联合抗凝药物:即阿司匹林、氯吡格雷、华法林)。华法林为间接作用的香豆素类口服抗凝药,通过抑制维生素 K 在肝脏细胞内合成凝血因子 Ⅱ、Ⅶ、Ⅸ、Ⅹ,从而发挥抗凝作用。国外也有报道使用低分子肝素注射代替华法林效果类似,但有些患儿不能接受每日注射。

1)用法用量:华法林 0.1mg/kg,顿服,数日后减为维持量,应监测血浓度及凝血时间,保持 INR 为 1.5~2.0。《2018 年欧洲共识》建议当华法林存在安全性问题时,尤其是婴幼儿,可以使用低分子量肝素替代。

2)药学监护

【不良反应监护】

①华法林主要不良反应为出血,表现为轻微局部瘀斑至大出血,最常见的为鼻出血,此外有齿龈、胃肠道、泌尿生殖系统、脊髓、大脑、心包、肺、肾上腺或肝脏出血,部分原因是药物过量或凝血酶原时间(PT)延长,若 PT 没有超过允许范围而发生出血者,可能存在隐性病灶。

②偶见偏瘫,头、胸、腹、关节或其他部位疼痛,呼吸急促,呼吸困难,吞咽困难,不能解释的水肿或休克等。

③偶有恶心、呕吐、腹泻、白细胞减少、粒细胞增高、瘙痒性皮疹、过敏反应等。

【注意事项及用药教育】

①华法林可引起致死性的出血,出血常发生在用药的起始阶段与大剂量用药时(INR 值较高),应监测血浓度及凝血时间,保持 INR 为 1.5~2.0。引起出血的危险因素包括 INR 值较高及变化较多,如胃肠出血、高血压、脑血管疾病、严重心脏疾病、贫血、恶性肿瘤、肾功能不全、药物联用、长期使用华法林治疗的病史,所以应密切观察患儿是否有

口腔黏膜、鼻腔黏膜或皮下出血。定期检查血常规及肝肾功能,并随访检查粪便隐血及尿隐血等。

②有些食物、中草药能加强华法林的抗凝效果,如柚子、大蒜、生姜、银杏、甘草等,当使用这类食物与中草药时应监测 INR,根据病情减少华法林的剂量防止出血风险。

③有些食物可以减弱华法林的抗凝效果,如菠菜、苜蓿、香菜、胡萝卜、蛋黄、猪肝、绿茶等,食用这类食品时也应监测 INR,根据病情增加华法林的剂量以防抗凝不足。

(5)氯吡格雷:国外有学者建议冠状动脉中型瘤患儿加氯吡格雷口服,即选择阿司匹林联合氯吡格雷加强抗血小板聚集。对于广泛或远端冠状动脉瘤及有血栓史者应使用三联药物(双抗血小板药物联合抗凝药物:即阿司匹林、氯吡格雷、华法林)。

氯吡格雷属于血小板抑制剂,是一种前体药物,其代谢产物之一是血小板聚集抑制剂。氯吡格雷通过 CYP450 代谢,生成能抑制血小板聚集的活性代谢物。由于儿童使用华法林的剂量在临床实践中难以掌握,因此氯吡格雷逐渐用于儿童人群。

1)用法用量:氯吡格雷儿童参考剂量为 1mg/(kg·d),给药范围 1~6mg/(kg·d),口服。

2)药学监护

【不良反应监护】

①出血是氯吡格雷最常见的不良反应,并且最多的是发生在治疗开始的第一个月。出血可发生于颅内、胃肠道、腹膜后、皮肤出血、肌肉骨骼、眼与鼻、呼吸道等。

②非常罕见血栓性血小板减少性紫癜(TTP),可能会威胁患儿生命,必要时进行血浆置换)、严重的血小板减少症、粒细胞缺乏症、再生障碍性贫血/全血细胞减少症和贫血。

【注意事项及用药教育】

①使用氯吡格雷具有出血与血液学异常的风险,在治疗过程中一旦有出血症状,应立即进行血细胞计数和/或其他适当检查。

②与其他抗血小板药物一样,因创伤、外科手术或其他病理状态使出血危险增加的患儿和接受阿司匹林、非甾体抗炎药等抗血小板或溶栓药物治疗的患儿应慎用氯吡格雷。

③患儿应密切随访,注意出血包括隐血的任何体征,特别是在治疗的最初几周和/或心脏介入治疗、外科手术之后。因可能使得出血加重,不推荐需要进行择期手术的患儿联合使用氯吡格雷与华法林,若必须使用氯吡格雷,术前 7 天应停药,在任何手术前必须及时告知医师患儿目前正在服用氯吡格雷。

(6)其他药物:对于预估并发冠状动脉瘤或 IVIG 无反应高风险患者,KD 患儿初始治疗还可以联合辅助治疗,包括糖皮质激素、英夫利昔单抗和依那西普等有待进一步验证的药物。

1)糖皮质激素:以往对糖皮质激素在 KD 治疗中的最初研究表明患者并未从中获益,甚至有增加冠状动脉病变风险,因而限制了其在初始治疗中的应用。糖皮质激素不宜单独应用,仅用于初始 IVIG 无反应患者的补救治疗,并与阿司匹林和双嘧达莫联合使用,针对 IVIG 治疗无效或存在耐药风险患儿可考虑早期使用醋酸泼尼松每天 1~2mg/kg,用药 2~4 周逐渐减量停药。

近年来的研究证实糖皮质激素能够缩短热程、降低冠状动脉病变风险,《2017 年美国声明》首次提出糖皮质激素可用于预估 IVIG 无反应和冠状动脉瘤高风险患者初始治疗。但目前对于高风险患者的评价体系尚无统一标准,日本的评分系统对其他人群的适用性存在局限性。

2018 年《欧洲共识建议:川崎病的诊断和治疗》提出,严重 KD 需要给以糖皮质激素治疗,严重的 KD 包括:IVIG 抗性的患者,即在单次使用 2g/kg IVIG 后持续 48 小时以上的发热和 / 或炎症或有相应的临床表现,是否再使用第二剂 IVIG 由治疗医师自行决定;Kobayashi 评分 ≥ 5 分;合并噬血细胞性淋巴组织细胞增多症;伴有休克;1 岁以下;伴有冠状或外周动脉瘤。共识推荐糖皮质激素使用方案:①每天 2 次甲基泼尼松 0.8mg/kg 静脉注射 5~7 天或 C 反应蛋白水平正常;然后改成每天口服泼尼松 / 泼尼松龙 2mg/kg,之后 2~3 周逐渐减量至停药。②每天一次甲基泼尼松 10~30mg/kg(最大量为每天 1g)持续 3 天,然后改成每天口服泼尼松 / 泼尼松龙 2mg/kg 至第 7 天或 C 反应蛋白水平正常;之后 2~3 周逐渐减量直至停药。

2018 年《SIP 建议:川崎病的综合管理》提出:耐药低风险川崎病患儿可选择使用第二剂 IVIG。如果仍无反应,建议连续三天甲基泼尼松龙冲击 $[30mg/(kg\cdot d)]$。耐药高风险川崎病患儿的可选择使用第二剂 IVIG+ 连续三天甲基泼尼松龙冲击 $[30mg/(kg\cdot d)]$ 和服用泼尼松 $[2mg/(kg\cdot d)]$,症状减轻之后,药物慢慢减量。

2)英夫利昔单抗:为 TNF-α 单克隆抗体,能将 IVIG 无反应率从 20% 降至 5%。其能降低炎症水平,但不能抑制血管炎。目前已有关于英夫利昔单抗联合 IVIG 治疗的报道,但并不能防止再次发热。

3)依那西普:是一种可溶性 TNF 受体。依那西普的优势是半衰期短,有利于继发感染的控制。但可溶性受体只能与循环中 TNF-α 结合,不能与细胞 TNF-α 结合,因此会降低其抗炎效用。

此外,对并发冠状动脉瘤者,可经验性使用他汀类药物。研究表明,他汀类药物有抗炎、保护内皮功能、抗氧化应激、抗血小板聚集、抗凝及抗纤溶等多重作用,能够降低 KD 患儿高敏 CRP,并能改善内皮功能。

2. KD 的其他治疗

(1)对症治疗:根据患儿的病情,给予对症及支持治疗,如补液、保肝、控制心力衰竭、纠正心律失常,有心肌梗死应及时进行溶栓治疗。

(2)介入和外科治疗:对于药物治疗无法控制,严重的冠状动脉病变的患儿则需要进行介入与外科手术处理,在此不予详细叙述。

KD 的急性期治疗与远期管理,最终的目的是预防冠状动脉病变。然而,仍有年轻人表现为冠状动脉粥样硬化性心脏病或猝死,推测为儿童期 KD 继发的远期并发症。迄今为止,KD 急性期的治疗仍需凭借经验,而且没有办法预防。部分患者会对治疗无反应,小部分患者会出现冠状动脉瘤。针对危险分层和预防血栓、狭窄形成的策略以及年轻患儿有效的长期管理还有待进一步完善。伴有动脉瘤者远期预后还不清楚,因此需有效地解决社会心理问题,优化与健康相关的生活质量与管理评估程序,不断提高 KD 的诊断、治疗及管理水平。

(黄 琳 侯珂露 蔡和平 邢文荣)

第九节　血液肿瘤专业儿科临床药师服务技能要求

一、培养目标

应掌握儿童血液肿瘤专业相关的药物治疗方案设计与评估、药品风险评估等临床药师技能,在审核评估处方或用药医嘱、药物重整、用药监护、药物咨询和患者用药教育、本专业以及常用抗感染药物临床应用和管理等方面具备基本的药学服务能力,掌握为患者提供用药指导的技能。

1. 了解儿童血液肿瘤学的基本知识,包括发病机制、临床表现及诊断要点等,能够阅读和分析肿瘤相关的实验室、病理学、影像学等辅助检查报告。

2. 熟悉儿童血液肿瘤专业常用药品的相关知识,包括药理作用、用法用量、不良反应及配制方法等;能够对常见肿瘤治疗方案进行分析与评价,具备优化药物治疗方案的能力,内容包括医嘱审核及分析、处方及医嘱点评、药物重整、剂量调整及药物相互作用等。

3. 学会制订儿童血液肿瘤专业常见疾病临床药物治疗监护计划,并能够独立开展临床药学监护工作,内容包括药物不良反应(adverse drug reaction,ADR)监测与上报、药学查房及问诊、特殊人群治疗风险评估、患者用药教育及指导、药物咨询等。

4. 熟悉儿童血液肿瘤专业常见感染性疾病的病理生理变化、临床表现、诊断和治疗原则,掌握相关抗感染治疗的药物、治疗评价和药学监护内容。掌握常用抗感染药物临床应用专业知识与技能,熟悉抗感染药物临床应用监测方法与指标控制。

5. 具备参与会诊的能力,能够协助临床医生为病情复杂患者制订用药方案,同时为患者有针对性地进行药学监护。

6. 具备今后可持续开展临床药学工作的能力。

二、培养大纲

(一) 综合素质培训

内容包括:药事法规及实施细则、专科临床药学工作内容及流程的建立与实施、临床医疗文书的阅读及书写、临床诊疗规范、医患沟通与交流技能等。

1. 具有较强的职业责任感,良好的心理、思想素质与职业道德、法律意识,尊重患者,维护其合理用药权益。

2. 掌握《药品管理法》《医疗机构药事管理规定》《处方管理办法》《抗菌药物临床应用指导原则》《麻醉药品和精神药品管理条例》等法律法规文件的相关内容。

3. 掌握儿童血液肿瘤专科临床药学工作内容及流程的建立与实施,学会阅读及书写儿童血液肿瘤专科医疗文书,阅读临床诊疗规范。

4. 掌握与患者、医师、护士和药师的沟通与交流技能。

(二) 临床专业理论知识与技能培训

内容包括:病理生理基础、诊断学基础、本专业病种的诊断治疗常规及指南、诊疗操作常规、本专业相关感染性疾病诊疗知识及技能。

1. 了解临床肿瘤学科的基础理论。

2. 了解常见肿瘤疾病和癌症姑息治疗的临床诊疗过程。

3. 了解下列诊疗方法和技术在儿童血液肿瘤疾病的诊疗中的应用价值。

(1)病史采集。

(2)体格检查。

(3)一般情况评分(KPS或ECOG评分)。

(4)疼痛评分。

(5)X线、CT、核磁等相关影像学检查。

(6)内窥镜检查。

4. 了解下列常见症状在肿瘤专科疾病诊疗中的应用价值。

(1)疼痛。

(2)发热。

(3)咳嗽咳痰、呼吸困难。

(4)出血(呕血、咯血、血尿、便血等)。

(5)腹泻。

(6)体重减轻。

5. 熟悉以下临床检验或实验室检查的意义,对结果具有初步的分析和应用能力。

(1)病理学及免疫组织化学检查。

(2)血液常规、各项生化检查。

(3)二便常规。

(4)骨髓穿刺细胞学及骨髓穿刺活检。

(5)儿童血液肿瘤相关生化指标、肿瘤标志物检查。

(6)基因检测指标及临床意义。

6. 熟悉以下所列疾病中5种临床常见儿童血液肿瘤疾病的药物治疗原则、综合治疗方法及已经发布的相关诊断治疗指南。

(1)急性淋巴细胞白血病。

(2)急性早幼粒细胞白血病。

(3)急性髓性白血病。

(4)血友病。

(5)缺铁性贫血。

(6)再生障碍性贫血。

(7)骨髓增生异常综合征。

(8)自身免疫性溶血性贫血。

(9)免疫性血小板减少症。

(10)弥散性血管内凝血。

(三)药学专业理论知识培训

内容包括:药理学基础、药物治疗学、个体化治疗药物监测、药物相互作用、药物治疗指南等。

1. 熟悉选定的5种儿童血液肿瘤疾病的药物治疗原则,化疗方案药物选择依据、剂量、用法、毒副作用、疗效评价。

2. 掌握所在医院与儿童血液肿瘤专业相关的 50 种及以上常用药品的药理作用、适应证、药动学、药效学、不良反应、注意事项等相关知识，能够根据疾病情况和患者特点进行药物的合理选择使用。

3. 掌握癌症疼痛和姑息治疗的意义、适应证、应用方法。

4. 掌握化疗诱导的恶心呕吐治疗以及化疗药物致骨髓抑制治疗。

5. 掌握细胞毒化疗药物外渗处理。

6. 熟悉儿童特殊患者群体（用药方案调整）。

7. 能够利用计算机网络检索国内外药学文献，具备阅读和综合分析文献的能力。

（四）临床用药实践技能培训

内容包括：药历（非病历）书写、医嘱审核、药学查房、用药干预、病例讨论、用药咨询、用药教育/指导、药学会诊、药物重整、药物不良反应监测、用药错误报告及各类专项评估记录等。

1. 学会撰写儿童血液肿瘤专科教学药历，包括教学计划中所规定病种的药历。

2. 熟悉儿童血液肿瘤专科疾病的临床特点，在带教临床药师指导下，进行药学查房、医嘱审核及用药干预。

3. 习开展药学信息咨询服务工作，能主动并及时了解医护人员在药物信息方面的需求，及时提出警示及建议，参加病例讨论和药学会诊。

4. 为护理人员提供药品配制、储存等信息与咨询服务。

5. 正确评估患者用药依从性，开展药物重整工作，关注患者的治疗需求，及时为患者提供适宜的用药教育/指导。

6. 开展药品不良反应监测工作，执行用药差错报告制度。

7. 参与各类专项点评工作。

（五）专业理论培训推荐书目

1.《临床药物治疗学》丛书（国家卫生健康委员会医院管理研究所药事管理研究部和中国医院协会药事管理专业委员会组织编写，人民卫生出版社出版）。

2. 美国第十版《实用临床药物治疗学》中文翻译版（国家卫生健康委员会医院管理研究所药事管理研究部和中国医院协会药事管理专业委员会组织编写，人民卫生出版社）。

3.《临床肿瘤内科手册》。

4.《儿童血液肿瘤学》。

5.《临床药物治疗案例解析丛书》。

6. 儿童血液肿瘤专业相关指南与专家共识。

7.《中国医师药师临床用药指南》。

8.《抗菌药物临床应用指导原则》。

9. *Pediatric and neonatal dosage handbook*。

三、培养内容

（一）急性淋巴细胞白血病

急性淋巴细胞白血病（acute lymphoblastic leukemia，ALL）根据其免疫表型又分为急性 B 淋巴细胞和 T 淋巴细胞白血病。临床上根据各个体的危险因素评估,通常将儿童 ALL 分为高危、中危和低危 3 个临床危险度组别。根据临床危险组别评估结果给予不同强度的治疗方案。急性淋巴细胞白血病常用化疗药物见表 3-9-1。

表 3-9-1 儿童急性淋巴细胞白血病常用化疗药物的剂量范围和用法

药物名称	常用剂量	给药途径	给药频次
环磷酰胺(CTX)	$800\sim1\,000\text{mg/m}^2$	静脉滴注	根据治疗方案
甲氨蝶呤(MTX)	$10\sim5\,000\text{mg/m}^2$	静脉滴注或口服	根据治疗方案
长春新碱(VCR)	1.5mg/m^2	静脉注射	根据治疗方案
左旋门冬酰胺酶(L-Asp)	$6\,000\sim25\,000\text{U/m}^2$	静脉滴注或肌内注射	根据治疗方案
依托泊苷(VP-16)	$60\sim165\text{mg/m}^2$	静脉滴注	根据治疗方案
泼尼松(PDN)	$25\sim60\text{mg/m}^2$	口服	根据治疗方案
地塞米松(DXM)	$6\sim12\text{mg/m}^2$	口服或静脉注射	根据治疗方案
培门冬酰胺酶(PEG-Asp)	$2\,500\text{U/m}^2$	肌内注射	根据治疗方案
阿糖胞苷(Ara-C)	$75\sim3\,000\text{mg/m}^2$	静脉滴注或皮下注射	根据治疗方案
硫鸟嘌呤(6-TG)	$25\sim100\text{mg/m}^2$	口服	根据治疗方案
巯嘌呤(6-MP)	$25\sim100\text{mg/m}^2$	口服	根据治疗方案
长春地辛(VDS)	3mg/m^2	静脉注射	根据治疗方案
门冬酰胺酶(Asp)	$10\,000\sim20\,000\text{U/m}^2$	肌内注射	根据治疗方案
伊马替尼(imainib)	$260\sim340\text{mg/m}^2$	口服	根据治疗方案
达沙替尼(dasatinib)	$60\sim80\text{mg/m}^2$	口服	根据治疗方案
尼洛替尼(nilotinib)	230mg/m^2	口服	根据治疗方案
利妥昔单抗(rituximab)	375mg/m^2	静脉滴注	根据治疗方案
硼替佐米(bortezomib)	1.3mg/m^2	皮下注射	根据治疗方案
长春瑞滨(vinorelbine)	$25\sim30\text{mg/m}^2$	静脉滴注	根据治疗方案
芦可替尼(ruxolitinib)	$5\sim20\text{mg/d}$	口服	根据治疗方案
氯法拉滨(clofarabine)	52mg/m^2	静脉滴注	根据治疗方案
奈拉滨(nelarabine)	650mg/m^2	口服	根据治疗方案
西达本胺(chidamide)	30mg/次,b.i.w.	口服	根据治疗方案

儿童 ALL 化疗方案常包括诱导治疗、巩固治疗、再诱导治疗和维持治疗等治疗阶段。2010 年国家卫生健康委员会临床路径推荐方案如下:

1. *初始诱导化疗方案*[VDLP(D)方案]

长春新碱(VCR)$1.5\text{mg/}(\text{m}^2\cdot\text{d})$,每周一次,共 4 次,每次最大量不超过 2mg。

柔红霉素(DNR)$30\text{mg/}(\text{m}^2\cdot\text{d})$,每周一次,共 2~4 次。

左旋门冬酰胺酶(L-Asp)$5\,000\sim10\,000\text{u/}(\text{m}^2\cdot\text{d})$,共 6~10 次;或培门冬酰胺酶(PEG-Asp)$2\,500\text{U/}(\text{m}^2\cdot\text{d})$,共 1~2 次;或欧文门冬酰胺酶 $10\,000\text{U/}(\text{m}^2\cdot\text{d})$,共 6~10 次。

泼尼松（PDN）45~60mg/（m²·d），第 1~28 天；第 29~35 天递减至停。或者 DXM 6~8mg/（m²·d）。

长春地辛（VDS）3mg/（m²·d），每周一次，共 4 次，每次最大量不超过 4mg。

2. 缓解后巩固治疗

（1）CAM 方案

环磷酰胺（CTX）800~1 000mg/（m²·d），1 次。

阿糖胞苷（Ara-C）75~100mg/（m²·d），共 7~8 天。

6- 巯基嘌呤（6-MP）60~75mg/（m²·d），共 7~14 天。

中危组患者重复一次 CAM 方案。

（2）M 方案

甲氨蝶呤（MTX）3~5g/（m²·d），12~24 小时静脉滴注，每 2 周一次，共 4~5 次。

同时四氢叶酸钙（CF）15mg/m²，MTX 开始后 36~42 小时起每 6 小时一次，3~8 次，根据 MTX 血药浓度给予调整。

6-MP 25mg/（m²·d），不超过 56 天，根据白细胞计数调整剂量。

上述方案实施期间需要进行水化、碱化。

3. 延迟强化治疗（或称再诱导治疗）

（1）VDLP（D）方案

VCR 1.5mg/（m²·d），每周一次，共 3 次，每次最大绝对量不超过 2mg。

DNR 25~30mg/（m²·d），每周一次，共 1~3 次。

L-Asp 5 000~10 000U/（m²·d），共 4~8 次。

PDN 45~60mg/（m²·d）或地塞米松（DXM）6~8mg/（m²·d），第 1~7 天，第 15~21 天。

可替换为长春地辛（VDS）3mg/（m²·d），每周一次，共 3 次，每次最大量不超过 4mg。

培门冬酰胺酶（PEG-Asp）2 500u500U/（m²·d），共 1~2 次。

或门冬酰胺酶（欧文）10 000U/（m²·d），共 6~10 次。

（2）CAM 方案

CTX 800~1 000mg/（m²·d），1 次。

Ara-C 75~100mg/（m²·d），共 7~8 天。

6-MP 60~75mg/（m²·d），共 7~14 天。

中危组患者插入 8 周维持治疗（具体方案见下）。

中危组患者重复一次上述 VDLP（D）和 CAM 方案。

4. 维持治疗方案

（1）MM 方案

6-MP 50mg/（m²·d），每天晚上睡前空腹口服。

MTX 15~30mg/m²，每周一次，口服或肌内注射。

持续至终止治疗（男 2.5~3 年，女 2~2.5 年）。

根据白细胞计数调整 MM 方案中的药物剂量。

（2）VD 方案（MM 方案治疗期间每 4~8 周插入，与 MM 同时应用）

VCR 1.5mg/（m²·d），1 次，每次最大绝对量不超过 2mg。

DXM 6~8mg/（m²·d），第 1~7 天。

VCR 可替换为长春地辛(VDS)3mg/(m²·d),每周一次,共 4 次,每次最大量不超过 4mg。

5. 中枢神经系统白血病(CNSL)的防治　根据危险度分组,鞘内化疗 16~24 次,药物和剂量如下:

MTX: <12 月龄,6mg;12~36 月龄,9mg;>36 月龄,12.5mg。

Ara-C: <12 月龄,15mg;12~36 月龄,25mg;>36 月龄,35mg。

DXM: <12 月龄,2.5mg;12~36 月龄,2.5mg;>36 月龄,5mg。

6. 酪氨酸激酶抑制剂

(1)伊马替尼:联合化疗治疗新诊断的费城染色体阳性的急性淋巴细胞白血病(Ph⁺ALL)的儿童患者。

1)用法用量:260~340mg/(m²·d),伊马替尼应在进餐时服用,并饮一大杯水,以使胃肠道紊乱的风险降到最小。儿童和青少年每天一次或分两次服用(早晨和晚上)。

2)药学监护

【不良反应监护】

可见中性粒细胞减少、血小板减少、贫血、头痛、消化不良、水肿、体重增加、恶心、呕吐、肌肉痉挛、肌肉骨骼痛、腹泻、皮疹、疲劳和腹痛。

【注意事项及用药教育】

①用药前必须明确诊断费城染色体阳性或 BCR-ABL 阳性的慢性髓性白血病或急性淋巴细胞白血病,或伴有 PDGFR 基因重排的髓系增殖性肿瘤。

②应当按照相关疾病指南,治疗前做基线评估,治疗期间定期监测血液学、细胞遗传学和分子生物学反应。

③根据不同疾病种类和分期,选择初始治疗剂量,治疗中根据疗效和不良反应调整剂量。

④治疗期间因毒性不可耐受或耐药时,可选择二代药物替换。

⑤ CYP3A4 抑制剂和诱导剂会影响甲磺酸伊马替尼暴露剂量,合并用药需谨慎。

⑥甲磺酸伊马替尼可用于初治 Ph⁺ALL。

(2)达沙替尼

1)用法用量:治疗儿童急性淋巴细胞白血病推荐剂量,口服,60~80mg/(m²·d),每天 1 次。

2)药学监护

【不良反应监护】

可见中性粒细胞减少、血小板减少、贫血、胸腔积液、头痛、腹泻、疲劳等,少数有肺动脉高压。

【注意事项及用药教育】

①用药前必须明确诊断费城染色体阳性或 BCR-ABL 阳性的慢性髓性白血病或急性淋巴细胞白血病。

②应该按照相关疾病指南,治疗前做基线(包括 BCR-ABL 突变)评估,治疗期间定期监测血液学、细胞遗传学和分子学反应。

③根据不同疾病种类和分期,选择初始治疗剂量,治疗中根据疗效和不良反应调整剂量。

④本品是 CYP3A4 的底物,与强效抑制 CYP3A4 的药物同时使用可增加本品的暴露剂量。

因此,不推荐同时经全身给予强效的 CYP3A4 抑制剂。如果无法避免合并用药,则应对毒性反应进行密切监测。

(3)尼洛替尼

1)用法用量:用于治疗儿童急性淋巴细胞白血病推荐剂量为 230mg/(m²·d)。

2)药学监护

【不良反应监护】

最常见的不良反应是皮疹、瘙痒症、恶心、疲劳、头痛、便秘、腹泻、呕吐、肌肉痛。大多数不良反应为轻度至中度。脱发、肌肉痉挛、食欲缺乏、关节痛、骨痛、腹痛、外周性水肿及乏力相对较少见(<10% 且≥5%),为轻度至中度(一级或二级)。

【注意事项及用药教育】

①尼洛替尼不可用于低血钾、低血镁或长 Q-T 综合征的患者,在使用尼洛替尼以前必须纠正低钾和低镁,并定期进行监测。

②避免合用已知的可延长 Q-T 间期的药物和 CYP3A4 的强效抑制剂。

③有肝功能损害的患者建议减量。

④在开始给药前、开始给药后 7 天以及之后时间里定期进行心电图检查以监测 Q-Tc,并且在任何进行剂量调整时也应如此。

(4)芦可替尼

1)用法用量:儿童急性淋巴细胞白血病,口服,推荐剂量为 5~20mg/d,b.i.d.。

2)用药监护

【不良反应监护】

可见血小板减少、贫血、中性粒细胞减少、高血压、体重增加、总胆固醇升高、低密度脂蛋白(LDL)胆固醇升高、高三酰甘油血症、肺结核、呼吸困难、鼻咽炎、咳嗽、鼻出血、肌痉挛、关节痛、泌尿道感染、头晕、头痛、进行性多灶性脑白质病(PML)、GPT 升高、GOT 升高、肠胃胀气、腹痛、腹泻、便秘、恶心、瘙痒、挫伤、带状疱疹、非黑素瘤性皮肤癌、疲乏、水肿、虚弱。

【注意事项及用药教育】

①如用药 6 个月后脾脏无减小或症状无改善,应停药。

②停用本药或降低剂量后可能出现骨髓纤维化症状复发、发热、呼吸窘迫、低血压、弥散性血管内凝血(DIC)、多器官衰竭,如出现以上症状,应进行评估和治疗,并考虑重新开始用药或增加剂量。因此,除血小板减少、ANC 减少外,因其他原因停药时均应逐渐减量,如每周将每次剂量降低 5mg。

③用药前应评估结核病的风险因素,高风险因素患者应检查是否存在潜伏性感染。用药前及用药期间应监测全血细胞计数(CBC)、肝肾功能、血脂。

④强效 CYP3A4 抑制剂以及 CYP2C9 抑制剂(如克拉霉素、伊曲康唑、泊沙康唑、氟康唑、伏立康唑、洛匹那韦/利托那韦、泰利霉素)可升高本药的血药峰浓度(C_{max})和药-时曲线下面积(AUC),CYP3A4 诱导剂(如利福平)可降低本药的 C_{max} 和 AUC。合用时应对患者进行密切监测,并根据安全性和有效性对剂量进行调整。

7. 影响微管蛋白类药物

(1)长春地辛

1)用法用量:儿童推荐剂量,单一用药每次 3mg/m²,每周一次,联合化疗时剂量酌减。

通常连续用药 4~6 次完成疗程。生理盐水溶解后缓慢静脉注射,亦可溶于 5% 葡萄糖注射液 500~1 000ml 中缓慢静脉滴注(6~12 小时)。

2)药学监护

【不良反应监护】

骨髓抑制;胃肠道反应;神经毒性;有生殖毒性和致畸作用;有局部组织刺激反应。

【注意事项及用药教育】

①白细胞降到 $3 \times 10^9/L$ 及血小板降到 $50 \times 10^9/L$ 应停药。

②长春碱或鬼臼素类药物可能增加神经毒性,肝、肾功能不全的患者应慎用。

③静脉滴注时应小心,防止外漏,以免漏出血管外造成疼痛、皮肤坏死、溃疡,一旦出现应立即冷敷,并用 5% 普鲁卡因封闭。

④药物溶解后应在 6 小时内使用。

(2)长春瑞滨

1)用法用量:单药治疗的常用量为 25~30mg/m²,每周一次。在第 1、8 天各给药一次,21 天为一周期。2~3 周期为一疗程。联合化疗时依照所选用方案确定给药剂量和给药时间。通常维持常用量(25~30mg/m²),但建议根据给药方案降低给药次数,如每 3 周的第 1 天和第 8 天给药。

2)药学监护

【不良反应监护】

可见骨髓抑制(中性粒细胞减少、贫血)、神经疾病、胃肠道毒性(恶心、呕吐、口腔炎和便秘)、肝酶短暂升高、脱发和局部静脉炎。

【注意事项及用药教育】

①因为造血系统抑制是本品的主要不良反应,治疗期间应密切监测血常规(每次用药前均需测定血红蛋白水平和白细胞、中性粒细胞和血小板计数)。剂量限制性不良反应主要是中性粒细胞减少,该效应是非累积的,给药后 7~14 天中性粒细胞计数最低并在 5~7 天内迅速逆转。如果中性粒细胞计数下降到 $1.5 \times 10^9/L$ 以下和 / 或血小板计数低于 $100 \times 10^9/L$ 时,治疗应延迟至患者血象恢复正常。如果发现患者出现提示感染的症状或体征,应立即进行检查。

②禁止与黄热病疫苗合用,会发生致命的全身性疫苗疾病。

③不宜与减活疫苗合用,会发生可能致命的全身性疫苗疾病。

④伊曲康唑、泊沙康唑可导致长春瑞滨在肝脏代谢减少,从而增加长春碱的神经毒性。

(3)长春新碱

1)用法用量:静脉注射,一次 0.05~0.075mg/kg 或 2.0mg/m²,一周 1 次。联合化疗时,2 周为一周期。

2)药学监护

【不良反应监护】

①心血管系统:高血压、低血压。

②代谢 / 内分泌系统:体重减轻、血尿酸升高、抗利尿激素分泌异常引起的低钠血症和高尿钠排泄。

③呼吸系统:咽痛、气短、支气管痉挛、进行性呼吸困难。

④肌肉骨骼系统:肌肉萎缩、骨痛、背痛、手痛、重症肌无力。

⑤泌尿生殖系统:多尿、排尿困难、尿潴留、尿酸性肾病。

⑥免疫系统:过敏性反应(如过敏、皮疹、水肿)。

⑦神经系统:神经炎、感觉减退、感觉异常、步行困难、步态不稳、深部腱反射消失、足下垂、运动失调、瘫痪、抽搐、昏迷、单瘫、脑运动神经控制的肌肉麻痹(最常累及眼外和喉头肌肉)、足趾麻木。

⑧胃肠道:便秘、腹部痉挛、恶心、呕吐、口腔溃疡、腹泻、麻痹性肠梗阻、肠坏死、肠穿孔、食欲缺乏、颌痛、腮腺痛、腹痛。

⑨血液:白细胞减少、贫血、血小板减少。

⑩皮肤:脱发、皮疹。

【注意事项及用药教育】

①如出现严重四肢麻木、膝反射消失、麻痹性肠梗阻、腹部绞痛、心动过速、脑神经麻痹、白细胞过少、肝功能损害,应停药或减量。

②如出现低钠血症、高尿钠排泄,可通过减少体液得以改善。

③如出现气短、严重支气管痉挛,应进行积极治疗,尤其肺功能不全者。

④如出现进行性呼吸困难,不得再使用本药。

⑤每次给药前必须监测血细胞计数。

⑥监测心律、肠鸣音、肌腱反射。

⑦治疗的 3~4 周应频繁监测尿酸水平,避免发生尿酸性肾病。

8. 影响核酸生物合成药物

(1)甲氨蝶呤

1)用法用量:具体剂量见表 3-9-1 和相关治疗方案。

2)药学监护

【不良反应监护】

①心血管系统:心包炎、心包积液、血管炎、低血压、血栓事件(包括动脉血栓形成、脑血栓形成、深静脉血栓形成、视网膜静脉血栓形成、血栓性静脉炎、肺动脉栓塞)。

②代谢/内分泌系统:糖尿病、男子乳腺发育、代谢异常。

③呼吸系统:咽喉炎、肺炎(包括间质性肺炎、卡氏肺孢子菌肺炎)、间质性肺纤维化、可逆性肺部嗜酸细胞浸润症、慢性间质性肺病、肺泡炎、胸腔积液、胸膜炎、呼吸困难、胸痛、缺氧、咳嗽(尤其是无痰干咳)、上呼吸道感染、鼻出血、呼吸衰竭、慢性间质性阻塞性肺疾病。长期用药还可引起呼吸急促。

④肌肉骨骼系统:骨质疏松、股骨头坏死(包括股骨头无菌性坏死)、软组织坏死、关节痛、肌痛、应力性骨折、背痛、颈部僵硬。

⑤泌尿生殖系统:肾衰竭、严重肾病、排尿困难、氮质血症、膀胱炎、血尿、蛋白尿、阴道出血、阴道溃疡、阴道炎、阴道分泌物增多,因本药及其代谢产物沉积在肾小管,可引起高尿酸性肾病(表现为血尿、蛋白尿、少尿、氮质血症、尿毒症)。

⑥免疫系统:过敏样反应、过敏反应、低丙种球蛋白血症、淋巴结病、淋巴增生性障碍、淋巴瘤(包括可逆性淋巴瘤)。

⑦神经系统：感觉异常、头痛、头晕、抽搐、失语、轻偏瘫、语言障碍、轻瘫、构音障碍、嗜睡、运动功能障碍、脑神经障碍、脑神经麻痹、脑白质病、脑病、脑脊液压力升高、蛛网膜炎、昏迷、截瘫、共济失调、痴呆、颅骨感觉障碍、吉兰-巴雷综合征、意识模糊、认知障碍、精神恍惚、抑郁、易怒、情绪改变。

⑧消化系统：假膜性小肠结肠炎、出血性肠炎、口炎、口唇溃疡、恶心、呕吐、腹痛、腹泻、消化道出血、黏膜炎、牙龈炎、舌炎、食欲缺乏、呕血、黑便、消化性溃疡、胰腺炎、肠穿孔、非感染性腹膜炎、中毒性巨结肠、吸收不良、牙槽炎、高胆红素血症、黄疸、碱性磷酸酶升高、γ-谷氨酰转移酶升高、肝衰竭、急性肝衰竭、肝坏死、脂肪变性、急性肝炎、门静脉周围纤维化、肝硬化、氨基转移酶升高、血乳酸脱氢酶升高、血清白蛋白降低、单纯疱疹病毒性肝炎、乙型肝炎感染再活化、丙型肝炎加重。

⑨血液系统：骨髓造血功能衰竭、白细胞减少、中性粒细胞减少、血小板减少、贫血、再生障碍性贫血、巨幼红细胞性贫血、嗜酸性粒细胞增多、全血细胞减少、粒细胞缺乏、出血、红细胞比容降低。

⑩皮肤：皮肤发红、中毒性表皮坏死松解症（Lyell综合征）、Stevens-Johnson综合征、剥脱性皮炎、银屑病斑块糜烂疼痛、皮肤溃疡、皮肤坏死、多形红斑、药物反应伴嗜酸性粒细胞增多和全身性症状（DRESS综合征）、皮炎、红斑皮疹、瘙痒、荨麻疹、光敏反应、皮肤色素异常（色素减退、色素沉着）、脱发、瘀点、瘀斑、毛细血管扩张、痤疮、毛囊炎、疖病、指甲病变、带状疱疹、弥散性单纯疱疹、多汗。

⑪其他：结膜炎、视物模糊、眼部不适、严重视力改变（包括短暂失明、视力下降）、耳鸣、抗感染力下降、肿瘤溶解综合征、败血症、感染（如巨细胞病毒感染、诺卡氏菌病、组织胞浆菌病、隐球菌病）、组织细胞异常改变、发热、寒战、疲乏、结节、猝死。

【注意事项及用药教育】

①亚叶酸（亚叶酸钙）可有效中和甲氨蝶呤当即产生的毒性反应。甲氨蝶呤不慎过量后，要尽快给予亚叶酸钙，且最好在甲氨蝶呤给药后1小时内给药。因为随着甲氨蝶呤与亚叶酸钙的给药间隔增加，亚叶酸钙的解毒效力会随之降低。在确定亚叶酸最佳剂量及治疗持续时间时，血清甲氨蝶呤浓度的监测至关重要。

②亚叶酸钙每6个小时10mg/m^{2}静脉或肌内注射给药直到血清甲氨蝶呤浓度低于10^{-8}mol/L。如果存在胃潴留或梗阻，应该通过胃肠外途径给予亚叶酸。同时进行水化（3L/d）并且用碳酸氢钠碱化尿液。调整碳酸氢钠的剂量使尿pH≥7。应该间隔24小时分析血清样本中肌酐和甲氨蝶呤的水平。如果24小时血清肌酐水平在基线上增长了50%或者如果24小时甲氨蝶呤水平>5×10^{-6}mol/L或48小时甲氨蝶呤水平≥9×10^{-7}mol/L，那么亚叶酸钙的剂量应该增加到100mg/m^{2}每3小时静脉注射直到甲氨蝶呤水平<10^{-8}mol/L。亚叶酸钙输注的速度不能超过每分钟16.0ml（160mg亚叶酸钙）。有明显第3间隙蓄积的患者具有高风险，不论他们24小时血清甲氨蝶呤水平如何都要密切监测直到血清甲氨蝶呤水平<10^{-8}mol/L。以上所提到的亚叶酸钙的剂量并不适用于大剂量甲氨蝶呤治疗中。在不同的研究和发表的文献中亚叶酸钙的剂量有所不同，建议参考发表的有关大剂量甲氨蝶呤用药的文献。

③大量药物过量的病例须进行水化治疗和碱化尿液，以预防甲氨蝶呤和／或其代谢物在肾小管内的沉积。无论是标准的血液透析或者腹膜透析都不能明显改善甲氨蝶呤的

清除。如果患者完全无尿,那么通过血液透析可能会清除部分甲氨蝶呤,此外也没有其他可以选择的治疗手段。有报道使用高通量透析器进行急性间断性血液透析对甲氨蝶呤的清除是有效的。

④用药过量需加强全身支持治疗、大剂量全身性(静脉)亚叶酸治疗、碱性利尿和快速脑脊液引流及脑室腰椎灌注。

⑤使用推荐用于骨肉瘤的甲氨蝶呤大剂量给药方案($\geqslant 500mg/m^2$)时,须对患者精心照顾。大剂量用于治疗骨肉瘤时会引起肾功能损伤而导致急性肾衰竭。肾毒性的发生主要是由于甲氨蝶呤和 7- 羟基甲氨蝶呤在肾小管内的沉积。密切监测肾功能包括充分的水化、碱化和测定血清甲氨蝶呤浓度及肌酐浓度,这些对安全用药都是必需的。

(2)阿糖胞苷

1)用法用量:具体剂量请见表 3-9-1 和相关治疗方案。

2)用药监护

【不良反应监护】

①心血管系统:心包炎、窦性心动过缓、血栓性静脉炎、心肌病。

②代谢 / 内分泌系统:低钾血症、低钙血症、一过性体重增加、高尿酸血症、血尿酸升高、尿尿酸升高。

③呼吸系统:肺炎(包括弥漫性间质性肺炎)、呼吸困难、口咽疼痛、急性呼吸窘迫综合征、肺水肿。

④泌尿生殖系统:肾功能损害、尿潴留、尿酸性肾病。

⑤免疫系统:过敏反应(包括过敏性水肿)。

⑥神经系统:神经炎、头晕、头痛、脑病、嗜睡、昏迷、惊厥、外周运动神经元病、外周感觉神经性病变、卒中样发作。鞘内给药还有截瘫、伴或不伴惊厥的坏死性脑白质病的报道。

⑦肝脏:肝功能异常、黄疸、肝脓肿、高胆红素血症。

⑧胃肠道:食欲缺乏、口腔黏膜炎、胃肠道溃疡(包括口腔溃疡、肛门溃疡、食管溃疡)、肛门炎、腹泻、呕吐、恶心、腹痛、胰腺炎、食管炎、坏死性结肠炎、胃肠坏死、肠壁囊样积气、腹膜炎、消化道出血、肠梗阻、腹膜炎、黑便、蛋白丢失性小肠病、肠道感染。

⑨血液:贫血、白细胞减少、血小板减少、巨幼红细胞增多、网织红细胞减少、骨髓细胞群性质改变、细胞形态学改变、骨髓衰竭、巨幼细胞贫血、骨髓活检异常、血涂片检查异常、粒细胞减少。

⑩皮肤:脱发、皮疹、皮肤溃疡、手足综合征、荨麻疹、瘙痒、雀斑、皮肤剥脱、皮肤斑点。

⑪其他:结膜炎、角膜疾病、鞘内给药还可引起失明、感染、糖胞苷综合征(表现为发热、肌痛、骨痛、胸痛、斑丘疹、结膜炎、不适)、脓毒血症、发热、胸痛、注射部位反应。

【注意事项及用药教育】

①患者用药时必须接受密切的医疗监护,在诱导治疗时,须每天检测白细胞和血小板计数。在周围血象原始细胞消失后,需经常进行骨髓检查。当药物引起骨髓抑制使血小板计数低于 $50 \times 10^9/L$ 或多核粒细胞计数低于 $1 \times 10^9/L$ 时,应考虑停药或更改治疗方案。外周血有形成分计数在停药后可能进一步降低,在停药后 12~24 天达最低值。

需要时,当有确切骨髓恢复的表现时,可再次开始治疗。必须具备处理可能导致死亡的骨髓抑制(粒细胞减少和其他机体防御功能受损所致的感染和血小板减少所致的出血)的条件。

②用药期间定期监测肝肾功能、血尿酸水平。

③使用本药时,应适当增加液体的摄入量,使尿液保持碱性,必要时联用别嘌醇,以防止发生血清尿酸升高、尿酸性肾病。

④对于接受化疗药物包括阿糖胞苷而导致免疫妥协的患者,接种活疫苗或者减毒活疫苗可能会产生严重或致命的感染。正在接受阿糖胞苷治疗的患者应该避免接种活疫苗。可以接种死疫苗或者灭活疫苗,但是对这些疫苗的免疫应答可能会降低。

(3)氯法拉滨:用于 1~21 岁患者先前至少接受过两种治疗方案的复发性或难治性急性淋巴细胞白血病(ALL)。以及 1~18 岁儿童难治性朗格汉斯细胞组织细胞增生症。

1)用法用量

①儿童 ALL:静脉滴注,一日 52mg/m^2(每个周期给药前均应根据实际体重和身高计算体表面积),滴注时间为 2 小时,连用 5 日(5 日为一周期)。待器官功能完全恢复或恢复至用药前水平后应重复给药,每 2~6 周重复使用 1 个周期[后续给药周期应待中性粒细胞绝对计数(ANC)≥ 0.75 × 10^9/L 后开始,且与先前周期第 1 日至少间隔 14 日]。

②儿童难治性朗格汉斯细胞组织细胞增生症:静脉滴注,一日 25mg/m^2,连用 5 日,每 28 日重复使用 1 次,共使用 2~8 个周期。更详细的用量用法应根据具体治疗方案而定。

2)用药监护

【不良反应监护】

可见心包积液、心动过速、高血压、低血压、毛细血管渗漏综合征、低钠血症、肺炎、上呼吸道感染、呼吸窘迫、鼻窦炎、关节痛、骨痛、肌痛、血尿、血肌酸酐升高、急性肾衰竭、头痛、嗜睡、脑血管意外、精神状态改变、肝酶升高、黄疸、肝静脉阻塞性疾病(VOD)、肝炎、肝衰竭、恶心、呕吐、腹痛、腹泻、贫血、白细胞减少、淋巴细胞减少、血小板减少、中性粒细胞减少(包括发热性中性粒细胞减少)、出血、瘙痒、皮疹等。

【注意事项及用药教育】

①应避免与可诱导肝毒性的药物合用。

②与具有肾毒性的药物合用可增加发生肾毒性的风险,用药周期内应给予最低剂量的肾毒性药物。

③可预防性给予糖皮质激素(如氢化可的松 100mg/m^2,于用药第 1~3 日给予)以缓和全身炎症反应综合征(SIRS)或毛细血管渗漏综合征(如低血压、心动过速、呼吸短促、肺水肿)。

④用药周期内应给予支持治疗(如补液、控制尿酸和碱化尿液),以降低肿瘤溶解综合征及其他不良反应的影响。

⑤引起呕吐,可预防性给予止吐药。

(4)奈拉滨:用于至少经过 2 次化疗后复发的或治疗无效的急性 T 淋巴细胞白血病,以及至少经过 2 次化疗后复发的或治疗无效的 T 淋巴母细胞淋巴瘤。

1）用法用量：儿童，静脉滴注，一日 650mg/m²，1 小时内滴注完毕，连续 5 日给药，21 日为一周期。更详细的用量用法应根据具体治疗方案而定。

2）药学监护

【不良反应监护】

可见胸痛、低血压、窦性心动过速、高血糖、低血糖、低血钾、低血钙、低血镁、肿瘤溶解综合征、咳嗽、呼吸困难、鼻窦炎、鼻出血、肺炎、哮鸣、关节痛、肌无力、肌痛、横纹肌溶解、血肌酸磷酸激酶升高、血肌酸酐升高、感染、脑出血、昏迷、中枢神经系统脱髓鞘病、头晕、头痛、嗜睡、惊厥、周围神经病（麻木、感觉异常、瘫痪）、癫痫发作、癫痫持续状态、进行性多灶性脑白质病、意识模糊、抑郁、失眠、氨基转移酶升高、血胆红素升高、口腔炎、恶心、呕吐、食欲缺乏、便秘、腹痛、腹泻、贫血、中性粒细胞减少（包括发热性中性粒细胞减少）、白细胞减少、血小板减少、血浆白蛋白降低、皮肤淤点、疲乏、发热、水肿、无力、胸腔积液。

【注意事项及用药教育】

①曾经或同时使用鞘内化疗，或曾接受全脑全脊髓放疗的患者发生神经系统不良反应的风险增加。

②接种活疫苗时避免使用。

③治疗的持续时间尚未确立，用药期间若出现下列情况之一，需停药：病情继续进展、患者不能耐受毒性、出现 2 级或更高级的神经系统不良反应、患者即将进行骨髓移植、继续治疗对患者无益。

9. 其他抗肿瘤药物

（1）硼替佐米

1）用法用量：儿童推荐剂量为单次注射 1.3mg/m²，每周注射 2 次，连续注射 2 周（即在第 1、4、8 和 11 天注射）后停药 10 天（即从第 12~21 天）。3 周为 1 个疗程，两次给药至少间隔 72 小时。对于超过 8 个疗程的维持治疗，可按标准方案给药，也可以按每周 1 次、连续给药 4 周的维持方案（第 1、8、15 和 22 天），随后是 13 天的休息期（第 23~35 天）。剂量调整以及重新开始治疗：当发生 3 级非血液学或任何 4 级血液学的毒性时，应暂停本品治疗。一旦毒性症状得到缓解，可以重新开始本品的治疗，剂量减少 25%（例如：1.3mg/m² 降低到 1.0mg/m²；1.0mg/m² 降低到 0.7mg/m²）。

2）药学监护

【不良反应监护】

可见血小板减少，贫血，中性粒细胞减少；便秘；腹泻；恶心，呕吐，过敏反应。

【注意事项及用药教育】

①应在有抗肿瘤药物使用经验的医生监督下使用，且应在使用本品的过程中频繁地监测全血细胞计数（CBC）。

②本品为抗肿瘤药物，配制时应小心，戴手套操作以防皮肤接触。

③曾有因不慎鞘内注射致死的案例报道。因此，仅用于静脉注射，严禁鞘内注射。

④硼替佐米是 CYP 酶系 1A2、2C9、2C19、2D6 和 3A4 的弱抑制剂。当硼替佐米与 CYP3A4 抑制剂（如利托那韦）合用时应对患者进行密切的监测。不推荐本品与 CYP3A4 强诱导剂（如利福平、卡马西平、苯妥英、苯巴比妥）合用。

（2）门冬酰胺酶

1）用法用量：ALL 的诱导缓解方案，剂量可根据体表面积计算，来源于欧文菌族 *Erwinia carotora* 的门冬酰胺酶儿童推荐剂量较高，根据国际报道每次可 10 000~20 000U/m²。

2）用药监护

【不良反应监护】

可见过敏反应、肝损害、胰腺炎、食欲缺乏，凝血因子 V、Ⅶ、Ⅷ、Ⅸ及纤维蛋白原减少等。

【注意事项及用药教育】

①来源于大肠埃希菌与来源于欧文菌族 *Erwinia carotora* 的门冬酰胺酶间偶有交叉敏感反应。凡首次采用本品或已用过本品但已停药一周或一周以上的患者，在注射本品前须做皮试。

②下列情况慎用：糖尿病、痛风或肾尿酸盐结石史、肝功能不全、感染、以往曾用细胞毒性药物或放射治疗的患者。

③本品可增高血尿酸的浓度。

④有胰腺炎病史或现患胰腺炎者禁用本药。

（二）急性早幼粒细胞白血病

急性早幼粒细胞白血病（acute promyelocytic leukemia，APL）治疗和预后有别于其他 AML，诱导缓解以全反式维 A 酸（all-trans retinoic acid，ATRA）联合砷剂为基础，酌情联合应用适当剂量化疗。缓解后联合应用 ATRA 和砷剂治疗，并可根据情况选择加用蒽环类进行治疗。

1. 诱导缓解治疗

（1）ATRA+ATO：ATRA 25~45mg/（m²·d），28~40 天，三氧化二砷（ATO）0.15mg/（kg·d），28~35 天，可根据治疗过程中白细胞数量变化适量加用阿糖胞苷、柔红霉素（DNR）、羟基脲等细胞毒性药物。

（2）可以选用复方黄黛片 60mg/（m²·d）分 3 次口服替换上述方案中的三氧化二砷。

2. 缓解后巩固治疗　可行 2~3 疗程化疗 ATRA+ATO/ 复方黄黛片，每个疗程 3~4 周，疗程间休 2~3 周。高危患者可以加蒽环类：DNR、米托蒽醌（MTZ）、伊达比星（IDA）。

（1）ATRA+ATO/ 复方黄黛片的剂量用法同诱导缓解治疗。

（2）联用的蒽环类可以是以下之一：

DNR 40~45mg/（m²·d），3 天。

MTZ 6~10mg/（m²·d），3 天。

IDA 8~12mg/（m²·d），3 天。

3. 中枢神经系统白血病（CNSL）的防治　鞘内化疗至少 1 次，一般在诱导缓解后开始，鞘注用药如下：

甲氨蝶呤（MTX）：<12 月龄 6mg，12~36 月龄 9mg，>36 月龄 12.5mg。

Ara-C：<12 月龄 15mg，12~36 月龄 25mg，>36 月龄 35mg。

地塞米松（DXM）：<12 月龄 2.5mg，12~36 月龄 2.5mg，>36 月龄 5mg。

4. 缓解后维持治疗，低危患者序贯应用 ATRA+ATO/ 复方黄黛片；高危患者在此基础上加用 HA、6- 巯基嘌呤（6-MP）+ 甲氨蝶呤（MTX）等细胞毒性药物。共 3~5 周期。

(1) ATRA+ATO/复方黄黛片的剂量用法同诱导缓解治疗。

(2) 6-MP+MTX：6-MP 50~100mg/($m^2 \cdot d$)，持续 12 周口服，MTX 20mg/m^2，每周 1 次，持续 12 周。

(3) HA 方案：(高) 三尖杉酯碱(HHT) 2.0~4.0mg/($m^2 \cdot d$)，7~9 天，Ara-C 100mg/($m^2 \cdot d$)，5~7 天。

5. 全反式维 A 酸

(1) 用法用量：急性早幼粒细胞白血病，一般一天 20~40mg/m^2，分次口服，明确诊断后立即开始，疗程 4~8 周，也用于缓解后维持治疗。同时联合化疗和 / 或砷剂治疗。更详细的用量用法应根据具体治疗方案而定。

(2) 药学监护

【不良反应监护】

常见口干、水肿、唇炎，皮肤和黏膜干燥，结膜炎，甲沟炎，脱发；高血脂，多发生于治疗后 2~3 个月；可出现头痛、头晕、颅内压增高、目眩、忧郁、疲劳、嗜睡、心律失常、咳嗽、呼吸困难、胸痛、关节及肌肉痛、骨增厚、脱屑以及对光过敏、皮肤色素变化等；亦有脑水肿、白细胞增高及肝、肾损害等。

【注意事项及用药教育】

口服本品出现不良反应时，应控制剂量或与谷维素、维生素 B_1、维生素 B_6 等同服，可使头痛等症状减轻或消失。

6. 三氧化二砷

(1) 用法用量：儿童 0.15~0.20mg/($kg \cdot d$)，日剂量不超过 10mg，本品加入 250~500ml 氯化钠注射液或 5% 葡萄糖溶液中，一日 1 次，静脉滴注，3~4 小时滴完。一般连续用药 14~28 日为 1 个疗程，未缓解者继续治疗直至完全缓解；复发及难治患者连续用药 28 日而效果不明显者，可适当增加剂量。更详细的用量用法应根据具体治疗方案而定。

(2) 药学监护

【不良反应监护】

可见消化道不适、皮肤干燥、色素沉着、心电图异常改变等，停药或相应处理后可逐渐恢复正常。

【注意事项及用药教育】

1) 在 M3 型白血病治疗过程中部分患者有白细胞增高现象，常在用药 2~3 周时，不必停止治疗，1 周后白细胞可自行下降，必要时可口服羟基脲降低白细胞。

2) 用药过程中部分患者谷草转氨酶及谷丙转氨酶可轻度增高，可加用保肝药，停药 2 周后可恢复至用药前水平。

3) 儿童尚无大样本疗效报道，因此尚不宜作为首选药。

4) 本品为医疗用毒性药物，遇未按规定用法与用量用药而发生急性中毒者，可用二巯丙醇等药物解救。

(三) 急性髓性白血病

急性髓性白血病(acute myelocytic leukemia，AML) 按照 FAB 分型又分为 M_0~M_7 八个亚型。除 APL 外，其他亚型治疗方案基本相同，目前国际上公认的主要治疗药物为蒽环类药物和阿糖胞苷，国内常用药物尚有高三尖杉酯碱。常用化疗药物见表 3-9-2。

表 3-9-2 主要用于急性髓性白血病的常用化疗药物剂量范围和用法

药物名称	常用剂量	给药途径	给药时间
高三尖杉酯碱（HHRT）	$2.5\sim4\text{mg/m}^2$	静脉滴注	根据治疗方案
柔红霉素（DNR）	$20\sim60\text{mg/m}^2$	静脉滴注	根据治疗方案
阿糖胞苷（Ara-C）	$75\sim3\,000\text{mg/m}^2$	静脉滴注或皮下	根据治疗方案
米托蒽醌（mito）	$8\sim12\text{mg/m}^2$	静脉滴注	根据治疗方案
伊达比星（Ida）	$8\sim12\text{mg/m}^2$	静脉滴注	根据治疗方案
依托泊苷（VP16）	$50\sim160\text{mg/m}^2$	静脉滴注	根据治疗方案
安吖啶（m-AMSA）	$50\sim70\text{mg/m}^2$	静脉滴注	根据治疗方案
巯嘌呤（6-MP）	$25\sim100\text{mg/m}^2$	口服	根据治疗方案
硫鸟嘌呤（6-TG）	$25\sim100\text{mg/m}^2$	口服	根据治疗方案
替尼泊苷（VM26）	$50\sim160\text{mg/m}^2$	静脉滴注	根据治疗方案
地西他滨（decitabine）	$15\sim20\text{mg/m}^2$	静脉滴注	根据治疗方案
阿扎胞苷（AZA）	75mg/m^2	静脉滴注	根据治疗方案
西达本胺（chidamide）	30mg/次	口服	根据治疗方案
克拉屈滨（cladribine）	0.09mg/m^2	静脉滴注	根据治疗方案

AML 化疗方案包括诱导缓解治疗和缓解后继续治疗，基本治疗方案如下：

1. 诱导缓解治疗 国际上常用的诱导缓解治疗采用蒽环类联合阿糖胞苷，称为 DA（DNR+Ara-C）方案；国内也用高三尖杉酯碱替代蒽环类称为 HA（HHRT+Ara-C）方案。在此基础上还可加用 VP16 或 6-MP（或 6-TG）等。DA 方案用法为 DNR $40\sim45\text{mg/}$ $(\text{m}^2\cdot\text{d})$，用 3 天，加 Ara-C 100mg/m^2，每 12 小时 1 次，共 14 次。HHRT+Ara-C 方案用法为 HHRT $3\sim4\text{mg/}(\text{m}^2\cdot\text{d})$，用 9 天，加 Ara-C 100mg/m^2，每 12 小时 1 次，共 14 次。

2. 缓解后继续治疗 常用缓解后继续治疗方案主要为蒽环类或 VP16 联合不同剂量 Ara-C，共治疗 6~9 个疗程。其中包括大剂量或中剂量阿糖胞苷（每 12 小时 $1\sim3\text{g/m}^2$，用 6 次）联合蒽环类或 VP16 化疗 1~4 个疗程。蒽环类药物累积剂量不宜超过 360mg/m^2。

3. 蒽环类药物

（1）柔红霉素：柔红霉素是一种强效的抗白血病制剂，作用机制与该药可与 DNA 结合及抑制核酸合成有关。主要靶器官为血液淋巴生成系统、胃肠道、肾脏、肝脏和生殖器官。无论是单一使用柔红霉素或者与其他抗肿瘤药物合用，柔红霉素均适用于治疗该病的各个分期。

1）用法用量：静脉滴注，单次剂量为 $0.5\sim3\text{mg/kg}$。每疗程剂量（一般为 21 天）一般不超过 $60\sim120\text{mg/m}^2$，分为 2~3 次（每天或每周 1 次）；应根据患儿各自的治疗方案，对药物的反应和耐受性来调整剂量。儿童累积总剂量低于 360mg/m^2 为宜。肝功能不良的患者须减量，以避免药物毒性的增强。治疗儿童急性白血病推荐剂量为每次 $20\sim60\text{mg/m}^2$，具体剂量依据方案而定。诱导缓解儿童的急性粒细胞 / 急性淋巴细胞白血病，在联合治疗中柔红霉素的剂量范围为 0.5~1.5mg/(kg·次)[25~45mg/(m²·次)],给药频率取决于治疗方案。

2)药学监护

【不良反应监护】

骨髓抑制及心脏毒性是最重要的副作用。脱发是常见副作用,不过治疗停止后可恢复正常。口腔炎如果不是由于肿瘤本身所表现的,会在注射药物 5~10 天后出现,其特点是溃烂区域的疼痛,特别是在舌两侧及舌下黏膜区域。可出现消化道症状如恶心、呕吐、腹泻。如果注射柔红霉素时发生药物外渗会导致严重的坏死。有报道,选用小静脉注射或一条静脉重复多次注射,可造成静脉硬化症。

【注意事项及用药教育】

①在急性白血病诱导缓解期使用柔红霉素的患者须住院,治疗在持续的监控下进行。

②柔红霉素对所有患者都有骨髓抑制作用,对某些患者甚至有严重的骨髓再生障碍。

③在治疗开始及治疗期评估患者的肝功能。

④需特别注意柔红霉素引起的心脏毒性。如果柔红霉素的累积总量在 20mg/kg 的限量以下,心力衰竭的危险性约 2%。但如果累积总量过高,则发生率就相应增加。联合治疗(放疗及应用其他潜在心脏毒性的药物治疗)或有与病症相关的临床情况,如贫血、感染、心包炎或心肌炎浸润都会加强柔红霉素的心脏毒性。心力衰竭有可能在完全缓解期发生或在停用柔红霉素治疗几周后发生,而且一般常用的内科治疗并不能改善心力衰竭。心电图的改变,如 T 波低平或倒置,或 S-T 段下降,或心律失常发作,并不认为是停止用药的指征。现在认为 QRS 波低电压是心脏毒性较为特异的表现。如果发生 QRS 波低电压,须慎重权衡继续用药治疗的益处与发生不可逆心脏损害危险性两者间的利害关系。在累积总量很高时,心力衰竭可随时发生,而心电图预先无任何改变。

⑤注射柔红霉素后 1~2 天后,尿液可呈橘红色。

⑥如果皮肤或黏膜意外接触到柔红霉素溶液,应立即彻底冲洗。

⑦对儿童,柔红霉素的给药剂量一般按照患者的体表面积计算(m²),但对于小于 2 岁的患者(或体表面积小于 0.5m²),建议采用体重(kg)代替体表面积计算用量。

⑧配伍禁忌:与磷酸钠溶液、安曲南、别嘌醇钠、氟达拉滨、哌拉西林/三唑巴坦和氨茶碱等混合不相容。柔红霉素可以和其他抗肿瘤药物联合使用,但建议不要在同一注射器中混合。

(2)伊达比星

主要用于:①成人和儿童未经治疗的急性髓性白血病的诱导缓解和成人复发和难治性急性髓性白血病的诱导缓解;②用于成人和儿童的急性淋巴细胞白血病的二线治疗。

1)用法用量:通常根据体表面积计算剂量。静脉注射:①急性髓性白血病,与阿糖胞苷联合用药,推荐剂量为一日 8~10mg/m²,连续 3 日;②急性淋巴细胞白血病,儿童 10mg/m²,每疗程 1~3 次,按方案安排用药时间。所有的给药方案均应考虑到患者的血象以及在联合用药期间其他细胞毒性药物的使用剂量而调整。

2)药学监护

【不良反应监护】

主要不良反应为严重的骨髓抑制(表现为白细胞、红细胞、血小板减少)和心脏毒性(表现为致命性充血性心力衰竭、急性心律失常和心肌病),但与其他一线蒽环类药物如柔红霉素的等效心脏毒性剂量不明确,一般按柔红霉素等同剂量的 4 倍考虑其心脏毒性。其他不良反应有脱发,绝大多数患者为可逆性;恶心、呕吐;黏膜炎,通常主要是口腔黏膜炎,出现于开始治疗后 3~10 日;食管炎和腹泻;发热,寒战,皮疹;肝脏酶类和胆红素增高的发生率为 20%~30%,单独使用本品或与阿糖胞苷合用会产生严重的,有时甚至是致命的感染。

【注意事项及用药教育】

①应在有白血病化疗经验的医师指导下进行。

②除非在利大于弊的情况下,否则由于先前药物治疗或放疗引起骨髓抑制的患者不可使用本品。

③开始治疗前应控制任何全身性感染。

④已有心脏疾病及先前使用高蓄积量蒽环类治疗,或者其他具潜在心脏毒性药物的使用都会增加本品诱发心脏毒性的危险。

⑤治疗过程中应仔细监测血象、心脏功能。

⑥治疗前和治疗中应常规监测肝、肾功能(以血清胆红素和血清肌酐作为指标)。

⑦由于白血病细胞迅速崩解,可能会引起继发性的高尿酸血症。因此必须监测血中尿酸浓度,如高尿酸血症继续发展,应予以适当的治疗。

⑧外溢于静脉注射部位时可能引起严重的局部组织坏死。注射部位的刺痛和灼伤感意味着少量外渗,此时应停止输注,改用其他静脉。

⑨使用本品 1~2 日后,尿可能出现红染,应告知患者无须惊慌。

(3)米托蒽醌:蒽环类药物,通过和 DNA 分子结合,抑制核酸合成而导致细胞死亡。主要用于治疗恶性淋巴瘤、乳腺癌、急性白血病。

1)用法用量:静脉滴注,单用本品,按体表面积一次 12~14mg/m^2,每 3~4 周一次;或按体表面积一次 4~8mg/m^2,一日 1 次,连用 3~5 日,间隔 2~3 周。联合用药,按体表面积一次 5~10mg/m^2。更详细的用量用法应根据具体治疗方案而定。

2)药学监护

【不良反应监护】

①骨髓抑制,引起白细胞和血小板减少,此为剂量限制性毒性。

②少数患者可能有心悸、期前收缩及心电图异常。

③可有恶心、呕吐、食欲缺乏、腹泻等消化道反应。

④偶见乏力、脱发、皮疹、口腔炎等。

【注意事项及用药教育】

①用药期间应严格检查血象。

②有心脏疾病,用过蒽环类药物或胸部照射的患者,应密切注意心脏毒性的发生。

③用药时应注意避免药液外溢,如发现外溢应立即停止,再从另一静脉重新进行。

④本品不宜与其他药物混合注射。

⑤本品遇低温可能析出晶体,可将安瓿置热水中加温,晶体溶解后使用。

4. 影响核酸生物合成药物

(1)地西他滨:用于已经治疗、未经治疗、原发性和继发性骨髓增生异常综合征(MDS),包括按法国 - 美国 - 英国协作组分类诊断标准(FAB 分型)分类的所有 5 个亚型［难治性贫血(RA)、难治性贫血伴环形铁粒幼细胞增多(RARS)、难治性贫血伴原始细胞增多(RAEB)、难治性贫血伴原始细胞增多转变型(RAEB-t)、慢性粒 - 单核细胞白血病(CMML)］和按 MDS 国际预后积分系统(IPSS)分为中危 -1、中危 -2 及高危等级的 MDS。也可作为儿童急性髓性白血病的二线治疗药物。

1)用法用量:本品治疗期间须进行全血和血小板计数以监测临床反应和毒性,保证在每个给药周期前至少达到最低限。在开始治疗前还应检测肝脏生化和血清肌酐。

推荐两种给药方案:

给药方案一(3 天给药方案):地西他滨给药剂量为 $15mg/m^2$,连续静脉输注 3 小时以上,每 8 小时一次,连续 3 天。患者可预先使用常规止吐药。给药周期:每 6 周重复一个周期。推荐至少重复 4 个周期。然而,获得完全缓解或部分缓解的患者可以治疗 4 个周期以上。如果患者能继续获益可以持续用药。依据血液学实验室检查值进行的剂量调整或延迟给药,如果经过前一个周期的地西他滨治疗,血液学恢复(中性粒细胞绝对计数 $\geqslant 1 \times 10^9/L$,血小板 $\geqslant 50 \times 10^9/L$)需要超过 6 周,则下一周期的治疗应延迟,且剂量应按以下原则进行暂时性的调整:恢复时间超过 6 周,但少于 8 周,给药应延迟 2 周,且重新开始治疗剂量减少到 $11mg/m^2$,每 8 小时一次［$33mg/(m^2 \cdot d)$,$99mg/(m^2 \cdot 周期)$］;恢复时间超过 8 周,但少于 10 周,患者应进行疾病进展的评估(通过骨髓穿刺评估),如未出现进展,给药应延迟 2 周以上,重新开始时剂量应减少到 $11mg/m^2$,每 8 小时一次［$33mg/(m^2 \cdot d)$,$99mg/(m^2 \cdot 周期)$］,然后在接下来的周期中,根据临床情况维持或增加剂量。依据非血液学毒性进行的剂量调整或延迟给药在第一个地西他滨治疗周期后,如果出现以下非血液学毒性,暂停地西他滨用药直至毒性消失:①血清肌酐 $\geqslant 2mg/dl$;②谷丙转氨酶(GPT)、总胆红素 $\geqslant 2$ 倍正常值最高上限(ULN);③活动性或未控制的感染。

给药方案二(5 天给药方案):地西他滨的给药剂量为 $20mg/m^2$,连续静脉输注 1 小时,每天一次,连续 5 天。每 4 周重复一个周期。

2)药学监护

【不良反应监护】

最常见的不良反应包括:中性粒细胞减少、血小板减少、贫血、疲劳、发热、恶心、咳嗽、瘀点、便秘、腹泻、高血糖。最常见的需要临床干预的不良反应按程度分为以下情况。停药:血小板减少、中性粒细胞减少、肺炎、鸟型分枝杆菌复合感染、心跳呼吸骤停、血胆红素升高,颅内出血、肝功能异常。延迟用药:中性粒细胞减少、肺水肿、房颤、中枢系统感染、发热性中性粒细胞减少。剂量减少:中性粒细胞减少、血小板减少、贫血、嗜睡、水肿、心动过速、抑郁、咽炎。

【注意事项及用药教育】

①中性粒细胞减少症和血小板减少症:在地西他滨治疗过程中,会出现中性粒细胞减少症和血小板减少症,须进行全血和血小板计数以监测临床反应和毒性,保证在每个给

药周期前至少达到最低限。在第一个周期按推荐剂量给药后,随后的周期中给药剂量需进行调整。

②肝肾功能不全者:在临床研究中,血清肌氨酸酐>2.0mg/dl 或转氨酶高于正常水平的 2 倍以上或血清中胆红素>1.5mg/dl 的患者不使用地西他滨。

(2)阿扎胞苷:本品为胞嘧啶核苷类药物。能直接掺入 DNA 中,抑制 DNA 和 RNA 合成,可杀伤处于 S 期的细胞。

1)用法用量:治疗儿童急性髓性白血病,推荐起始剂量为 75mg/m², 每天经皮下给药,共 7 天。药学监护见下。

2)药学监护

【不良反应监护】

可见恶心、贫血、血小板减少、呕吐、发热、白细胞减少、腹泻、注射部位红斑、便秘、中性粒细胞减少、瘀斑。可引起肝肾功能损害。

【注意事项及用药教育】

①应评估发生肿瘤溶解综合征的基线风险。

②用药前和每个周期前应监测肝功能、电解质、全血细胞计数、肾功能(尿素氮、肌酐),需要时可增加监测频率。

(3)克拉屈滨:克拉屈滨的抑瘤活性与脱氧胞苷激酶和脱氧核苷酸激酶活性有关。它主要以被动转运进入细胞,在细胞内被脱氧胞苷激酶磷酸化,转化为克拉屈滨三磷酸,掺入 DNA 分子中,妨碍 DNA 断裂后的修复作用,造成 NAD 和 ATP 的耗竭,破坏细胞代谢,影响细胞的 DNA 合成。因此本品对分化或静止期的淋巴细胞和单核细胞均有抑制 DNA 合成和修复的作用。用于经干扰素治疗失败后活动性的临床伴有贫血、中性粒细胞减少、血小板减少以及疾病相关症状的毛细胞白血病(HCL)治疗。也可用于治疗儿童急性髓性白血病、朗格汉斯组织细胞增生症。

1)用法用量:静脉滴注,治疗儿童急性髓性白血病建议剂量为克拉屈滨 0.09mg/(kg·d),24 小时连续滴注,连用 7 天。剂量应根据药物搭配的具体方案进行调整。

2)药学监护

【不良反应监护】

①血液学:伴有长时间各类血细胞减少的骨髓抑制,包括再生障碍性贫血,发生于治疗后几周的溶血性贫血(在淋巴样恶性肿瘤患者体内报道过)。

②肝:胆红素和转氨酶出现可逆的轻微增加。

③神经系统:神经病学毒性,但按克拉屈滨注射液的标准给药方案治疗很少有严重神经毒性的报道。

④呼吸系统:肺间质浸润,为大多数患者感染的病因。

⑤皮肤/皮下组织:荨麻疹、嗜酸性粒细胞过多。正接受或最近已接受可引起这些综合征的其他药物(例如别嘌醇或某些抗菌药物)治疗的患者出现过 Stevens-Johnson 综合征和中毒性表皮坏死松解症。

⑥由于克拉屈滨注射液可传递免疫抑制,所以治疗急性期可出现机会感染。

【注意事项及用药教育】

①具有严重的潜在毒副作用,应在三级甲等医院、有抗肿瘤治疗经验的临床医生指导

下使用。

②在用本品治疗的患者(特别是高剂量时)通常可观察到严重骨髓抑制,包括中性粒细胞减少、贫血和血小板减少。须定期作血液学检查,同时应监测患者(特别是肝、肾功能失调患者)的肝、肾功能。

③本品对于骨髓造血功能的抑制基本上是剂量依赖性和可逆性的,可在 1~2 个月内逐渐恢复。如遇严重情况,应按有关治疗原则(如输注血液成分、给予抗菌药物等)妥善处理。

④目前尚无足够数据显示肝或肾功能不全患者的用药剂量。大剂量使用本品的患者有急性肾功能损伤的报道。本品应慎用于骨髓、免疫及肝、肾功能不良的患者。怀疑有肾或肝功能不全的患者也应慎用本品。

⑤本品不得以含有葡萄糖的注射液作为稀释剂,因葡萄糖可以促进克拉屈滨的分解。本品的输液中不得随意加入其他药物。

5. 其他药物

(1)安吖啶:本药对急性白血病的各种类型均有较好的治疗效果,在患者已对蒽环类化合物(如柔红霉素)或阿糖胞苷等产生抗药性后,使用本药仍可产生较好疗效。

1)用法用量:一般每天剂量为 50~70mg/m^2,每天一次,连续 5~7 天为一疗程。或遵医嘱。

2)药学监护

【不良反应监护】

①主要不良反应为骨髓抑制、白细胞减少,故需注意预防和控制感染。

②消化道反应:恶心、呕吐、腹痛、腹泻。

③心电图改变:T 波改变、心律不齐、传导异常。

④肝功能异常、黄疸。

⑤静脉炎、皮疹、皮肤色素沉着、四肢麻木。

⑥血糖轻度升高。

⑦其他:口腔溃疡、脱发、尿蛋白、呃逆、黏膜炎、多汗。

【注意事项及用药教育】

①肝肾功能不良时慎用,或调整剂量。

②本品遇氯离子易生沉淀,全部过程中应避免与生理盐水或其他含氯离子的器皿溶液接触。

③安吖啶注射液未经稀释应避免接触塑料制品,包括注射器,最好用玻璃注射器吸药。

④本品内未加抗菌剂,故在安瓿开启后应按无菌操作,避免污染,并应在 8 小时内用完。

⑤安吖啶注射液未稀释前应避免与皮肤或黏膜直接接触,以防止可能发生的组织刺激性。

⑥用药期间应每日查白细胞数分类,必要时应查骨髓象,以指导用药。定期进行肝功能检查,以监测其毒性,必要时调整用药量或停药。

(2)高三尖杉酯碱:高三尖杉酯碱为从三尖杉属植物提取的具有抗癌作用的生物酯

碱,能抑制真核细胞蛋白质的合成,使其多聚核糖体解聚,从而干扰蛋白核糖体的功能。对细胞 DNA 的合成也有抑制作用。适用于各型急性非淋巴细胞白血病的诱导缓解期及继续治疗阶段,尤其对急性早幼粒细胞白血病、急性单核细胞白血病、急性粒细胞白血病疗效更佳,对骨髓增生异常综合征(MDS)、慢性粒细胞白血病、急性髓性白血病及真性红细胞增多症等亦有一定疗效。

1)用法用量:儿童常用量,静脉滴注,每日按体重 0.08~0.1mg/kg 给药,以 40~60 日为一疗程;或间歇给药,每日按体重 0.1~0.15mg/kg 给药,以 5~10 日为一疗程,停药 1~2 周再重复用药。更详细的用量及联合用药时的用法应根据具体治疗方案而定。

2)药学监护

【不良反应监护】

①骨髓抑制:本品对骨髓各系列的造血细胞均有抑制作用。对粒细胞系列的抑制较重,红细胞系列次之,对巨核细胞系列的抑制较轻。

②心脏毒性:较常见的心脏毒性有窦性心动过速、房性或室性期前收缩,以及心电图出现 S-T 段变化及 T 波平坦等心肌缺血表现,极少数患者可出现奔马律,程度不一的房室传导阻滞及束支传导阻滞、心房颤动等。

③低血压:文献报道当高三尖杉酯碱每次剂量>3.0mg/m^2 时,少数患者于给药后 4 小时左右会出现血压降低的现象。

④消化系统:常见的症状为食欲缺乏、恶心、呕吐、少数患者可产生肝功能损害。

⑤个别患者可产生脱发、皮疹,曾有一例疑为严重过敏性休克的报道。

【注意事项及用药教育】

①静脉滴注速度过快或长期持续或重复给药时,会产生各种心脏毒性。故使用本品时,静脉滴注速度宜慢,对原有心律失常及各类器质性心血管疾病患者,应慎用本品。

②骨髓功能显著抑制或血象呈严重粒细胞减少或血小板减少,肝功能或肾功能损害,有痛风或尿酸盐肾结石病史患者,如必须使用,则应减少剂量。

③用药期间应定期随访检查下列各项:周围血象,每周应随访白细胞计数及分类、血小板、血红蛋白量 1~2 次,如血细胞在短期内有急骤下降现象者,则应每日观察血象;肝功能,包括血清胆红素、总胆红素、谷丙转氨酶等。心脏体征及心电图检查。

④本品与其他可能抑制骨髓功能的抗肿瘤药物或放射疗法合并应用时应调节本品的剂量与疗程。已反复采用阿霉素或柔红霉素等蒽环类抗菌药物治疗的患者使用高三尖杉酯碱应慎用,以免增加心脏毒性。

(四) 血友病

血友病为先天性凝血因子Ⅷ、Ⅸ 或 Ⅺ 缺乏造成,分别称为血友病 A、B 和 C。其主要药物治疗方法为替代性凝血因子补充。血友病 A 最为常见,常用人凝血因子Ⅷ作为替代治疗,治疗剂量根据出血和创伤的严重程度,见用法用量。注射用重组人凝血因子Ⅷ也可用于血友病的自发性和损伤性出血风险预防。

1. 人凝血因子Ⅷ　预防和治疗血友病 A 和获得性因子Ⅷ缺乏症伴发的出血(包括该类患者手术中及手术后出血)。血浆冷沉淀物亦可用于治疗血管性血友病、血友病 B 和C、低纤维蛋白原血症及因子Ⅷ缺乏症,并可作为纤维蛋白原的来源用于弥散性血管内凝血。

（1）用法用量

1）静脉注射，其用量视病情、患者体重、出血类型、需要提高的凝血因子Ⅷ血浆浓度及体内是否存在抗体而定。以人血浆制品为例，输注剂量参考下列公式。所需因子Ⅷ剂量（U）＝患者体重（kg）× 需提高的因子Ⅷ浓度 ×0.5。按世界卫生组织（WHO）标准，1U因子约相当于 1ml 新鲜血浆中因子Ⅷ的活性，可提高血浆因子Ⅷ浓度 2%。

2）预防自发性出血：25~40U/kg，一周 3 次。

3）治疗出血：①轻度出血，8~15U/kg 或将血浆凝血因子Ⅷ水平提高到正常人水平的20%~40% 的剂量。多数单次用药即可有效。若出血不止，可每 8~12 小时重复上述剂量，根据需要维持 1~3 日。②中度出血，首次剂量 15~25U/kg 或将血浆因子Ⅷ浓度提高到正常人水平的 30%~50%。如需要，每隔 8~12 小时注射 10~15U/kg。③严重出血或出血累及重要器官，首次 30~50U/kg 或血浆因子Ⅷ浓度提高到正常人水平的 60%~100% 的剂量，然后每 8~12 小时注射 20~25U/kg。

4）控制围手术期的出血：①拔牙，术前 1 小时注射使血浆凝血因子Ⅷ浓度提高至正常人 30%~50% 的剂量。术后若发生出血，可重复上述剂量。②小型手术，术前 1 小时注射相当于上述治疗中度出血的剂量。必要时 8~12 小时后再给予 10~15U/kg。③大型手术，术前 1 小时注射相当于上述治疗重度出血的剂量。5 小时再给半量。术后 10~14 日应将血浆因子Ⅷ浓度维持在正常的 30% 或以上。

（2）药学监护

【不良反应监护】

可能出现过敏反应，严重者血压下降及休克；注射局部烧灼感或炎症；偶见头晕、疲乏、口干、鼻出血、恶心及呕吐等；A、B 或 AB 血型患者大量输注时偶见溶血；有高纤维蛋白原血症或血栓形成的报道。

【注意事项及用药教育】

对蛋白过敏者可能发生过敏反应；用药过程中定期做抗体测定和定期监测血浆凝血因子Ⅷ浓度；大量或多次使用时监测红细胞比容；用药前及给药中监测脉搏；使用猪血浆纯化的凝血因子Ⅷ时，需监测血小板计数。

2. 注射用重组人凝血因子Ⅷ　血友病 A 患者出血的控制和预防：适用于血友病 A（先天性凝血因子Ⅷ缺乏）患者出血的控制和预防。不含血管假性血友病因子，因此不适用于治疗血管性血友病（von Willebrand disease，vWD）。血友病 A 患者的手术预防：适用于血友病 A 患者的手术出血预防。

（1）用法用量

1）重组人凝血因子Ⅷ应在有血友病 A 患者治疗经验的医师指导下使用。重组人凝血因子Ⅷ的剂量和治疗持续时间取决于患者因子Ⅷ缺乏的严重程度、出血的部位与范围以及患者的临床状况。应根据患者的临床反应调整给药剂量。在大手术或危及生命的出血事件中，对重组人凝血因子Ⅷ的治疗进行监控尤为重要。重组人凝血因子Ⅷ所标示的一个国际单位（IU）的因子Ⅷ的活性大约相当于 1ml 正常人血浆中的因子Ⅷ的含量。所需因子Ⅷ剂量的计算基于实践经验，即每千克体重的 1IU 因子Ⅷ平均可使血浆因子Ⅷ的活性升高约 2IU/dl。可用下面的公式计算所需剂量：

2）需要剂量（IU）＝ 体重（kg）× 因子Ⅷ期望升高值（IU/dl 或 %）×0.5 [（IU/kg）/（IU/dl）]。

3）对下列出血的控制和手术预防，根据以下的出血分类，因子Ⅷ活性不应低于下述相应阶段的特定血浆因子活性水平（以正常值的 % 或 IU/dl 表示）。详见表 3-9-3。

表 3-9-3　注射用重组人凝血因子Ⅷ控制出血和手术预防的给药剂量指导

出血类型	所需因子Ⅷ水平 /%	给药频率及治疗持续时间
少量出血		
早期关节积血、浅表肌肉或软组织和口腔出血	20~40	根据需要，每 12~24 小时重复给药，直至缓解。根据出血的严重程度，至少治疗 1 天
中度出血和小手术		
中度肌肉内出血；轻度头部外伤；小手术，包括拔牙；口腔出血	30~60	每 12~24 小时重复输注，治疗 3~4 天，或直到止血和伤口愈合，在拔牙时，1 小时内接受单次输注加口服抗纤溶药物可能足够
大出血和大手术		
胃肠道出血；颅内、腹腔或胸腔内出血；骨折；大手术	60~100	每 8~24 小时重复输注，直至危险消除，或止血和手术伤口愈合

（2）药学监护

【不良反应监护】

偶见超敏反应或过敏反应（可能包括血管性水肿、注射部位烧灼感和刺痛感、寒战、潮红、全身性荨麻疹、头痛、荨麻疹、低血压、嗜睡、恶心、躁动、心动过速、胸闷、刺痛感、呕吐、喘息），在某些情况下可能发展成为包括休克在内的重度过敏反应。如果发生疑似的不良反应，应根据患者的表现降低静脉注射速度或终止注射。

【注意事项及用药教育】

患者对重组人凝血因子Ⅷ的临床反应可能存在个体差异。若使用推荐的剂量未控制出血，应测定血浆中凝血因子Ⅷ水平，并给予足够剂量的本品，以获得满意的临床疗效。若患者血浆因子Ⅷ水平未达到预期水平，或给予预期剂量后出血未控制，应考虑是否存在抑制物（中和抗体），并应做适当检测。此外还需注意超敏反应、抑制物、仓鼠蛋白抗体的形成、实验室检查、相容性；记录包装盒上的名称和产品批号，以便在患者与药品批号之间保持关联；心血管事件、导管相关并发症、钠含量等事项。

（五）缺铁性贫血

铁是人体不可缺少的元素，是构成血红蛋白、肌红蛋白及多种酶的重要成分。缺铁性贫血治疗方案包括去除病因和补充铁剂。常用的铁剂有硫酸亚铁、富马酸亚铁、琥珀酸亚铁等。近年来，各种复合铁，如多糖铁复合物及有机铁制剂亦开始在临床应用。铁剂的选择以口服制剂为首选，亚铁制剂因铁吸收较高为首选。

1. 药物选择

（1）口服硫酸亚铁

硫酸亚铁片：①青少年预防量为一次 0.3g，一日 1 次，餐后服用；治疗量，一次 0.3g，一日 3 次。②儿童预防量，一日 5mg/kg；治疗量，1 岁以下，一次 60mg，一日 3 次；1~5 岁，一次 120mg,一日 3 次;6~12 岁,一次 0.3g,一日 2 次。

5% 硫酸亚铁糖浆:儿童一日 0.6~1.2ml/kg,分 3 次口服。

硫酸亚铁缓释片:大龄儿童 0.45g,一日 1 次。小龄儿童 0.25g,一日 1 次。

(2)蛋白琥珀酸铁:儿童:常规剂量。缺铁性贫血。口服给药:一日 4mg(以铁计)/kg,分 2 次服。

(3)富马酸亚铁:口服。①青少年,预防量为 0.2g,一日 1 次;治疗量,一次 0.2~0.4g,一日 3 次。②儿童常用量,1 岁以下,一次 35mg,一日 3 次;1~5 岁,一次 70mg,一日 3 次;6~12 岁,一次 140mg,一日 3 次。

(4)葡萄糖酸亚铁:口服。①青少年,治疗量,一次 0.3~0.6g,一日 3 次;预防量,一次 0.3g,一日 1 次。②儿童为一日 30mg/kg,分 3 次服用。

(5)琥珀酸亚铁:口服。①青少年,治疗量,一次 0.1~0.2g,一日 3 次,餐后服用;预防量,一次 0.1~0.2g,一日 1 次。②儿童,一日 6~18mg/kg,分 3 次服用。

(6)多糖铁复合物:口服。青少年,一次 150~300mg,一日 1 次;6 岁以上儿童 100~150mg,一日 1 次;6 岁以下儿童一次 50~100mg,一日 1 次。

(7)注射铁剂:注射铁剂临床应用于以下几种情况。①口服铁剂后胃肠道反应严重而不能耐受者。②口服铁剂而不能奏效者,如脂肪泻、萎缩性胃炎等有胃肠道铁吸收障碍者,及胃大部切除术后。③需要迅速纠正缺铁,如妊娠后期严重贫血者。④严重消化道疾病,口服铁剂可能加强原发病者,如溃疡性结肠炎或局限性肠炎。⑤不易控制的慢性出血,失铁量超过肠道所能吸收的铁量。⑥肌内注射铁剂在注射完总量后就应停用。

2. 药学监护

【不良反应监护】

(1)口服铁剂均有收敛性,服后有轻度恶心、胃部或腹部疼痛,轻度腹泻或便秘也很常见,多与剂量及品种有关,硫酸亚铁反应最明显。

(2)口服糖浆铁制剂后容易使牙齿变黑。缓释剂型可明显减轻胃肠道反应。

(3)肌内注射铁剂反应较多。右旋糖酐铁注射后,除注射部位局部疼痛或色素沉着、皮肤瘙痒外,全身反应轻者有面部潮红、头痛、头晕;重者有肌肉及关节酸痛、恶心、呕吐、眩晕、寒战及发热;更严重者有呼吸困难、气促、胸前压迫感、心动过速、低血压、心脏停搏、大量出汗以至过敏性休克,幼儿常可致死亡。

【注意事项及用药教育】

(1)口服铁剂有轻度胃肠道反应,空腹不耐受者于餐后服用,但对药物吸收有所影响。

(2)应用铁剂治疗期间,大便颜色发黑,粪便隐血试验阳性,应注意与上消化道出血相鉴别。

(3)治疗剂量不得长期使用,应在医师确诊为缺铁性贫血后使用,且治疗期间应定期检查血象和血清铁水平。

(4)本品不应与浓茶同服;宜在餐后或餐时服用,以减轻胃部刺激。

(5)缺铁患者补充铁剂,在血红蛋白恢复正常后,仍需按临床情况继续服 1~6 个月,以补充缺失的储存铁量。如有条件进行铁蛋白测定,可在血清铁蛋白上升到 30~50μg/L 后停药。

(6)婴儿补铁过量时,多数新生儿易发生大肠埃希菌感染。

(六) 再生障碍性贫血

目前认为免疫紊乱是导致产生再生障碍性贫血(aplastic anemia,AA)的主要病因,免疫抑制治疗(IST)再生障碍性贫血在临床上广泛应用,抗胸腺细胞球蛋白和环孢素是疗效最为明显的免疫抑制剂,常联合应用。抗胸腺细胞球蛋白连续应用5日。环孢素一般为疗效达平台期后12个月开始减量,应按原剂量的10%~20%递减,每3个月减量1次。减量期间密切观察血象,如有波动需慎重减量。一般环孢素总疗程应在2~3年,减量过快可能增加复发风险。雄性激素因其对端粒长度的改善、造血微环境的改善有助于造血细胞的恢复生长而被常规应用于临床。艾曲波帕(eltrombopag)在美国FDA已批准用于难治性重型AA的治疗,近几年艾曲波帕联合IST在初治的重型AA患者中也取得了良好疗效,艾曲波帕治疗重型AA的疗程一般为6个月。

1. 免疫抑制剂

(1)抗胸腺细胞球蛋白(ATG):ATG通过淋巴细胞毒作用去除T淋巴细胞对骨髓造血的抑制效应。是IST中应用最广,疗效最显著的药物之一,单用ATG疗效可达40%~80%。

1)用法用量:根据不同的适应证选择剂量。建议参考剂量为每日2.5~3.75mg/kg,连续5日。静脉滴注ATG前应使用日需要量的糖皮质激素和静脉抗组胺类药物。ATG的不同生产厂有不同推荐剂量,应进行剂量校正。

2)药学监护

【不良反应监护】

滴注ATG时和用后有如下副反应的报道:全身性副反应为寒战、发热、心跳过速、呕吐和呼吸困难。局部副反应有输液处局部疼痛及末梢血栓性静脉炎。罕见迟发性过敏反应,如初次使用后7~15日,可能会发生血清病(发热、瘙痒、皮疹伴有关节痛)。速发严重过敏反应极为罕见。常见和极严重的副反应发生在第一次滴注后。有些副反应的发生机制是与细胞分裂释放有关。应用糖皮质激素和抗组胺制剂进行预防治疗并减慢滴速或增加稀释液量(0.9%生理盐水或5%葡萄糖溶液)可降低或减轻副反应的发生。有使用ATG期间和之后发生与所产生的抗体有关的副反应报道,包括交叉反应导致的中性粒细胞降低和血小板降低。这类反应可能发生在治疗的前2日或治疗结束后。其机制为中性粒细胞或血小板的交叉反应导致抗体形成所致。监测白细胞和血小板计数,可降低这类副反应的发生和严重程度。有使用ATG期间和之后,发生与免疫过度抑制相关的副反应,包括感染性并发症(细菌、真菌、病毒及原虫类)和罕见恶性病(特别是淋巴细胞增生症)的报道。应特别谨慎前期协同使用IST会导致的过度免疫抑制。

【注意事项及用药教育】

ATG必须住院并在严密监控状态下使用。有些严重副反应可能与滴速有关,应严格执行使用方法中提示的滴速要求。输药期间必须自始至终严密监控患者。由于可能发生血清病,应向接受ATG治疗者说明。如果发生副反应,减慢滴速或中断滴注至症状缓解。如果发生超敏反应,应立即终止滴注并永久性停止使用本产品。对于超敏反应或休克,应采取相应的急救治疗。治疗结束后,应继续观察两周血细胞计数。对于原血小板计数低下患者(血小板$<150 \times 10^9$/L)和心脏移植者,还应监测血小板计数。器官移植:当血小板

计数<80×10^9/L 或白细胞计数<2.5×10^9/L 时,应考虑减量。当严重和持续的血小板降低($<50 \times 10^9$/L)或白细胞减少($<1.5 \times 10^9$/L),应中止治疗。再障患者:由于其本身的原因,应用 ATG 治疗会增加感染概率(特别是真菌感染),因此也应避免减毒活疫苗接种。

(2)环孢素:环孢素是一种特异性较强的免疫抑制剂,其作用机制可能是其可抑制 T 淋巴细胞功能,减少 IL-2 的生成,特异性和竞争性地结合钙调磷酸酶,并对其产生抑制作用,从而特异性地抑制辅助性 T 淋巴细胞,但不抑制抑制性 T 淋巴细胞的活性,反而促进其增值。该药联合 ATG 等疗效可达 55%~75%。

1)用法用量:口服,2.5~3mg/(kg·d),每 12 小时服用一次,维持有效谷浓度(150μg/ml),一般给药 7~14 日后可检测血药浓度并根据血药浓度调整剂量,疗程不定,一般至少 2 年以上。

2)药学监护

【不良反应监护】

最常见的副作用为多毛、震颤、胃肠道不适、齿龈增生以及肝、肾毒性,亦可见乏力、食欲缺乏、四肢感觉异常、高血压、闭经及抽搐发作等。

【药物相互作用监护】

①应避免与有肾毒性的药物一起服用,如氨基糖苷类抗菌药物、两性霉素 B、甲氧苄啶、苯丙氨酸氮芥等。如发生肾功能不全,应减低药品的剂量或停药。

②本品与雌激素、雄激素、西咪替丁、地尔硫䓬、红霉素等合用,可增加本品的血浆浓度,因而可能使本品的肝、肾毒性增加。故与上述各药合用时须慎重,应监测患者的肝、肾功能及本品的血药浓度。

③与吲哚美辛等非甾体抗炎药(NSAID)合用时,可使发生肾衰竭的危险性增加。

④用本品时如输注贮存超过 10 日的库存血,或本品与保钾利尿剂、含高钾的药物等合用,可使血钾增高。

⑤与肾上腺皮质激素、硫唑嘌呤、苯丁酸氮芥、环磷酰胺等免疫抑制剂合用可能会增加引起感染和淋巴增生性疾病的危险性,故应谨慎。

【注意事项及用药教育】

①本品建议每日在固定时间用药。

②定期检测血压、肝功能、肾功能和监测血药浓度,以调整用药剂量。

③服药期间应避免食用高钾食物,避免服用高钾药品及保钾利尿药。

④用药期间避免服用葡萄柚及其制品。

⑤用药期间请保持口腔卫生。

⑥药物会抑制免疫系统,应避免到人多的地方,避免接触感染患者。

2. 雄激素类药物　雄激素仅适用于慢性 AA 并和其他免疫抑制剂同用。通常可选用的雄性激素有:十一酸睾酮、美雄酮、司坦唑醇、丙酸睾丸酮等。一般认为美雄酮的疗效与司坦唑醇相当,显著高于丙酸睾丸酮。此类药起效缓慢,一般用药后 1.5~3 个月起效。有效者待血红蛋白上升至 100g/L 时可渐减量直至给予最小维持量,2 年停药(目前主张延长治疗时间)。其作用机制在于对造血系统的直接促进作用,通过增强造血细胞的端粒酶活性,改善红系、粒单系祖细胞分化增殖,但对巨核系作用较差。

(1)用法用量:儿童再生障碍性贫血时剂量一般每日 40~80mg,饭后服用,如有需要,可用少量水吞服,必须将整个胶囊吞服。根据每个患者对药物的反应情况而加以适当的调整。

(2)药学监护

【不良反应监护】

在雄激素治疗中,青春期前男孩可出现性早熟、勃起频率增加、阴茎肥大;女孩出现男性化、发音变粗、闭经等。同时可导致骺骨早闭、水盐潴留、痤疮增多、体毛增加。偶见影响肝功能。

【注意事项及用药教育】

青春期前男孩应用雄激素可能导致骺骨早闭及性早熟,应当定期监视骨骼成熟情况。患者如患有隐性或显性心脏病、肾病、高血压、癫痫、三叉神经痛或有上述疾病过去史应该在医生的密切监视下使用。应用十一酸睾酮时这些疾病可能偶尔会复发或者加重。

(七)骨髓增生异常综合征

骨髓增生异常综合征(myelodysplastic syndrome,MDS)是一组起源于造血干细胞的异质性髓系克隆性疾病。MDS 患者自然病程和预后差异很大,治疗宜个体化。儿童 MDS 存在较高的 AML 转化风险,异基因造血干细胞移植是唯一可能治愈疾病的手段。主要治疗药物见表 3-9-4。

表 3-9-4　主要用于骨髓增生异常综合征的常用药物的剂量范围和用法

药物名称	常用剂量	给药途径	给药时间
沙利度胺	25~200mg/d	口服	根据治疗方案
5-阿扎胞苷(AZA)	75mg/m^2	皮下	根据治疗方案
地西他滨	20mg/m^2	静脉滴注	根据治疗方案
抗胸腺细胞球蛋白(rATG)	2.5~3.5mg/m^2	静脉滴注	根据治疗方案
环孢素	3~6mg/m^2	口服	根据治疗方案
司坦唑醇	0.1~0.2mg/kg	口服	根据治疗方案
达那唑	200~800mg/d	口服	根据治疗方案

借鉴成人经验,儿童 MDS 治疗主要包括支持治疗、免疫调节剂治疗、免疫抑制治疗、去甲基化药物、化疗和异基因造血干细胞移植治疗等。

1. 基本治疗方案

(1)免疫调节剂治疗:常用的免疫调节剂有沙利度胺。部分患者接受沙利度胺治疗后可改善红系造血,减轻或脱离输血依赖,然而部分患者可能难以耐受长期应用后出现的神经毒性等不良反应。沙利度胺尚无儿童用药指导剂量。沙利度胺在成人的常用剂量一次25~50mg,一日 100~200mg。

(2)免疫抑制治疗(IST):包括抗胸腺细胞球蛋白(ATG)和环孢素,可考虑用于具备下列条件的患者。预后分组为较低危、骨髓原始细胞比例<5% 或骨髓增生低下、正常核型或单纯 +8、存在输血依赖、HLA-DR15 阳性或存在 PNH 克隆。具体用药指导同再生障碍性贫血。

（3）去甲基化药物：常用的去甲基化药物包括 5- 阿扎胞苷（azacitidine，AZA）和 5- 阿扎 -2- 脱氧胞苷（decitabine，地西他滨）。去甲基化药物可应用于较高危组 MDS 患者，与支持治疗组相比，去甲基化药物治疗组可降低患者向 AML 进展的风险、改善生存。较低危组 MDS 患者如出现严重粒细胞减少和 / 或血小板减少，也可应用去甲基化药物治疗，以改善血细胞减少。

（4）雄激素：对部分有贫血表现的 MDS 患者有促进红系造血作用，是 MDS 治疗的常用辅助治疗药物，常用的包括达那唑和司坦唑醇。接受雄激素治疗的患者应定期检测肝功能。

2. 药物介绍

（1）沙利度胺：沙利度胺为谷氨酸衍生物，作用机制如下。①镇静止痛；②免疫调节及抗炎作用；③抑制血管生成及抗肿瘤作用：一些细胞因子如血管内皮生长因子和成纤维细胞因子，均是血管生成的刺激剂，它们和特异性受体结合刺激信号转导，引起内皮细胞的增殖。本品能够减少它们的分泌，从而抑制血管。肿瘤的转移和细胞的恶变与肿瘤细胞和血管内皮细胞的粘连、血管的生成有关。本品不仅抑制血管生成，而且能减少整合素亚基的合成，这也是其抗肿瘤的机制之一。此外，还通过 COX-2 途径，而非抑制血管生成的途径来降低瘤内微血管密度，从而抗肿瘤增生。可用于骨髓增生异常综合征。

1）用法用量：用于儿童骨髓增生异常综合征推荐剂量为 1.5~2.5mg/（kg·d）。或根据具体治疗方案而定。

2）药学监护

【不良反应监护】

本药常见的不良反应有口鼻黏膜干燥、倦怠、嗜睡、眩晕、皮疹、便秘、恶心、腹痛、面部水肿，可能会引起多发性神经炎、过敏反应等。

【注意事项及用药教育】

①慎用于多发性骨髓瘤、中性粒细胞减少、周围神经病变患者及癫痫患者。

② 12 岁以下儿童患者使用本品的安全性、有效性尚未确立。

③本品能增强其他中枢抑制剂，尤其是巴比妥类药的作用。与地塞米松合用发生中毒性表皮坏死松解症的危险性增加。

④本品可能会引起外周神经病变，其早期有手足麻木、麻刺感或灼烧痛感，出现上述情况应及时告知医师。

（2）地西他滨：又称为 5- 氮杂 -2′- 脱氧胞嘧啶核苷、5- 氮杂 -2′- 脱氧胞苷酸，是一种天然 2′- 脱氧胞苷酸的腺苷类似物，通过抑制 DNA 甲基转移酶，减少 DNA 的甲基化，从而抑制肿瘤细胞增殖以及防止耐药的发生，为目前已知最强的 DNA 甲基化特异性抑制剂，属于 S 期细胞周期特异性药物，适用于治疗骨髓增生异常综合征。适用于 IPSS 评分系统为中危 -1、中危 -2 和高危的初治、复治 MDS 患者，包括原发性和继发性的 MDS，按照 FAB 分型所有的亚型如下：难治性贫血，难治性贫血伴环形铁粒幼细胞增多，难治性贫血伴原始细胞增多，难治性贫血伴原始细胞增多 - 转化型，慢性粒 - 单核细胞白血病。

1）用法用量：仅限于部分文献资料。① 5 天方案：推荐剂量为 $20mg/m^2$，连续静脉输注

1 小时以上,每天 1 次,连续 5 天。每 4 周重复一个周期。每天总剂量不得超过 20mg/m²,每个治疗周期的总剂量不得超过 100mg/m²。②儿童复发性急性淋巴细胞白血病:15mg/m²,与伏立诺他、泼尼松、长春新碱、多西环素、培门冬酶、阿糖胞苷(鞘内给药)连用。

2)药学监护

【不良反应监护】

中性粒细胞减少(症)、血小板减少(症)、贫血、呕吐、疲劳、发热、咳嗽、恶心、便秘、腹泻、高血糖、热性的中性粒细胞减少。大剂量可引起神经毒性,表现为嗜睡、失语、偏瘫等,但停药后可恢复正常。

【注意事项及用药教育】

①在本品治疗过程中会发生中性粒细胞减少和血小板减少症,应根据需要进行全血和血小板计数以监测缓解率和毒性,至少应保证在每个给药周期前进行监测。随后周期中给药剂量应当根据监测情况进行调整。应当考虑早期应用生长因子和/或抗微生物药,以防止感染。

②肝脏损害患者或出现肝脏损害体征或症状的患者接受地西他滨治疗应谨慎。

③重度肾脏损害患者[内生肌酐清除率(Ccr)<30ml/min]接受本品治疗应谨慎。

④对于重度充血性心力衰竭病史或临床不稳定型心脏病史的患者的安全性和有效性尚未确立。

⑤药物过量会加重骨髓抑制。

(3)达那唑:达那唑为人工合成的一种甾体杂环化合物,即雄激素 17a- 乙炔睾丸酮的衍生物,为白色或乳白色结晶或结晶性粉末。在三氯甲烷中易溶,在丙酮中溶解,在乙醇中略溶,在水中不溶。临床上用于子宫内膜异位症的治疗,也可用于治疗纤维囊性乳腺病、自发性血小板减少性紫癜、遗传性血管性水肿、系统性红斑狼疮、男子女性乳房、青春期性早熟。

1)用法用量:治疗儿童骨髓增生异常综合征推荐剂量为 200~800mg/d,口服。更详细的用量用法应根据具体治疗方案而定。

2)药学监护

【不良反应监护】

①女性阴蒂增大、男性睾丸缩小。肝脏功能损害时,男女均可出现巩膜和皮肤黄染。

②由于雌激素效能低下,可使妇女出现阴道灼热、干燥及瘙痒、出血或发生真菌性阴道炎。

③皮肤发红、情绪或精神状态的改变、神经质或多汗。

④有时可出现肌痉挛性疼痛,属于肌肉中毒症状。

⑤治疗期间乳腺结节仍然存在或扩展,要考虑癌的可能。

⑥对青春期性早熟患者,达那唑有增加骨成长的刺激作用,故只限其他药物治疗无效时使用。

⑦可引起谷丙转氨酶升高,停药 3~7 周左右可恢复正常。

【注意事项及用药教育】

①因达那唑可引起一定程度的体液潴留,故有癫痫、偏头痛或心肾功能不全者应慎

用,必须严密监护。

②药物对妊娠的影响:治疗期间一般不会妊娠,一旦发现妊娠,应立即停药。理论上达那唑对女性胎儿可能有雌激素的效应,但临床上极少发现。

③达那唑可影响糖耐量试验及甲状腺功能试验的结果,也可使血清总 T_4 降低,血清 T_3 增高。

④使用达那唑时应注意有无心、肝、肾功能损害及生殖器官出血,对男性应注意睾丸大小。男性用药时,须随访精液量及黏度,并进行精子计数与检测精子活动力,建议每 3~4 个月查 1 次,特别是对青年患者。

⑤对原因不明的男性乳房发育,在手术前可考虑先用达那唑治疗。

⑥对青春期性早熟,达那唑能使患者月经停止,乳房发育退化;由于有增加骨成长的刺激作用,较其他治疗性早熟药物无明显优点,故仅限于对其他药物治疗无效的重度患者使用。

⑦如已停药 60~90 日,仍无规则月经,则应进行诊治。

⑧女性用药如果出现男性化症状,应停止达那唑治疗。

(八)自身免疫性溶血性贫血

儿童溶血性贫血,尤其是婴幼儿,先天性溶血性贫血占较高比例,目前尚无有效的根治性药物治疗,主要治疗措施为输血和对症处理。依赖输血的先天性溶血性贫血常发生铁负荷过多,并由此导致心、肝、肺、胰岛等重要器官的铁沉积性脏器功能不良。临床上可在输血同时进行去铁治疗,以减少重要脏器的铁沉积。

去铁胺:用于铁负荷过多(血色病,含铁血黄素沉着症);急性铁中毒。

1. 用法用量 ①慢性铁负荷过重:当输血 10~15 次后或血清铁蛋白(SF)达 1 000μg/L 时使用本品,平均日剂量 20~60mg/kg;SF 低于 2 000μg/L 时日剂量 25mg/kg;介于 2 000~3 000μg/L 时日剂量 35mg/kg;除个别成人需强化治疗外,一般日剂量不超过 50mg/kg。皮下注射比肌内注射更有效,以手提泵缓慢皮下输注最方便,缓慢皮下连续输注至少 8~12 小时,如同剂量输注 24 小时可进一步增加排铁量。对于不能连续皮下输注和铁负荷过重导致心功能异常的患者采用静脉滴注。静脉输注较皮下注射更有效。②急性铁中毒:在洗胃后将本品 5~10g 溶于 50~100ml 水中从胃管灌入结合未吸收的铁。为了清除已经吸收的铁,最好参照血清铁浓度和总铁结合率,在下列情况下静脉输注或肌内注射:血清铁高于 5 000μg/L 者;血清铁高于 3 500μg/L,且血清中含游离铁者;血清铁水平不详,但有急性铁中毒症状与体征者。③如患者血压正常,可一次肌内注射去铁胺成人 2g,儿童 1g。如患者低血压或发生休克,宜用静脉输注,最大输注速度不超过每小时 15mg/kg。通常在 4~6 小时后开始减量,24 小时总量不超过 80mg/kg。儿童极少采用口服给药。

2. 药学监护

【不良反应监护】

①局部反应:如肌内注射部位疼痛、肿胀和局部烧灼。

②全身反应:如口服会出现胃肠道症状(恶心、呕吐、腹痛和腹泻);可出现过敏、水肿、关节痛、肌肉痛、头痛、头晕、荨麻疹及发热等全身反应。

③呼吸系统表现呼吸困难、哮喘、发绀和间质性肺炎。

④长期用药可有视力或听力障碍;少数患者出现神经系统障碍、耳鸣、听力丧失、头晕、肾功能损伤。

⑤少见粒细胞减少或缺乏。

⑥罕见生长迟缓,如静脉注射速度过快可致心动过速、低血压等。

【注意事项及用药教育】

①长期应用过程中应定期检查铁蛋白、肝肾功能、视力和听力。

②儿童每年测体重及身高。

③铁负荷过重者使用去铁胺易发生感染,等待感染控制后再用药。

④铁负荷过重儿童或大量摄入去铁胺可造成生长发育迟缓,3岁以下儿童用药前监测生长发育指标,一日剂量不超过40mg/kg。

⑤口服本品后仍需注射给药,但静脉注射速度应缓慢。由于吸收速度快,肌内注射也可引起虚脱,注意剂量不应超过推荐剂量。

⑥用药后出现头晕或其他中枢神经障碍,视力/听力损害患者禁止驾驶车辆和操作机械。

(九) 免疫性血小板减少症

免疫性血小板减少症(Immune Thrombocytopenia,ITP)是一种获得性出血性疾病。目前普遍认为它是由于体内产生的抗血小板自身抗体与血小板抗原结合,导致血小板迅速从循环中清除的一种自身免疫性疾病。根据临床特征可将本病分为急性型和慢性型。儿童ITP多表现为急性型,且大多患儿可完全恢复,仅10%左右的患儿发展为慢性ITP。成人ITP中约80%为慢性型。对于慢性ITP,若血小板计数>30×10^9/L且无出血表现也可不予以治疗。对于各型中出血较重者酌情选择以下药物治疗,首选糖皮质激素,重症急救时也可用IVIG。

1. IVIG　用于特发性血小板减少性紫癜重症患者急救用药。

(1)用法用量:静脉滴注或以5%葡萄糖溶液稀释1~2倍作静脉滴注,开始滴注速度为1.0ml/min(约20滴/min),持续15分钟后若无不良反应,可逐渐加快速度,最快滴注速度不得超过3.0ml/min(约60滴/min)。原发性血小板减少性紫癜:每天400mg/kg,连续5天;或1 000mg/kg,连续2天。维持剂量每次400mg/kg,间隔时间视血小板计数和病情而定,一般每周一次。

(2)药学监护

【不良反应监护】

可见头痛、心慌、恶心等。

【注意事项及用药教育】

1)如需要,可以用5%葡萄糖溶液稀释本品,但糖尿病患者应慎用。

2)药液呈现混浊、沉淀、异物或瓶子有裂纹、过期失效,不得使用。

3)本品开启后,应一次输注完毕,不得分次或给第二人输用。

4)有严重酸碱代谢紊乱的患者应慎用。

2. 艾曲波帕　艾曲波帕是一种促血小板生成素受体激动剂,适用于治疗慢性免疫性血小板减少症患者,以及对皮质激素、免疫球蛋白或脾切除反应不佳的患者。只应用于血小板减少程度和临床情况增加出血风险的患者。不得用于使血小板计数正常化。

(1)用法用量:建议的初始剂量为每天一次,每次 50mg;对中度或严重肝功能不全患者,建议的初始剂量为每天一次,每次 25mg,均需饭前服用(饭前 1 小时或饭后 2 小时)。用于治疗儿童再生障碍性贫血的推荐剂量:1.25mg/(kg·次),最高剂量为 37.5mg/ 次,一天一次;6~11 岁:37.5mg/ 次,一天一次;12 岁及以上:75mg/ 次,一天一次。

(2)药学监护

【不良反应监护】

最常见不良反应有恶心、呕吐、月经过多、肌肉痛、感觉异常、白内障、消化不良、瘀斑、血小板减少、GPT/GOT 增加和结膜出血。

【注意事项及用药教育】

1)对东亚患者或中重度肝功能不全患者,起始剂量为 25mg,每天 1 次。空胃给药(餐前 1 小时或 2 小时)。

2)该药与其他药物、食物或多价阳离子(如铁、钙、铝、镁、硒和锌)添加剂间允许间隔 4 小时。为减低出血风险调整每天剂量至达到和维持血小板计数 $\geq 50 \times 10^9$/L。

3)每天剂量不要超过 75mg。如最大剂量后 4 周血小板计数不增加需中断本药;重要肝功能检验异常或血小板计数反应过量也需中断本药。

3. 重组人血小板生成素　用于治疗实体瘤化疗后所致的血小板减少症,适用对象为血小板低于 50×10^9/L 且医师认为有必要进行升高血小板治疗的患者。适用于免疫性血小板减少症。

(1)用法用量:恶性实体肿瘤化疗时,预计药物剂量可能引起血小板减少及诱发出血且需要升高血小板时,可于给药结束后 6~24 小时皮下注射本品,剂量为一天 300U/kg,一天 1 次,连续应用 14 天;用药过程中待血小板计数恢复至 100×10^9/L 以上,或血小板计数绝对值升高 $\geq 50 \times 10^9$/L 时即应停用。当化疗中伴发白细胞严重减少或出现贫血时,本品可分别与重组人粒细胞集落刺激因子(rhG-CSF)或重组人红细胞生成素(rhEPO)合并使用。

(2)药学监护

【不良反应监护】

偶有发热、寒战、肌肉酸痛、膝关节痛、头晕、头痛、血压升高等,一般不需处理,多可自行恢复。

【注意事项及用药教育】

1)本品过量应用或常规应用于特异体质者可造成血小板过度升高。

2)本品应在化疗结束后 6~24 小时开始使用。

3)使用本品过程中应定期检查血常规,一般应隔天 1 次,密切注意外周血小板计数的变化,血小板计数达到所需指标时,应及时停药。

4. 泼尼松　用于特发性血小板减少性紫癜初始治疗者及糖皮质激素治疗有效停药后复发者。常用剂量为一日 0.5~1mg/kg,重者可给予一日 1.5~2mg/kg,血小板 $\geq 100 \times 10^9$/L 并稳定后,逐步将剂量减至维持量,维持治疗一般为 2~6 个月。足量用药 4 周仍无效者应减量至停药。

5. 环孢素　口服常用量一日 5mg/kg,分 2 次,至少用药 3 个月。胶囊应整体吞服,若一日总用量不能等分为早、晚各一份时,可早、晚给不同剂量或选用口服液。由于疗效和不良反应均与剂量相关,用药期间应监测本品的血药浓度,谷浓度一般在 100~200ng/ml 可产生免疫抑制作用,又不引起严重不良反应。(药物监护见再生障碍性贫血章节)

6. 硫唑嘌呤 可与泼尼松合用以减少泼尼松用量。饭后以足量水吞服。一日 1~3mg/kg,1 次或分次口服,有效后酌减,可较长时间维持用药。

7. 利妥昔单抗 常用量为 375mg/m^2,一周 1 次,共用 1~4 次。与甲泼尼龙同步应用减少过敏反应的发生。

(十)弥散性血管内凝血

弥散性血管内凝血(DIC)为获得性止血与凝血异常的代表性疾病,DIC 常有严重的可导致发生 DIC 的原发疾病,由原发性疾病启动凝血系统,导致血管内广泛凝血,使循环障碍恶化,并由此消耗凝血因子和血小板、血细胞,造成程度不等的脏器功能不全和出血倾向。在纠正出凝血同时,原发病治疗也是关键。DIC 时主要涉及的影响出凝血的药物为肝素类、相关凝血因子和其他血制品的补充。

1. 肝素类

(1)肝素钠:肝素具有带强负电荷的理化特性,能干扰血凝过程的许多环节,在体内外都有抗凝血作用。其作用机制比较复杂,主要通过与抗凝血酶Ⅲ(AT-Ⅲ)结合,而增强后者对活化的Ⅱ、Ⅸ、Ⅹ、Ⅺ和Ⅻ凝血因子的抑制作用。其后果涉及阻止血小板凝集和破坏,妨碍凝血激活酶的形成;阻止凝血酶原变为凝血酶;抑制凝血酶,从而妨碍纤维蛋白原变成纤维蛋白。

1)用法用量:DIC 时静脉注射 30~125U/kg,每 4~6 小时 1 次,或以 24 小时总剂量静脉维持给药,同时根据病情补充凝血因子和血小板。

2)药学监护

【不良反应监护】

①过量可有出血。

②偶见发热、荨麻疹、鼻炎、结合膜炎、哮喘、呼吸困难、局部红肿等。

③可因血小板暂时性减少或大量聚集而发生脏器梗死。

④长期使用可产生暂时性秃发、骨质疏松、自发性骨折及血栓形成。

【药物相互作用监护】

①本品与下列药物合用,可加重出血危险:香豆素及其衍生物,可导致严重的因子Ⅸ缺乏而致出血;阿司匹林及非甾体抗炎药(NSAID),包括甲芬那酸、水杨酸等均能抑制血小板功能,并能诱发胃肠道溃疡出血;双嘧达莫、右旋糖酐等可能抑制血小板功能;肾上腺皮质激素、促肾上腺皮质激素等易诱发胃肠道溃疡出血;其他尚有依他尼酸、组织纤溶酶原激活物、尿激酶、链激酶等。

②肝素并用碳酸氢钠、乳酸钠等纠正酸中毒的药物可促进肝素的抗凝作用。

③肝素可与胰岛素受体作用,从而改变胰岛素的结合和作用。已有肝素致低血糖的报道。

④下列药物与本品有配伍禁忌:卡那霉素、阿米卡星、柔红霉素、乳糖酸红霉素、硫酸庆大霉素、氢化可的松琥珀酸钠、多黏菌素 B、多柔比星、妥布霉素、万古霉素、头孢孟多、头孢哌酮、头孢噻吩钠、氯喹、氯丙嗪、异丙嗪、麻醉性镇痛药。

【注意事项及用药教育】

①本品过量可致自发性出血倾向。肝素过量时可用 1% 的硫酸鱼精蛋白溶液缓慢滴注,以中和肝素作用。每 1mg 鱼精蛋白可中和 100U 的肝素钠。

②肌内注射或皮下注射刺激性较大,应选用细针头作深部肌肉或皮下脂肪组织内注射。

③不与香豆素及其衍生物等可能抑制血小板功能药物、肾上腺皮质激素、尿激酶等合用。

④肝素应用于 DIC 时,需同时补充消耗过多的凝血因子和血小板。

(2)低分子肝素钙:低分子肝素钙具有明显的抗凝血因子 Xa 活性,抗凝血因子 IIa 或抗凝血酶的活性较低(30IU/ml)。药效学研究表明低分子肝素钙可抑制体内、外血栓和动静脉血栓的形成,但不影响血小板聚集和纤维蛋白原与血小板的结合。在发挥抗栓作用时,出血的可能性较小。针对不同适应证的推荐剂量,低分子肝素不延长出血时间。在预防剂量,它不显著改变 APTT。低分子肝素钙的药代动力学由其血浆中抗凝血因子 Xa 活性确定。皮下注射后 3 小时达到血浆峰值,然后下降,半衰期约 3.5 小时,用药后 24 小时仍可测定出抗凝作用。用药期间抗凝血因子 IIa 活性低于抗凝血因子 Xa 活性,皮下注射给药的生物利用度接近 100%。本品主要通过肾脏以少量代谢物的形式或原型清除。

1)用法:本品不能用于肌内注射。由于每一种低分子肝素都用不同的单位系统(单位和毫克)表示剂量,而且有不同的规格,所以对每一种低分子肝素的剂量说明都必须特别注意。在预防和治疗血栓栓塞性疾病,应皮下注射本品。在血液透析中预防血凝块形成,每次血透开始时应从动脉端给予单一剂量低分子肝素钙。皮下注射时通常的注射部位是腹壁前外侧,左右交替。针头应垂直而不是斜着进入捏起的皮肤皱折。应用拇指和食指捏住皮肤皱折直到注射完成。

2)用量

①治疗深部静脉血栓形成:可依据患者的体重范围,按 0.1ml/10kg 的剂量每 12 小时注射一次。对体重大于 100kg 或低于 40kg 的患者,估计用量比较困难,可能出现低分子肝素用量不足或出血症状,对这些患者应当加强临床观察。低分子肝素的使用时间不应超过 10 天。应用本品治疗过程中应监测血小板计数。

②血透时预防血凝块形成:应考虑患者情况和血透技术条件选用最佳剂量,每次血透开始时应从动脉端给予单一剂量低分子肝素钙 4 100AXaIU 或遵医嘱。有出血危险的患者血透时,低分子肝素钙的用量可以是推荐剂量的一半。若血透时间超过 4 小时,血透时可再给予小剂量低分子肝素钙,随后血透所用剂量应根据初次血透观察到的效果进行调整。

3)药学监护

【不良反应监护】

可有不同部位的出血表现,多发生于有其他危险因素的患者。偶有血小板减少症、血栓形成报道。肝素和低分子量肝素治疗时,极少数患者出现皮肤坏死,一般发生在注射部位,其先兆表现为紫癜、浸润或疼痛性红斑,有或没有临床症状。如出现皮肤坏死应立即停药。偶有注射部位小血肿,偶有坚硬的小结出现,但不表示肝素的包囊形成,这些小结通常几天后消失。停药后可恢复的嗜酸性粒细胞增多。全身性过敏反应,包括血管神经性水肿。一过性转氨酶增高。极个别病例有阴茎异常勃起和与肝素诱导的醛固酮抑制有关的可逆性高钾血症,特别是在高危患者中出现。

【注意事项及用药教育】

①下列情况应小心应用：肝衰竭，肾衰竭（严重肾衰竭应考虑减少剂量），严重的动脉性高血压，有消化性溃疡或其他容易出血的器官病变病史，脉络膜视网膜血管病变，颅脑手术、脊柱手术、眼部手术术后。

②肝素可以抑制醛固酮肾上腺的分泌，导致高钾血症，特别是在血钾水平较高的患者或有增高血钾危险的患者，如糖尿病、慢性肾衰竭、代谢性酸中毒和服用可能增高血钾水平的药物（如 ACEI、NSAID），治疗期间可能增加高钾血症的危险，但通常是可逆性的，对有高钾危险性患者应监测血钾。

③药物过量：皮下和静脉注射过量的主要临床征象为出血，应检查血小板计数和其他凝血指标，轻度出血时应减量或推迟应用，一般不需特别治疗。严重病例可注射盐酸鱼精蛋白或硫酸鱼精蛋白中和本品，1 单位盐酸鱼精蛋白中和 1.6 抗 Xa 因子国际单位的低分子肝素钙。

④低分子肝素钙治疗期间应定期监测血小板计数。偶有合并血小板减少症严重病例，并伴有（或没有）动静脉血栓栓塞，此时应停药。下列情况出现时可考虑诊断：血小板计数明显降低，是正常值的 30%~50%；治疗期间血栓形成恶化；治疗期间血栓形成或出现弥散性血管内凝血；这些作用与药物的免疫原性有关。如果是首次治疗，多出现在疗程的第 5~21 天，如果患者有与肝素有关的血小板减少症病史，出现的时间可能提前。如果患者有与肝素有关的血小板减少症病史，但又必须行肝素治疗，可考虑应用低分子肝素钙，此时应进行严密临床观察和至少每天一次血小板监测，如果出现血小板减少症，应立即停药。如果应用肝素（普通肝素或低分子肝素）时出现血小板减少症，仍需要肝素治疗时，可考虑应用其他的低分子肝素制剂，此时应至少每天监测并尽早停药。

2. 凝血因子类

(1) 人凝血酶原复合物：临床用于预防和治疗因凝血因子 Ⅱ、Ⅶ、Ⅸ、Ⅹ 缺乏导致的出血，如血友病 B、严重肝病及弥散性血管内凝血（DIC）等；用于逆转抗凝药，如双香豆素类及茚满二酮等诱导的出血；预防和治疗已产生因子Ⅷ抑制性抗体的血友病 A 患者。

1) 用法：①用前应先将本品和灭菌注射用水或 5% 葡萄糖注射液预温至 20~25℃，按瓶签标示量注入预温的灭菌注射用水或 5% 葡萄糖注射液，轻轻转动直至本品完全溶解（注意勿使产生很多泡沫）。②可用 0.9% 氯化钠注射液或 5% 葡萄糖注射液稀释成 50~100ml，然后用带有滤网装置的输血器进行静脉滴注。滴注速度开始要缓慢，15 分钟后稍加快滴注速度，一般每瓶 200 血浆当量单位（PE）在 30~60 分钟滴毕。③静脉滴注时，医师要随时注意使用情况，若发现弥散性血管内凝血或血栓的临床症状和体征，要立即终止使用，并用肝素拮抗。

2) 用量：静脉滴注，根据患者体重、出血类型及需要提高的凝血因子血浆浓度而定其用量。一般每千克体重输注 10~20PE，以后凝血因子Ⅶ缺乏者每隔 6~8 小时，凝血因子Ⅸ缺乏者每隔 24 小时，凝血因子Ⅱ和凝血因子Ⅹ缺乏者，每隔 24~48 小时，可减少或酌情减少剂量输用，一般 2~3 日。在出血量较大或大手术时可根据病情适当增加剂量。凝血酶原时间延长患者如拟做脾切除者要先于手术前用药，术中和术后根据病情决定。

3）药学监护

【不良反应监护】

少数患者会出现面部潮红、眼睑水肿、皮疹及呼吸急促等过敏反应,严重者甚至血压下降或过敏性休克;偶可伴发血栓形成;快速滴注可出现发热、寒战、头痛、潮红、恶心、呕吐及气短;A、B 或 AB 血型患者大量输注时,偶可发生溶血。

【注意事项及用药教育】

①除肝病出血患者外,一般在用药前应确诊患者是缺乏凝血因子Ⅱ、凝血因子Ⅶ、凝血因子Ⅸ、凝血因子Ⅹ方能对症下药。

②婴幼儿易发生血栓性并发症,应慎用。

③用药期间应定期进行活化部分凝血活酶时间、纤维蛋白原、血小板及凝血酶原时间监测,以早期发现弥散性血管内凝血等并发症。

④血友病 B 用药期间应检测凝血因子Ⅸ血浆浓度,并据此调整用量。

⑤近期接受外科手术者应权衡利弊,斟酌使用。

⑥肝脏疾病者应权衡利弊,斟酌使用。

(2) 人纤维蛋白原:临床用于先天性纤维蛋白原减少或缺乏症。获得性纤维蛋白原减少症:严重肝脏损伤、肝硬化、弥散性血管内凝血、产后大出血、因大手术(外伤或内出血等)引起的纤维蛋白原缺乏而造成的凝血障碍。

1）用法:使用前先将本品及灭菌注射用水预温至 30~37℃,然后按瓶签标示量注入预温的灭菌注射用水,置 30~37℃水浴中,轻轻摇动使制品全部溶解(切忌剧烈振摇以免蛋白变性)。用带有滤网装置的输液器进行静脉滴注。滴注速度一般以每分钟 60 滴左右为宜。

2）用量:应根据病情及临床检验结果决定,一般首次给药 1~2g,如需要可遵照医嘱继续给药。

3）药学监护

【不良反应监护】

少数过敏体质患者会出现变态反应,如出现皮疹、发热等严重反应者应采取应急处理措施。

【注意事项及用药教育】

①本品专供静脉输注。

②本品溶解后为澄清略带乳光的溶液,允许有少量细小的蛋白颗粒存在,为此用于输注的输血器应带有滤网装置,但如发现有大量或大块不溶物时,不可使用。

③在寒冷季节溶解本品或制品刚从冷处取出温度较低的情况下,应特别注意先使制品和溶解液的温度升高到 30~37℃,然后进行溶解,温度过低往往会造成溶解困难并导致蛋白变性。

④本品一旦溶解应尽快使用(2 小时内滴注完毕)。

3. 抗纤溶药

(1)氨基己酸:用于预防及治疗纤维蛋白溶解亢进引起的各种出血。

1）用法用量:①口服,青少年,一次 2g,一日 3~4 次,依病情用 7~10 日或更久;儿童,一次 0.1g/kg,一日 3~4 次。②静脉滴注,本品在体内的有效抑制纤维蛋白溶解的浓度至少为 130μg/ml。对外科手术出血或内科大量出血者,迅速止血,要求迅速达到上述血液浓度。初量 4~6g 溶于 100ml 氯化钠注射液或 5%~10% 葡萄糖溶液中,于 15~30 分钟滴完。持续剂量为每小时 1g,可滴注也可口服。

2)药学监护

【不良反应监护】

常见恶心、呕吐和腹泻;其次为眩晕、瘙痒、头晕、耳鸣、全身不适、鼻塞、皮疹等。当一日剂量超过 16g 时,尤易发生。快速静脉滴注可出现低血压、心律失常,少数人可发生惊厥及心脏或肝脏损害。大剂量或疗程超过 4 周可产生肌痛、软弱、疲劳、肌红蛋白尿,甚至肾衰竭等,停药后可缓解恢复。

【注意事项及用药教育】

①本品排泄快,需持续给药,否则难以维持稳定的有效血药浓度。

②对凝血功能异常引起的出血疗效差;对严重出血、伤口大量出血及癌肿出血等无止血作用。

③本品不能阻止小动脉出血,术中有活动性动脉出血,仍需结扎止血。

④本品静脉注射过快可引起明显血压降低、心律失常。

⑤尿道手术后出血的患者慎用。本品从尿排泄快,尿中浓度高,能抑制尿激酶的纤溶作用,可形成血凝块,阻塞尿路。因此,泌尿科术后有血尿的患者慎用。

⑥心、肝、肾功能损害者慎用。

(2)氨甲环酸:用于急性或慢性、局限性或全身性原发性纤维蛋白溶解亢进所致的各种出血。

1)用法用量:口服,一次 1~1.5g,一日 2~6g。静脉注射或静脉滴注,一次 0.25~0.5g,一日 0.75~2g。以葡萄糖注射液或氯化钠注射液稀释后使用。儿童按年龄适当调整。

2)药学监护

【不良反应监护】

偶有药物过量所致颅内血栓形成和出血;尚有腹泻、恶心及呕吐;较少见经期不适;注射后少见视物模糊、头痛、头晕、疲乏等。

【注意事项及用药教育】

①以下情况慎用,如血友病或肾盂实质病变发生大量血尿时,心功能损害者,肝、肾功能损害者和妊娠及哺乳期妇女。

②本品与其他凝血因子(如凝血因子Ⅸ)等合用,应警惕血栓形成。一般认为在凝血因子使用后 8 小时再用本品较为妥当。

③弥散性血管内凝血所致的继发性纤溶性出血,应在肝素化的基础上应用本品。

④前列腺手术出血时,用量应减少。

⑤长时间用本品,应做眼科检查监护(例如视力测验、视觉、视野和眼底)。

⑥蛛网膜下腔出血和颅内动脉瘤出血应用本品止血时优于其他抗纤溶药,但必须注意并发脑水肿或脑梗死的危险性,对于重症有手术指征患者,本品仅可作为辅助用药。

(3)氨甲苯酸:用于纤维蛋白溶解过程亢进所致出血,如肺、肝、胰、前列腺、甲状腺、肾上腺等手术时的异常出血,妇产科和产后出血及肺结核咯血或痰中带血、血尿、前列腺肥大出血、上消化道出血等。此外,尚可用于由链激酶或尿激酶过量所引起的出血。

1）用法用量：①口服，青少年，一次 0.25~0.5g，一日 3 次，一日最大剂量为 2g；5 岁以下儿童，一次 0.1~0.125g，一日 2~3 次。②静脉注射，成人，一次 0.1~0.3g，用 5% 葡萄糖注射液或氯化钠注射液 10~20ml 稀释后缓慢注射，一日最大用量 0.6g。新生儿，一次 0.02~0.03g；5 岁以下儿童，一次 0.05~0.1g。

2）药学监护。

【不良反应监护】

常见腹泻、恶心、呕吐；偶见用药过量导致血栓形成。

【注意事项】

①本品用量过大可促进血栓形成，对有血栓形成倾向者、心肌梗死者慎用。

②肾功能不全者、肾盂实质性病变发生大量血尿者、血友病者慎用。

③本品对一般慢性渗血效果较显著，但对癌症出血以及创伤出血者无止血作用。

（张顺国　蒋樾廉　于丽婷）

第十节　新生儿专业临床药师服务技能要求

一、培养目标

掌握新生儿科相关药物治疗方案设计与评估、药品使用风险评估和药学监护等临床药师专业知识与技能，培养在本专科深入开展临床药学服务的能力，包括为患儿家属提供用药教育与咨询服务的能力，具备开设新生儿药学专科门诊、参与疑难复杂病例会诊的能力。

1. 熟悉新生儿专业常见疾病的病因、发病机制、临床表现、诊断要点、治疗原则和治疗方法。

2. 能够熟练阅读和分析新生儿专业疾病相关的实验室检查、病理学检查、影像学检查和功能试验等辅助检查报告。

3. 掌握新生儿科常用药品的相关知识，能够对新生儿科常见疾病药物治疗方案进行分析、评价及优化，能够制订药物治疗监护计划。

4. 掌握新生儿专业常见疾病药学服务工作能力，包括：药物治疗效果评估、药物治疗风险评估、药学查房及问诊、药学监护计划建立、用药教育/指导、药物咨询、治疗药物重整、药学干预等。

5. 具备参与新生儿专业常见疾病住院患者会诊的能力，具备为接受复杂药物治疗的患者提供药学监护的基本能力。

6. 掌握新生儿科需要开展治疗药物监测和基因检测的品种，熟练运用血药浓度监测及基因检测结果制订个体化给药方案。

7. 掌握不同生理、病理状态下新生儿科药物选择及治疗方案优化调整的方法。

8. 掌握新生儿科门诊慢病药物治疗依从性评估、用药管理和随访方法。具备独立开展新生儿专科药学门诊服务的能力。

二、培养大纲

1. 熟悉新生儿生长发育特点。

2. 熟悉新生儿常见疾病病因、发病机制、病理生理。

3. 熟悉新生儿科常见疾病的诊疗原则。

4. 了解下列诊疗方法和技术在新生儿科疾病诊疗中的意义。

(1)体格检查。

(2)血液常规、生化检查。

(3)动脉血气分析。

(4)痰涂片检查、微生物培养及药敏。

(5)胸部 X 线、CT 检查。

5. 熟悉下列常见症状、体征在新生儿科疾病诊疗中的意义。

(1)发热、低体温。

(2)呼吸困难。

(3)青紫。

(4)喉喘鸣。

(5)呕吐。

(6)腹胀、腹水。

(7)呕血、便血。

(8)血尿。

(9)水肿。

(10)惊厥。

(11)反应低下。

(12)啼哭。

6. 熟悉新生儿科疾病相关的实验室检查结果,对结果具有分析和应用能力。

(1)血液常规及各项生化、免疫学等检查。

(2)尿液常规、尿量及微量蛋白等检查。

(3)大便常规、隐血试验。

(4)脑脊液常规、生化、免疫学检查。

(5)细菌和真菌的涂片、培养及药敏试验。

(6)血气分析、血糖、电解质检测。

(7)病毒、支原体、衣原体、螺旋体等微生物学检查。

7. 应掌握以下主要病种。

(1)新生儿肺炎。

(2)新生儿呼吸窘迫综合征。

(3)新生儿高胆红素血症。

(4)新生儿败血症。

(5)新生儿化脓性脑膜炎。

三、培养内容

(一)新生儿高胆红素血症

1. 一般治疗　新生儿高胆红素血症的治疗目的主要是降低血清胆红素水平,预防重度高胆红素血症和胆红素脑病的发生。光疗是最常用的有效又安全的方法。换血疗法可以换出血液中的胆红素、抗体及致敏红细胞，一般用于光疗失败、溶血症或已出现早期胆红脑病临床表现者。另外，还可以用药物来减少胆红素的产生，加速胆红素的排泄或抑制胆红素的肝肠循环。

2. 药物治疗

(1)减少胆红素产生：通过减少胆红素生成的药物阻断溶血过程，减少胆红素生成。

1)药物选择：使用 IVIG。

2)用法用量：确诊新生儿溶血病者可使用 IVIG，0.5~1.0g/kg 于 2~4 小时静脉持续输注。必要时可 12 小时后重复使用 1 剂。也可一次大剂量疗法，1.0g/kg，于 6~8 小时内持续静脉滴注，必要时可 24 小时重复使用 1 剂。

3)药学监护

【不良反应监护】

①输注时会一过性地出现头痛、恶心、发热、皮疹、颜面潮红、腹泻、局部水肿等不良反应。②偶见变态反应(荨麻疹、喉头水肿等)严重者可见过敏性休克。③大剂量或给药速度过快，可见头痛、心悸、恶心和暂时性体温升高。

【注意事项】

①采用严格的无菌操作，按规定量加入配套灭菌注射用水，轻轻旋摇(避免出现大量泡沫)使其完全溶解。②使用时，用带有滤网的输液器进行静脉滴注。③首次使用本品开始要慢，开始静脉滴注速度为 1.0ml/min(约 20 滴 /min)，持续 15 分钟后若无不良反应，可逐步加快速度，最快滴注速度不得超过 3.0ml/min(约 60 滴 /min)。在输注的全过程定期观察患者的一般情况和生命体征，必要时减慢或暂停输注。④应单独静脉输注，不得与其他药物混合使用，如果需要可以使用 5% 葡萄糖注射液输注。⑤溶解后应为澄清液体，如有浑浊、沉淀、异物或瓶子裂纹、过期失效，不可使用。溶解后应一次输注完毕，不得分次或给第二人输用。⑥有严重酸碱代谢紊乱的患者应慎用。

(2)减少游离的未结合胆红素：游离的未结合胆红素升高是导致胆红素脑病的主要因素，白蛋白可结合血清中未结合的胆红素，使之不能透过血脑屏障，减少胆红素脑病的发生。

1)药物选择：白蛋白，1g 白蛋白可联结胆红素 145mmol/L。当血清胆红素接近换血值，且白蛋白水平<25g/L 的新生儿，可给予白蛋白。白蛋白主要适用于早期新生儿，尤其早产儿或重度黄疸儿，不推荐在换血前常规应用白蛋白。若白蛋白水平正常，则没有必要额外补充白蛋白。

2)用法用量：1g/kg，加 5% 葡萄糖 10~20ml 静脉滴注。

3)药学监护

【不良反应监护】

①偶尔会出现寒战、发热、颜面潮红、皮疹、恶心、呕吐等症状；②快速输注可引起血管超负荷导致肺水肿；③偶有过敏反应。

【注意事项】

①输注时若呈现浑浊、沉淀、异物或瓶子有裂纹、瓶盖松动、过期失效等情况不可使用。②安瓿瓶开启后，应一次输注完毕，不得分次或给第二人输用。③白蛋白一般采用静脉滴注或静脉推注，为防止大量注射时机体组织脱水，可采用 5% 葡萄糖注射液或氯

化钠注射液适当稀释作静脉滴注,不宜用灭菌注射用水稀释。血容量低或正常的患者输注时应为 1ml/min。④使用时需用输液泵控制白蛋白的用量与滴速,一般采用先慢后快,必要时在使用前先检查患儿的心、肾功能,如有不适立即停用。⑤有明显脱水者应同时补液。⑥输注白蛋白结合游离胆红素,使结合胆红素比例增高,光疗时注意青铜症发生。⑦ 2~8℃贮存和运输,在运输及贮存过程中严禁冻结。

(3)降低肠肝循环:益生菌可通过参与胆汁代谢减少胆红素肝肠循环,促进胆红素的转化和排泄,在综合治疗的基础上,辅助治疗可降低胆红素浓度,尤其在母乳性黄疸,可缩短黄疸持续时间。常用药物有枯草杆菌二联活菌颗粒、双歧杆菌三联活菌散 / 胶囊、布拉氏酵母菌散等。

1)药物选择及用法用量:①枯草杆菌二联活菌颗粒(1g),2 岁以下儿童,一次 1g,一日 1~2 次。②双歧杆菌三联活菌散(1g)/ 胶囊(210mg),散剂,1 岁以下儿童,一次半包,一日 3 次;胶囊,1 岁以下儿童,一次 105mg,一日 2~3 次。③布拉氏酵母菌散,3 岁以下儿童,每次 1 袋,每日 1 次。

2)药学监护

【不良反应监护】

①枯草杆菌二联活菌颗粒:罕见腹泻次数增加,停药后可恢复。②双歧杆菌三联活菌散 / 胶囊:未发现明显不良反应。③布拉氏酵母菌散:偶见全身过敏反应、荨麻疹、顽固性便秘,罕见真菌血症、血管性水肿等。

【注意事项及用药教育】

枯草杆菌二联活菌颗粒:①可用水或牛奶冲服,冲服时不得超过 40℃。②<2 岁的婴幼儿,不宜直接服用,注意避免呛咳。③应避免与抗菌药物同服,若需同服,建议错开两药服用时间,最好 2~3 小时以上。

双歧杆菌三联活菌散 / 胶囊:①本品为活菌制剂,于 2~8℃避光保存,溶解时水温不宜超过 40℃。②应避免与抗菌药物同服,若需同服,建议错开两药服用时间,最好 2~3 小时以上。③婴幼儿可剥开胶囊倒出药粉溶于温热(约 40℃)牛奶中餐后半小时服用。

布拉氏酵母菌散:①本品可与抗菌药物一起服用。②可将小袋内容物倒入少量温水或甜味饮料中,混合均匀后服下,也可以与食物混合或倒入婴儿奶瓶中服用。③本品可在任何时候服用,但为取得速效,最好不在进食时服用。

(4)诱导肝酶增加胆红素的结合与排泄:酶诱导剂能诱导肝细胞微粒体 UGT 的生成,增加未结合胆红素与葡糖醛酸结合的能力,从而增加肝脏清除胆红素的功能。常用药物有苯巴比妥。

1)药物选择

苯巴比妥:具有诱导酶活性的作用而增强肝脏清除胆红素的能力,使血清胆红素水平下降。

2)用法用量:5~10mg/(kg·d),分 2~3 次服用,连服 4~5 天;或肌内注射 10mg/kg,每天 1 次,使用天数根据黄疸情况决定,一般需用 2~3 天开始生效。

3)药学监护

【不良反应监护】

①最常见不良反应为镇静,新生儿表现为嗜睡、反应差,但随着疗程的持续,其镇静作

用逐渐变得不明显。②可能出现肝炎和肝功能紊乱。③大剂量时可产生眼球震颤、共济失调和严重的呼吸抑制。④可有过敏性皮疹、环形红斑，眼睑、口唇、面部水肿，严重者发生剥脱性皮炎。

【注意事项】

①新生儿用本品可发生低凝血酶原血症及出血，可给予维生素 K 防治。②长期用药可出现药物依赖，停药需逐渐减量，以免引起撤药症状。③与皮质激素、洋地黄类等药合用时，可降低这些药物的效应。④肝功能不全者慎用或者用量从小剂量开始。用药期间需监测肝功和血凝时间。⑤可引起反常的兴奋，应予以关注。

3. 中医治疗　中医称新生儿黄疸为"胎黄"，临床上表现为皮肤明黄、舌质红、苔黄，属高间接胆红素血症。

（1）药物选择及用法用量

1）茵栀黄：茵栀黄剂型有颗粒剂、口服液，还有注射剂。与退黄有关的成分主要是茵陈，主要适用于大便较秘结、肝胆湿热且热更重的新生儿黄疸。用法用量：①茵栀黄口服液，口服，1 支 /d(10ml/ 支)，分 2~3 次服用，疗程 5~7 天。②茵栀黄颗粒，口服，1 包 /d(3g/包)，分 2~3 次服用，疗程 5~7 天。

2）清肝利胆口服液：主要适用于食欲缺乏、大便较溏烂等消化道症状明显、肝胆湿热且湿重的新生儿黄疸。用法用量：口服，3~5ml/ 次，2~3 次 /d，疗程 5~7 天。

（2）药学监护

【不良反应监护】

①茵栀黄：有腹泻、呕吐和皮疹等不良反应报道。②清肝利胆口服液：恶心、呕吐、一过性皮疹、大便次数增多，停药后消失。

【注意事项及用药教育】

茵栀黄：①建议服药期间观察患儿的大便次数及性状，大便次数增加 >5 次 /d，减量或停药。②若出现水样便或血便，立即停药，到医疗机构进一步诊疗。③目前茵栀黄口服制剂与 G-6-PD 缺乏的患儿发生溶血的个例尚无明确的结论，有待进一步研究，建议 G-6-PD 缺乏者谨慎使用。

清肝利胆口服液：清肝利胆口服液能促进黄疸的减退，但临床研究证据级别为低质量。

4. 预防　新生儿黄疸防止宗旨是减少重症高胆和防止胆红素脑病，而严重高胆红素血症是可以预防的，具体可从以下方面进行。①生后检测胆红素：后 24 小时内测 TSB 或TCB，达到光疗标准者及时给予干预。②促进母乳喂养：生后早期母乳喂养不足，可通过增加胆红素的肠肝循环而使黄疸加重，所以促进母乳的喂养，可以降低肠肝循环。③出院前评估：包括高危因素(生后 24 小时内出现黄疸、合并有同组免疫性溶血病或 G-6-PD 缺乏、胎龄 37 周以下的早产儿、头颅血中或皮肤明显瘀斑、单纯母乳喂养且母乳喂养不当导致体重丢失过多等)的评估和胆红素水平的评估。出院前胆红素高，可延长住院。④出院后随访。⑤出院前对家长宣教。⑥重视家庭访视。

（二）新生儿静脉营养

静脉营养应满足不能完全耐受肠内喂养新生儿对液体、能量、蛋白质、碳水化合物、脂肪、维生素和矿物质等营养物质的需求。

1. 新生儿静脉营养的需求

(1)液体量:因人而异,需根据不同临床条件(光疗、暖箱、呼吸机等)调整见表 3-10-1,总液体建议用输液泵在 20~24 小时内均匀输入。

表 3-10-1　新生儿不同日龄每天液体需要量　　　单位:ml/(kg·d)

	第 1 天	第 2 天	第 3~6 天	≥7 天
足月儿	40~60	50~70	60~140	140~160
>1 500g	60~80	80~120	100~160	140~160
1 000~1 500g	70~100	90~120	110~180	140~160
<1 000g	80~120	100~140	120~180	140~160

(2)能量:为满足新生儿生长发育所需,应保证足够的能量摄入。推荐摄入量:足月儿 70~90kcal/(kg·d),极低出生体重早产儿(<1 500g,VLBW)80~100kcal/(kg·d),超低出生体重早产儿(<1 000g,ELBW)105~115kcal/(kg·d),欧洲儿童胃肠、肝病和营养学会(ESPGHAN)推荐 VLBW 早产儿 90~120kcal/(kg·d)。早产儿生后首日至少应给予 45~55kcal/(kg·d)保障最低能量需求,重症患儿稳定期能量需求应为推荐摄入量的 1.3 倍,伴支气管肺发育不良的长期机械通气患儿能量需求应在推荐摄入量基础上增加 25%~30%。

(3)蛋白质:供给蛋白质的最终目标是达到胎儿宫内的蛋白质增长速率,需要量为 ELBW 早产儿 3.5~4.0g/(kg·d),VLBW 早产儿 3.0~3.5g/(kg·d),足月儿 2.5~3.0g/(kg·d)。输注应使用小儿专用的氨基酸制剂,生后 24 小时内即可应用,初始剂量至少 1.5g/(kg·d)开始,以 0.5~1.0g/(kg·d)速率增加至需要量。极不稳定的早产儿、正在使用吲哚美辛或布洛芬治疗动脉导管未闭(PDA)的患儿、外科手术和休克所致肾功能不全的患儿,可能需要比较缓慢地增加速率。国内有小儿复方氨基酸(18AA)注射液、小儿复方氨基酸(19AA)注射液等可供选择,不同的氨基酸含量及组成,应注意药品说明书。

(4)葡萄糖:葡萄糖供给可开始于出生后几分钟内,以维持葡萄糖的体内平衡,合适大多数新生儿的起始输注速率为 4~7mg/(kg·min)[10% GS 70~100ml/(kg·d)],ESPGHAN 推荐的输注速率早产儿为 4~12mg/(kg·min),足月儿为 2.5~12mg/(kg·min),更高的输注速率可能超过葡萄糖的氧化能力,从而促进脂肪合成,增加氧耗。维持血糖在 50~150mg/dl(2.8~8.3mmol/L)是合理的目标范围,如发生高血糖应降低输注速率,若输注速率低至 4mg/(kg·min)血糖仍超过 10mmol/L,可用胰岛素。临床上常选择 10% 葡萄糖注射液或 5% 葡萄糖注射液与 50% 葡萄糖注射液配比使用,利于在葡萄糖供给与液体量控制之间找到平衡。

(5)脂肪:脂肪乳剂需要提供必需脂肪酸,维持长链多不饱和脂肪酸水平并减少脂质过氧化。脂肪乳剂在生后 24 小时内即可应用,推荐剂量从至少 1g/(kg·d)开始,然后按 0.5~1g/(kg·d)的速度增加,直至 3.0~3.5g/(kg·d),最大 4g/(kg·d)。目前市场上主要有长链脂肪乳剂、中/长链脂肪乳剂、结构脂肪乳剂和多种油复合的脂肪乳剂,ESPGHAN 推荐选用 20% 脂肪乳剂,含或不含鱼油的多种油复合脂肪乳剂,如多种油脂肪乳注射液(100ml/瓶)作为首选,次选中/长链脂肪乳注射液,而含纯大豆油的长链脂肪乳剂与纯鱼油脂肪乳剂不推荐应用。VLBW 早产儿的脂肪不耐受可表现为高甘油三酯血症和高血糖,从而需要比较缓慢地增加速率或暂停脂肪输注,ESPGHAN 推荐血浆甘油三酯超过 3mmol/L 应考虑减少脂肪乳用量,中国新生儿营养支持临床应用指南建议血浆甘油三酯超过 2.26mmol/L 或间接胆红素超过 170μmol/L 时应考虑减少脂肪乳用量、血浆甘油三酯超过 3.4mmol/L 应暂停使用脂肪乳剂。

(6)矿物质:电解质每天供应根据生理需要量和临床情况综合考虑,见表 3-10-2,钙磷因需要量大而溶解度有限较难平衡,摄入不足可引起骨骼矿化不足,因此,应严密监测。生后 3 天内除有低血钾证据外,原则上不予补钾。钙与磷建议选用有机钙和有机磷,如 10% 葡萄糖酸钙注射液、甘油磷酸钠注射液;钠、钾常用 10% 氯化钠注射液、10% 氯化钾注射液;镁常用 25% 硫酸镁注射液。

表 3-10-2　静脉营养期间新生儿每日所需电解质推荐量　单位:mmol/(kg·d)

电解质	中国新生儿营养指南		ESPGHAN	
	早产儿	足月儿	早产儿	足月儿
钠	2.0~3.0	2.0~3.0	3.0~5.0	2.0~3.0
钾	1.0~2.0	1.0~2.0	1.0~5.0	1.5~3.0
钙	0.6~0.8	0.5~0.6	0.8~3.5	0.8~1.5
磷	1.0~1.2	1.2~1.3	1.0~3.5	0.7~1.3
镁	0.3~0.4	0.4~0.5	0.1~0.3	0.1~0.2

(7)维生素:新生儿静脉营养需补充 13 种维生素,包括 9 种水溶性维生素和 4 种脂溶性维生素,见表 3-10-3。常用:注射用水溶性维生素(复方)没儿童专用剂型,建议选用说明书适应证或用法用量中包含新生儿信息的品种;注射用脂溶性维生素选择专供 11 岁以下儿童使用的注射用脂溶性维生素(Ⅰ)。

表 3-10-3　静脉营养期间新生儿每日所需维生素推荐量

维生素	中国新生儿营养指南	ESPGHAN	
	新生儿	早产儿	足月儿
水溶性			
维生素 C/(mg/kg)	15~25	15~25	15~25
维生素 B_1/(mg/kg)	0.35~0.5	0.35~0.5	0.35~0.5
维生素 B_2/(mg/kg)	0.15~0.2	0.15~0.2	0.15~0.2
烟酸 /(mg/kg)	4.0~6.8	4.0~6.8	4.0~6.8
维生素 B_6/(mg/kg)	0.15~0.2	0.15~0.2	0.15~0.2
叶酸 /(μg/kg)	56	56	56
维生素 B_{12}/(mg/kg)	0.3	0.3	0.3

维生素	中国新生儿营养指南	ESPGHAN	
	新生儿	早产儿	足月儿
泛酸 /(mg/kg)	1.0~2.0	2.5	2.5
生物素 /(µg/kg)	5.0~8.0	5.0~8.0	5.0~8.0
脂溶性			
维生素 A/(µg/kg)	150~300	227~455	150~300
维生素 D/(µg/kg)	0.8	2~10	1~4
维生素 K/(µg/kg)	10	10	10
维生素 E/(mg/kg)	2.8~3.5	2.8~3.5	2.8~3.5

（8）微量元素：长期静脉营养易发生微量元素缺乏，需补充见表 3-10-4。临床上建议选择专供婴幼儿使用的多种微量元素注射液，是否专供婴幼儿使用不能从通用名区分，应以说明书为准，若无婴幼儿专用制剂供应，可选成人用多种微量元素注射液，但应仔细分析各元素含量，折算出适合新生儿的用量。

表 3-10-4　静脉营养期间新生儿每日所需微量元素推荐量　　单位：µg/(kg·d)

微量元素	中国新生儿营养指南		ESPGHAN	
	早产儿	足月儿	早产儿	0~3 月龄
锌	400~450	250	400~500	250
铜	20	20	40	20
硒	2.0~3.0	2.0~3.0	7.0	2.0~3.0
锰	1.0	1.0	1.0	1.0
钼	1.0	0.25	1.0	0.25
碘	1.0	1.0	1.0~10.0	1.0
铁	200	50~100	200~250	50~100

2. 静脉营养的配置

（1）全合一：全合一指的是脂肪乳剂、氨基酸、葡萄糖、维生素、电解质和微量元素等各种营养素在无菌条件下混合于一个容器中经静脉途径输注。全合一的优点是易管理，减少相关并发症，有利于各营养素的利用并节省费用，缺点是混合后不能临时改变配方。

全合一需要在静脉配置中心内，严格按无菌操作技术进行以下步骤：①将磷酸盐加入氨基酸或高浓度葡萄糖中；②将电解质、微量元素加入葡萄糖或氨基酸中（不与磷酸盐加入同一稀释液中）；③将脂溶性维生素、水溶性维生素溶解后加入脂肪乳剂中，如医嘱不含脂肪乳，可用葡萄糖溶解；④先将步骤①配成的液体加入一次性静脉营养输液袋，再将步骤②配成的液体加入混合；⑤目视检查袋中无浑浊、异物、变色以及沉淀生成；⑥将脂肪乳剂加入袋中，不断轻摇使其混合均匀，尽可能排尽袋中空气，再次目视检查；⑦贴上成品标签，注明相关信息。营养液应避光保存，建议现配现用。

特别提醒：①全合一配置完毕后应常规留样，保存至患儿输注该混合液完毕后 24 小时；②电解质不宜直接加入脂肪乳剂，且一价阳离子电解质浓度不高于 150mmol/L，二价阳离子电解质浓度不高于 5mmol/L；③避免在静脉营养液中加入其他药物，如肝素等。

（2）多瓶输液：通常不推荐采用多瓶输液方式，除非无全合一配置条件或具有不适合全合一的特殊情况。

3. 静脉营养的给药方式　主要取决于新生儿营养需求量及预期的持续时间，还应考虑新生儿的个体情况（血管条件、凝血功能）等。

（1）周围静脉：适用于短期（<2 周）的患儿，液体渗透压不超过 900mOsm/L，葡萄糖浓度不超过 12.5%，注意无菌操作及尽可能选用最小规格输液管。

（2）中心静脉：适用于液体渗透压高或使用时间长等情况，包括外周静脉导入中心静脉置管、中心静脉导管和静脉导管（仅适用于初生婴儿），注意由接受过专业培训的医务人员严格按照标准操作进行置管与护理。

4. 静脉营养的药学监护　新生儿静脉营养医嘱审核：新生儿营养审核涉及较多细节，建议借助医嘱审核软件，设计一套完整的静脉营养审核规则，针对不同问题进行不同级别的警示，如提示医生注意、提示药师审核，甚至可令医嘱无法保存等。医嘱审核软件可警示的内容包括但不限于：存在禁忌证，存在配伍禁忌，液体量、氨基酸、糖、脂肪乳等用量或热氮比、糖脂比超设置范围，离子浓度特别常见二价离子浓度超过上限等。若无审核软件，设计良好的 Excel 营养计算表格也较常用。需注意当非全静脉营养时，审核还需综合考虑母乳、早产儿配方奶或母乳强化剂等其他能量摄入。

【不良反应监护】

①全身与给药部位：寒战、发热、脂肪超载综合征、注射部位疼痛、静脉炎；②胃肠系统：恶心、呕吐、食欲缺乏；③呼吸系统：发绀、呼吸困难；④神经系统：嗜睡；⑤免疫系统：皮疹、瘙痒、过敏性休克；⑥心血管系统：心悸、潮红、多汗；⑦血液及淋巴系统：代谢性酸中毒、凝血功能异常、白细胞和 / 或血小板减少、血脂异常、血糖异常；⑧肝胆系统：肝功能异常、胆汁淤积；⑨肾脏系统：肾功能异常。

【注意事项及用药教育】

（1）新生儿静脉营养监测主要是提醒管床医生，包括：①每日计算实际摄入量（液体、热卡、糖、氨基酸、脂肪乳等）；②适时关注症状体征变化（皮肤弹性、囟门、黄疸、水肿、肺部啰音等）；③定期复查实验室指标（血常规、电解质、肝肾功能、血浆甘油三酯、总胆固醇、血糖等）。

（2）对护士教育包括：①定期测量生长参数（身长、体重、头围、出入量等）；②输液部位监测（肤色、渗出、肿胀等）；③静脉导管监测（置管时长、是否堵塞、漏液等）。

【并发症可采取的措施】

（1）感染：导管感染仍是静脉营养的一个重要问题，主要发生在应用中心静脉时，发生率约为 15%，常见的病原体有凝固酶阴性葡萄球菌、金黄色葡萄球菌、白念珠菌等。导管感染一旦发生，应及时拔管，常规做血培养和导管末端培养，及时加用广谱抗菌药物，根据培养及临床结果调整抗菌方案。

（2）静脉营养相关肝病：静脉营养相关肝病在应用静脉营养的婴儿中发生率为 10%~40%，主要表现为胆汁淤积及肝功能损害，临床表现为黄疸和高直接胆红素血症。静脉营养相关肝病的高危因素包括静脉营养的持续时间、新生儿不成熟程度和延迟的肠内喂养，因此，防治原则是：尽早开始肠内喂养；积极预防和治疗肠道感染；选择适用于新生儿或早产儿的小儿专用氨基酸；限制豆基脂肪乳剂的摄入。目前不推荐常规应用熊去氧胆酸或苯巴比妥。

（三）新生儿呼吸窘迫综合征

该病应密切观察早产儿出生后应呼吸变化，一旦出现呼吸增快、呻吟，应先使用无创通气，并根据胸片和临床表现，考虑新生儿呼吸窘迫综合征（neonatal respiratory distress syndrome，RDS），即可早期使用肺表面活性物质的治疗。注意预防与纠正酸中毒、水电解质紊乱，避免并发症。常见并发症主要包括动脉导管未闭（patent ductus arteriosus，PDA）、肺动脉高压（pulmonary artery hypertension，PAH）等。

1. 支持治疗　RDS 因缺氧、高碳酸血症导致酸碱、水电解质、循环功能失衡，应予以及时纠正。液体量不宜过多，以免造成肺水肿，出生后第 1、2 天控制在 60~80ml/kg，第 3~5 天 80~100ml/kg；代谢性酸中毒可以给予 5% 碳酸氢钠，血压低可用多巴胺。

（1）药物选择及用法用量

1）5% 碳酸氢钠注射液：所需量（ml）=BE × kg × 0.5，先给半量，稀释 2~3 倍。

2）多巴胺注射液：3~10μg/（kg·min）。

（2）药学监护

【不良反应监护】

1）5% 碳酸氢钠注射液：①大剂量静脉滴注时可见心律失常、肌肉痉挛、异常疲倦虚弱等；②剂量偏大或存在肾功能不全可出现水肿、精神症状、抽搐、呼吸减慢等；③长期应用可引起尿频、尿急、持续性头痛、食欲缺乏、恶心呕吐等。

2）多巴胺注射液：①常见呼吸困难、心悸、心律失常等；②心跳缓慢、头痛、恶心呕吐少见；③可出现手足疼痛或手足发凉、局部坏死或坏疽、血压升高等。

【注意事项】

1）5% 碳酸氢钠注射液，①以下情况慎用：少尿、无尿；钠潴留合并水肿，如肾功能不全；原发性高血压；低血钙等；②与含钙药物、乳及乳制品合用，可致乳碱综合征。

2）多巴胺注射液：①选用粗大的静脉注射或滴注，以防药液外溢，如发生外溢可使用 5~10mg 酚妥拉明稀释溶液在注射部位作浸润；②使用前必须先纠正低血容量；③频繁的室性心律失常使用应谨慎；④静脉滴注过程中应注意控制每分钟滴速、静注的速度与时间需根据血压、心排出量、心律、心电图、尿量等调整；⑤肢端循环不良的患者，需严密监测，注意坏死或坏疽的可能性。

2. 药物治疗

（1）药物选择：肺表面活性物质（PS）是以磷脂和特异性蛋白质为主要成分的混合物质，分布于肺泡内表面，主要功能是降低肺表面张力。常用药物为猪肺磷脂注射液、注射用牛肺表面活性剂等。

（2）用法用量

1）治疗时机：早期给药是治疗成败的关键，早产儿出生后先严密观察呼吸变化，如出现呼吸困难、呻吟，先使用鼻塞持续气道正压（CPAP），然后根据病情选择性予以 PS 治疗。早期治疗一般指出生后 2 小时给药治疗。

2)给药剂量

①猪肺磷脂注射液:推荐剂量一次 100~200mg/kg,如果婴儿还需辅助通气和补充氧气,则可以每隔 12 小时再追加 100mg/kg(最大总剂量:300~400mg/kg)。首次使用 200mg/kg,在提高存活率方面更具有优势,且可以减少再次使用剂量。

②注射用牛肺表面活性剂:70mg/kg 出生体重,给药剂量应视患儿具体情况灵活掌握,首次给药范围可在 40~100mg/kg 出生体重,但目前首次最佳剂量尚无循证证据。

3)给药次数:根据病情严重程度和需要,确定给药次数,对轻症病例一般给 1 次即可,对重症患者需要多次给药。一般认为呼吸机参数吸入氧浓度(FiO_2)>0.4 或平均气道压(MAP)>8cmH$_2$O,需重复给药,一般最多给 4 次,给药间隔一般为 6~12 小时。

4)用药方法

①猪肺磷脂注射液:贮藏在 2~8℃冰箱里,开瓶即用,使用前将药瓶升温到 37℃,轻轻上下转动,勿振摇,使药液均匀。

②注射用牛肺表面活性剂:-10℃以下保存,每支加 2ml 灭菌用水,将药品复温到室温(可在室温放置 20 分钟或用手复温),轻轻振荡 10 分钟左右,勿用力摇动,避免产生过多泡沫,使成均匀混悬液。注意勿将混悬液中的小颗粒注入气管。以上两种药物在用药前给患儿吸痰,清理呼吸道,将 PS 经气管插管注入肺内,仰卧位给药,不需要多个体位。

(3)药学监护:参见表 3-10-5

【不良反应监护】

表 3-10-5　不良反应监护区别

药品名称	相同点	异同点
猪肺磷脂注射液	少见有心动过缓、低血压、低氧饱和度、暂时性的脑电图减弱,罕见肺出血。	新生儿休克、过敏性休克
注射用牛肺表面活性剂		一过性发绀、呛咳、呼吸暂停

【注意事项】

1)猪肺磷脂注射液:①保证婴儿的一般状态稳定,纠正酸中毒、低血压、贫血、低血糖和低体温;②出现气管插管被黏液阻塞、心动过缓等需要中断治疗并采取适当措施,等病情稳定后在适当监护下使用。

2)注射用牛肺表面活性剂:①给药前应用呼吸机的参数宜偏低,注意压力勿过高;给药后呼吸机的调节视病情而定,大致呼吸频率在 40~60 分钟,吸气时间 0.5 秒左右;②每次注入时间约为 10~15 秒,注入速度不要太快,以免药液呛出或堵塞气道,每次给药间隔加压给氧(40~60 次/min)1~2 分钟左右,注药全过程约 15 分钟;③注药过程中应密切监测患儿呼吸循环情况,给药后 4 小时内尽量不要吸痰;④给药后及时检查血气,调整呼吸机参数(压力、氧浓度),以免通气过度或血氧过高。

3. 并发症治疗

(1)动脉导管未闭(PDA):对于早产儿 PDA 的处理,何时或何种情况属于保守治疗、预防性治疗、对无症状者早期药物治疗及对有症状者的药物治疗和手术干预治疗等,仍不统一。该病的治疗包括限制液体量;因动脉导管开放依赖于前列腺素,通过 COX 抑制剂以抑制前列腺素的产生,使 PDA 关闭;对应用上述药物无效或者有药物禁忌,且有明显的血流动力学变化者,可考虑手术结扎。

1)药物选择:可选用非甾体抗炎药,对于早产儿在生后 6~24 小时,有出现血流动力学有意义 PDA 风险者,进行预防性治疗,常用吲哚美辛;对于无症状的早产儿 PDA,在生后 72 小时内进行早期治疗,常用吲哚美辛或布洛芬;对出生 72 小时后,有症状、血流动力学有意义的早产儿 PDA 进行治疗,常用布洛芬。

2)用法用量

布洛芬:口服或静脉用药,常用剂量在第一天 10mg/(kg·次),每天 1 次,第 2、3 天为 5mg/(kg·次)。口服混悬剂可应用于孕周(GA)<34 周且体重小于 1 500g 的新生儿。应注意布洛芬存在多种规格,临床在使用过程中应予以关注。

吲哚美辛:口服或静脉用药,对于出生后 48 小时的 PDA 治疗,首剂为 0.2mg/kg,第 2、3 剂为 0.1mg/kg;2~7 天者,分别为 0.2mg/kg、0.2mg/kg 和 0.2mg/kg;大于 7 天者,分别为 0.2mg/kg、0.25mg/kg 和 0.25mg/kg;上述间隔均为 12~24 小时。也可以较长时间治疗,0.2mg/(kg·次),每 24 小时一次,共 5~7 天。

3)药学监护

【不良反应监护】

布洛芬:①可见消化不良,如恶心、呕吐等,但症状较轻,停药消失,不停药也可耐受。②偶见消化性溃疡和消化道出血。③少见肝功能异常,主要表现为氨基转移酶升高。④少数患者用药后会出现下肢水肿。

吲哚美辛:①胃肠道:出现消化不良、恶心等症状,出现溃疡、胃出血等。②神经系统:出现头痛、失眠等,严重者可出现抽搐等。③肾:出现血尿、水肿、肾功能不全等。④各型皮疹,最严重的为大疱性多形红斑。⑤造血系统受到抑制出现再生障碍性贫血、血小板减少等。⑥过敏反应,血管神经性水肿等。

【注意事项及用药教育】

布洛芬:①用药期间如出现胃肠出血、肝肾功能损害、血常规异常以及过敏反应等,应立即停药;②不建议同时给予其他含有解热镇痛药品。

吲哚美辛:①吲哚美辛对胃肠、肺等出血倾向、肾功能影响较布洛芬大,更常用布洛芬。②普通片剂建议研碎溶解,喂奶后服用。③用药期间应监测血常规及肝、肾功能。④有以下情况者禁用:在使用前 24 小时内发生 Ⅲ 度以上新生儿脑室内出血(IVH);血肌酐水平 ≥1.5mg/dl;血小板计数 ≤60×10⁹/L;有出现倾向;达到需要换血标准的严重高胆红素血症。⑤可导致水钠潴留,心功能不全患儿慎用。

(2)新生儿肺动脉高压:该病治疗目的是降低肺血管阻力、维持体循环血压、纠正右向左分流和改善氧合。除原发疾病外,应给予支持治疗。

1)一般支持治疗:主要包括给予最佳环境温度和营养支持、避免应激刺激,必要时镇静和止痛等。

对确诊 PAH 的治疗原则:①保持最佳肺容量、用温和的通气,因人工呼吸机高通量气使动脉血二氧化碳分压降低而减少脑灌注,应该避免。②维持正常心功能。③纠正严重酸中毒,使 PAH 急性期血 pH>7.25,7.30~7.40 最佳,但应避免过度碱化血液。④肺血管扩张剂的应用。⑤体外膜肺(ECMO)的应用。

2)药物选择:该病主要使用血管扩张剂降低肺动脉压力,目前 NO 是足月或近足月儿的 PAH 的标准治疗手段；该治疗手段无效时，可选用药物治疗。可选择药物主要有磷酸二酯酶抑制剂 -5（PDE-5）西地那非、内皮素受体拮抗剂波生坦、磷酸二酯酶 -3（PDE-3）抑制剂米力农、吸入用前列环素等。

3）用法用量

①西地那非：口服制剂，常用口服每次 0.5~1.0mg/kg，每 6 小时一次。美国新生儿药物手册已经收录，是目前治疗新生儿 PAH 的常用药物，但新生儿使用西地那非的药动学及安全性还需进一步研究。

②波生坦：口服制剂，常用口服每次 1.0~2.0mg/kg，每天 2 次。尚无足够证据支持内皮素拮抗剂单独或辅助 iNO 治疗 PAH。

③米力农：静脉制剂，使用剂量为负荷量 50~75μg/kg，静脉滴注 30~60 分钟，即给予 0.5~0.75μg/（kg·min）维持，有体循环低血压时不用负荷量。对于 <30 周的早产儿，负荷量 135μg/kg 静脉滴注 3 小时，即给予 0.2μg/（kg·min）维持。尤其 PAH 伴左心功能不全，可选用米力农。

④伊洛前列素：常用伊洛前列素雾化吸入，1~2μg/kg，每 2~4 小时一次，吸入时间 10~15 分钟。

4）药学监护

【不良反应监护】

西地那非：①很常见如头痛。②常见的不良反应包括视觉异常、潮热、潮红、鼻充血、消化不良等。③少见包括超敏反应、嗜睡、畏光、眼球充血、心动过速、心悸、鼻出血、恶心、呕吐、皮疹、听力减退或散失等。④罕见的有癫痫发作、眼睛水肿、眼干、结膜充血、鼻水肿、易激惹等。

波生坦：①常见的不良反应为头疼、水肿 / 体液潴留、潮红等。②实验室异常：肝功能检查结果异常、胆红素升高、血红蛋白减少等。

米力农：①心血管系统有室性心律失常、室性异位搏动、室上性心动过速、低血压等。②其他不良反应有头痛、震颤、低血钾等。

伊洛前列素：①非常常见不良反应有出血事件、头痛、血管扩张、咳嗽、恶心、外周水肿等。②常见的不良反应有心动过速、心悸、低血压、呼吸困难、腹泻、头痛、皮疹、支气管痉挛等。

【注意事项】

西地那非：①禁止西地那非与硝酸酯类药物同时服用（无论后者是规律还是间断用药）。②同时服用西地那非和 α 受体拮抗剂可能会引起一些患者的低血压症状。接受 α 受体拮抗剂治疗已经达到稳定状态的患者，PDE5 抑制剂应从小剂量开始服用；③同时服用 CYP3A4 强抑制剂如红霉素，可能导致西地那非血药浓度上升 3~8 倍。

波生坦：①用药前存在既往肝脏损伤，即谷草转氨酶（GOT）和 / 或谷丙转氨酶（GPT）基线值超过正常值上限（ULN）3 倍，尤其总胆红素水平增加超过正常值上限 2 倍的患者，禁用本品。②治疗期间严格执行每个月监测肝功能以及治疗方案的重要性，转氨酶升高且伴有肝脏损伤的临床症状（如恶心、呕吐、发热、腹痛、黄疸或不寻常的嗜睡或疲劳）或胆红素水平升高超过正常值上限 2 倍时，必须停药且不得重新用药。肝酶升高通常出现在开始用药的前 26 周内，但也可能出现在治疗后期。③建议监测患者体液潴留的症状（体重增加)。患者需要接受利尿、体液管理,如并发失代偿性心力衰竭还需住院治疗。④建议在开始用药前、用药后的前 4 个月每个月检测一次、随后每 3 个月检测一次血红蛋白浓度。与本品相关的血红蛋白浓度降低不是进行性的,且可在用药 4~12 周后趋于稳定。

米力农:①用药期间应密切进行心电监护,监测心律、心律、血压,必要时调整剂量,如果血压过度减低,应减慢输液速度或停止输液。②合用强利尿剂时,可使左室充盈压过度下降,且易引起水,电解质失衡。此时应在监测血压、心律、临床症状的条件下谨慎应用。

依洛前列素:①当开始使用本品,应监测生命体征。在血压偏低的患者中应谨慎使用以避免血压进一步降低。收缩压低于 85mmHg 的患者不应使用伊洛前列素。②吸入依洛前列素有可能诱导支气管痉挛的危险,尤其是对于患有支气管高反应性的患者。③如果患者出现肺水肿体征,应考虑出现肺静脉闭塞性疾病的可能性,并应终止治疗。④肝功能异常患者和需要透析的肾衰竭患者对伊洛前列素的消除减少。在首次给药时应谨慎,推荐给药间隔 3~4 小时。⑤在缺乏相容性研究的前提下,此产品一定不能与其他药品混合。⑥吸入用依洛前列素溶液不应与皮肤和眼睛接触;应避免口服咽下吸入用依洛前列素溶液。在雾化治疗期间必须避免使用面罩,而应仅使用口含器来给药。

(四) 新生儿肺炎

新生儿感染性肺炎为新生儿常见病,在国内住院新生儿中占很大的比例,是引起新生儿死亡的重要原因。其感染可发生于宫内、分娩过程中和出生后,主要由细菌、病毒、支原体、衣原体、原虫等引起。临床症状不典型,易漏诊。临床上常采取一般治疗、对症治疗、抗感染治疗。

1. 一般治疗　保暖,保持适中的环境温度,根据病情选用不同方式供氧,定时翻身拍背、体位引流、及时吸痰等,保持呼吸道畅通。合理喂养,防止呛吸而加重病情。供给足够的体液和营养,保持水、电解质及酸碱平衡。

2. 对症治疗　针对新生儿肺部感染时常表现的呻吟、憋气、呼吸暂停,甚者发绀、呼吸衰竭,选用化痰药、支气管舒张剂及激素类进行雾化吸入,来保持呼吸道的畅通。雾化吸入可以将药物吸入肺部,增加了药物的局部浓度,减少了全身不良反应。

1)药物选择和用法用量

布地奈德混悬液(2ml：1mg):一次 0.25~0.5mg,一日 2 次,雾化。

吸入用乙酰半胱氨酸溶液(3ml):一次 1.5~3ml,每日 1 次,雾化。

2)药学监护

【不良反应监护】

布地奈德混悬液:①轻度喉部刺激、舌部和口腔刺激,咳嗽、口干、溃疡、声嘶、咽部疼痛不适;②头痛、头晕、恶心、腹泻、疲劳;③速发或迟发的过敏反应,如皮疹、接触性皮炎、荨麻疹、血管性水肿和支气管痉挛;④精神状况为紧张、不安;⑤罕见皮肤淤血、肾上腺功能减退和生长缓慢。

吸入用乙酰半胱氨酸溶液:①对呼吸道黏膜有刺激作用,故有时引起呛咳或支气管痉挛;②偶见恶心、呕吐,极少见皮疹;③偶可引起咯血。

【注意事项及用药教育】

①布地奈德为激素类药物,长期使用应定期测量身高;长期高剂量吸入布地奈德治

疗的患儿,可能在一段时间内处于肾上腺皮质功能不全的状况中,建议行血液学和肾上腺皮质功能的监测;布地奈德不适用于快速缓解支气管痉挛;哮喘加重或严重发作期间应给予全身性糖皮质激素;并避免与中枢性镇咳药同时使用,以免稀化的痰液堵塞气道。②吸入用乙酰半胱氨酸溶液雾化后及时吸痰;在治疗期间应密切观察病情,如有支气管痉挛发生,应立即终止用药。③雾化吸入用药教育:雾化前,选择适合于新生儿的雾化装置,药物摇匀、检查,确保在有效期内、颜色、性状都正常;雾化吸入制剂开瓶后立即使用;雾化前 30 分钟不应喂奶,并清理口腔,以免雾化时气流刺激引起呕吐。

雾化中,为保障药液充分达到肺部和支气管,雾化宜在安静或睡眠状态下进行;调整适宜的氧流量,观察出雾情况,注意勿将药液溅入眼内;雾化治疗中密切关注患儿生命体征及潜在的药物不良反应,若出现急剧频繁咳嗽及喘息加重,应及时停药,等恢复平稳后,再评估情况开始使用。

雾化后,用干净毛巾抹净口鼻部的雾珠,以防残留雾滴刺激口鼻皮肤引起皮肤过敏或受损;用棉球蘸水擦拭口腔,特别是使用激素类药物后,以减少口咽部的激素沉积,减少真菌感染等不良反应的发生;及时翻身拍背有助于使黏附于气管、支气管壁上的痰液脱落,保持呼吸道通畅;雾化吸入装置应该专人专用,避免交叉污染,每次使用后进行清洁并干燥存放以防受到污染后成为感染源,影响治疗。

3. **抗细菌感染治疗**　在病原菌未确定前根据患儿的病情经验性给予抗菌药物,并在 48 小时后评估其疗效,病原菌确定后及时调整药物,针对病原菌选用窄谱抗菌药物。

(1)经验治疗:新生儿的感染主要发生在宫内、分娩时、出生后及使用呼吸机等过程中。

1)宫内感染:主要以吸入污染的羊水及血行传播,感染的细菌主要是大肠埃希菌、无乳链球菌、李斯特菌、克雷伯菌等,还有真菌、病毒如巨细胞病毒,支原体、衣原体、原虫等病原微生物。

2)分娩过程中感染:胎儿在分娩过程中吸入孕母阴道内被病原体污染的分泌物,或因断脐不洁发生血行感染。感染病菌主要与宫内相仿,细菌主要以革兰氏阴性杆菌多见,此外有无乳链球菌、沙眼衣原体、解脲脲原体及 CMV、HSV 等病毒。

3)出生后感染:出生后主要以接触、血行及医源性传播感染,病原菌主要以金黄色葡萄球菌、大肠埃希菌多见,并且许多机会致病菌如克雷伯菌、铜绿假单胞菌、枸橼酸杆菌、凝固酶阴性葡萄球菌、不动杆菌在新生儿也可致病,大多为院内感染或广谱抗菌药物应用后。

新生儿还有与呼吸机相关性感染,主要是新生儿重症监护室(NICU)获得性感染,随着机械通气天数的增加发生率也在增加。其病原菌以革兰氏阴性杆菌为主,如大肠埃希菌、肺炎克雷伯菌、不动杆菌、铜绿假单胞菌等,对多种抗菌药物耐药;革兰氏阳性球菌以葡萄球菌、肠球菌为主,对青霉素常耐药、头孢菌素天然耐药。

(2)目标治疗

1)药物选择和联合

①无乳链球菌:选用青霉素或氨苄西林,合并脑膜炎时加大剂量并延长疗程,亦可用头孢菌素。

②大肠埃希菌、克雷伯菌:根据药敏试验结果选用第三代头孢菌素、β- 内酰胺类 / 酶

抑制剂或碳青霉烯类药物如美罗培南。

③金黄色葡萄球菌：甲氧西林敏感的金黄色葡萄球菌（MSSA）选用耐酶青霉素如苯唑西林、氯唑西林，或第一、二代头孢菌素，备选万古霉素。甲氧西林耐药的金黄色葡萄球菌（MRSA）选用万古霉素、替考拉宁、利奈唑胺。

④铜绿假单胞菌：选用头孢他啶、哌拉西林他唑巴坦、头孢哌酮舒巴坦或碳青霉烯类。

⑤凝固酶阴性葡萄糖球菌：选用耐酶青霉素、第一代头孢菌素或万古霉素，耐药者可与利福平合用。

⑥李斯特菌：一般选用氨苄西林。

⑦厌氧菌如脆弱类拟杆菌：甲硝唑。

2）常用抗菌药物用法用量及药学监护，参见表3-10-6。

4. 病毒感染治疗

（1）药物选择和用法用量

1）对于呼吸道合胞病毒和腺病毒感染目前还没有特效药物。

2）对于流感病毒所致肺炎，可选用奥司他韦口服，每次3mg/kg，每12小时一次。对于早产儿：PMA<38周，每次1mg/kg，每12小时一次；PMA 38~40周，每次1.5mg/kg，每12小时一次；PMA>40周，每次3mg/kg，每12小时一次。因临床数据有限，参照儿童口服奥司他韦的安全性数据，新生儿用药过程中需关注恶心和呕吐等消化道不良反应。

3）对于巨细胞病毒所致肺炎，可选用更昔洛韦，每次6mg/kg，每12小时一次，静脉缓慢滴注1小时以上，治疗疗程有争议，研究显示，每天口服缬更昔洛韦16mg/kg（分2次）可达到静脉用药的血药浓度，因此有学者推荐使用静脉更昔洛韦治疗2~3周后，改为缬更昔洛韦口服完成6周的疗程。

（2）药学监护

【不良反应监护】

更昔洛韦：①常见为骨髓抑制，表现为中性粒细胞数、血小板数降低，可有贫血，当血小板低于25 000/ml，粒细胞低于500/ml，应避免使用更昔洛韦。②可出现中枢神经系统症状，如精神异常、紧张、震颤等，偶有昏迷、抽搐等。③可出现皮疹、瘙痒、药物热、出汗、视觉改变、头痛、头晕、腹痛、腹泻、食欲缺乏等。④转氨酶升高，直接胆红素升高。⑤长期静脉输注需要留置中心静脉，增加感染风险。

【注意事项】

①用药期间应注意口腔卫生，并视情况每日或每两日监测血细胞计数，情况稳定后可每周一次。②更昔洛韦不可肌内注射，不能快速给药或静脉推注，用静脉滴注给药，一次至少滴注1小时以上，并给患儿给足水分，以免增加肾毒性；配制更昔洛韦需充分溶解，浓度不能超过10mg/ml，用药期间应每2周进行血清肌酐或肌酐清除率测定，肾功能减退者剂量应按内生肌酐清除率调整剂量。

5. 抗真菌感染治疗　新生儿由于免疫系统发育未成熟，加之中心静脉置管、机械通气等有创治疗技术的应用，侵袭性真菌感染已成为VLBW院内感染的主要原因，白念珠菌则是新生儿肺炎的致病菌。对于念珠菌，国外推荐两性霉素B，氟康唑在肾毒性等安全性方面的优势，在国内临床上较多用。

表3-10-6 新生儿常用抗菌药物推荐剂量与用药监护

抗菌药物	给药途径、剂量及给药间隔	用药监护点
青霉素类		
青霉素	静脉滴注： 0~7天,5万~10万 U/kg,q.12h.； 8~28天,5万~10万 U/kg,q.8h.。	①过敏反应是青霉素类最重要的不良反应,包括皮疹,偶可发生致命的过敏性休克,使用前必须做青霉素皮肤敏感试验,阳性反应者禁用,使用时应定期检测电解质,肾功能不全患儿大剂量应用可致神经毒性；③使用前新鲜配制,输注时间不宜超过1小时；④可出现GOT及GPT一过性升高；⑤禁止鞘内注射。
氨苄西林	静脉滴注： 0~7天,12.5~50mg/kg,q.12h.； 8~28天,12.5~50mg/kg,q.6~8h.。	①大剂量或肾功能不全患儿使用,可发生神经毒性反应(青霉素脑病)；②青霉素与多药物(包括氨基糖苷类药物)物理性质不同,应单独静脉输注。
阿莫西林	口服： 0~7天,30mg/kg(最大62.5mg),q.12h.； 8~28天,30mg/kg(最大62.5mg),q.8h.。 静脉滴注： 0~7天,50mg/kg,q.12h.； 8~28天,50mg/kg,q.6~8h.。	①如果肾功能损害严重,肌酐清除率<10ml/(min·1.73m²),需减少给药次数；②过敏反应与青霉素类相仿；③亦可发生间质性肾炎；④大剂量静脉给药可发生抽搐等神经系统毒性反应；⑤偶见中性粒细胞和血小板减少。
苯唑西林	静脉滴注： 体重<2kg,1~14天,25mg/kg,q.12h.； 15~30天,25mg/kg,q.8h.； 体重>2kg,1~14天,25mg/kg,q.8h.； 15~30天,25mg/kg,q.6h.。	①大剂量给药时需充分水化；②肾功能损害时皮疹常见,有发生晶体尿的风险。 ①过敏性疾病,肝损,新生儿尤其早产儿慎用；②严重肾功能不全者避免使用大剂量,以免中枢神经系统毒性反应。
头孢菌素类		
头孢唑林	静脉滴注、静脉推注： 25mg/kg,q.8~12h.。	①对头孢菌素过敏者,有青霉素过敏性休克史者禁用；②对青霉素过敏者,严重肝肾功能不全者,有胃肠道疾病者,尤有溃疡性结肠炎、局限性肠炎或假膜性肠炎患者,高度过敏性体质者慎用。①白细胞和血小板减少,可出现抗球蛋白试验(Coombs试验)阳性；②可使碱性磷酸酶和尿素氮升高；③偶见药物疹及药物热；④《中国国家处方集》(儿童版)不推荐新生儿及早产儿使用。

续表

抗菌药物	给药途径、剂量及给药间隔	用药监护点
头孢氨苄	口服： 0~6天,25mg/kg(最大125mg),q.12h.; 7~20天,25mg/kg(最大125mg),q.8h.; 21~28天,25mg/kg(最大125mg),q.6h.。	①恶心、呕吐、腹泻和腹部不适常见；②偶见疹及药物热；③可出现肾损害；④溶血性贫血少见，中性粒细胞减少也有报道。
头孢呋辛	静脉滴注、静脉推注： 0~6天,25mg/kg(最大750mg),q.12h.; 7~20天,25mg/kg(最大750mg),q.8h.; 21~28天,25mg/kg(最大750mg),q.6h.； 重症感染剂量加倍。	①可引起肾损害，使用时注意监测肾功，尤其是高剂量治疗重症患者；②可引起腹泻、呕吐、腹胀等胃肠道反应；③短暂性中性粒细胞及白细胞减少。
头孢噻肟	静脉滴注、静脉推注： 0~6天,25mg/kg,q.12h.; 7~20天,25mg/kg,q.8h.; 21~28天,25mg/kg,q.6~8h.； 新生儿严重感染和脑膜炎，剂量加倍。	①有皮疹和药物热、静脉炎、腹泻、恶心、呕吐、食欲缺乏等；②碱性磷酸酶、暂时性血尿素氮和肌酐升高等；③白细胞减少、嗜酸性粒细胞增多或血小板减少少见；④偶见头痛、麻木、呼吸困难和面部潮红；⑤极少数患者可发生泰膜炎珠菌病；⑥头孢噻肟钠1.05g相当于1g头孢噻肟钠,含钠量约为2.2mmol(51mg)。
头孢曲松	静脉滴注、静脉推注： 25~50mg/kg,q.d.。	①不得用于高胆红素血症的新生儿和早产儿治疗；②如有使用含钙静脉输营液给予治疗，因有钙沉淀的危险；禁止使用头孢曲松，腹胀等胃肠道反应；④短暂性中性粒细胞及白细胞减少；⑤对诊断干扰:Coombs试验、硫酸铜法测尿糖。
头孢他啶	静脉滴注： 0~6天,25~50mg/kg,q.d.; 7~20天,25~50mg/kg,q.12h.; 21~28天,25~50mg/kg,q.8h.。	①如果肌酐清除率<10ml/(min·1.73m²),需减少剂量；②非敏感菌过渡生长(如念珠菌、肠球菌)、敏感菌耐药，注意控制用药疗程；③可引起腹泻、呕吐、腹胀等胃肠道反应；④短暂性中性粒细胞及白细胞减少；⑤对诊断干扰:Coombs试验、硫酸铜法测尿糖。
头孢吡肟	静脉滴注、静脉推注： 30mg/kg,q.12h.。	①可能会引起凝血酶原活性下降，必要时给予外源性维生素K；②《中国国家处方集》(儿童版)建议2月龄以下儿童慎用；③可引起腹泻、呕吐、腹胀等胃肠道反应。

续表

抗菌药物	给药途径、剂量及给药间隔	用药监护点
β-内酰胺类/酶抑制剂		
氨苄西林舒巴坦(2∶1)	静脉滴注、静脉推注: 0~6天,75mg/kg,q.12h.; 7~28天,150mg/(kg·d),q.6~8h.。	①使用前必须先做青霉素皮肤敏感试验,阳性反应者禁用,青霉素过敏者禁用;②传染性单核细胞增多症患者使用时易发生皮疹;③新生儿尤其是早产儿是延长治疗期间,应定期检查是否存在器官、系统功能障碍(如肝、肾、造血系统);④肾损患者应减少给药次数;⑤可引起腹泻、呕吐、腹胀等胃肠道反应;⑥短暂性中性粒细胞及白细胞减少。
阿莫西林克拉维酸钾	口服(以阿莫西林剂量计算): 20mg/(kg·d),q.8h.。 静脉滴注、静脉推注: 0~6天,30mg/kg,q.12h.; 7~28天,30mg/kg,q.8h.。	①使用前必须先做青霉素皮肤敏感试验,阳性反应者禁用,青霉素过敏者禁用;②传染性单核细胞增多症,巨细胞病毒感染、淋巴细胞白血病、淋巴瘤患者使用时易发生皮疹;③因青霉素或阿莫西林克拉维酸钾引起的黄疸或肝功能不全者禁用;④较阿莫西林更易诱发黄疸;⑤肾功能损害时,应根据肌酐清除率调整剂量;⑥克拉维酸钾脑脊液浓度甚微,故本品不宜用于脑膜炎治疗;⑦长期大剂量使用,应定期检查肝、肾、造血功能和血清钾及钠。
哌拉西林他唑巴坦(8∶1)	静脉滴注、静脉推注: 90mg/kg,q.8h.。	①使用前必须先做青霉素皮肤敏感试验,阳性反应者禁用,青霉素类、头孢菌素类过敏者禁用;②消化道反应,如腹泻、呕吐等;③每克哌拉西林含65mg钠,控制钠患者需高注意监测;④有皮疹和药物热,嗜酸性粒细胞增高、静脉炎、血小板减少或等不良反应;⑤与凝血酶原活性下降,血小板原活性下降等可或出血的药物合用时,有增加出血的风险。
头孢哌酮舒巴坦(1∶1)	静脉滴注: 0~7天,40~80mg/(kg·d),q.12h.; 8~28天,40~80mg/(kg·d),q.6~12h.; 严重感染可增至一天160mg/kg,舒巴坦一天最高剂量不超过80mg/kg.。	①可能会引起凝血酶原活性下降,必要时给予外源性维生素K;②《中国国家处方集》(儿童版)建议新生儿、早产儿应权衡利弊,谨慎考虑;③肝病或胆道梗阻时半衰期会延长(严重者2~4倍);④长期应用时合导致二重感染;⑤血肌酐和尿素氮升高;⑥对诊断干扰:Coombs试验、硫酸铜法测尿糖。
大环内酯类		
红霉素	口服: 10mg/kg,q.8h.。 静脉滴注: 0~7天,5~10mg/kg,q.12h.; 8~28天,5~10mg/kg,q.8h.。	①仅适用于敏感菌所致中度感染;②肝功能不全者慎用;③会导致Q-T间期延长;④常见胃肠道不良反应;⑤偶有皮疹和药物热、白细胞下降、肝功能异常;⑥红霉素溶液浓度以0.1%~0.5%为宜;⑦溶媒为葡萄糖溶液时,每100ml溶液加入4%碳酸氢钠1ml;⑧红霉素被认为与新生儿先天肥厚性幽门狭窄(IHPS)有关,使用时需权衡利弊。

续表

抗菌药物	给药途径、剂量及给药间隔	用药监护点
阿奇霉素	口服：10mg/kg，q.d.。静脉滴注：5mg/kg，q.d.。	①同红霉素，但不良反应发生率明显减少，使用时需权衡利弊。②关注阿奇霉素心血管风险及IHPS，新生儿数据有限，使用时需权衡利弊。
碳青霉烯类		
美罗培南	静脉滴注：0~6天，20mg/kg，q.12h.；7~28天，20mg/kg，q.8h.；治疗脑膜炎时剂量翻倍。	①美罗培南和β-内酰胺类抗菌药物、青霉素和头孢菌素局部交叉过敏；②严重肝功能障碍的患者，需根据其肌酐清除率调节用量；严重肝功能障碍的患者，有可能加重肝功能损害；③进食不良或全身状况不良的患者，有可能引起维生素K缺乏症；④较少引起中枢神经不良反应（癫痫等），有癫痫史或中枢神经系统功能障碍的患者，发生痉挛、意识障碍等中枢神经系统症状的可能性增加；⑤可引起皮疹、腹泻、腹痛、呕吐、腹胀等反应；⑥短暂性中性粒细胞及白细胞减少及GOT及GPT升高；⑦长疗程使用时（>7天）注意体内菌群紊乱，会导致二重感染。
糖肽类		
万古霉素	静脉滴注：月龄<29周，15mg/kg，q.d.；月龄29~35周，15mg/kg，q.12h.；月龄>35周，15mg/kg，q.8h.；依据血药浓度调整剂量。	①配制浓度不超过5mg/ml，需延长给药时间（0.5g 100ml静脉滴注时间需在60分钟以上），避免红人综合征；②有耳、肾毒性，用药期间注意监护，新生儿及早产儿须根据肾功及血药浓度调整剂量；③对万古霉素过敏者，严重肝、肾功能不全者禁用。
其他		
利奈唑胺	静脉滴注：0~6天，10mg/kg，q.8~12h.；7~28天，10mg/kg，q.8h.。	①可引起血液系统异常（血小板减少、贫血、白细胞下降及全血细胞减少），每周需进行血细胞检查；②具有单胺氧化酶抑制作用，新生儿肠内外营养应注意酪氨酸含量；③儿童用药含量差别大，如用于中枢神经系统感染治疗，需权衡利弊，使用过程中注意疗效评估；④腹泻、头痛、恶心等不良反应常见。
甲硝唑	口服、静脉滴注：首剂15mg/kg，24小时后维持量7.5mg/kg，q.12h.。	①有活动性中枢疾病患者避免使用；②肝功异常或肾功能不全者应减量或延长给药间期；③代谢物可使尿液变红；④恶心、呕吐、腹痛等消化系统不良反应最常见。

(1)药物选择和用法用量

氟康唑:常规用法用量,口服或静脉注射,预防系统性念珠菌感染,6mg/(kg·次),每周 2 次。治疗系统性念珠菌病,12mg/(kg·次),每 24 小时一次。对于极低出生体重儿(VLBW)且 PNA 小于 8 日,可每 48 小时一次。念珠菌食道炎:GA 26~29 周且 PNA≤14 日,6mg/(kg·次),每 72 小时一次;PNA>14 日或 GA>29 周,6~12mg/(kg·次),每 24 小时一次。

(2)药学监护

【不良反应监护】

①神经系统异常:头痛;②皮肤及皮下组织异常:皮疹;③胃肠道异常:腹痛、腹泻、胃肠胀气、恶心;④肝胆系统异常:肝毒性,如罕见的致死性肝毒性病例,碱性磷酸酶升高,胆红素升高。

【注意事项】

①剂量≥6mg/(kg·d)后,静脉滴注时间>2 小时,浓度≤2mg/ml,每周监测肝、肾功能。②氟康唑有致 Q-T 间期延长和尖端扭转型室速的报道,所以有潜在引起心律失常病情的患者,应慎用氟康唑。

6. 其他病原微生物感染治疗　新生儿感染性肺炎除了细菌、真菌、病毒感染所致外,还可以由支原体、沙眼衣原体、解脲脲原体等非典型病原体感染引起。首选红霉素,如红霉素耐药可选择阿奇霉素,用法用量与用药监护详见表 3-10-6。

7. 免疫疗法

(1)使用指征:早产儿因免疫球蛋白水平低,生后极易发生低免疫球蛋白血症而致严重感染,对重症腺病毒肺炎或存在免疫缺陷病,尤其是丙种球蛋白减少或缺乏者可考虑静脉应用丙种球蛋白,给予支持治疗。

(2)药物选择和用法用量:IVIG,400mg/(kg·d),连用 3~5 日。

(3)药学监护:详见新生儿高胆红素血症章节。

(五)新生儿坏死性小肠结肠炎

新生儿坏死性小肠结肠炎(necrotizing enterocolitis,NEC)一种以腹胀、呕吐、便血为主要表现,腹部 X 线检查示肠壁囊样积气为特征,病理以回肠远端和结肠近端坏死为特点,重者坏死伴肠穿孔和腹膜炎为特点的消化道急症。早产儿发病率高,尤其是极低、超低体重早产儿。

治疗的基本措施包括内科治疗和外科治疗,内科治疗包括禁食、胃肠减压、改善循环、抗感染治疗、支持治疗等。

1. 禁食和胃肠减压　停止胃肠道喂养,给予胃肠减压,禁食时间不宜太长。待腹胀消失、肠鸣音恢复、一般症状好转后开始逐渐恢复饮食,推荐母乳开奶。恢复期肠内喂养要严格控制,逐渐缓慢加量。

2. 支持治疗

(1)禁食期间营养和液体主要从肠外营养液补充。具体用法用量、不良反应、注意事项等内容请见新生儿静脉营养章节。

(2)维持水、电解质、酸碱平衡。

(3)有缺氧症状者应供氧。

(4)伴 SIRS 的 NEC 患儿需治疗多器官功能不全。

密切监测循环、凝血功能,保证肠道及重要脏器血流供应。通过液体复苏和血管活性药物改善脏器灌注,肝素钠预防 DIC,新鲜冻干血浆和血小板纠正凝血障碍。

3. 抗感染治疗

(1)治疗原则:①尽早开始静脉应用抗菌药物联合治疗,重度脓毒症和脓毒症休克强调 1 小时内使用。②初始经验治疗应覆盖所有可能病原菌,并对感染部位有良好的组织穿透力。③每天进行抗感染方案评价,以保证疗效、防止耐药、减少毒性、节约费用。④经验性联合治疗不超过 3~5 天,应尽快按药敏试验结果选择单药治疗。⑤抗感染疗程 7~10 天,对临床反应差、无法引流的局部感染、免疫力低下者,适当延长疗程。

(2)药物选择:①静脉使用广谱抗菌药物治疗,如氨苄西林 + 头孢噻肟 + 甲硝唑或美罗培南。② MRSA 感染或氨苄西林耐药肠球菌感染,使用万古霉素。③产 ESBL 肠杆菌,根据药敏试验结果选用 β- 内酰胺类 / 酶抑制剂或碳青霉烯类药物如美罗培南。④产 AmpC 肠杆菌,可应用碳青霉烯类药物、第四代头孢菌素。⑤合并厌氧菌感染,加用克林霉素或甲硝唑。⑥如果有肠穿孔,需要急诊手术剖腹或经皮引流,术中需进行革兰氏染色涂片和培养,以明确致病菌。如果术中标本革兰氏染色涂片或培养提示真菌感染,需使用氟康唑或两性霉素 B。

(3)抗菌药物用法用量与用药监护详见新生儿肺炎章节。

4. NEC 预防 关注能引起 NEC 发生的药物,如大剂量 IVIG(500mg/kg,2~4 小时输入)、H_2 受体拮抗剂、吲哚美辛、过量补充维生素 E 等,避免或正确使用易发生 NEC 的药物。

早期抗菌药物治疗会降低新生儿肠道菌群多样性,改变菌群结构,会增加 NEC 发生风险。

益生菌预防早产儿 NEC 作用包括:增强黏膜屏障完整性;促进肠道正常菌群定植;激活和调节肠道免疫防御机制,目前推荐给早产儿服用益生菌种类仍有争议,鼠李糖乳杆菌和 / 或双歧杆菌被认为可能有效。但对于已发生脓毒症、NEC 等危重症或肠道完整性破坏的情况下应停用益生菌制剂。

(六) 新生儿败血症、化脓性脑膜炎

新生儿败血症是威胁新生儿生命的重大疾病,根据发病时间分为早发型败血症(EOS)及晚发型败血症(LOS)。对于绝大多数病原菌,EOS 一般发病时间 ≤ 3 日龄,对于无乳链球菌导致 EOS,其起病时间可以在生后 6 天内(对于 VLBW,仍然要求起病在 3 天内)。LOS 一般发病时间>3 日龄。

1. 治疗原则 无论是 EOS 还是 LOS,一旦怀疑即应使用抗菌药物,然后根据血培养及药敏试验结果及其他非特异性检查结果,判断继续使用、换用还是停用。疑似 EOS 的新生儿即使暂时没有异常临床表现,在出生后应尽早使用抗菌药物,依据围生期的高危因素及早产(不成熟)的程度,或有新生儿败血症表现,或母亲有绒毛膜羊膜炎。疑似 EOS 如在 2~3 日龄排除诊断,则必须停用抗菌药物;而 LOS 用抗菌药物既要考虑高危因素如插管等,也要考虑患儿的临床表现以及实验室检查数据。EOS 应用抗菌药物的指征主要依靠高危因素及临床医生对患儿临床表现的判断,实验室检查作为停用抗菌药物的依据。

2. 抗细菌感染治疗

(1)经验治疗的药物选择

1)EOS:在血培养和其他非特异性检查结果出来前,氨苄西林(或青霉素)+ 第三代头孢菌素作为一线抗菌药物组合。西方国家最常使用氨苄西林＋氨基糖苷类（主要是庆大霉素）。《新生儿败血症诊断及治疗专家共识（2019 版）》指出，我国有关部门已明确规定在<6 岁小儿禁用氨基糖苷类抗菌药物，若药敏试验结果提示病原菌仅对该类药物敏感并取得家长知情同意的情况下才可考虑使用，但不作为首选和常规使用。新生儿 E.coli 对头孢菌素类耐药率超过 30%，可选用氨苄西林或阿莫西林加 β- 内酰胺酶抑制剂复方制剂，如氨苄西林舒巴坦钠或者阿莫西林克拉维酸钾作为一线抗菌药物。这几种一线抗菌药物组合可以交替使用，以减少病房内耐药菌的产生。

2）LOS：在得到血培养结果前，以凝固酶阴性葡萄球菌（CONS）及金黄色葡萄球菌为主，多见于早产儿，尤其长期动脉或静脉置管者，金黄色葡萄球菌主要见于皮肤化脓性感染，经验性选用苯唑西林、萘夫西林（针对表皮葡萄球菌）或者万古霉素代替氨苄西林联用第三代头孢菌素。

气管插管机械通气患儿以革兰氏阴性菌如铜绿假单胞菌、肺炎克雷伯菌、沙雷菌等多见，如怀疑铜绿假单胞菌感染可选用具有抗假单胞菌作用的抗菌药物。

对于极低出生体重儿或者出生胎龄<28 周早产儿预防性使用氟康唑等抗真菌药尚有争议。

（2）目标治疗的药物选择：原则上应根据药敏试验结果进行抗菌药物调整，能单用不联用，如果经验性选用的抗菌药物不在药敏试验所选的范围内，临床效果好则继续用，否则改为药敏试验中敏感的抗菌药物种类。

1）无乳链球菌：对青霉素敏感，可以考虑停用另一种，仅用氨苄西林（或青霉素）即可，合并脑膜炎者可考虑联合第三代头孢菌素。

2）李斯特菌：一般选氨苄西林，或必要时联用氨基糖苷类药物（在查血药浓度、体重 1 500g 以下患儿查耳聋基因以及家长知情同意条件下）。

3）厌氧菌：使用克林霉素或者是甲硝唑。

4）MRSA 或 CONS：使用万古霉素或利奈唑胺。对于多重耐药的 MRSA 且万古霉素效果欠佳时，若有药敏试验结果支持，可在临床药师或感染科医师会诊权衡利弊后联合使用氟喹诺酮、复方磺胺甲噁唑等药物。

5）产 β- 内酰胺酶的病原菌：根据药敏试验结果选用 β- 内酰胺类 / 酶抑制剂或碳青霉烯类药物如美罗培南。

3. 并发化脓性脑膜炎治疗

（1）治疗原则：早期、联合、足量、足疗程、个体化治疗，经验性选择抗菌药物治疗是新生儿化脓性脑膜炎的总体治疗原则。通过培养确定致病菌及药敏试验后进行抗菌药物调整，若培养结果非阳性，则继续经验性抗菌药物治疗。

（2）抗细菌感染治疗

1）经验治疗：新生儿脑膜炎的感染途径有产前宫内感染，也可为产时接触、吸入感染，或为产后感染。新生儿早发型感染，指出生后早产儿 3 天内、足月儿 7 天内获得的感染，感染途径主要是通过产道垂直传播。晚发型感染，指出生 1 周以后获得的感染，感染途径多来自医院或社区获得性感染。但此时定植于新生儿的母体菌群仍有可能是感染源。

大肠埃希菌、无乳链球菌和其他革兰氏阴性杆菌是早发型新生儿脑膜炎的常见致病菌,其中无乳链球菌常见于足月儿,大肠埃希菌常见于早产儿。晚发型新生儿脑膜炎的常见致病菌有肺炎克雷伯菌、肠杆菌、嗜麦芽窄食假单胞菌、不动杆菌等,革兰氏阳性菌如李斯特菌、肠球菌属、凝固酶阴性葡萄球菌、金黄色葡萄球菌、肺炎链球菌亦是常见致病菌。

需根据可能病原菌,选择脑脊液穿透性强、安全的抗菌药物。对于早发或社区获得性来源的脑膜炎,可经验性选择氨苄西林联合头孢噻肟;对于医院获得性脑膜炎,可选择美罗培南与万古霉素联合用药。

2)目标治疗:一旦明确了致病菌及其药敏试验结果,要对经验性抗菌药物治疗做出相应调整,具体用药方案详见表3-10-7。

表 3-10-7 化脓性脑膜炎抗菌药物针对性治疗方案

细菌及药敏试验结果	标准治疗	备选治疗	疗程
单核细胞增多性李斯特菌	氨苄西林或青霉素	美罗培南(B-Ⅲ)	至少21天
无乳链球菌	氨苄西林或青霉素	第三代头孢菌素 [1](B-Ⅲ)	14~21天
大肠埃希菌或其他肠杆菌科细菌 [4]	第三代头孢菌素(A-Ⅱ)	美罗培南,氨苄西林	至少21天或脑脊液无菌14天,(以两者中时间较长者为准)
铜绿假单胞菌 [4]	头孢吡肟或头孢他啶(A-Ⅱ)	美罗培南	
金黄色葡萄球菌			至少14天
甲氧西林敏感	苯唑西林	万古霉素,美罗培南(B~Ⅲ)	
甲氧西林耐药	万古霉素	利奈唑胺(B-Ⅲ)	
表皮葡萄球菌	万古霉素	利奈唑胺(B-Ⅲ)	21天
肺炎链球菌			10~14天
青霉素 MIC<0.1μg/ml	青霉素或氨苄西林	第三代头孢菌素 [1]	
青霉素 MIC 0.1~1.0μg/ml [2]	第三代头孢菌素 [1]	头孢吡肟(B-Ⅱ),美罗培南(B-Ⅱ)	
青霉素 MIC≥2.0μg/ml	万古霉素+第三代头孢菌素 [1,3]		
头孢噻肟或头孢曲松 MIC≥1.0μg/ml	万古霉素+第三代头孢菌素 [1,3]		

注:除特殊注明外,所有建议均为 A-Ⅲ级。[1] 头孢曲松或头孢噻肟;[2] 对头孢曲松或头孢噻肟敏感株;[3] 当头孢曲松 MIC>2μg/ml 时考虑联合利福平;[4] 特异性抗菌药物的选择必须以体外药敏试验结果为指导。

(3)抗感染治疗疗程

1)败血症:抗菌药物疗程在 10~14 天,血培养在用药 2~3 天后应该转阴,持续阳性需要考虑换用抗菌药物。置管者导管相关感染如血培养出 G⁻ 菌、金黄色葡萄球菌或者真菌,则应拔出导管,如果是 CONS 可应用抗菌药物后复查。

2)化脓性脑膜炎:新生儿化脓性脑膜炎的病程要较其他年龄段长,建议抗菌药物治疗要持续到脑脊液培养阴性后 2~3 周,且治疗疗程结束前复查脑脊液结果再进行是否停药评估。无乳链球菌引发的脑膜炎通常疗程需要 14~21 天。G⁻ 菌则需要 21 天或者脑脊液正常后再用 14 天,少数有并发症(室管膜炎、脑炎、硬膜下积液等)者需要更长时间。

4. 支持治疗

(1)败血症：纠正电解质及酸碱失衡，对于感染性休克患儿，则应在用抗菌药物的同时，积极抗休克治疗。

(2)化脓性脑膜炎：①支持疗法不可忽视，可多次输新鲜血浆或血，以及 IVIG 等，尤其对极低体重早产儿(VLBW)或铜绿假单胞菌脑膜炎患儿。此外还有稳定心肺功能，维持氧合，防止脑血流波动；强调代谢异常的对症处理，预防低血糖；有效的抗惊厥治疗等作用。对于非低血糖、低血钙、低血钠所致惊厥，可用苯巴比妥钠 20~30mg/kg 静脉注射或肌内注射，维持剂量 5mg/(kg·d)。②降低颅内压：当颅内高压、抗利尿激素分泌增多可限制液体入量，酌情使用降颅内压的药物。当颅内压增高明显时可用甘露醇静脉滴注。③糖皮质激素：地塞米松可能影响神经元发育，导致海马损伤，原则上不用。

5. 并发症治疗 新生儿化脓性脑膜炎一般在感染 2~3 周出现并发症，包括脑室炎、脑炎、脑积水、脑脓肿、脑梗死、硬膜下积液或积脓等。化脓性脑膜炎并发症的治疗需要新生儿科和小儿神经外科联合治疗，并延长抗菌药物的使用时间。

6. 抗感染治疗药物的用法用量与药学监护

(1)青霉素类

1)用法用量

①青霉素：一般感染，2.5 万~5 万 U/(kg·次)；化脓性脑膜炎，7.5 万~10 万 U/(kg·次)。孕周≤29 周：0~28 天，q.12h.；>28 天，q.8h.。孕周为 30~36 周：0~14 天，q.12h.；>14 天，q.8h.。孕周为 37~44 周：0~7 天，q.12h.；>7 天，q.8h.。

②氨苄西林：一般感染，25~50mg/(kg·次)；化脓性脑膜炎，75mg/(kg·次)，最大量 400mg/(kg·d)。孕周≤29 周：0~28 天，q.12h.；>28 天，q.8h.。孕周为 30~36 周：0~14 天，q.12h.；>14 天，q.8h.。孕周为 37~44 周：0~7 天，q.12h.；>7 天，q.8h.。

2)药学监护

【不良反应监护】

青霉素：①过敏反应较常见，包括荨麻疹等各种皮疹、白细胞减少、间质性肾炎，哮喘发作和血清病型反应，过敏性休克偶见。②毒性反应少见，大剂量或肾功能患儿使用时，可发生神经毒性反应。③可有抗菌药物相关性腹泻。

氨苄西林：不良反应与青霉素相仿，皮疹最为常见，多发生于用药后 5 天，呈荨麻疹或斑丘疹，过敏性休克偶见。①亦可发生间质性肾炎；少数患者出现 GPT 及 GOT 升高。②少见抗菌药物相关性肠炎。③大剂量静脉给药可发生抽搐等神经系统毒性反应。④偶见中性粒细胞和血小板减少。⑤婴儿应用氨苄西林可出现颅内压增高，表现为前囟隆起。

【注意事项】

①青霉素和氨苄西林用药前必须先做青霉素皮肤试验；每 2 天监测患儿血常规，观察感染指标的变化，48 小时后评估其疗效，根据临床症状和各项检查调整抗菌药物。肾衰竭患者监测血钠、血钾水平。

②肾衰竭和心力衰竭慎用，使用青霉素时应定期检测电解质，肾功能不全患儿大剂量应用可致神经毒性；肾肌酐清除率<10ml/(min·1.73m^2)时，需要减少氨苄西林的剂量或给药次数。

③新生儿用青霉素首选静脉给药，并应单独静脉输注。

④传染性单核细胞增多症、巨细胞病毒感染、淋巴细胞白血病、淋巴瘤患者伴细菌感染应用氨苄西林时易发生皮疹,宜避免使用。

(2)哌拉西林他唑巴坦

1)用法用量:静脉用药,≤2kg,PNA≤7天或PNA 8~28天且PMA≤30周,100mg(按哌拉西林计算)/(kg·次),每8小时一次;≤2kg,PNA 8~28天且PMA>30周,或是>2kg:80mg(按哌拉西林计算)/(kg·次),每6小时一次。

2)药学监护

【不良反应监护】

①过敏反应,皮疹、瘙痒等;②消化道反应,如腹泻、恶心、呕吐等;③局部反应,注射局部刺激反应、疼痛、静脉炎、血栓性静脉炎和水肿等。

【注意事项】

①需要控制盐摄入量的患者使用哌拉西林他唑巴坦时,应定期检查血清电解质水平,对于同时接受利尿剂治疗的患者,要注意发生低钾血症的可能。

②用药期间应监测造血功能,特别是疗程≥21天的患者。

③哌拉西林他唑巴坦与能导致低凝血酶原症、血小板减少症、胃肠道溃疡或出血的药物合用时,将有可能增加凝血障碍和出血的危险。

(3)头孢噻肟

1)用法用量:静脉滴注、静脉推注,0~6天,25mg/kg,q.12h.;7~20天,25mg/kg,q.8h.;21~28天,25mg/kg,q.6~8h.;新生儿严重感染和脑膜炎,剂量加倍。

2)药学监护

【不良反应监护】

①有皮疹和药物热、静脉炎、腹泻、恶心、呕吐、食欲缺乏等。②碱性磷酸酶或转氨酶轻度升高、暂时性血尿素氮和肌酐升高等。③白细胞减少、嗜酸性粒细胞增多或血小板减少。④偶见头痛、麻木、呼吸困难和面部潮红。⑤极少数患者可发生黏膜念珠菌病。

【注意事项】

①对一种头孢菌素过敏者,对其他头孢菌素或头霉素也可能过敏,对青霉素或青霉胺过敏者也可能对头孢类过敏。

②头孢噻肟快速静脉注射(小于60秒)可能引起致命性心律失常。

③大剂量头孢噻肟与强利尿剂(如呋塞米)合用可能影响肾功能,应注意肾功能变化。

④应用头孢噻肟可能引起假膜性小肠结肠炎,在应用过程中如发生腹泻且怀疑为假膜性小肠结肠炎时,应立即停药并予以甲硝唑口服,无效时考虑口服万古霉素或去甲万古霉素。

(4)甲硝唑

1)用法用量:静脉滴注首剂为15mg/kg,24小时后维持剂量为7.5mg/kg q.12h.。

2)药学监护

【不良反应监护】

①消化系统最常见:恶心、呕吐、食欲缺乏、腹部绞痛。②神经系统主要为大剂量时发生头痛、眩晕,偶有感觉异常、肢体麻木、共济失调、多发性神经炎等。③少数发生荨麻疹、潮红、瘙痒、膀胱炎、白细胞减少等,停药后自动恢复。

【注意事项】

①有活动性中枢神经系统患者避免应用,用药后出现神经系统反应时应及时停药。②肝功能异常或肾功能不全者,应注意调整用药剂量,减量或延长给药间期。③本品代谢产物可使尿液呈深红色。④重复一个疗程前,应复查血象。

(5)美罗培南

1)用法用量:0~6天,20mg/kg,q.12h.;7~28天,20mg/kg,q.8h.;治疗脑膜炎时剂量翻倍。

2)药学监护

【不良反应监护】

①胃肠道反应,恶心、呕吐、腹泻,及皮疹;并可出现实验室值异常,如转氨酶升高、碱性磷酸酶升高、嗜酸性粒细胞增多。②肾损害、严重过敏反应、精神神经系统症状如头痛、嗜睡、意识障碍等。③癫痫发作。

【注意事项】

①美罗培南与其他碳青霉烯类和β-内酰胺类抗菌药物、青霉素和头孢菌素存在局部交叉过敏反应。

②严重肾功能障碍的患者,需根据其肌酐清除率调节用量;严重肝功能障碍患者,有可能加重肝功能损害。

③进食不良或全身状况不良的患者,有可能引起维生素K缺乏症状。

④较少引起中枢神经系统不良反应(癫痫等),可用于中枢神经系统感染;癫痫史或中枢神经系统功能障碍的患者,有发生痉挛、意识障碍等中枢神经系统症状的可能性。

⑤有时会出现GOT及GPT升高,连续给药1周以上或有肝脏疾病的患者,应进行肝功能检查。

⑥与NICU护理人员沟通在日常护理中注意观察患儿口腔及做好清洁护理。

(6)万古霉素

1)用法用量:静脉滴注,月龄<29周,15mg/kg,q.d.;月龄29~35周,15mg/kg,q.12h.;月龄>35周,15mg/kg,q.8h.;依据血药浓度调整剂量。

2)药学监护

【不良反应监护】

①可出现耳鸣、听力减退,多为可逆性,少数患者可发展至耳聋,是本品最严重的不良反应;耳毒性的发生和血药浓度过高有关。②肾毒性轻微。③偶有药物热、皮疹、瘙痒等,部分患者静脉输注速度太快或药物浓度过高,可出现后颈部、上肢、上身皮肤潮红、瘙痒。④偶见血压下降,称为红人综合征。症状常在停药后1小时显现。抗组胺药和肾上腺皮质激素有效。

【注意事项】

①万古霉素代谢个体差异显著,且治疗窗狭窄,给药期间应定期复查肾功能,必要时监测听力。

②静脉用药时稀释液浓度需<5mg/ml,滴速应缓慢,以减少红人综合征、血栓静脉炎出现。

③肾功能不全、新生儿与早产儿或原有耳、肾疾病患者须慎用,根据肾功能调整剂量,同时监测血药浓度,疗程一般不超过10~14天。

④肝功能不全不需调整剂量。

⑤万古霉素谷浓度获得稳态时间在第 4 个给药剂量之后,即在第 5 次给药前 30 分钟采样较为合适。对新生儿进行万古霉素血药浓度监测并实施个体化给药,可显著增加万古霉素的感染治疗有效率、降低肾毒性和耳毒性发生率、减少细菌耐药性发生。年龄、频次和全天给药剂量、给药间隔时间、肾清除率等多种因素均能对万古霉素血药浓度产生影响。

⑥新生儿和 3 个月以下的婴儿,推荐达到 AUC 400mg·h/L(假设 MIC 为 1mg/L)的剂量范围为 10~20mg/kg,每 8~48 小时一次,依据矫正胎龄、体重和血清肌酐给药。

(七)新生儿缺血缺氧性脑病

新生儿缺血缺氧性脑病(hypoxic-ischemic encephalopathy,HIE)目前尚缺乏特异性的治疗药物,HIE 治疗的基本原则包括支持对症治疗和特殊神经保护措施两个方面。支持对症治疗主要包括:维持适当的通气和氧合;维持适当的脑血流灌注;维持适当的血糖水平;适量限制入液量,预防脑水肿;控制惊厥。特殊神经保护措施主要是亚低温治疗。

1. 预防脑水肿

(1)药物选择和用法用量:不建议常规使用甘露醇预防脑水肿,不建议使用激素减轻脑水肿。只有在颅内压明显升高,导致脑灌注压严重下降时使用甘露醇。甘露醇:常规推荐剂量为 0.25~1g/kg,经外周或中心静脉导管在 10~20 分钟(2019 年中华医学会神经外科学会小儿学组、中华医学会神经外科学会神经重症协作组《甘露醇治疗颅内压增高中国专家共识》;UpToDate:20~30 分钟;药品说明书:30~60 分钟)的时间内静脉输入,脉冲式给药一般推荐 0.25g/kg 小剂量给药,其后推荐每 4~6 小时给予低剂量 0.25~0.5g/kg 维持。1.0~2.0g/kg 剂量用于单次或者短时间降低颅内压或 0.25~0.5g/kg 剂量给药后无法达到目标颅内压值。

(2)药学监护

【不良反应监护】

①防止血浆渗透压过高,血浆渗透压控制在 300~320mOsm/kg;②渗透性肾病;③颅内压反跳加重脑水肿;④水和电解质紊乱;⑤药物浸润所致的皮肤脱落;⑥过敏引起皮疹、呼吸困难、过敏性休克。

【注意事项】

1)严格控制其用量与滴速。

2)监测颅内压:严密观察患者神志、血压、脉搏及瞳孔变化。使用甘露醇后,如扰动系数没有明显变化,说明甘露醇对患者已无效。如扰动系数不高且病情已稳定,应考虑停止使用甘露醇等脱水剂。

3)监测肾功能及尿量:大剂量快速静脉滴注时可导致渗透性肾病(或称甘露醇肾病)。

4)监测离子:水和电解质紊乱最为常见。

5)呼吸系统表现:观察呼吸频率,是否发绀,是否有血性泡沫样痰液等。

6)甘露醇遇冷易结晶,故应用前应仔细检查,如有结晶,可置热水中或用力振荡待结晶完全溶解后再使用。当甘露醇浓度高于 15% 时,应使用有过滤器的输液器。

2. 控制惊厥

(1)药物选择:苯巴比妥是治疗新生儿 HIE 惊厥的首选药物,但不建议作为 HIE 惊厥发生的预防用药。

（2）用法用量

苯巴比妥：抗惊厥，肌内注射或缓慢静脉注射，3~5mg/kg，必要时 4~6 小时后重复 1 次，速度 <1mg/（kg·min）。最大剂量 100mg/ 次。

（3）药学监护

【不良反应监护】

①常见嗜睡、头痛、乏力；②偶见皮疹、剥脱性皮炎、药物热等过敏反应，如出现应立即停药；③大剂量时可出现眼球震颤、共济失调和严重的呼吸抑制。

【注意事项】

1）本品为肝药酶诱导剂，可加速其他一些药物的代谢，如皮质激素、洋地黄类药物、对乙酰氨基酚、甲硝唑等，使其作用减弱。

2）肾功能受损的患儿，苯巴比妥消除速度降低。

3）苯巴比妥的半衰期与婴儿的年龄呈负相关，在用药过程中应注意监测血药浓度。

（八）新生儿低血糖

新生儿低血糖是指血糖低于正常新生儿的最低血糖值。多数新生儿出生后数小时内会有血糖降低，足月儿通过动员和利用其他原料代替葡萄糖，部分新生儿会出现持续或进行性血糖降低。低血糖是由多种调节机制异常所致的葡萄糖供给和利用不平衡，故低血糖的合理定义应结合临床体征，临床上常以血糖低于 2.6mmol/L 作为需要处理的界限值。

1. 常规治疗

（1）任何时候都应尽早喂奶，母乳喂养优于配方奶。肠道喂养首选乳糖，无症状的低血糖首选肠道喂养，每小时测定血糖，血糖不升高，应考虑更改方案。

（2）不论有无症状，血糖 <2.6mmol/L 的患儿，喂养后血糖仍未上升或不能进行肠内喂养者，应考虑补充葡萄糖，以维持正常血糖。

2. 药物治疗

药物选择和用法用量：

（1）可选用各种浓度的葡萄糖注射液。

①无症状患儿：给予静脉滴注射 10% 葡萄糖注射液 6~8mg/（kg·min），每小时 1 次监测微量血糖，直至血糖正常后逐渐减少至停止输注葡萄糖。

②有症状患儿：应立即静脉注射 10% 葡萄糖液 2ml/kg，速度为 1ml/min。随后继续滴入 10% 葡萄糖注射液 6~8mg/（kg·min）。经上述处理低血糖不缓解，逐渐增加输注葡萄糖量 10~12mg/（kg·min）。如发生惊厥应立即给予 25% 葡萄糖注射液 2~4ml/kg（早产儿用 10% 葡萄糖注射液 2ml/kg）静脉注射，速度为 1ml/min。

【不良反应监护】

①常见不良反应为高血糖；②严重不良反应为注射部位外渗（静脉炎、局部肿痛）、高渗透压、高血容量、脑出血、脑缺血、肺水肿。

【注意事项及用药教育】

①水肿及严重心、肾功能不全者易出现水钠潴留，应控制输液量。②心功能不全者应注意控制滴速。③外周静脉输注葡萄糖的最大浓度为 12.5%，超过此浓度应经中心静脉输液，治疗期间每小时测定 1 次微量血糖，如症状消失，血糖正常 12~24 小时后逐渐减少

至停止输注葡萄糖,并及时喂奶。④出生 24~48 小时后溶液中应给生理需要量的氯化钠和氯化钾。⑤补液过快、过多,可致心悸、心律失常,甚至急性左心衰竭、持续高胰岛素血症;静脉输入高渗糖还会引起渗透性损伤。

(2) 如果患儿静脉输入 10% 葡萄糖注射液 12~15mg/(kg·min),血糖浓度仍不能维持正常(>2.6mmol/L),可考虑加用激素,可选用氢化可的松、泼尼松等。

氢化可的松:给予 5~8mg/(kg·d),分 2 次静脉滴注。

泼尼松:1~2mg/(kg·d),口服。

【不良反应监护】

氢化可的松:①医源性库欣综合征;②诱发或加重细菌、病毒等各种感染;③诱发或加剧胃十二指肠溃疡;④高血压、血栓形成、高脂血症等;⑤肌肉萎缩、伤口愈合迟缓;⑥激素性白内障;⑦精神症状,如兴奋、严重可诱发癫痫发作;⑧长期应用可影响生长发育。

泼尼松:同氢化可的松。

【注意事项】

氢化可的松:①如有感染确需要应用激素,应联用有效的抗菌药物,密切观察病情变化,尽量缩短用药疗程。②用药期间会对诊断造成干扰,包括对血糖、胆固醇、脂肪酸、血钙、血钾、外周血象、皮肤试验结果、促黄体生成素释放素等结果有干扰作用,应注意鉴别。③减量宜缓慢,不可突然停药。④下列疾病一般不宜使用,应权衡利弊:如严重癫痫、活动性消化性溃疡、新近胃肠吻合手术、肾上腺皮质功能亢进、抗菌药物不能控制的霉菌感染、水痘、麻疹等。⑤下列情况应慎用:慢性营养不良的患者、儿童患者、甲状腺功能减退、肝肾功能损害等。

泼尼松:同氢化可的松。

3. 病因治疗　对于反复发生或顽固性低血糖症,应进行病因治疗。高胰岛素血症为新生儿低血糖最常见的病因。以下就高胰岛素血症进行简述。

(1)药物选择:可选用胰高血糖素、二氮嗪或生长抑素等。

(2)用法用量

胰高血糖素:可给予 0.02mg/(kg·次)或 1~20μg/(kg·h),皮下注射或静脉注射;0.1~0.3mg/kg,肌内注射。

二氮嗪:一线推荐用药,通常剂量为 5~20mg/(kg·d),分 3 次使用。

氯噻嗪:7~10mg/(kg·d),分 2 次服用。常与二氮嗪联合应用,可减轻二氮嗪的水钠潴留,并可增加二氮嗪的升糖效应。

奥曲肽:通常剂量为 5~25μg/(kg·d),皮下注射,每 6~8 小时 1 次,可根据血糖酌情调整,最大量为 7μg/kg,每 4 小时 1 次。

(3)药学监护

【不良反应监护】

胰高血糖素:①常见不良反应为恶心、呕吐、腹泻、低血压、低血钾、高血糖反应等。②严重不良反应为表皮松解坏死型游走性红斑、过敏反应等。

二氮嗪:①常见不良反应为低血压、心动过速、心律失常、多毛、高尿酸血症、食欲缺乏、恶心、呕吐、腹泻、中性粒细胞减少症等。②严重不良反应为水钠潴留、充血性心力衰竭、心肌梗死、心肌缺血、高钠血症、肠梗阻、血小板减少症、肺动脉高压等。

氯噻嗪：①常见不良反应为光敏性、高血糖症、高尿酸血症、腹泻、食欲下降、恶心、呕吐、眩晕。②严重不良反应为皮肤红斑狼疮、Stevens-Johnson 综合征、中毒性表皮坏死松解症、电解质异常、粒细胞缺乏、溶血性贫血、肝中毒、黄疸、昏迷、肾衰竭、非心源性肺水肿、过敏反应等。

奥曲肽：①常见为腹泻、便秘、胀气、恶心、大便变色等。②注射部位疼痛、刺痛、灼伤感。③严重心动过缓、高血糖症、呼吸困难、低血糖症、甲状腺功能减退、胆管炎、胆石症、肝功能异常、胰腺炎、生长抑制等。

长效奥曲肽：同奥曲肽。

【注意事项】

胰高血糖素：①肾上腺肿瘤的患者均禁用。②用药时出现表皮松解坏死型游走性红斑，应考虑持续输注的获益风险比，必要时停止用药。③不推荐与抗胆碱药联合用药。④可能会发生过敏反应，用药注意监测。⑤一旦患者对胰高血糖素作出反应，应向患者喂食碳水化合物，以恢复肝糖原并避免低血糖复发。⑥如溶液呈现凝胶状或出现不溶性粉末，请勿使用。⑦剂量超过 1mg 或注射太快（少于 1 分钟）时，恶心、呕吐发生率升高，可能出现暂时性的心跳加快。

二氮嗪：①治疗期间需要做心脏、血液检查、血压监测及生长发育监测，长期治疗需定期监测尿液中的糖和酮体。②因药物半衰期较长，应注意延长监测时间。③注射时防止漏出血管外，避免引起疼痛和炎症。④心力储备不全，有出现充血性心力衰竭风险的，慎与香豆素及其衍生物、利尿剂联合使用。⑤肾功能损伤的患者有药物中毒的风险。⑥可出现肺动脉高压、血小板减少，应对患者进行监测，必要时停止治疗。⑦新生儿高胆红素血症患者慎用。⑧大剂量使用可致高血糖、糖尿病、高渗性高血糖状态等，可考虑降低给药剂量，迅速给予胰岛素和补充液体、电解质等。

氯噻嗪：①可能出现血清胆固醇和甘油三酯水平升高。②使用过程可能出现电解质紊乱，建议进行监测。③出现进展性肝/肾功能损害时，考虑中断或停止用药；无尿者禁用。④可能发生高血糖症，应注意监测血糖。⑤可能发生高尿酸血症，建议监测。

奥曲肽：①有心动过缓、心律失常、心脏传导异常等不良反应，用药注意监测。②治疗期间胰岛素或其他降糖药需调整剂量，用药期间应注意密切监测血糖水平。③用药期间建议监测甲状腺功能。④用药期间或停药后可能发生胆道异常，建议进行监测。⑤可能出现维生素 B_{12} 水平下降、血清锌水平过度升高，建议进行监测。⑥重度肾衰竭、需透析的患者慎用。⑦有增大 GH 分泌型垂体瘤的可能，对相关患者应进行密切监测。⑧用药期间注意监测肝功能；药液应达到室温再用，以减少局部刺激。该药会影响葡萄糖体内平衡，故建议用生理盐水，而不用葡萄糖。

4. 积极治疗其他各种原发病　半乳糖血症的患儿应完全停止乳类食品，代以不含乳糖的食品；亮氨酸过敏患儿应限制蛋白质；糖原贮积症患儿应昼夜喂奶；先天性果糖不耐受症应限制摄入蔗糖及果汁等。

（陈瑶　李云送　万隽　黄志毅　潘秀铭　陈权耀）

第十一节　重症监护专业儿科临床药师服务技能要求

一、培养目标

掌握儿童重症监护专业临床药师的基本知识和技能,具备在儿童危重症患者中深入开展临床药学服务,参与疑难危重症病例临床药物治疗的能力。

1. 熟悉儿童重症监护专业常见疾病的病因、发病机制、临床表现、诊断要点,掌握治疗原则和治疗方法。

2. 能够熟练阅读和分析儿童重症监护专业疾病相关的实验室检查、病理学检查、影像学检查和功能试验等检查报告。

3. 掌握儿童重症监护专业常用药品的相关知识,能够对儿童重症监护专业常见疾病药物治疗方案进行分析与评估,具备优化药物治疗方案的能力。

4. 掌握开展儿童重症监护专业全程药学服务的能力,包含药物重整、监护计划的制订与实施、特殊病理生理状态患者的个体化给药等。

5. 熟悉儿童重症监护专业需要开展治疗药物监测和药物代谢基因检测的品种,能够运用血药浓度监测及基因检测结果优化给药方案。

6. 熟悉儿科抗菌药物临床应用监测与管理工作。

7. 了解药学会诊、多学科诊疗的基本流程与方法。

8. 了解循证药学实践方法,熟悉医药文献检索方法。

二、培养大纲

儿童重症监护专业临床药师培养包括儿童重症医学基础知识、临床技能、药学实践技能等方面培养。

1. 熟悉儿童体格、运动、生理、心理等发育规律。

2. 熟悉儿童重症监护专业常见疾病病因、发病机制和病理生理。

3. 熟悉儿童重症监护专业常见疾病的临床诊疗。

4. 熟悉儿童重症监护专业常见疾病的相关诊疗指南,了解其研究进展。

5. 熟悉下列常见症状在儿童危重症疾病诊疗中的临床意义。

(1) 发热与低体温。

(2) 咳嗽、喘息、气促。

(3) 呼吸困难。

(4) 青紫。

(5) 腹痛。

(6) 呕吐、腹泻。

(7) 呕血和便血。

(8) 抽搐。

(9) 意识障碍。

(10) 水肿。

（11）少尿或无尿。

（12）黄疸。

6. 熟悉以下实验室检查项目在儿童危重症疾病诊疗中的意义，对结果具有初步的分析和应用能力。

（1）血液、大小便常规检查。

（2）血液、尿液生化检查。

（3）凝血功能。

（4）免疫学检查。

（5）血气分析，血糖、电解质测定。

（6）脑脊液检查。

（7）微生物检查及药敏试验。

7. 熟悉以下检查和诊疗技术在儿童危重症疾病诊疗中的临床意义。

（1）病史采集。

（2）体格检查。

（3）影像学检查（胸片、MRI、CT、超声检查）。

（4）脑电图、心电图、肌电图。

（5）血流动力学监测、中心静脉置管、PICC 的使用。

（6）雾化装置、呼吸机的原理及应用。

（7）血液净化治疗（CBP）、体外膜肺（ECMO）的原理及应用。

8. 在以下所列病种中选择至少 4 种作为学习病种，其中（1）和（2）为必选学习病种，其余 2 种根据各培训基地和学员需求选择性学习。

（1）脓毒症。

（2）休克。

（3）呼吸衰竭。

（4）心力衰竭。

（5）急性肝衰竭。

（6）急性肾衰竭。

（7）癫痫持续状态。

（8）哮喘持续状态。

（9）重症肺炎。

（10）中毒。

9. 熟悉不同年龄阶段儿童药效学和药动学特点。

10. 掌握儿童重症监护室常用药品的作用机制、药效学、药动学、适应证、禁忌证、用法用量、不良反应、药物相互作用等相关知识。

11. 掌握所选病种的药物治疗原则及相关药物治疗监护要点，培养发现并解决用药问题的能力。

12. 掌握儿童危重症患者液体量、药物剂量计算，药物配置、配伍及输注要求，儿童危重症患者营养评估及营养支持等知识。

13. 具备对不同病理生理状态（重症感染，肝、肾功能不全，肥胖症等）、不同治疗技术

（如血液净化治疗、体外膜肺等）下的儿童危重症患者制订个体化用药方案的能力。

14. 熟悉儿童重症监护室需要开展的治疗药物监测和药物代谢基因检测项目，能够分析和应用血药浓度监测和药物代谢基因检测结果以优化给药方案。

三、培养内容

（一）儿童脓毒症

儿童脓毒症是常见的儿童危急重症，发病率和病死率均高，严重脓毒症患儿的病死率超过 30%，通常需要进入 ICU 进行监护和器官功能支持治疗。

1. 一般治疗　休息，适当营养支持，充分液体复苏改善灌注，及保护重要器官功能，必要时行脏器功能支持治疗。

2. 对症治疗

（1）抗微生物治疗：尽早开始抗微生物治疗，伴有脓毒症休克的患儿应在 1 小时内开始，脓毒症相关器官障碍患者 3 小时内开始。初始经验性治疗可使用一种或多种抗微生物药物，以尽可能地覆盖所有怀疑的致病菌，一旦明确病原体，应立即更换为敏感的窄谱抗菌药物；若无法明确病原体，应根据患儿的临床表现、感染部位、宿主危险因素等尽早停用或更换为窄谱抗菌药物。根据药动学 / 药效学（PK/PD）及药物特点优化抗菌药物给药策略。

1）药物选择和用法用量：对不伴有免疫抑制和多重耐药菌感染高危因素的患儿，除特殊情况外，不建议针对同一病原微生物经验性使用多种抗菌药物实现协同效应；对伴有免疫抑制和 / 或存在多重耐药菌感染高危因素的患儿，诊断 / 怀疑脓毒症休克或脓毒症相关器官功能障碍时，建议经验性联合用药。

青霉素钠：一般采用静脉给药，1 个月 ~12 岁儿童，每日 5 万 ~20 万 U/kg，分 2~4 次给药；重症感染者剂量可加倍。

苯唑西林：一般采用静脉给药，体重 40kg 以下的儿童，每 6 小时按体重给予 12.5~25mg/kg。体重超过 40kg 的儿童予以成人剂量，一日 4~8g，分 2~4 次给药，严重感染者每日剂量可增加至 12g。

头孢曲松：静脉给药，15 日 ~12 岁婴儿及儿童，20~80mg/（kg·d）；12 岁以上或体重 50kg 以上儿童应使用成人剂量，每日 1~2g，每日一次，每日最大剂量 4g。对于婴儿及儿童细菌性脑膜炎，剂量为 100mg/（kg·d），分 1~2 次给药，每日总量不超过 4g。

头孢噻肟：静脉给药，1 个月以上儿童，每 8 小时 50mg/kg；脑膜炎时剂量可增至每 6 小时 75mg/kg。最大剂量一日 12g。

头孢他啶：静脉给药，1 个月 ~18 岁儿童，一次 25~50mg/kg，每 8 小时 1 次，最大剂量一日 6g。

哌拉西林他唑巴坦（8：1）：该药有 8：1 和 4：1 两种配比规格，一般选择 8：1 制剂。静脉给药，2~9 个月婴儿，按哌拉西林计，每次 80mg/kg，每 8 小时 1 次；9 个月以上婴儿及儿童，体重小于 40kg 者，每次 100mg/kg，每 8 小时 1 次；体重 40kg 以上者，每次 4.5g，每 8 小时 1 次，或每次 3.375g，每 6 小时 1 次，最大可用至每日 18g。

头孢哌酮舒巴坦：有 2：1 和 1：1 两种配比规格。静脉给药，一般剂量以舒巴坦计 20~40mg/（kg·d），分 2~4 次给药；严重感染者可用至以舒巴坦计 80mg/（kg·d），最大剂量以舒巴坦计不超过每日 4g。

亚胺培南西司他丁：静脉给药，以亚胺培南计，3个月以上婴儿和儿童，体重小于40kg者，每次15mg/kg，每6小时给药1次，一日最大剂量为2g。体重40kg以上儿童，每次500mg，每6小时1次，或每次1 000mg，每8小时1次，最大剂量不超过每日4g。

美罗培南：静脉给药，3个月以上儿童，一次20mg/kg，每8小时1次；细菌性脑膜炎患者，一次40mg/kg，每8小时1次；体重超过50kg者按50kg给药。

万古霉素：静脉给药，儿童40mg/(kg·d)，分2~4次给药。严重耐甲氧西林金黄色葡萄球菌(MRSA)感染，3个月~12岁以下儿童，60~80mg/(kg·d)，每6小时1次；12岁及以上儿童，60~70mg/(kg·d)，每6~8小时1次，肾功能储备充足的儿童每日最大经验剂量通常为3 600mg，大多数儿童日剂量不应超过3 000mg，且应根据血药浓度监测结果调整剂量，PK/PD目标为24小时AUC与最小抑菌浓度的比值(AUC_{24}/MIC)大于400。当日剂量超过2 000~3 000mg时，应尽早检测万古霉素血药浓度。

利奈唑胺：口服或静脉给药。出生至11岁儿童，每次10mg/kg，每8小时1次；12岁及以上儿童，每次600mg，每12小时1次。

2)药学监护

【疗效监护】

每日监护体温、症状体征的改善情况，监护血常规、超敏C反应蛋白等感染相关检验指标及感染部位相关检查的变化情况，关注微生物学检查结果和感染源清除情况。每日评估以指导抗菌药物降阶梯治疗，第1个48小时后应根据微生物学结果、疗效和/或感染源清除等评估是否需要继续使用抗微生物药物和调整疗程。

【不良反应监护】

青霉素类药物：过敏反应较为常见；大剂量静脉滴注或鞘内给药可导致青霉素脑病；用青霉素治疗梅毒、钩端螺旋体病等疾病时可产生赫氏反应。

头孢菌素类药物：可见胃肠道反应，过敏反应，血清转氨酶升高、暂时性血尿素氮和肌酐升高，血液学改变，二重感染等。

碳青霉烯类药物：可见胃肠道症状，偶尔引起伪膜性肠炎。血液学方面的不良反应有嗜酸性粒细胞增多、白细胞减少、中性粒细胞减少、粒细胞缺少、血小板减少或增多、血红蛋白减少等。对肝脏的不良反应有转氨酶、血胆红素或碱性磷酸酶的升高。肾功能方面的不良反应有血肌酐和血尿素氮的升高。也可致过敏反应，如皮肤瘙痒、皮疹、荨麻疹、药物热等。还可发生神经系统方面的症状，如肌痉挛、精神障碍等。

万古霉素：早期的制剂中有较多杂质，耳、肾毒性及皮疹等不良反应发生率较高。目前使用的制剂纯度高，不良反应尤其肾毒性明显减少，但仍需注意其对肾功能可能产生的损害。研究提示当谷浓度大于15mg/L，万古霉素肾功能损害的概率明显增加，因此在儿童患者中开展万古霉素血药浓度监测仍是有效评判药物疗效和毒副作用的有效手段。万古霉素快速大剂量静脉滴注后，可发生红人综合征。偶有药物热、皮疹、瘙痒、过敏样反应等变态反应，静脉给药可引起血栓性静脉炎，偶有中性粒细胞或血小板减少、心力衰竭等。

利奈唑胺：不良反应有消化道症状，失眠、头晕、药物热、皮疹等。可见血小板减少、贫血、白细胞减少等骨髓抑制，肝功能异常、总胆红素升高、血尿素氮升高和血肌酐升高等变化，舌变色、口腔念珠菌病，罕见乳酸性酸中毒。此外，利奈唑胺长期使用会有周围性神经病的风险。

【注意事项】

青霉素类药物：应用前需详细询问药物过敏史并进行青霉素皮肤试验，呈阳性反应者禁用。对一种青霉素过敏者可能对其他青霉素类药物过敏，需加强监护。

头孢菌素类药物：在使用前应对患者进行详细询问，以确定患儿是否有青霉素或头孢菌素药物过敏史。头孢曲松不能与含钙输液同时静脉给药，除新生儿外，其他患儿可进行序贯给药，两组输液间必须用相容液体充分冲洗输液管。

碳青霉烯类药物：本品与其他 β- 内酰胺类抗菌药物、青霉素类和头孢菌素类抗菌药物有部分交叉过敏反应，因此在使用本品前，应详细询问患者过去有无对 β- 内酰胺类抗菌药物的过敏史。若在使用本品时出现过敏反应，应立即停药并作相应处理。可产生中枢神经系统的副作用，尤其对中枢神经系统疾病患者（如细菌性脑膜炎或有癫痫病史）和肾功能损害者。

万古霉素：每次静脉滴注应在 60 分钟以上。用药期间监测血药浓度，肾功能损害患儿需调整给药剂量。

利奈唑胺：具有单胺氧化酶抑制作用，空腹或饭后服用须避开高脂性饮食及含酪胺食物和含醇饮料；正在使用或两周内曾使用单胺氧化酶抑制剂的患儿，不应使用利奈唑胺。对应用利奈唑胺的患儿应每周检查全血细胞计数，对发生骨髓抑制或骨髓抑制发生恶化的患儿应考虑停用利奈唑胺治疗。

(2)循环支持：通过液体复苏达到最佳心脏容量负荷，应用正性肌力药以增强心肌收缩力，或应用血管活性药物以调节适宜的心脏压力负荷，最终达到改善循环和维持足够的氧输送。

1)药物选择和用法用量：初始液体复苏首选平衡盐液 / 缓冲液，经液体复苏后仍然存在低血压和低灌注，需考虑应用血管活性药物提高和维持组织灌注压，改善氧输送。建议使用在儿童脓毒症休克患者中首选使用肾上腺素或去甲肾上腺素。

肾上腺素：持续静脉输注，一般剂量 0.05~1μg/(kg·min)，使用微量注射泵控制输注速度，根据病情调节至所需的速度。

去甲肾上腺素：持续静脉输注，2mg 重酒石酸去甲肾上腺素中含去甲肾上腺素 1mg，一般输注剂量 0.05~1μg/(kg·min)（以去甲肾上腺素碱基计），使用微量注射泵控制输注速度，根据病情调节至所需的速度。

多巴胺：持续静脉输注，剂量 2~20μg/(kg·min)，使用微量注射泵控制输注速度，根据病情调节至所需的速度。多巴胺对心血管作用与剂量相关，中剂量 5~15μg/(kg·min) 增加心肌收缩力，大剂量 >15μg/(kg·min)，α 作用开始占主导地位，血管收缩，血压增加。

多巴酚丁胺：正性肌力作用，持续静脉输注，剂量 5~20μg/(kg·min)，使用微量注射泵控制输注速度，一般从小剂量开始，根据病情调节至所需的速度。

米力农：具有增加心肌收缩力和扩血管作用。可先予以或不予负荷量 50μg/kg（静脉输注 10~60 分钟），然后以 0.25~0.75μg/(kg·min) 维持静脉输注。

2)药学监护

【疗效监护】

密切监护血压、心率、尿量、外周血管灌注情况等。在有条件的情况下，监测高级血流动力学指标以及血乳酸的动态变化趋势，以评估指导液体复苏及血管活性药物的使用。

【不良反应监护】

肾上腺素：常见心悸、头痛、血压升高、震颤、无力、眩晕、呕吐、四肢发凉；有时可有心律失常，严重者可由于心室颤动而致死。

去甲肾上腺素：强烈的血管收缩可使生命器官血流减少，肾血流锐减后尿量减少，组织血供不足导致缺氧和酸中毒。静脉输注时少见沿静脉径路皮肤发白，注射局部皮肤破溃，皮肤发绀、发红；应选粗大静脉注射并须更换注射部位，须防止药液漏出血管外引起局部组织坏死。个别患者因过敏而有皮疹、面部水肿。过量时可使出血严重、头痛、高血压、心律缓慢、呕吐、抽搐。

多巴胺：常见胸痛、呼吸困难、心悸、心律失常（尤其用大剂量）、全身软弱无力感；心跳缓慢、头痛、恶心、呕吐少见。遇有血管过度收缩引起舒张压不成比例升高和脉压减小、尿量减少、心律增快或出现心律失常，滴速必须减慢或暂停滴注。

多巴酚丁胺：心悸、恶心、头痛、胸痛、气短等。如出现收缩压增加、心律增快，应减量或暂停用药。可能会促进或加剧心室的异位活动，极少数情况下会引发室性心动过速或室颤。偶有皮疹、发热、嗜酸性粒细胞增多以及支气管痉挛等过敏反应和静脉炎、血小板减少症。

米力农：少数有头痛、室性心律失常、无力、血小板计数减少等不良反应；过量时可有低血压、心动过速。

【注意事项】

应用血管活性药物前应进行充分液体复苏，补充血容量。用药期间应监测心率、心律、血压。血管活性药物输注应通过中心静脉通路或骨髓腔通路，未获得中心静脉前可采用外周静脉输注，避免为获得中心静脉而延迟血管活性药物的应用。突然停药可产生严重低血压，故停用时应逐渐递减。

(3)肾上腺皮质激素：脓毒症休克患者可能存在肾上腺皮质功能相对不全，液体复苏和血管活性药物治疗后血流动力学稳定的脓毒症休克患儿，不建议静脉使用肾上腺皮质激素；但血流动力学仍不稳定者，使用或不使用静脉氢化可的松均可。

1)药物选择和用法用量：对于脓毒症休克伴肾上腺皮质功能相对不全，首选氢化可的松，但对剂量、给药方案等仍无明确推荐。

2)药学监护

【不良反应监护】

并发感染或感染播散为肾上腺皮质激素的主要不良反应。长程使用可引起医源性库欣综合征面容和体态、体重增加、易出血倾向、创口愈合不良、骨质疏松、低血钾综合征、消化性溃疡或穿孔、儿童生长受到抑制、青光眼、糖耐量减退等。精神症状可出现欣快感、激动、谵妄、不安、定向力障碍等，也可表现为抑制。静脉迅速给予大剂量氢化可的松可能发生全身性过敏反应，包括面部、鼻黏膜、眼睑肿胀，荨麻疹，气短、胸闷、喘鸣。

【注意事项】

肾上腺皮质激素的使用可能掩盖感染症状；应尽量短疗程使用。

(4)镇静镇痛：脓毒症患儿处于强烈的应激环境中，包括各种有创性诊疗操作、插管、机械通气等。镇痛和镇静治疗是指应用药物和非药物手段的治疗。使用镇痛和镇静治疗消除患儿疼痛、减轻焦虑和躁动、催眠并诱导顺行性遗忘，以保持患儿安全和舒适是 PICU

治疗的最基本环节之一。

1) 药物选择和用法用量:PICU 中常用的镇痛药物包括苯二氮䓬类、水合氯醛、右美托咪定等。常用镇痛药物有三类:阿片类镇痛药、非阿片类镇痛药及非甾体抗炎药(NSAID)。

地西泮:半衰期长,容易蓄积,不推荐持续静脉泵注,0.1~0.3mg/(kg·次),静脉泵注 10~15 分钟。

咪达唑仑:半衰期短,对呼吸循环抑制小,药效比地西泮强,可诱导顺行性遗忘,是 PICU 镇静的首选药物。首剂 0.1~0.3mg/(kg·次),静脉泵注 10~15 分钟;维持剂量一般为 1~5μg/(kg·min),静脉泵注。

水合氯醛:常用于非创伤性操作和影像学检查之前的短时镇静,可口服和直肠给药,常用剂量,口服(操作前 30 分钟),25~75mg/(kg·次)。

右美托咪定:右美托咪定被批准用于机械通气的成人 24 小时内的镇静和非插管患儿的操作镇静,以及预防长期使用阿片类药物和苯二氮䓬类药物后产生的戒断反应。右美托咪定在欧美国家婴儿和儿童中的应用正在不断增加,但国内儿科缺少用药经验,在儿童属超说明书用药。推荐剂量:静脉泵注,初始剂量 0.2~0.5μg/(kg·h),一般剂量范围 0.4~0.7μg/(kg·h)。

吗啡:适用于术后镇痛和各种疼痛性操作的镇痛。首剂 100μg/(kg·次),维持剂量一般为 10~40μg/(kg·h),静脉泵注。

芬太尼:适用于循环功能不稳定的患儿,在 2 岁以下儿童使用属超说明书用药。首剂 1~2μg/(kg·次),维持剂量一般为 1~4μg/(kg·h),静脉泵注。

舒芬太尼:用于心脏手术的镇痛,在 2 岁以下儿童使用属超说明书用药。首剂 0.1~0.3μg/(kg·次),维持剂量一般为 0.03~0.05μg/(kg·h),静脉泵注。

瑞芬太尼:不经过肝肾代谢,更适用于有肝肾功能不全的患儿,在 2 岁以下儿童使用属超说明书用药。不推荐单次静脉推注,维持剂量:小于 2 月龄,0.4~1μg/(kg·min);1~12 岁,0.05~1.3μg/(kg·min),静脉泵注。

氯胺酮:用于疼痛性操作的镇痛。首剂 200~750μg/(kg·次),维持剂量一般为 300~1 200μg/(kg·h),静脉泵注。

对乙酰氨基酚:用于轻至中度疼痛,尤其是以炎性疼痛为主的镇痛治疗。剂量为 10~15mg/(kg·次),每 6 小时口服 1 次。

布洛芬:用于轻至中度疼痛,尤其是以炎性疼痛为主的镇痛治疗。剂量为 10mg/(kg·次),每 6 小时口服 1 次。

2) 药学监护

【疗效监护】

根据患儿病情确定其镇痛镇静水平,选择适合患儿年龄和生理状态的评估方法,进行全面和动态的镇痛镇静评估。疼痛评估方法包括自我描述、生理学评估和行为学评估;镇静评估方法包括舒适度评分、Ramsay 评分、镇静 - 躁动评分(SAS)等主观评估及客观评估脑电双频指数(BIS)。

【不良反应监护】

地西泮:常见嗜睡、头昏、乏力等,大剂量可有共济失调、震颤;个别发生兴奋、多语、睡眠障碍,甚至幻觉。停药后,上述症状很快消失。

咪达唑仑:主要包括产生依赖性以及停药后的戒断反应。较常见不良反应为嗜睡、镇静过度、头痛、幻觉、共济失调、呃逆和喉痉挛。静脉注射还可发生呼吸抑制及血压下降,极少数可发生呼吸暂停、停止或心搏骤停;有时可发生血栓性静脉炎。

水合氯醛:口服对胃有刺激性、易引起恶心、呕吐;大剂量使用可致心律失常和呼吸抑制。

右美托咪定:常见低血压、心动过缓和口干,其他严重不良反应包括窦性停搏、暂时性高血压。

吗啡:恶心、呕吐、呼吸抑制、嗜睡、眩晕、便秘、排尿困难、胆绞痛等;偶见瘙痒、荨麻疹、皮肤水肿等过敏反应。

芬太尼:眩晕、视物模糊、恶心、呕吐、低血压、胆道括约肌痉挛、喉痉挛、出汗等,严重时有呼吸抑制、窒息、肌肉僵直,甚至发生呼吸停止、循环抑制、心脏停搏。

舒芬太尼、瑞芬太尼:类似芬太尼。

氯胺酮:可出现幻觉、躁动不安、噩梦及谵语等。常有泪液、唾液分泌增多,血压、颅内压及眼内压升高。偶有呼吸抑制或暂停、喉痉挛及气管痉挛,多半是在用量较大、分泌物增多时发生。

对乙酰氨基酚:偶见皮疹、荨麻疹、药物热及粒细胞减少。长期大量用药会导致肝肾功能异常。

布洛芬:可见恶心、呕吐、胃烧灼感、消化不良、胃肠道溃疡及出血、转氨酶升高、头痛、头晕、耳鸣、视物模糊、精神紧张、嗜睡、下肢水肿或体重骤增。

【注意事项】

在进行镇痛和镇静时,应严格遵守个体化治疗方案,避免过度镇痛和镇静。阿片类和苯二氮䓬类药物均有呼吸抑制、血压下降和胃肠蠕动减弱等不良反应,其发生与输注速度和剂量相关,如地西泮的推注速度应控制在 1mg/min 以下。阿片类的拮抗剂为纳洛酮,苯二氮䓬类的拮抗剂为氟马西尼。氯胺酮能使呼吸道腺体和唾液腺分泌增加,用药前加用阿托品 0.02mg/kg 可以减少气道分泌物。

此外,阿片类和苯二氮䓬类药物大剂量和长时间使用都与戒断综合征的发生有关。多数镇痛和镇静药物的使用时间不宜超过 1 周,若因治疗需要,可尝试每日镇静中断、药物循环使用等,以避免单一药物的蓄积与依赖。大剂量或使用时间超过 7 日的患儿撤离药物应逐渐减量停药,每日按 20%~30% 的用药剂量递减。

(二)急性肾衰竭

由于肾内或肾外因素致肾功能损害、肾功能下降,不再能维持机体内环境平衡,临床出现急性少尿或无尿,伴氮质血症、水电解质、酸碱失衡及相应的临床症状和体征等,统称为急性肾衰竭。如无少尿或无尿,但血肌酐和尿素氮逐日递增,亦应考虑急性肾衰竭。在积极治疗原发病的同时,监测尿量、尿素氮、肌酐等,维持内环境平衡,保证营养,避免使用肾毒性药物。

1. 一般治疗　继续治疗原发病,卧床休息,防感染,饮食以保证一定热量、减少组织蛋白分解代谢为目的,据一般情况及食欲调整,可予以高热卡、高必需氨基酸、优质低蛋白饮食,并适量补充维生素,对已开展透析治疗或伴有高分解代谢的患儿,蛋白质入量限制不需太严格。因食欲缺乏、恶心、呕吐难以进食,可依靠静脉补充。

2. 对症治疗 首先判定肾衰竭类型为肾前性、肾后性或肾性,从而针对性治疗。如为血容量不足,宜尽早纠正低血容量,以免肾前性肾衰竭转变为肾性肾衰竭。

(1)液体疗法:补液遵循量出为入的原则,维持水、电解质、酸碱平衡。液体入量可按以下公式计算:

$$补液量 = 尿量 + 不显性失水量 + 异常丢失量 - 内生水量$$

或 $$每日补液量 = 前一日尿量 + 异常丢失量 + (8\sim16ml/kg)$$

如有体温升高,每增加 1℃,入量增加 $75ml/m^2$,此液体可用 10% 葡萄糖液补充;呕吐、腹泻、胃肠吸引等异常丢失量以 $1/4\sim1/2$ 张液体补充,尿液以 1/4 张补充,其余补充无盐溶液;如伴有水肿,液体量应相应减少。按照体重、出入量、心功能、血压、水肿情况、血钠浓度、中心静脉压(有条件可测)适时调整液体入量及速度。

(2)利尿:用利尿药可将少尿型肾衰竭转变成非少尿型肾衰竭,便于液体管理,尤其是体内液体过多或高钾血症的患儿。

1)药物选择和用法用量

呋塞米:静脉注射,1 个月 ~12 岁儿童,$0.5\sim1mg/(kg\cdot次)$,必要时每 8 小时重复 1 次;12~18 岁儿童,$20\sim40mg/$ 次,必要时每 8 小时重复 1 次。连续静脉滴注,初始剂量 0.1mg/kg,随后 $0.05\sim0.4mg/(kg\cdot h)$ 维持。一般在循环血量不足时,慎用呋塞米。

2)药学监护

【疗效监护】

监测体重、血压、心率、尿量、尿常规、尿素氮、血气分析、电解质、水肿的变化等。

【不良反应监护】

呋塞米:对磺胺药和噻嗪类利尿药有交叉过敏。常见不良反应与水、电解质紊乱有关,尤其是大剂量或长期应用时;少见视物模糊、黄视症、光敏感等。耳鸣、听力障碍多见于大剂量静脉快速注射时或是与其他耳毒性药物合用时,多为暂时性,少数为不可逆性。

【注意事项】

呋塞米:药物剂量应从最小有效剂量开始,然后根据利尿反应调整剂量,以减少水、电解质紊乱等不良反应的发生。存在低钾血症或低钾血症倾向时,应注意补充钾盐。呋塞米注射液碱性较高,静脉注射时宜用氯化钠注射液稀释,不宜用葡萄糖注射液稀释。常规剂量静脉注射时间应超过 1~2 分钟,大剂量静脉注射时每分钟不超过 4mg。少尿或无尿患者应用最大剂量后 24 小时仍无效时应停药。

(3)纠正电解质、酸碱失衡:急性肾衰竭的患儿经常会存在电解质紊乱及中等程度的代谢性酸中毒。

1)药物选择和用法用量

碳酸氢钠:肾衰竭时代谢产物难以排出,发生严重代谢性酸中毒时可给予 5% 碳酸氢钠 4~5ml/kg 纠正,如有必要可再次给予相同剂量;也可按以下公式计算结果的一半纠酸:5% 碳酸氢钠毫升数 $= \Delta BE \times 0.5 \times$ 体重。发生严重高钾血症时,亦可给予 5% 碳酸氢钠 4~5ml/kg 静脉输注,通过纠正酸中毒及促进细胞外的钾离子向细胞内转移来降低血钾水平。

葡萄糖酸钙:急性肾衰竭时血钙常低,因存在酸中毒,离子钙尚能维持在一定浓度,纠正酸中毒后,离子钙向结合钙转化,可能出现低钙血症。纠正低钙血症的剂量由疾病情况和血清钙水平决定,婴儿或儿童一日 200~500mg,连续静脉滴注或分 4 次静脉注射。严重的高钾血症可导致心律失常,补钙可暂时地、部分对抗钾离子所致传导阻滞及心律失常,葡萄糖酸钙剂量为 50mg/kg,缓慢静脉滴注。

2)药学监护

【疗效监护】

心电监护,监测血气分析、电解质的动态变化等。

【不良反应监护】

碳酸氢钠:短时期大量静脉输注可致严重碱中毒、低钾血症、低钙血症。剂量偏大或存在肾功能不全时,可出现水肿、精神症状、肌肉疼痛或抽搐、呼吸减慢、口内异味、异常疲倦虚弱等,主要由代谢性碱中毒所致。

葡萄糖酸钙:静脉注射可有全身发热,静脉注射过快可产生心律失常甚至心搏骤停、呕吐、恶心。

【注意事项】

碳酸氢钠静脉应用的浓度范围为 1.5%(等渗)~8.4%。以 5% 浓度输注时,一般速度不超过 8mmol/min。

葡萄糖酸钙刺激性较大,静脉注射时如漏出血管外,可致注射部位皮肤发红、皮疹和疼痛,并可随后出现脱皮和组织坏死。脱水或低钾血症等电解质紊乱时,应先纠正低钾血症,再纠正低钙血症,以免增加心肌应激性。

(4)药物剂量调整

1)肾衰竭的药物剂量调整:肾衰竭时,主要通过肾脏排泄的药物清除率降低,如按常规剂量给药可导致药物蓄积中毒,因而需要根据肾功能情况进行药物剂量调整。

2)血液净化治疗的药物剂量调整:急性肾衰竭时临床常采用的血液净化治疗包括腹膜透析、持续血液透析或滤过等,此时药物在体内的药动学过程受到影响,也需要相应调整剂量。

(三) 急性肝衰竭

急性肝衰竭是指肝脏突然发生大量肝细胞坏死或肝细胞功能严重受损,肝脏的合成、分泌、排泄和解毒等功能严重减弱引起的一种临床综合征,主要由肝炎病毒、非肝炎病毒感染,以及药物或肝毒性物质中毒引起,进展快,病死率高,预后差。目前尚无有效的促进肝再生的治疗方法,主要为支持治疗,目的是维持生命、预防和治疗并发症,直至自然恢复。儿童由于肝脏再生能力强,故急性肝衰竭预后较成人略好。

1. 一般治疗 密切监护生命指征、肝功能变化,注意凝血功能异常和肝性脑病的早期表现,注意肺部、口腔和腹腔等感染的发生。高糖、低脂、适当蛋白饮食;绝对卧床休息。

2. 支持治疗

(1)降低血氨:高血氨可致肝性脑病,虽然无法根据具体血氨水平预测肝性脑病程度,但高血氨与死亡率增高相关。

1)药物选择和用法用量:对于伴高氨血症的进行性肝性脑病患者,可采用乳果糖经验性治疗。乳果糖的起始剂量为 0.4~0.5g/kg,经口或经鼻胃管给予,根据需要调整剂量。

2)药学监护

【疗效监护】

监护每日排便次数及性状,保证每日有 2~3 次软便。

【不良反应监护】

乳果糖可能会出现腹痛和腹泻,此时应减少使用剂量。如果长期大剂量服用,可能会因腹泻出现电解质紊乱。

【注意事项】

乳果糖用于治疗肝昏迷或昏迷前期的剂量较高,糖尿病患者应慎用;可导致结肠 pH 下降,可致结肠 pH 依赖性药物失活。

(2)纠正凝血障碍:由于凝血因子合成不足、消耗增加,血小板异常,常伴有凝血功能障碍,应定期补充新鲜血浆、凝血酶原复合物及维生素 K。

1)药物选择和用法用量:经验性给予单剂维生素 K_1,婴儿 1mg,青少年 5mg,纠正可能存在的维生素 K 缺乏。

2)药学监护

【疗效监护】

监护患儿出凝血情况,监测血常规、凝血功能及凝血因子。

【不良反应监护及注意事项】

维生素 K_1 需缓慢静脉注射,静注过快(>5mg/min),可引起面部潮红、出汗、支气管痉挛、心动过速、低血压等,应注意输注速度。

(3)护肝利胆:肝衰竭患儿常伴有肝酶升高和胆汁淤积,降酶、利胆可有助于保护肝细胞。如甘草酸等可保肝、降酶和缓解炎症,还原型谷胱甘肽、必需磷脂等具有抗氧化作用。

(4)调节肠道微生态,肝衰竭时会导致微生态失调,而微生态失调又会加重肝损伤,可选择应用微生态调节剂,例如益生菌制剂,以改善患儿微生态环境。

(5)肝衰竭的药物剂量调整:肝衰竭时,肝脏对药物的代谢排泄功能受损,药物在体内半衰期延长,如仍按常规剂量给药可加重肝脏负担,甚至导致药物蓄积中毒,应选择肝脏毒性小的药物,并进行药物剂量调整。

(四)哮喘持续状态

支气管哮喘是儿童常见的气道慢性炎症性疾病。哮喘持续状态是指哮喘急性发作时,经合理应用支气管舒张剂和糖皮质激素等哮喘缓解药物治疗后,仍有严重或进行性呼吸困难加重者。由于此时支气管严重阻塞,如不进行积极治疗,可迅速发展为呼吸衰竭,直接威胁生命。

1. 一般治疗　改善供氧,有低氧血症者应吸氧以维持血氧饱和度在 94% 以上,机械通气仅用于经最大程度药物治疗仍向呼吸衰竭持续进展的患儿。适当镇静,保持内环境稳定。

2. 对症治疗

(1)支气管舒张

1)药物选择和用法用量:吸入速效 β_2 受体激动剂是治疗儿童哮喘持续状态的一线药物,如具备雾化给药条件,雾化吸入应为首选。经吸入速效 β_2 受体激动剂及其他治疗无效的哮喘持续状态患儿,可静脉应用 β_2 受体激动剂。

沙丁胺醇:雾化吸入,12 岁以下儿童的起始剂量为 2.5mg,某些儿童可能需要高达

5.0mg 的剂量；第 1 小时可每 20 分钟一次，以后根据治疗反应逐渐延长给药间隔，根据病情每 1~4 小时重复吸入治疗。静脉给药，15μg/kg 缓慢静脉注射，持续 10 分钟以上；病情严重需静脉维持时剂量为 1~2μg/(kg·min)。

特布他林：体重 20kg 以下儿童，每次 2.5mg；20kg 以上儿童，每次 5mg。

异丙托溴铵：短效抗胆碱药是儿童哮喘持续状态联合治疗的组成部分。体重 20kg 以下儿童，每次 250μg；20kg 以上儿童，每次 500μg，加入 β_2 受体激动剂溶液作雾化吸入，间隔时间同吸入 β_2 受体激动剂。

硫酸镁：静脉滴注，剂量 25~40mg/(kg·d)，分 1~2 次，加入葡萄糖注射液缓慢静脉滴注 20 分钟以上，酌情使用 1~3 天。

氨茶碱：静脉输注，可持续静脉输注或间歇给药。持续输注剂量为负荷量 4~6mg/kg（最大剂量不超过 250mg），缓慢静脉输注 20~30 分钟，继以 0.7~1mg/(kg·h) 持续输注。间歇给药剂量为每次 4~6mg/kg，每 6~8 小时一次，缓慢静脉滴注。

2）药学监护

【疗效监护】

监护患儿呼吸、心率、血压等生命体征，以及喘息、气促等气流受限和氧合的改善情况。

【不良反应监护】

β_2 受体激动剂：雾化吸入可有震颤、头痛、心动过速、心悸、口腔及喉部刺激、肌肉痉挛等。静脉应用时可出现心律失常和低钾血症等严重不良反应，使用时要严格掌握指征及剂量，并作必要的心电图、血气及电解质等监护。

异丙托溴铵：常见不良反应包括头痛、局部刺激症状、胃肠动力障碍、视物模糊、眼内压升高、心悸、皮疹等。

硫酸镁：可引起潮热、出汗、口干等，快速静脉注射可引起恶心、呕吐、心慌、头晕，个别出现眼球震颤，减慢速度症状可消失。

氨茶碱：常见恶心、胃部不适、呕吐、食欲缺乏，也可见头痛、烦躁、易激动。

【注意事项】

β_2 受体激动剂：不应与非选择性 β 受体拮抗剂合用。有引起严重低钾血症发生的可能性，同用黄嘌呤衍生物、肾上腺糖皮质激素、利尿剂及缺氧会增加低钾血症出现的可能性。

异丙托溴铵：当本品与 β 受体激动剂合用时，有窄角型青光眼病史的患者可能增加急性青光眼发作的危险。

硫酸镁：心脏传导阻滞、心肌损害、严重肾功能不全者禁用。肾功能不全、用药剂量大时可发生血镁积聚，出现肌肉兴奋性受抑制，感觉反应迟钝，甚至心律失常，呼吸、心跳停止。临床应用应定时做膝腱反射检查，测定呼吸次数，观察排尿量，查血镁浓度。急性镁中毒，可用钙剂静注解救。

氨茶碱：应定期监测血清茶碱浓度。毒性常出现在血清浓度为 15~20μg/ml，特别是在治疗开始，早期多见恶心、呕吐、易激动、失眠等；当浓度超过 20μg/ml，可出现心动过速、心律失常；超过 40μg/ml，可发生发热、失水、惊厥等症状，甚至引起呼吸、心跳停止致死。氨茶碱为 CYP1A2、CYP2C9、CYP3A4 等的代谢底物，需警惕潜在的药物相互作用。

（2）抗炎：糖皮质激素除具有抗炎作用外，还能增加气道平滑肌对 β_2 受体激动剂的效应。早期使用可以减轻严重程度,可根据病情选择口服或静脉途径给药。

1)药物选择和用法用量。

泼尼松:口服,剂量 1~2mg/(kg·d),疗程 3~5 天。

泼尼松龙:口服,剂量 1~2mg/(kg·d),疗程 3~5 天。

甲泼尼龙:静脉输注,剂量 1~2mg/(kg·次),根据病情可间隔 4~8 小时重复使用。

琥珀酸氢化可的松:静脉输注,剂量 5~10mg/(kg·次),根据病情可间隔 4~8 小时重复使用。

布地奈德:雾化吸入,1mg/ 次,每 6~8 小时一次。

丙酸倍氯米松:雾化吸入,0.8mg/ 次,每 6~8 小时一次。

2)药学监护

【疗效监护】

监护患儿呼吸、心率、血压等生命体征,以及喘息、气促等气流受限和氧合的改善情况。

【不良反应监护】

雾化吸入糖皮质激素可致口腔和咽喉部念珠菌感染、轻度咽喉刺激、咳嗽、声嘶,血管性水肿、皮疹、支气管痉挛、精神运动性兴奋等;长期使用高剂量治疗时,可产生全身效应,包括肾上腺抑制、生长迟缓、骨密度降低、白内障及青光眼。

【注意事项】

应密切监测通过任何给药途径使用糖皮质激素的儿童的生长发育情况。一旦控制哮喘,就应将糖皮质激素剂量逐步减少至最小有效剂量;静脉用糖皮质激素若疗程不超过 10 天,可无须减量直接停用。雾化吸入糖皮质激素时,为将真菌性口炎的发生率降到最低,应指导患者在每次吸药后用水漱口。

(五)癫痫持续状态

癫痫持续状态为儿童常见的神经系统危重症,具有较高的病死率和致残率。根据有无抽搐,可分为惊厥性癫痫持续状态和非惊厥性癫痫持续状态。癫痫持续状态可在不同疾病中出现,在积极控制发作的同时需对病因作出鉴别并给予及时的病因治疗。

1. 一般治疗　保证气道通畅、气体交换正常,监测各项生命体征,必要时可进行颅内压监测,应特别注意处理脑水肿、酸中毒、呼吸循环衰竭及高热等。代谢紊乱者需维持血糖、水、电解质、酸碱平衡,维持血氧分压和二氧化碳分压在合适水平,维持合适的脑灌注压。

2. 对症治疗　药物治疗的目标是终止癫痫临床及脑电的发作,抗癫痫药物治疗应在诊断早期癫痫持续状态阶段开始,选择药物时要考虑起效时间、维持时间、对患儿意识和心肺功能的影响。如果儿童既往有癫痫持续状态病史,应了解其用药史,尤其对抗癫痫药物的治疗反应。

(1)药物选择和用法用量:苯二氮䓬类可以快速控制癫痫发作,是癫痫持续状态的一线治疗用药。重复两剂苯二氮䓬类药物后未终止癫痫发作的患儿,需磷苯妥英或苯妥英等二线治疗;癫痫活动仍然持续的难治性癫痫持续状态,应给予三线抗癫痫药物。

地西泮:缓慢静脉注射,剂量 0.15~0.2mg/kg,单次最大剂量 10mg。5 分钟后癫痫发作未终止的患儿,可重复给予一次剂量。

咪达唑仑:可有效终止癫痫发作,起效迅速,但半衰期较短。除静脉给药外,还可以通过肌内注射、经鼻、口服、经颊黏膜或直肠等途径给药,因此在无静脉通路时可使用。肌内注射和经鼻给药剂量为 0.2mg/kg,单次最大剂量 10mg。颊黏膜给药剂量为 0.5mg/kg,单次最大剂量 10mg。静脉维持咪达唑仑可作为三线治疗,在首剂负荷量 0.2mg/kg 后以 0.05~2mg/(kg·h) 的速率持续输注;对于突破性癫痫发作,可追加 0.1~0.2mg/kg,并每 3~4 小时将输注速率上调 0.05~0.1mg/(kg·h)。

苯妥英:二线长效药物,静脉给药,剂量 20mg/kg,速率为 1mg/(kg·min)(最大速率 50mg/min)。国内目前仅有口服制剂。

苯巴比妥:二线长效药物,可替代磷苯妥英和苯妥英。起始剂量为 15~20mg/kg,缓慢静脉输注[输注速率不超过 2mg/(kg·min),最大输注速率 50mg/min],10~15 分钟后如癫痫持续可追加 5~10mg/kg。

丙戊酸:可作为二线或三线治疗药物。静脉给药,负荷剂量 15mg/kg(用生理盐水或 5% 葡萄糖水溶液按 1:1 稀释),缓慢静推至少 5 分钟,再以 1mg/(kg·h) 维持,使血浆丙戊酸浓度达到 75mg/L,并根据临床情况调整滴速。有专家推荐 20~40mg/kg 负荷量,给药 5~10 分钟。

左乙拉西坦:静脉剂型可用作二线和三线治疗药物,20~60mg/kg,静脉输注速率 2~5mg/(kg·min)。

丙泊酚:静脉麻醉药,其抗癫痫特性与巴比妥类、苯二氮䓬类等静脉麻醉药均不相同。已有成人和儿童中丙泊酚治疗癫痫持续状态的小型研究报道。儿童发生丙泊酚输注综合征的风险显著高于成人,因此在加拿大禁用于 ICU 患儿的镇静。用于癫痫持续状态的剂量为负荷量 1~2mg/kg,继以 1~10mg/(kg·h) 维持,以惊厥发作停止或 EEG 出现暴发抑制为目标。

拉考沙胺:有口服和静脉剂型。拉考沙胺静脉制剂用于治疗成人难治性癫痫持续状态的报道日渐增多,但儿童数据尚有限,对于复杂性癫痫,大于 6 个月的儿童,初始剂量 1~2mg/(kg·d),每日 2 次,可每周逐渐以 1~2mg/(kg·d) 的剂量增加至有效剂量,有报道维持剂量为 4~15.2mg/(kg·d)。

(2)药学监护

【疗效监护】

监护心率、血压和呼吸情况及血气分析、电解质,关注患儿癫痫发作次数、时间和发作类型,有条件应进行脑电图监测。

【不良反应监护】

地西泮:常见嗜睡、头昏、乏力等,大剂量可有共济失调、震颤;个别发生兴奋,多语,睡眠障碍,甚至幻觉。停药后,上述症状很快消失。长期连续用药可产生依赖性和成瘾性,应逐渐减量,不宜骤停,否则可发生撤药症状,表现为激动或忧郁。

咪达唑仑:常见嗜睡、镇静过度、头痛、幻觉、共济失调、呃逆和喉痉挛。静脉注射还可发生呼吸抑制及血压下降,极少数可发生呼吸暂停、停止或心搏骤停;有时可发生血栓性静脉炎。长期静脉应用时突然撤药可引起戒断综合征,应逐渐减少剂量。

苯妥英:有行为改变、持续性眼球震颤、共济失调、小脑前庭症状、感觉异常、精神改变、肌力减弱、烦躁易怒、恶心、呕吐、皮疹、肝脏毒性等。严重不良反应包括中毒性表皮坏死松解症、各类血细胞减少、中毒性肝炎、肾毒性等。

苯巴比妥：最常见镇静，但随着疗程的持续，其镇静作用逐渐变得不明显；可能引起笨拙或步态不稳、头晕、头痛等神经系统反应，焦虑、紧张不安、幻觉等精神症状；大剂量时可产生眼球震颤、共济失调和严重的呼吸抑制；也可能引起皮肤反应（多见各种皮疹，严重者可出现剥脱性皮炎和多形红斑）、肝炎和肝功能紊乱。长期使用可发生药物依赖，停药后易发生停药综合征。

丙戊酸：常见血小板减少、腹泻、消化不良、恶心、呕吐、胃肠道痉挛；长期服用可见胰腺炎及急性肝坏死；较少影响认知功能。

左乙拉西坦：常见头痛、头晕、嗜睡、敌意、神经质、情绪不稳、易激动、食欲缺乏和乏力。

丙泊酚：可能出现诱导期局部疼痛、一过性呼吸暂停，复苏期恶心、呕吐、头痛，儿童面部潮红、撤药综合征，以及低血压、心动过缓等反应。大剂量、长时间静脉输注可发生丙泊酚输注综合征，表现为严重的代谢性酸中毒、横纹肌溶解、心功能及肾衰竭等。

拉考沙胺：极常见头晕、头痛、恶心和复视；可引起剂量相关性 PR 间期延长，肝功能异常，以及多器官的超敏反应。

【注意事项】

地西泮：突然停药可引起癫痫再发。肝肾功能损害者药物半衰期延长；与西咪替丁、普萘洛尔等合用，半衰期延长。苯二氮䓬类药物过量应用氟马西尼解救。

咪达唑仑：药物呈酸性，不宜用 6% 葡聚糖注射液或碱性注射液稀释或混合。一些肝酶抑制剂，尤其是 CYP3A 抑制剂，可延长镇静作用。

苯妥英：不良反应与血药浓度密切相关。血药浓度超过 20μg/ml 时出现眼球震颤；超过 30μg/ml 时出现共济失调；如超过 40μg/ml 时会出现严重不良反应，如嗜睡、昏迷。血药浓度持续超过治疗范围可出现谵妄、脑病、精神病等意识模糊状态。HLA-B*1502 等位基因阳性者，出现 Stevens-Johnson 综合征和中毒性表皮坏死松解症的风险大，应避免使用。

苯巴比妥：药物过量可引起昏迷、严重呼吸和心血管抑制、低血压、休克而引发肾衰竭、死亡；中毒致死的血药浓度为 6~8mg/100ml。为肝药酶诱导剂，可加速其他药物代谢，需注意其他药物用量调整。

丙戊酸：有严重肝炎病史或家族史者，特别是与用药相关的；肝卟啉；患有尿素循环障碍疾病的患儿禁用。丙戊酸血药浓度波动大，需进行血药浓度监测。可抑制苯巴比妥、苯妥英、卡马西平的代谢，增加这些药物的毒性；同时上述药物也会降低丙戊酸浓度。碳青霉烯类可导致丙戊酸血药浓度显著降低，不可同时使用。

左乙拉西坦：主要经肾脏排泄，肾功能损害的患儿需要进行剂量调整。

丙泊酚：用药期间注意监护生命体征，保持呼吸道通畅，必要时辅助通气。丙泊酚注射剂含脂肪乳剂，脂肪代谢紊乱的患儿慎用。

拉考沙胺：慎用于有心脏传导问题和重度心脏疾病的患儿，以及同时接受卡马西平、拉莫三嗪等已知可引起 PR 间期延长的药物。拉考沙胺经肝脏和肾脏代谢排泄，肝功能损害和重度肾功能损害的患儿需调整剂量。

（方 罗 朱正怡 倪映华 杨巨飞）

第十二节　普通外科专业儿科临床药师服务技能要求

一、培养目标

掌握普通外科临床药师基本知识与技能,进一步提升在普通外科专业深入开展药学服务的能力,参与疑难复杂病例会诊的能力。

1. 熟悉普通外科常见疾病的发病机制、临床表现、诊断要点,掌握治疗原则和治疗方法。

2. 能够熟练阅读和分析普通外科疾病相关的实验室检查、影像学检查和功能试验等检查报告。

3. 掌握普通外科常用药品的相关知识,能够对普通外科常见疾病药物治疗方案进行分析与评价,制订普通外科常见疾病临床药物治疗监护计划,具备参与疑难复杂病例药学会诊、优化药物治疗方案的能力。

4. 掌握普通外科需要开展治疗药物监测和基因检测的品种,熟练运用血药浓度监测及基因检测结果制订个体化给药方案。

5. 掌握不同生理、病理状态下儿科药物选择及治疗方案优化调整的方法。

6. 掌握普通外科手术部位的常见致病菌种类和药物的抗菌谱,结合药物的药代动力学特点,协助临床合理地选择抗菌药物。

二、培养大纲

培养对象在病区通过管理患者和各种教学活动(教学查房、病例讨论、专业讲座等)学习本专业相关疾病诊疗知识及技能。

1. 熟悉儿童腹部脏器生长发育的生理、病理特点。

2. 熟悉普通外科常见急腹症病因、发病机制和病理生理。

3. 熟悉普通外科常见急腹症的临床诊疗过程。

4. 了解下列诊疗方法和技术在普通外科疾病诊疗中的临床意义。

(1)采集病史。

(2)体格检查。

(3)影像学检查(腹部立位片、MRI、CT、超声检查)。

(4)心电图。

(5)腰椎穿刺及相关检查。

(6)动脉置管、中心静脉置管及 PICC 使用。

(7)呼吸机及雾化装置的原理及使用。

5. 熟悉下列常见症状、体征在普通外科疾病诊疗中的临床意义。

(1)发热与低体温。

(2)呼吸困难。

(3)黄疸。

(4)呕吐。

（5）腹痛与腹胀。

（6）呕血和便血。

（7）腹泻以及便秘。

（8）体表或腹部包块。

6. 熟悉普通外科疾病相关的实验室检查结果，对相关临床检验具有初步的分析和应用能力。

（1）血液常规及各项生化、免疫学等检查。

（2）尿液常规、尿量及微量蛋白等检查。

（3）大便常规、隐血试验。

（4）细菌和真菌的涂片、培养及药敏试验。

（5）血气分析、血糖、电解质检测。

（6）病毒、支原体、结核、螺旋体等微生物学检查。

7. 在以下所列病种中选择至少 4 种作为学习病种。其中（1）和（2）为必选学习病种，其余 2 种应根据学员需求选择。

（1）体液平衡失调。

（2）阑尾炎。

（3）胆石症。

（4）肠梗阻。

（5）胰腺炎。

（6）胆道闭锁。

三、培养内容

（一）体液平衡失调

儿童尤其是婴幼儿体表面积大，新陈代谢旺盛，体内液体的比例较成人高，细胞外液所占比例也较成人大，而血容量相对较少，所以手术前后易发生水及电解质平衡紊乱。另外，外科疾病，如肠梗阻、急性胰腺炎、消化道瘘、创伤等均会导致水、电解质的平衡失调。神经系统、内分泌系统、肺及肾等脏器的发育尚未完善，调节水及电解质的功能较差，对水及电解质平衡紊乱的耐受力也较差，对严重平衡紊乱者如不及时矫正，或矫正不适当，皆可引起严重后果。因此，要准确估计小儿水及电解质平衡紊乱的程度，并精确计算补液量及成分，维持内环境的稳定是手术成功的基本保证。

1. 水代谢失调 补液治疗是住院患儿的一项重要治疗方案，恰当的补液过程计算包括维持需要量 + 累积损失量 + 继续丢失量，生理需要量一般按体重与体表面积、代谢率及热卡所需量等确定，累积损失量是指原来水和电解质丢失的程度，继续丢失量是指目前继续存在丢失情况，如胃管引流量。

（1）药物选择：有明显血容量不足及组织灌注不足症状体征的患儿，应立即静脉输入等渗含钠溶液，如 2∶1 溶液，林格乳酸钠液或生理盐水 20ml/kg，在 0.5~1 小时内快速输入，必要时可以重复一次。肾功能恢复后，再对体液平衡进行调节。如果患儿脱水不十分严重，无循环不良体征或症状，可直接采用 2/3 张或 1/2 张含钠液扩容并补充累积损失量。

补充累积损失量：等渗性脱水应补充含盐的生理性溶液，按 1/2 张 ~2/3 张液补充；低渗性脱水除补等渗含盐溶液外,必要时还要补充高渗盐溶液,即按 2/3 张 ~ 等张液补充;高渗性脱水体内仍缺钠,故应继续给予低渗性含钠液,如补充液体张力过低(如葡萄糖溶液),速度过快,血钠下降过快,会引起急性脑水肿而发生惊厥,高渗性脱水在输液后有排尿时,推荐补充含钾的补充液,所以高渗性脱水应按 1/3 张 ~1/2 张含钾液补充。临床常用溶液的渗透压和张度见表 3-12-1。

表 3-12-1 临床常用溶液的渗透压和张度

溶液种类		电解质浓度 /(mmol/L)					电解质	
		Na^+	K^+	Cl^-	HCO_3^-	Ca^{2+}	mOsm/L	张度
非电解质液	5% 或 10% 葡萄糖液	—	—	—	—	—	—	—
等张电解质液	生理盐水	154	—	154	—	—	308	等张
	林格液	147	4	155	—	2*	310	等张
	林格乳酸钠液	130	4	109	28	1.5*	274	等张
	2:1 溶液	158	—	105	53	—	316	等张
	1.4% 碳酸氢钠液	167	—	—	167	—	334	等张
1/2 张 ~2/3 张含钠电解质液	3:4:2 液	105	—	70	35	—	210	2/3 张
	3:2:1 液	79	—	51	28	—	158	1/2 张
	0.45% 氯化钠液	77	—	77	—	—	154	1/2 张
	口服补液盐(ORS)	90	20	80	30	—	220	2/3 张
维持液	生理维持液	30	20	50	—	—	100	1/3 张
	复方电解质 R4A 液	30	—	20	10	—	60	1/5 张

注:*Ca^{2+}1mmol/L 可产生 2mOsm/L 渗透浓度。

口服补液盐(oral rehydration salt,ORS)是世界卫生组织(WHO)推荐的配方,为 2/3 张电解质液。其成分是:氯化钠 3.5g、枸橼酸钠 2.9g、氯化钾 1.5g、无水葡萄糖 20g,用饮用水稀释至 1L 供口服。适用于轻、中度脱水患儿补充累积损失,也可将上述配方稀释至 1.5L,使成 1/2 张溶液补充"继续丢失量"。

继续丢失量:术后由于小儿活动减少,肾功能减低,代谢率也降低,术后第一日正常日需要量应按最低标准计算,即所需的水按照基础代谢率 209~251kJ(418kJ 热量需要 100ml)/(kg·d)供给即可。每日继续丢失量则应按等量及时补充。补液过程中更须根据临床表现随时调整补液量、质及速度。

生理维持液及其他维持液:渗透浓度一般 ≤ 1/3 张含钠液的稀释等渗溶液,主要用以补充水及钠、钾的生理需要。生理维持液的配方是:5%~10% 葡萄糖溶液 800ml,生理盐水 200ml,氯化钾 1.5g。如果患儿只需维持生理需要 1~2 日,尤其较大儿童或能部分进食者,也可用 1/5 张 ~1/3 张生理盐水,或目前市场上供应的复方电解质葡萄糖 R4A 注射液作为维持液。

手术前、后高热,或长期禁食补液不足,由于水分大量丢失,而电解质损失较少,则出现高渗性脱水,应首先补给 5% 葡萄糖溶液,继而适当补给生理性溶液。当肠梗阻、肠瘘、腹膜炎时,丢失电解质较水的量大,表现为低渗性脱水,按 2/3 张～等张液补充。

(2)用法用量

维持液体体积计算:采用 HOLLIDAY-SEGAR 法,即用固定体重分级估算热量消耗并按照相同的标准估计每消耗 100kcal 需要的水分量(表 3-12-2)。

表 3-12-2 每消耗 100kcal 需要的水分量

体重	水	
	ml/(kg·d)	ml/(kg·h)
第一个 10kg	100	约 4
第二个 10kg	50	约 2
>20kg 的每千克	20	约 1

小儿大量补液时,滴注速度一般以不超过 9ml/(kg·h)为宜。平时补液速度应慢些,如有心肺疾病(心力衰竭、肺炎等),则应限制在 6ml/(kg·h)以下。矫正脱水时,可按 9ml/(kg·h)速度滴入,直至脱水得以纠正;抢救急性重症脱水,补液速度可增加到 20ml/(kg·h),持续时间以 1 小时为限;在抢救休克时,如静脉压较低(颈静脉瘪缩),可经静脉注入 20~30ml/kg,注入后十几分钟静脉压不升高,脉搏不增快,还可继续补加 20ml/kg,休克伴心功能不全的患儿,补液速度可减至 10~20ml/kg。

口服补液盐:轻症脱水,50ml/kg,在 4 小时喂入;中度脱水,60~90ml/kg,在 6 小时喂入;重度脱水,不宜采用口服补液。

(3)药学监护

【注意事项及用药教育】

1)小儿补液过多与不足有同样的危险。因此,在补液时应防止过多、过快,如补液不足,可随时增补,但补液过量则很难处理。所以在实际工作中宁可少补,也不要过量。

2)如患儿肾功能正常,可以通过观察尿量来评估补液量是否合理。尿量维持在每小时婴儿 2~2.5ml/kg,幼儿 1.5~2ml/kg,儿童 1~1.5ml/kg 为宜。

3)葡萄糖注射液:葡萄糖的静脉滴注速度应该控制在每分钟 8~14mg/kg,输入过快或浓度过高,可引起高血糖及渗透性利尿。

4)复方氯化钠注射液:溶液中含有钙离子,与血中抗凝药混合可致血液凝固,故不适用于输血时采用。另外溶液中所含钾离子和钙离子不够,注意补充。

5)林格乳酸钠注射液:有脑水肿、少尿或无尿、重症肝功能不全的患者禁用,高血压患者可增高血压。用药期间需要监测心、肾功能以及血电解质水平。

6)口服补液盐:一般不用于早产儿,严重失水时或应用本品后失水无明显纠正,需要改为静脉用药。婴幼儿应用本品应少量多次服用。

2. 电解质水平失衡

(1)低钠血症

1)药物选择

①低容量性低钠血症:参照脱水纠正治疗,开始用等张液,病情好转可改为 2/3 张～

等张含钠液补充；症状严重发生脑疝时，可先用 20% 甘露醇减轻脑水肿，并适当补充 2/3 张~等张含钠液。

②等容量性低钠血症：轻症限制水的摄入，有症状给予利尿药物（呋塞米）治疗，再补充 2/3 张~等张含钠液。脑疝严重时也可用 3% 氯化钠。

③高容量性低钠血症：轻症限制水的摄入，重症可采用利尿药物（呋塞米）治疗，并给予等渗或高渗含钠液。

2）用法用量

①甘露醇：治疗脑水肿 1g/kg，以 20% 浓度溶液于 30~60 分钟内静脉滴注，必要时每 4~6 小时一次。当患者衰弱时，剂量应减少至 0.5g/kg。用药期间监测血浆渗透压使其小于 310mOsm/L。

②呋塞米：一次 1mg/kg 静脉滴注（静脉滴注时间大于 5 分钟），每 2~8 小时一次。肾功能损害患儿需要加大剂量，避免静脉滴注过快。

③ 3% 氯化钠：输注速度最初调整血清钠每小时增加 0.5mmol/L，缓慢滴注，再到血清钠每小时增加 1.0mmol/L。当患儿症状消失，或血清钠达到 126~130mmol/L，输注须立即停止（UpToDate 推荐剂量为 3~5ml/kg）。

3）药学监护

【不良反应监护】

①甘露醇：水和电解质紊乱最为常见；寒战、发热；排尿困难；血栓性静脉炎；甘露醇外渗可致组织水肿、皮肤坏死；过敏引起皮疹、荨麻疹、呼吸困难、过敏性休克；头晕、视物模糊；高渗引起口渴；渗透性肾病。

②呋塞米：体位性低血压、休克、电解质紊乱以及与此有关的口渴、乏力、肌肉酸痛、心律失常等；少见过敏反应、视物模糊、肝功能损害；耳鸣、听力障碍多见于大剂量静脉快速注射时（每分钟剂量大于 4~15mg），多为暂时性，少数为不可逆性，尤其当与其他有耳毒性的药物同时应用时；在高钙血症时，可引起肾结石；尚有报道本药可加重特发性水肿。

③ 3% 氯化钠：3% 氯化钠纠正小儿低钠血症（<120mmol/L）是比较安全的，需要控制入量及滴速，每 24 小时提高血钠的速度不超过 10~12mEq/L，否则可引起脑桥脱髓鞘病。输液过多、过快，可致水钠潴留，引起水肿、血压升高、心率加快、胸闷、呼吸困难，甚至急性左心衰竭。过多、过快给予低渗氯化钠可致溶血、脑水肿等。

【注意事项及用药教育】

①甘露醇：静脉用药，该药遇冷会发生结晶，用药前需要仔细检查，必要时置于热水中或用力振荡待结晶完全溶解后再使用。当甘露醇浓度高于 15% 时，应使用有过滤器的输液器。有明显心肺功能损害者慎用，给予大剂量甘露醇不出现利尿反应的，可使血浆渗透浓度显著升高，应警惕血高渗的发生。滴注速度不宜太快，一般以 10ml/min 为宜。一旦发生渗漏，立即采取 0.01% 酚妥拉明溶液浸湿纱布湿敷、烫伤膏外敷等措施，可改善微循环，消除水肿，防止组织坏死。

②呋塞米：肠道外用药宜静脉用药，不宜肌内注射。常规剂量静脉注射时间应超过 1~2 分钟，大剂量静脉注射时每分钟不超过 4mg。对磺胺类和噻嗪类药物过敏者，对本药可能亦过敏。对严重肾功能损害者，因需加大剂量，应延长给药间隔时间，有低血钾倾向

的患者避免使用本品,使用本品期间需要监测血电解质、肝功能、肾功能、血糖的水平。

③3% 氯化钠:使用过程应严密监测血清电解质水平。

(2)高钠血症:积极治疗原发疾病,消除病因。等容量性高钠血症以补水为主,重者补低渗盐水;高容量性高钠血症需限钠限盐,并利用利尿剂;低容量性高钠血症宜补充等渗盐水。

1)药物选择:轻、中度高钠血症,口服或静脉注射 5% 葡萄糖溶液;单纯失水高钠血症,轻症多饮水,重症静脉补充加有氯化钾的 1/3 张 ~1/2 张含钠液。

2)用法用量:5% 葡萄糖,静脉滴注。慢性高钠血症,滴注速度为 1.35ml/(kg·h),急性高钠血症,滴注速度可增加至 3~6ml/(kg·h),一旦血钠浓度达到 145mmol/L,滴注速度应降至 1ml/(kg·h)。

3)药学监护

【不良反应监护】

5% 葡萄糖:反应性低血糖,合并使用胰岛素过量,原有低血糖倾向及全静脉营养疗法突然停止时易发生;电解质紊乱,长期单纯补给葡萄糖时易出现低钾、低钠及低磷血症。

【注意事项及用药教育】

5% 葡萄糖:快速输注 5% 葡萄糖可能发生高血糖,为避免糖尿所导致的水丢失增加,在输注数小时后,建议降低滴速。

(3)高钾血症:以预防为主,一旦发生应采取综合措施治疗,包括限制钾的摄入,静脉应用 Ca^{2+}、Na^+,静脉应用葡萄糖、胰岛素,给予必需氨基酸,以及排钾利尿剂。严重高血钾、出现并发症的和急性肾功能不全时应透析治疗。

1)一般治疗:限制钾摄入,减少钾吸收。立即停用含钾的食盐代用品或药物。伴急性肾衰竭时,需限制含钾的饮食,仅采用不含钾的糖及脂肪满足患儿基础热卡需要,以防自身组织细胞增强分解代谢,将钾外释至细胞外液。

2)对症治疗

①药物选择

聚苯乙烯磺酸钠:是阳离子交换树脂,每克可结合钾 1mmol,口服或灌肠后可阻止钾自肠道吸收。常用剂量为每次 0.25~0.5g/kg,每 6~12 小时 1 次口服或保留灌肠。保留灌肠时,灌肠液稀释至每 100ml 水中含树脂 50g。保留灌肠比口服作用快数小时。

呋塞米:可使尿排钾增加,尤其适用于伴有水肿或心力衰竭的患者,但对因醛固酮较少所引起的高钾血症无效。

葡萄糖酸钙:葡萄糖酸钙中的 Ca^{2+} 可以增高心肌细胞阈电位(负值减少),迅速改善心肌除极、收缩,从而对抗 K^+ 对心脏的作用。一般可用 10% 葡萄糖酸钙溶液 0.2~0.5ml/kg,缓慢静脉注射(2~10 分钟以上)。如高血钾心电图改变不明显,5 分钟后可再重复 1 次。

胰岛素葡萄糖:促使血钾迅速进入细胞内,以降低血钾,如用 10% 葡萄糖溶液 5~10ml/kg,内加普通胰岛素 0.15~0.3IU/kg(即每给 1g 葡萄糖,同时给普通胰岛素 0.3IU),在 2 小时以上静脉滴注。无糖尿病的患儿,在 1~2 小时单输葡萄糖 0.5g/kg(10% 葡萄糖液 5ml/kg),可促使机体内生胰岛素,也可使血钾浓度下降 1~2mmol/L。

碳酸氢钠:碱化细胞外液可促使 K^+ 向细胞内转移,静脉滴注 1.4% 碳酸氢钠或 M/6 乳酸钠溶液(1~2mmol/kg)可降低血钾,缓解症状,尤其适用于因 HCO_3^- 丢失所引起的代谢性酸中毒患者。

②药学监护

【不良反应监护】

聚苯乙烯磺酸钠:不良反应轻微,少数患者可发生轻度恶心、呕吐、血压升高、便秘等。

呋塞米:见低钠血症项下"药学监护"。

葡萄糖酸钙:见低钙血症项下"药学监护"。

胰岛素葡萄糖:过敏反应;低血糖症;胰岛素耐受性。

碳酸氢钠:大量静脉滴注时可出现心律失常、肌肉痉挛、疼痛、异常疲倦虚弱等。剂量偏大或存在肾功能不全时,可出现水肿、精神症状、肌肉疼痛或抽搐、呼吸减慢、口内异味、异常疲倦虚弱等。长期应用时可引起尿频、尿急、持续性头痛、食欲缺乏、恶心、呕吐、异常疲倦虚弱等。

【注意事项及用药教育】

聚苯乙烯磺酸钠:有严重高血压及心力衰竭者慎用;治疗期间应经常测定血钾水平,避免血钾过低,血钾降至 4.5mmol/L 时即应停药;口服时建议与 25% 山梨醇或 20% 甘露醇(每次 0.25~0.5g/kg)一起服用,可促进肠内容物迅速到达结肠,有助于防止副作用如便秘及提高疗效,因结肠是分泌钾较多的部位。

呋塞米:如患儿伴有脱水,应先输含钠液扩充血容量,恢复肾循环,增加尿量,后再用袢利尿剂利尿排钾。

葡萄糖酸钙:用药期间需要心电监护,一旦出现心动过缓,立即停止注射。正在采用毛地黄治疗的患者不宜注射钙制剂。

胰岛素葡萄糖:监测血糖,防止发生低血糖。

碳酸氢钠:少尿或无尿须慎用,因能增加钠负荷;低钙血症时,因本品引起碱中毒可加重低钙血症表现。碳酸氢钠溶液稳定性差,需现配现用。

(4)低钾血症:主要是消除低钾的原发病因并补充钾盐,治疗初期每 2~4 小时监测一次血清钾浓度,如果患儿能够耐受,应维持当前治疗方案至血清钾浓度持续高于 3.0~3.5mmol/L,且低钾血症引起的症状或体征消失。

1)药物选择和用法用量

①氯化钾:低钾血症首选治疗药物,也是合并低氯血症或代谢性碱中毒患者的优选钾补充剂。轻、中度低钾可采用 10% 氯化钾溶液口服,口服钾最安全、方便、经济。每日剂量为 200~250mg/kg,分 4~6 次,每 4~6 小时一次。重度低钾血症,伴有呼吸肌麻痹,明显心律失常时可采取静脉补钾,静脉补氯化钾时,一般可用 0.1%~0.2% 浓度,缓慢静脉滴注,速度不宜超过每小时 0.5mmol/kg,建议钾的最大剂量为 2~3mmol/kg。病情好转再改为口服。如无钾继续丢失,体内缺钾常需数日才能完全被纠正。待患儿开始进食,热量已达基础热卡时,即可停用氯化钾治疗。

②枸橼酸钾:可用于治疗各种原因引起的低钾血症,尤其适用于代谢性酸中毒患儿。推荐口服 1.5~3g/ 次,每日 3 次。

③磷酸钾:用于低钾血症伴低磷血症患儿,治疗初始剂量为 10~20mmol/L 钾,一日 2~4 次。

2)药学监护

【不良反应监护】

①氯化钾：胃肠外输注钾过快时可能会出现疼痛和静脉炎，如果出现疼痛，应减慢滴速。

②枸橼酸钾：口服有胃肠道刺激症状，如恶心、呕吐、胸痛、腹痛、腹泻，甚至消化性溃疡以及出血，原有肾功能损害时应注意发生高钾血症。

③磷酸钾：口服磷酸盐的不良反应包括恶心、呕吐、腹泻和腹痛。

【注意事项及用药教育】

①氯化钾：见尿补钾。静脉补钾时必须保证足够的尿量。口服钾盐对消化道刺激性大，建议与食物同服或者餐后以足量的水送服。静脉补钾时其浓度不应超过0.3%，且输注时需要监测心电图。

②枸橼酸钾：高钾血症患者禁用，消化性溃疡患者禁用。急性脱水、急性肾功能不全、慢性腹泻或急性腹泻导致肾前性少尿时，大面积烧伤、接受保钾利尿剂患者均应慎用本品。用药期间需要监测血钾、心电图、血镁、钠、钙，监测肾功能以及尿量。

③磷酸钾：不应与铝盐、钙盐或镁盐同时服用，因为它们会与磷酸根结合，降低其吸收率。

（5）高钙血症：消除高钙的原发病因是治疗的根本，对高钙本身也需进行处理。轻、中度高钙只需停止钙及维生素D的摄入；重度或出现高钙危象时需促进尿钙排出；抑制破骨细胞活性，减少骨吸收。

1）药物选择和用法用量

①呋塞米：促进尿钙排出，在输1/2张~2/3张含钠液10~20ml/kg后，注射呋塞米促进钙从尿排出，每日1~2次，需监测血电解质，以防其发生紊乱。噻嗪类利尿药可引起肾小管回吸钙，加重高钙血症，不宜采用。

②帕米膦酸二钠：为双膦酸盐，能抑制破骨细胞对骨小梁的溶解和破坏，从而减少骨吸收。对于肾移植或肾衰竭继发的PTH增高所致的高钙血症，副作用相对较少，但不宜用于血磷正常或增高的患者，因可引起骨矿化过度。起效需2~4日，达到最大效果需4~7日，效果可持续1~3周，一次0.5~1.0mg/kg静脉滴注，滴注时间大于6小时，必要时每7日重复给药一次。

③鲑鱼降钙素：抑制破骨细胞骨吸收，同时能减少肾小管钙的重吸收，增加尿钙排泄。起效快，但效果不如双膦酸盐显著。临床多用于高血钙危象，短期内降低血钙水平，一般用于双膦酸盐起效前的过渡期。对紧急状况或严重病例，静脉滴注是最有效的给药方法。按体重每日5~10IU/kg溶于500ml生理盐水中，静脉滴注至少6小时以上或每日剂量分2~4次缓慢静脉注射。

④糖皮质激素：用于治疗肿瘤或者维生素D中毒引起的高钙血症，如泼尼松20~40mg/d，一般3~5日。

2）药学监护

【不良反应监护】

①呋塞米：水、电解质紊乱。

②帕米膦酸二钠：主要有胃肠道症状、流感样症状（一过性骨痛、发热、疲乏）、无症状血清磷酸盐水平下降、低钙血症、肾功能损害，偶有注射部位的轻度反应。

③鲑鱼降钙素：面部潮红、恶心，偶有过敏现象。

④糖皮质激素：血糖波动；低钾血症；体重增加；糖皮质激素还会促进体内蛋白质分解，造成肌肉萎缩；骨质疏松；消化道反应，诱发或加重消化道溃疡，甚至引起消化道出血；可诱发精神病发作。

【注意事项及用药教育】

①呋塞米：长期使用会导致肾钙沉着。

②帕米膦酸二钠：开始滴注帕米膦酸钠时有可能会出现低钙血症，心脏病患儿慎用。治疗期间应该监测电解质、钙、磷以及肾功能。

③鲑鱼降钙素：治疗应尽可能选择最短疗程，一般情况下，本品治疗前并不需要做皮肤试验，但怀疑对降钙素过敏的患者应考虑在治疗前进行皮肤试验。

④糖皮质激素：长时间口服治疗剂量的糖皮质激素患者，需要同时补充钙剂预防骨质疏松。服用大剂量的糖皮质激素还会导致胃黏膜损伤，所以还要同时口服胃黏膜保护剂予以预防。如原有感染病灶还会加重、扩散或二重感染，故已有感染病灶者应慎用糖皮质激素。

(6) 低钙血症：针对病因进行治疗并补充钙剂。

1) 药物选择：维生素 D 缺乏所致佝偻病、单纯性钙缺乏，可以口服钙盐；手足搐搦症低钙需用维生素 D 治疗。当患儿发生惊厥，应立即静脉补钙。

2) 用法用量

① 10% 葡萄糖酸钙：25mg/kg，本药静脉注射应缓慢，不超过 5ml/min。

② 10% 氯化钙注射液：可口服，吸收快，可使血钙迅速上升，且呈酸性，有助于增加游离钙的比例，但血钙上升不持久，需每 4~6 小时口服一次。低钙时，静脉缓慢滴注，治疗量为一次 0.2~0.25ml/kg，20 分钟内静脉注射，然后以钙元素每小时 1~3mg/kg 的速度连续滴注。

③碳酸钙：钙元素含量高，占碳酸钙的 40%，酸碱度偏中性，胃肠反应少。片剂：2~5 岁（12~21kg）每晚口服 400mg；6~11 岁（22~43kg）每晚口服 800mg。咀嚼片：每日 750mg（>2 岁以上服用）。

④葡萄糖酸钙口服液：用于轻症低钙血症患儿。按葡萄糖酸钙计，新生儿 500~1 500mg/(kg·d)，分 4~6 次服用；婴幼儿 500~725mg/(kg·d)，分 3~4 次服用。

⑤维生素 D：所有婴儿推荐 400U（10μg）/d，维生素 D 缺乏者，采用维生素 D_2 或维生素 D_3 2 000U/d 治疗，或每次 50 000U，每周 1 次，共 6 周，使血 25-OH-D 水平达到 30ng/ml 以上，之后用 400~1 000U/d 维持。1~18 岁的健康儿童推荐 600U（15μg）/d，维生素 D 缺乏者，采用维生素 D_2 或维生素 D_3 2 000U/d 治疗至少 6 周，或每次 50 000U，每周 1 次，共 6 周，使血 25-OH-D 水平达到 30ng/ml 以上，之后用 600~1 000U/d 维持。对于肥胖儿童，以及正在应用抗癫痫药、糖皮质激素或抗 HIV 感染药物的儿童，可能需要更高剂量的维生素 D 以维持足量水平的维生素 D。

3) 药学监护

【不良反应监护】

① 注射钙盐：静脉注射可有全身发热，静脉给药过快可产生心律失常甚至心跳停止、呕吐、恶心。可致高钙血症，早期可表现便秘、倦睡、持续头痛、食欲缺乏、口中有金属味、

异常口干等，晚期征象表现为精神错乱、高血压、眼和皮肤对光敏感、恶心、呕吐、心律失常等。

②口服钙盐：主要是胃肠道刺激，恶心、呕吐，偶见腹泻等；嗳气、便秘；过量服用易导致高钙血症；过敏反应，荨麻疹，面部斑丘疹等。

③维生素 D：长期过量服用，可出现中毒，早期表现为骨关节疼痛、肿胀、皮肤瘙痒、口唇干裂、发热、头痛、呕吐、便秘或腹泻、恶心等。

【注意事项及用药教育】

①注射钙盐：有强烈的刺激性，不宜皮下或肌内注射。静脉注射时如漏出血管外，可致注射部位皮肤发红、皮疹和疼痛，并可随后出现脱皮和组织坏死。若发现药液漏出血管外，应立即停止注射。与噻嗪类利尿药同用，可增加肾脏对钙的重吸收而致高钙血症。不宜用于肾功能不全患者与呼吸性酸中毒患者。应用强心苷期间禁止静注本品。

②口服钙盐：氯化钙溶液对胃有一定刺激性，必要时可稀释 1 倍服用，较小婴儿服用此药一般不宜超过 1 周，因其易引起代谢性酸中毒。麦麸会降低胃肠对钙的吸收；噻嗪类利尿剂降低钙的排泄，钙盐和噻嗪类利尿剂同时服用易诱发高钙血症，需监测血钙浓度。

③维生素 D：维生素 D 增多症、高钙血症、高磷血症伴肾性佝偻病患者禁用。必须按推荐剂量服用，不可超量服用。对本品过敏者禁用，过敏体质者慎用。同时服用大量钙剂或利尿药，可能发生高钙血症。苯巴比妥、苯妥英等可减弱维生素 D 的作用。硫糖铝、氢氧化铝可减少维生素 D 的吸收。

(7) 高镁血症：立即停用镁制剂并治疗原发病。钙是镁的拮抗剂，静脉注射葡萄糖酸钙可迅速降低血镁，并纠正其所致的心律失常。必要时，需采用腹膜或血透析治疗。

(8) 低镁血症：患儿无症状，可进食的时候，饮食补充，因各种食物中均含镁丰富，长期采用全静脉营养时应注意补充镁。可用 25% 硫酸镁针剂深部肌内注射，每次剂量为 0.2~0.4ml/kg，每日 2~3 次，共 2~3 日，肾功能不全者应慎用。

3. 酸碱失衡

(1) 代谢性酸中毒：治疗的重点是纠正引起代谢性酸中毒的原发病以及尽早恢复肾循环，药物治疗予以碱性溶液纠正酸中毒。

1) 药物选择和用法用量：不论哪种病因，只要酸中毒严重，即需要给予碱性液纠正，争取抢救时间。一般主张 pH<7.2 时，是使用碱性液的指征，使 pH 纠正到 7.2~7.3 为宜。用以下公式计算所需补充的 $NaHCO_3$ 量，即所需 $NaHCO_3$（mmol）量 =（24- 患儿 HCO_3^- mmol/L 值）× 体重（kg）×0.3。临床常用的碱性液为碳酸氢钠或乳酸钠溶液。儿童常用的等渗含钠液为 2：1 液、3：4：2 液及 3：2：1 液，均为 2 份生理盐水，1 份 1.4% $NaHCO_3$ 或 1/6mol 乳酸钠溶液组成。因上述液体可补充 HCO_3^- 丢失；扩充血容量，改善肾循环，使体内堆积的酸性代谢产物由尿排出；组织循环恢复，等渗溶液中的葡萄糖能供给热量，使体内酮酸及乳酸能进一步被代谢。

慢性肾衰竭及肾小管酸中毒：因枸橼酸盐在体内经代谢可转变为 HCO_3^-，这类患儿可通过口服枸橼酸钠、钾溶液来纠正酸中毒。

2) 药学监护

①乳酸酸中毒不能用乳酸钠治疗。

②酸中毒时，细胞外液 H^+ 进入细胞内与 K^+ 交换，如酸中毒迅速被纠正，K^+ 又回到细

胞内,需要注意补充钾盐,避免低钾血症的发生。

(2)呼吸性酸中毒:急性呼吸性酸中毒的根本治疗是去除病因,恢复有效通气,必要时,可进行人工机械通气。

(3)代谢性碱中毒:积极治疗原发病,同时给予药物纠正代谢性碱中毒。

1)药物选择

①氯化钠:生理盐水敏感类代谢性碱中毒,口服或静脉注入氯化钠能扩充细胞外液容量,即可稀释 HCO_3^- 使之有所降低,从而消除代谢性碱中毒。

②螺内酯:以抵消盐皮质激素对肾小管的作用,能促使肾小管回吸 K^+,排出 $NaHCO_3$。用于生理盐水不敏感类代谢性碱中毒,如醛固酮增多症。

2)药学监护

【不良反应监护】

①氯化钠:Ⅰ.输液过多、过快,可致水钠潴留,引起水肿、血压升高、心率加快、胸闷、呼吸困难,甚至急性左心衰竭。Ⅱ.过多、过快给予低渗氯化钠可致溶血、脑水肿等。

②螺内酯:Ⅰ.高钾血症,最为常见。Ⅱ.胃肠道反应,如恶心、呕吐、胃痉挛和腹泻。Ⅲ.低钠血症,单独应用时少见。Ⅳ.长期应用会发生抗雄激素样作用或对其他内分泌系统产生影响。Ⅴ.罕见的过敏反应,暂时性血浆肌酐、尿素氮升高,主要与过度利尿、有效血容量不足、引起肾小球滤过率下降有关。

【注意事项及用药教育】

①氯化钠:高血压、低钾血症患儿慎用。需要注意补充钾盐,避免低钾血症的发生。根据临床需要,检查血清中钠、钾、氯离子浓度;血液中酸碱浓度平衡指标、肾功能及血压和心肺功能。

②螺内酯:Ⅰ.高钾血症的发生率高,且常以心律失常为首发表现,故用药期间必须密切随访血钾和心电图。Ⅱ.给药应个体化,从最小有效剂量开始使用,以减少电解质紊乱等副作用的发生。如每日服药一次,应于早晨服药,以免夜间排尿次数增多。Ⅲ.本药起作用较慢,而维持时间较长,故首日剂量可增加至常规剂量的 2~3 倍,以后酌情调整剂量。Ⅳ.应于进食时或餐后服药,以减少胃肠道反应,并可能提高本药的生物利用度。

(4)呼吸性碱中毒:主要是治疗引起通气过度的原发病。

(二)阑尾炎

手术治疗为治疗阑尾炎的一线治疗方案。对于未进行手术的非复杂性阑尾炎患者,比如阑尾脓肿,一般采用抗菌药物保守治疗。

1.术前补液及纠正电解质 术前给予 20ml/kg 的剂量快速给予等张晶体溶液,补充血容量,并且根据血钾、血钠水平进行调整。

2.抗感染治疗

(1)药物选择和用法用量

术前预防性抗菌治疗:单次剂量使用的广谱抗菌药物,如头孢西丁、头孢曲松 ± 甲硝唑,对头孢菌素过敏的可以选用克林霉素。预防性用药时间为术前 0.5~1 小时,如患者手术时间大于 3 小时,出血量大于 1 500ml,可在术中加用一次。

对于非穿孔性阑尾炎,即按术中分级为 0 级、1 级及 2 级(表 3-12-3),建议单一抗菌药物治疗。①非复杂性阑尾炎(0 级、1 级):可使用头霉菌素,第二代、第三代头孢菌素。

②复杂性阑尾炎(2级)：对肠道革兰氏阴性微生物和厌氧菌(包括大肠埃希菌和拟杆菌属)有效的抗菌药物。如哌拉西林 - 他唑巴坦、氨苄西林 - 舒巴坦或亚胺培南 - 西司他丁等药物获得广谱覆盖。2级坏死性阑尾炎，病变部位仅限于阑尾，无或有极少的局部渗出，是一种孤立现象，接受短程抗菌治疗(3~5天)。

对于存在穿孔性阑尾炎，即按术中分级为3级、4级(表3-12-3)，最常见的组合是头孢菌素类药物联合甲硝唑，国外推荐组合方案是氨苄西林、克林霉素(或甲硝唑)联合庆大霉素。单药治疗使用广谱抗菌药物如含β- 内酰胺酶抑制剂青霉素类或碳青霉烯类。大多数归类为3级患者的抗菌治疗疗程推荐7天或7天以上。

手术治疗的急性非复杂性或复杂性阑尾炎儿童，与窄谱药物相比，广谱抗菌药物似乎没有优势。另外，广谱、单药或双药治疗与三联药物治疗同样有效，但成本效应更高。

对于阑尾脓肿患者，推荐非手术治疗，药物治疗选择头孢西丁、头孢曲松 + 甲硝唑、哌拉西林他唑巴坦静脉单独使用。对于存在耐药风险较高或初始治疗无效者，选用碳青霉烯类抗菌药物如美罗培南、亚胺培南西司他丁，或头孢吡肟 + 甲硝唑。症状缓解，10~12周后再行阑尾切除术；若48小时内症状未缓解，立即行脓肿引流或阑尾切除。

表 3-12-3　急性阑尾炎术中分级评分

非复杂性阑尾炎	
0级：阑尾外观正常(阑尾内炎 / 阑尾周围炎)	
1级：阑尾发炎(充血、水肿 ± 纤维蛋白，无或少量结肠旁沟渗出)	
复杂性阑尾炎	
2级：坏死	A. 节段性坏死(无或很少结肠旁沟渗出) B. 基底部坏死(无或少量结肠旁沟渗出)
3级：穿孔、炎性肿物	A. 炎性蜂窝织炎 B. 脓肿小于5cm，无腹膜游离气体 C. 脓肿超过5cm，无腹膜游离气体
4级：穿孔 / 弥漫性腹膜炎	伴或不伴腹膜游离气体

(2)药学监护

【不良反应监护】

1)头孢菌素类及青霉素类抗菌药物的常见不良反应有皮疹、药物热等过敏反应、消化道反应及凝血功能障碍等不良反应。

2)甲硝唑的不良反应以消化系统最为常见，其次为神经系统和过敏反应，临床使用应注意监测此类不良反应。

【注意事项及用药教育】

1)治疗期间避免食用含酒精的食物，以免发生头孢菌素类抗菌药物相关的双硫仑样反应。

2)头孢曲松：与含钙制剂同时使用会产生头孢曲松钙盐在肺或肾中沉积，静脉给药时应避免和含钙药品同时使用。如前后使用，两药之间需要其他静脉输液间隔。

3) 碳青霉烯：与丙戊酸钠联合使用时，会降低丙戊酸钠的血药浓度，增加癫痫发作的风险，所以建议对于正在服用丙戊酸钠的患儿避免选用碳青霉烯类药物抗感染治疗。

3. **镇痛治疗**　首选患者自我控制的镇痛方式；胃肠外阿片类镇痛药（如吗啡）进行初始控制，可辅以胃肠外酮咯酸或对乙酰氨基酚；饮水后可改为口服镇痛药（如布洛芬、对乙酰氨基酚、氢可酮或羟考酮）。

镇痛药物的用法用量、不良反应、注意事项等内容请见"胰腺炎"以及骨科专业疾病的药物治疗和药学监护章节。

（三）胆石症

胆石症是指胆道系统，包括胆囊和胆管内发生的结石疾病，手术治疗是目前最确切有效的方法，技术成熟，包括内镜下取石、胆囊切除或胆管重建术。药物溶石仅限于无法手术的患儿。

1. **胆囊结石**　可选择的药物少，且只限于 5%~15% 的结石患者（纯胆固醇结石）。使用保守治疗的前提是：结石<10mm，可透视结石，正常胆囊收缩。即使溶石成功，今后的复发率仍然高达 50% 以上。

（1）药物选择和用法用量

1）胆酸类药物：胆囊结石依据成分分为三种，胆固醇类结石、胆色素结石和混合性结石。胆色素性结石常见于长期肠外营养、溶血性疾病、胆道蛔虫，儿童胆结石中有70%，成人为10%；胆固醇结石常见于先天性胆道畸形，青少年胆结石病例中约 25% 是胆固醇结石，5 岁以前较少见，通常出现在青春期以后。口服胆酸类药物主要用于由胆固醇组成的结石，用于溶石的胆酸类药物有鹅去氧胆酸和熊去氧胆酸。鹅去氧胆酸因副作用较多逐渐被熊去氧胆酸取代。熊去氧胆酸通过减少胆道中的胆固醇分泌，增加胆道中胆汁酸浓度来降低胆汁中的胆固醇饱和指数，达到溶解胆固醇的作用。熊去氧胆酸还可以减少肠道吸收胆固醇、增加肝脏胆汁分泌并促进胆囊排空，改善胆囊肌肉的收缩力并减少胆囊壁炎症。熊去氧胆酸用于利胆溶石，一般推荐剂量为 10mg/kg，有报道可以用到 30mg/kg。其疗程较长，一般 6 个月以上。若 6 个月后超声检查或胆囊造影无改善，应停药。

2）中成药：如消炎利胆片可以有效促进肝脏分泌胆汁，使胆囊正常收缩，避免胆汁堵塞胆囊引起的大量淤积，同时可发挥溶石与排石作用，有效达到降低复发率的目的，一般用于慢性胆囊炎，术后预防结石复发。用量遵医嘱。

（2）药学监护

【不良反应监护】

1）熊去氧胆酸的不良反应较少，主要包括腹泻、胃肠道不适、体质量增加、皮疹和瘙痒加重等。皮肤瘙痒的加重通常是一过性的，且发生率较低。

2）消炎利胆片的不良反应主要有恶心、呕吐、腹痛、腹泻、皮疹、头晕、头痛、乏力，少见失眠、心悸、呼吸困难。

【注意事项及用药教育】

1）所有的利胆药物在合并胆道梗阻时不宜使用。

2）熊去氧胆酸晚上服用，按时以少量水送服，可通过抑制胆固醇在肠道内的重吸收和降低胆固醇向胆汁中的分泌。长时间治疗,使得边缘钙化,抑制石头溶解。

3)熊去氧胆酸不能溶解胆色素结石、混合结石及不透 X 线的结石,这些患者吃熊去氧胆酸片引起钙化,所以,为了避免钙化,这些患者不建议服用熊去氧胆酸。

4)消炎利胆片因含苦木,不宜久服,所以建议不超过 2 周。

2. 胆管结石 内镜或手术取出胆总管结石,未证实任何药物制剂可有效溶石,因此不推荐药物治疗。不推荐应用熊去氧胆酸或其他利胆药物治疗胆总管结石,或作为内镜下结石清除术后胆总管结石复发的预防。熊去氧胆酸可能有效对抗与胆固醇过饱和相关的肝内胆管结石,从而使肝内胆管结石完全消失或部分溶解。

(四)肠梗阻

肠梗阻的治疗方法取决于肠梗阻的病因、性质、部位、病情和患者的全身情况,不论何种治疗方法,均需纠正肠梗阻引起的脱水、电解质紊乱和酸碱平衡失调,行胃肠减压以改善梗阻部位以上肠段的血液循环和控制感染。

1. 基础治疗 急性肠梗阻由于呕吐、大量消化液积聚在肠管内,容易引起液体丢失。可根据失水程度给予补充适量液体。

补液的用法用量、不良反应、注意事项等内容请见水、电解质失衡章节。

2. 抗感染治疗

(1)抗菌药物指征:单纯性肠梗阻无须应用抗菌药物。对绞窄性肠梗阻则须使用,可减少细菌繁殖,尤其当肠管发生坏死而引起腹膜炎时,应针对肠道内的 G⁻ 菌和厌氧菌作预防性抗感染治疗。

(2)抗菌药物选择

轻中度患者,推荐经验性抗感染治疗:头孢唑林、头孢呋辛、头孢曲松、头孢噻肟等头孢菌素联合 / 不联合硝基咪唑类(甲硝唑)药物,哌拉西林他唑巴坦,头孢哌酮 - 舒巴坦。

重度患者,推荐经验性抗感染治疗:单一用药选用亚胺培南 - 西司他丁、美罗培南等碳青霉烯类药物,联合用药方案选用头孢吡肟等第四代头孢菌素联合硝基咪唑类(甲硝唑)药物。

对青霉素过敏者,可使用氨曲南联合硝基咪唑类(甲硝唑)药物。

抗菌药物的用法用量、不良反应、注意事项等内容请见呼吸道感染章节。

3. 营养支持治疗 经肠内未能获得所需足够营养 5 日以上的患儿,则应考虑肠外营养支持。全肠外营养还有助于减轻外科手术后由于高分解代谢所造成的营养不良,促进伤口愈合,纠正水电解质紊乱。休克、严重水电解质紊乱和酸碱平衡失调者,未纠治时禁用以营养支持为目的的补液。严重感染、严重出血倾向、出凝血指标异常者慎用脂肪乳剂。停止输注含有脂肪乳剂的肠外营养液 4~6 小时后测定血清甘油三酯浓度,若>2.5mmol/L(227mg/dl),应暂停使用脂肪乳剂。严重肝肾功能不全者慎用脂肪乳剂,以及非肝 / 肾病专用氨基酸配方。

4. 抑制胃肠消化液分泌治疗

(1)药物选择和用法用量:奥曲肽,作用部位是小肠和结肠,可消除或改善术后肠梗阻,但不能加速胃排空。如果梗阻没有解决并且持续呕吐,可以考虑加用奥曲肽治疗,300~600μg/24h,皮下注射或持续静脉注射,直至胃肠排气、排便等功能恢复正常或中转手术治疗才予以停药。

（2）药学监护

【不良反应监护】

最常见的不良反应为腹泻、腹痛、恶心、胀气、头痛、胆石症、高血糖症和便秘。其他常见不良反应为头晕、局部疼痛、胆泥形成、甲状腺功能障碍、稀便、糖耐量受损、呕吐、无力和低血糖症。皮下注射部位疼痛、刺痛或烧灼感，伴有红肿，极少持续 15 分钟以上。

【注意事项及用药教育】

奥曲肽治疗期间，应监测肝功能；在治疗前和治疗期间每隔 6~12 个月进行胆囊超声检查；长期接受奥曲肽治疗的患者应监测甲状腺功能。皮下注射给药，药液应达到室温再用，以减少局部不适感，避免同一部位短期多次注射。由于奥曲肽会影响葡萄糖体内平衡，故建议使用生理盐水而不用葡萄糖。

5. 其他治疗

（1）药物选择

1）乳糖酸红霉素：红霉素不仅有较强抗菌作用，而且可使患者肠道功能较快恢复，对于术后肠粘连有较强的预防作用，从而使粘连性肠梗阻发生率降低。静脉应用乳糖酸红霉素 3mg/kg，每 8 小时 1 次，持续至少 5~7 日，促进肠蠕动。

2）糖皮质激素：糖皮质激素具有抗水肿作用，通过减轻肠壁水肿，减少肠扩张和炎症作用。如果梗阻没有解决并且持续呕吐，可以考虑加糖皮质激素短期治疗，疗程一般 5~10 日，甲泼尼龙 1~4mg/(kg·d)，地塞米松 0.25~1mg/(kg·d)，每日一次静脉注射。

（2）药学监护

【不良反应监护】

1）乳糖酸红霉素：①胃肠道反应多见，有腹泻、恶心、呕吐、中上腹痛、口舌疼痛、胃纳减退等，其发生率与剂量大小有关。②过敏反应表现为药物热、皮疹、嗜酸性粒细胞增多等。③肝毒性少见。④偶有心律失常、口腔或阴道念珠菌感染。

2）糖皮质激素：①水、盐、糖、蛋白质及脂肪代谢紊乱。②减弱机体抵抗力。③阻碍组织修复，延缓组织愈合。④促进胃酸、胃蛋白酶的分泌，减少胃液分泌，降低胃肠黏膜抵抗力，诱发或加重胃或十二指肠溃疡，甚至可引起穿孔或出血。⑤促进蛋白质分解。⑥白细胞增高。

【注意事项及用药教育】

1）乳糖酸红霉素：①本品为抑菌剂，可干扰青霉素的杀菌效能，先用红霉素。②与环孢素合用可使后者血药浓度增加而产生肾毒性。③患者对一种红霉素制剂过敏或不能耐受时，对其他红霉素制剂也可过敏或不能耐受。④用药期间定期监测肝功能。

2）糖皮质激素：①不能骤然停药。②长期或大量用药要监测血压、体重和血糖水平，监测电解质和粪便隐血试验。③曾患和现患严重的精神病和癫痫；活动性消化溃疡的患者慎用。

（五）胰腺炎

急性胰腺炎（AP）的治疗为支持性治疗，包括控制疼痛、静脉补液（尤其是最初 24 小时）以及纠正电解质和代谢紊乱。大部分轻度胰腺炎患者不需要进一步的治疗，可在 3~7 日内恢复。由于伴有一过性（<48 小时）或持续性（>48 小时）器官功能衰竭和局部或全身并发症，所以中度和重度胰腺炎患者需要接受更为密切的监测。

1. 一般治疗　短期禁食,对有严重腹胀者应采取胃肠减压。腹痛减轻或消失、血淀粉酶下降至接近正常、肠道动力恢复时可以考虑开放饮食,开始以流质为主,逐步过渡至低脂饮食。

2. 液体治疗　早期液体复苏,输注 5~10ml/kg 等渗晶体溶液,早期积极补液在最初 12~24 小时内的益处最为明显,有心血管和 / 或肾并发症患者除外。对于表现为低血压和心动过速的血容量严重不足的患儿,可能需要更快速输注液体。等渗晶体液乳酸林格液可作输液的首选。在入院 24~48 小时内,每 6 小时反复评估患者液体的需要量,积极水化的目标是减少血尿素氮。

3. 解痉止痛

(1)药物选择:急性胰腺炎患儿腹痛十分剧烈,重者可导致疼痛性休克,应及时给予止痛剂治疗。不推荐应用吗啡或抗胆碱药,如阿托品、消旋山莨菪碱等。吗啡可能收缩奥迪括约肌使压力增高,消旋山莨菪碱会诱发或加重肠麻痹。

(2)用法用量

1)对乙酰氨基酚:12 岁以下的儿童用药方案按体表面积计,每日 $1.5g/m^2$,分次口服。按体重计:10~15mg/kg,每 4~6 小时 1 次。按年龄计:2~3 岁,1 次 160mg;4~5 岁,1 次 240mg;6~8 岁,1 次 320mg;9~10 岁,1 次 400mg;11 岁,1 次 480mg,每 4 小时 1 次,或必要时 1 次。直肠给药:3~12 岁,0.15~0.3g,每天 1 次(10~20mg/kg,每 4~6 小时 1 次)。无论是口服还是直肠给药,儿童对乙酰氨基酚的每天累积剂量不应超过 100mg/kg,婴儿不超过 75mg/kg。

2)布洛芬:缓解疼痛的剂量是 4~10mg/kg,每 6~8 小时 1 次,每天最大剂量是 40mg/kg。

3)加巴喷丁:用作疼痛治疗的辅助治疗。儿童和青少年:初始剂量为睡前 5mg/kg,第 2 天增加至 2 次,每次 5mg/kg;第 3 天起,每天增加至 3 次,每次 5mg/kg,每天最高量至 300mg;每次服药的间隔不超过 12 小时。

(3)药学监护

【不良反应监护】

1)布洛芬:①可见消化不良,也较多见胃灼烧感、胃痛、恶心、呕吐等,但症状较轻,停药消失,不停药也可耐受。②偶见消化性溃疡和消化道出血。③少见肝功能异常,主要表现为氨基转移酶升高。④少数患者用药后会出现下肢水肿。用药期间需监测肝肾功能、血常规。

2)对乙酰氨基酚:①胃肠道刺激作用小,少见恶心、呕吐、腹痛等。②罕见过敏性皮炎(皮疹、皮肤瘙痒等)、粒细胞缺乏、血小板减少、高铁血红蛋白血症、贫血、肝肾功能损害和胃肠道出血。

3)加巴喷丁:最常见的不良反应为嗜睡、眩晕等。

【注意事项及用药教育】

1)布洛芬:①宜饭后服用。②用药期间如出现胃肠出血、肝肾功能损害、视力障碍、血常规异常以及过敏反应等,应立即停药。③消化性溃疡病史、支气管哮喘、心功能不全、高血压或出血性疾病、有骨髓功能减退病史患儿慎用。

2)对乙酰氨基酚:①因阿司匹林过敏发生哮喘的患者中,会有少数可于服用本品后发生轻度支气管痉挛反应。②用于解热镇痛建议不超过 3 天,不宜大量或长期用药以防引起造血系统和肝肾功能损害。

3）加巴喷丁：同时服用镁剂或含铝的抗酸剂者，应在服用抗酸剂后至少 2 小时再服用加巴喷丁，避免加巴喷丁生物利用度的降低。停药：一周内逐渐减停，不能突然停药。

4. 抑制胰酶分泌药和胰酶抑制剂　有关抑制胰酶分泌药和胰酶抑制剂在急性胰腺炎中的治疗价值尚缺乏高质量的临床证据。

（1）药物选择：生长抑素或者生长抑素类似物可通过减少胰腺的内、外分泌，减少胰酶分泌，对胰腺细胞有保护作用。质子泵抑制剂可通过抑制胃酸分泌而间接抑制胰腺分泌，还可以预防应激性溃疡的发生。蛋白酶抑制剂（乌司他丁、加贝酯）能够广泛抑制与急性胰腺炎进展有关胰蛋白酶、弹性蛋白酶、磷脂酶 A 等的释放和活性，还可稳定溶酶体膜，改善胰腺微循环，减少 AP 并发症。

（2）用法用量

1）奥曲肽：建议尽早用药，直接抑制胰腺外分泌而发挥作用。3~5μg/kg 加生理盐水 10ml 在 3~5 分钟缓慢静推，后 5μg/(kg·h)（最大 ≤ 6mg/d）持续静脉滴注 5~7 天或直至病情稳定。

2）奥美拉唑：有效剂量范围为 0.3~3.5mg/(kg·d)，最大剂量为 80mg/d，每天间隔 12 小时静脉滴注。

（3）药学监护

【不良反应监护】

奥美拉唑：奥美拉唑的耐受性良好，不良反应多为轻度和可逆。①常见腹泻、便秘、腹痛、恶心和腹胀；头痛。②偶见头晕、嗜睡、失眠，肝酶升高，皮疹和瘙痒。③罕见口干，可逆性意识错乱，白细胞、血小板减少，关节痛以及光敏反应。

【注意事项及用药教育】

奥美拉唑：本品仅供静脉滴注用，不能用于静脉注射。因本品能显著升高胃内 pH，可能影响酸性环境下易吸收的药物。肾功能受损者不须调整剂量；肝功能受损者慎用，根据需要酌情减量。

奥曲肽的不良反应以及注意事项请见肠梗阻章节。

5. 抗感染治疗

（1）抗菌药物指征：无论急性胰腺炎的类型及严重程度如何，均不推荐预防用抗菌药物。胰腺或胰外坏死患者经住院治疗 7~10 天后病情恶化或未能改善，应考虑感染性坏死，经验性给予抗菌药物治疗。临床上无法用细菌感染来解释发热等表现时，应考虑到真菌感染的可能，可经验性应用抗真菌药，同时进行血液或体液真菌培养。尚无证据表明预防性使用抗真菌药对治疗急性胰腺炎有效，因此不推荐常规使用。

（2）抗菌药物选择：胰腺感染的致病菌主要为革兰氏阴性菌和厌氧菌等肠道常驻菌。抗菌药物的应用应根据细菌培养及药敏试验，选择敏感的抗菌药物。经验性治疗应以针对革兰氏阴性菌和厌氧菌为主、脂溶性强、有效地透过血胰屏障来选择抗感染治疗药物。推荐方案：第三代头孢菌素联合硝基咪唑类（甲硝唑）；碳青霉烯类；β- 内酰胺酶抑制剂（氨苄西林不能透过血胰屏障）；喹诺酮类联合硝基咪唑类（甲硝唑），疗程为 7~14 天，特殊情况下可延长应用时间。要注意真菌感染的诊断。

抗菌药物的用法用量、不良反应、注意事项等内容请见呼吸道感染章节。

6. 营养支持治疗 轻度胰腺炎患者通常仅给予静脉补液治疗就能控制,因为病情会很快恢复,患者可在 1 周内重新经口进食。中度胰腺炎患者通常需要营养支持,重度胰腺炎患者几乎均需要营养支持,因为这些患者在 5~7 日内不太可能重新经口进食。中度以及重度急性胰腺炎患者推荐肠内营养,而不是肠外营养。肠外营养应当仅对不能耐受肠内营养的患者实施,对于重症胰腺炎早期行肠外营养的患者,一些营养指南推荐 48 小时内过渡为肠内营养,以减少严重感染的风险。

肠外营养的用法用量、不良反应、注意事项等内容请见儿童肠外肠内营养专业疾病章节。

(六) 胆道闭锁

Kasai 手术是胆道闭锁的首选治疗方案,可建立胆道与肠道的连续,多可得到良好的结果。药物治疗在防治术后并发症是不可或缺的。

1. Kasai 术前干预

(1)营养支持:鼓励母乳喂养,母乳不充分者建议采用中、短链脂肪酸奶粉喂养以减轻肝脏负荷,同时注意完善脂溶性维生素和微量元素的补充,满足患儿 120~150kcal/d 的能量摄入,尽可能地纠正患儿术前营养状态,有助于预防术后胆管炎的早发。

(2)肠道准备:术前应进行 2 天的肠道准备,口服 2% 庆大霉素 0.5ml/(kg·d)并联合使用甲硝唑 10ml/(kg·d)等抗菌药物,手术前晚和手术日晨清洁灌肠,灌肠后禁食。

2. Kasai 术后干预 目前 Kasai 术后主要治疗重点是避免胆管炎、优化营养状态、改善胆汁分泌。包括药物的选择、用法用量以及药学监护。

药物选择及用法用量具体如下:

1)糖皮质激素:术后使用糖皮质激素是存在争议的。在临床工作中,认为糖皮质激素可以提高毛细胆管膜的电解质转运,增加胆汁流量,抑制炎症和免疫过程,从而提高术后早期退黄率。

方案一:术后肠功能恢复后开始口服泼尼松龙 4mg/kg,每日晨服,服用 4 周后减半,2mg/kg 服用 4 周,后再减为 1mg/kg,维持 4 周后停药。方案二:术后开始,静脉滴注递减剂量的甲基泼尼松龙 10mg/(kg·d)、8mg/(kg·d)、6mg/(kg·d)、5mg/(kg·d)、4mg/(kg·d)、3mg/(kg·d)、2mg/(kg·d),共 7 天,再予以口服泼尼松 2mg/(kg·d)序贯治疗,服用 4 周后减为 1mg/kg,维持 4 周后停药。激素使用有一定的并发症和副作用,术后推荐甲基泼尼松龙开始剂量为 4mg/kg 比较安全有效。

2)抗感染治疗:推荐术后常规静脉滴注第三代头孢菌素不短于 2 周,后改为口服第三代头孢菌素 3~6 个月。头孢曲松(20~80mg/kg,每天 1 次)或头孢哌酮[50~80mg/(kg·d),每天分 2 次],加甲硝唑(负荷剂量 15mg/kg,维持剂量 7.5mg/kg,每 6~8 小时一次)或奥硝唑(3 岁以上 10mg/kg,每天 2 次)静脉滴注,静脉用药 2~4 周后,予以 2 种抗菌药物低剂量每 2 周交替口服至 6 个月,例如口服复方磺胺甲噁唑 25mg/(kg·d)分 2 次与头孢拉定每 2 周交替服用 6 个月。

一旦确诊为胆管炎,经验性给予第三代头孢菌素联合甲硝唑治疗,一般 7~10 天。胆管炎控制不佳时可改亚胺培南或美罗培南,必要时联合应用提高免疫力的药物如丙种球蛋白。

3)熊去氧胆酸:有细胞保护作用,可替代亲脂性、去污剂样的毒性胆汁酸,还可促进肝细胞的分泌作用和免疫调节。术后使用熊去氧胆酸来改善胆汁排放情况。熊去氧胆酸口服 10~30mg/(kg·d)，每天 2 次，术后进食即可开始服用，一般维持 6~24 个月。

4）脂肪酸和维生素：术后患儿需常规补充中链脂肪酸和脂溶性维生素 A/D/E/K。维生素 AD 胶丸每天 1 次，每次给予维生素 A 1 500 单位；维生素 D 500 单位（1 岁以内），维生素 A 2 500 单位；维生素 D 700 单位（1 岁以上）；维生素 E 10mg/d；维生素 K 每周 2 次，每次 5mg。

糖皮质激素的不良反应、注意事项等内容请见肠梗阻章节。熊去氧胆酸的不良反应、注意事项等内容请见胆石症章节。抗菌药物的用法用量、不良反应、注意事项等内容请见呼吸道感染章节。

（袁丽华　许　静）

第十三节　骨科专业儿科临床药师服务技能要求

一、培养目标

掌握骨科相关药物治疗方案设计与评估、药品使用风险评估和药学监护等临床药师专业知识与技能，培养在本专科深入开展临床药学服务的能力，包括为患儿及家属提供用药教育与咨询服务的能力，具备开设儿科药学专科门诊、参与疑难复杂病例会诊的能力。

1. 熟悉骨科常见疾病的发病机制、临床表现、诊断要点，掌握治疗原则和治疗方法。

2. 能够熟练阅读和分析骨科疾病相关的实验室检查、影像学检查和功能试验等检查报告。

3. 掌握骨科常用药品的相关知识，能够对骨科常见疾病药物治疗方案进行分析与评价，制订骨科常见疾病临床药物治疗监护计划。

4. 掌握骨科常见疾病药学服务工作能力，包括：药物治疗效果评估、药物治疗风险评估、药学查房及问诊、药学监护计划建立、用药教育／指导、药物咨询、治疗药物重整、药学干预等。

5. 具备参与骨科专业常见疾病住院患者会诊的能力，具备为接受复杂药物治疗的患者提供药学监护的基本能力。

6. 掌握骨科需要开展治疗药物监测和基因检测的药品品种，熟练运用血药浓度监测及基因检测结果制订个体化给药方案。

7. 掌握不同生理、病理状态下儿科药物选择及治疗方案优化调整的方法。

8. 掌握骨科常用药物的使用方法，掌握儿童骨科门诊慢病药物治疗依从性评估、用药管理和随访方法。具备独立开展儿科专科药学门诊服务的能力。

二、培养大纲

1. 熟悉儿童骨骼系统生长发育的生理、病理特点。

2. 熟悉骨科常见疾病病因、发病机制和病理生理。

3. 熟悉骨科常见疾病的临床诊疗过程。

4. 了解下列诊疗方法和技术在骨科疾病诊疗中的临床意义。

（1）采集病史。

(2)体格检查。

(3)影像学检查(X 线、MRI、CT、超声检查)。

(4)实验室检查(血常规、血培养、C 反应蛋白、降钙素原、血沉、结合菌素试验)。

(5)关节腔积液穿刺及相关检查。

(6)动脉置管、中心静脉置管及 PICC 使用。

5. 熟悉下列常见症状、体征在骨科疾病诊疗中的临床意义。

(1)发热与低体温。

(2)活动范围受限。

(3)局部肿胀。

(4)骨痛。

(5)皮温高、皮肤红肿。

(6)拒绝负重。

(7)点压痛。

(8)跛行。

(9)易激惹及食欲或活动的减少。

6. 熟悉骨科疾病相关的实验室检查结果,对相关临床检验具有初步的分析和应用能力。

(1)血液常规及各项生化、免疫学等检查。

(2)关节腔液常规、免疫学检查。

(3)细菌和真菌的涂片、培养及药敏试验。

(4)病毒、支原体、结核等微生物学检查。

7. 在以下所列病种中选择至少 4 种作为学习病种。其中(1)和(2)为必选学习病种,其余 2 种应根据学员需求选择。

(1)骨折。

(2)骨髓炎。

(3)化脓性关节炎。

(4)骨关节结核。

三、培养内容

(一) 骨折

骨或软骨的连续性或完整性发生断裂,称骨折(包括骨骺分离)。骨折常由较严重的创伤所致。大多数骨折一般只引起局部症状,严重骨折和多发性骨折可导致全身反应。在一些复杂的损伤中,骨折伴有或所致的重要组织或脏器的损伤,常引起严重的全身反应,甚至危及生命。而骨折治疗过程中出现的一些并发症,将严重影响骨折的治疗效果。

与处于相对稳定状态的成人骨骼相比,儿童未成熟骨骼的结构和功能在生理上和生物学上均处于变化之中,因此容易发生各种损伤。

骨折治疗有四大原则,即复位、固定、功能锻炼和药物治疗。骨折多采用手术治疗为主,辅以药物进行消肿、止痛、活血化瘀治疗,开放性骨折还应在围手术期预防使用抗菌药物。

1. 一般治疗　复位是将移位的骨折段恢复正常或接近正常的解剖关系,重建骨骼的支架作用。

骨折愈合需要一定的时间,因此必须用固定的方法将骨折维持于复位后位置,待其坚固愈合。

功能锻炼的目的是在不影响固定和愈合的前提下,尽快恢复患肢肌肉、肌腱、韧带、关节囊的舒缩活动,防止发生肌肉萎缩、骨质疏松、肌腱挛缩、关节僵硬等并发症。功能锻炼要根据骨折固定后的不同阶段循序渐进,主动锻炼与被动功能练习相结合,可减少骨折的后期并发症。

2. 药物治疗　骨折药物治疗利于消肿止痛,并促进骨折的愈合。

(1)抗感染治疗:开放性骨创伤手术易发生感染,感染也是最常见的手术后并发症,恰当的预防性应用抗菌药物有助于减少手术部位感染。

1)药物的选择:一般骨科手术感染的病原菌是葡萄球菌,选择第一、二代头孢菌素,加或不加甲硝唑;怀疑耐甲氧西林金黄色葡萄球菌(MRSA)者,也可以使用万古霉素;患者对头孢菌素过敏者而不宜使用者,可选择克林霉素。

注射用头孢唑林钠:静脉给药,25mg/(kg·次)(最大剂量1g),每6~8小时1次。预防用药第一剂于皮肤、黏膜切开前0.5~1小时或麻醉诱导开始给药,手术时间超过3小时或失血量大于1 500ml,术中给予第2剂,一般用药时间不超过24小时。

注射用头孢呋辛钠:静脉给药,10~30mg/(kg·次),一日2~3次给药。预防用药第一剂于皮肤、黏膜切开前0.5~1小时或麻醉诱导开始给药,手术时间超过3小时或失血量大于1 500ml,术中给予第2剂,一般用药时间不超过24小时。

甲硝唑注射液:静脉滴注,首剂15mg/kg,之后给予维持量,7.5mg/(kg·次)(最大剂量500mg),每8小时1次。皮肤、黏膜切开前0.5~1小时内或麻醉开始时给药,手术时间超过3小时或失血量大于1 500ml,术中给予第2剂。

注射用盐酸万古霉素:静脉滴注,围手术期预防用药时,皮肤、黏膜切开前1~2小时内给药;手术时间超过3小时或失血量大于1 500ml,术中给予第2剂。万古霉素的剂量为15mg/(kg·次),每8小时1次,一日最大剂量为2g。

注射用盐酸克林霉素:静脉滴注,围手术期预防用药时,皮肤、黏膜切开前0.5~1小时内给药,或麻醉开始时给药;手术时间超过3小时或失血量大于1 500ml,术中给予第2剂。轻中度感染15~25mg/(kg·d),重度感染25~40mg/(kg·d);分2~4次等剂量,每8或6小时1次。

2)药学监护

【不良反应监护】

注射用头孢唑林钠:偶有药物热,药疹和嗜酸性粒细胞增高少见,个别患者出现暂时性GOT、GPT及碱性磷酸酶升高。

注射用头孢呋辛钠:可引起GOT、GPT及碱性磷酸酶和血尿素氮升高,也可引起肾损害,恶性、呕吐、腹泻、食欲缺乏等胃肠道反应及皮疹。偶见血小板减少。

甲硝唑注射液:消化系统最常见,恶心、呕吐、食欲缺乏、腹部绞痛;大剂量用药可出现头疼、头晕等神经系统症状,偶有感觉异常、肢体麻木、共济失调、多发性神经炎、抽搐等不良反应。少数病例可出现可逆性荨麻疹、潮红、瘙痒、膀胱炎、排尿困难、口中金属味及白细胞减少等。

注射用盐酸万古霉素：可出现耳鸣、听力减退，多为可逆性，少数患者可发展为耳聋，是该药最严重的毒性反应。偶有药物热、皮疹、瘙痒等，红人综合征与输注速度和浓度有关。

注射用盐酸克林霉素：胃肠道反应常见，偶可发生白细胞减少、中性粒细胞减少或缺乏及血小板减少，再生障碍性贫血罕见。偶可出现皮疹、药物热、嗜酸性粒细胞增多等变态反应、肝转氨酶增高、高胆红素血症，还可出现血栓性静脉炎。

【注意事项及用药教育】

注射用头孢唑林钠：如出现 GOT、GPT 及碱性磷酸酶升高，立即停药。肾功能减退者、肝功能损害患者、有胃肠道疾病病史者，特别是溃疡性结肠炎、局限性肠炎或抗菌药物相关性结肠炎者要谨慎使用。不推荐应用于早产儿及 1 个月以下的新生儿。

注射用头孢呋辛钠：肾功能减退者、有胃肠道疾病史者，特别是溃疡性结肠炎、局限性肠炎或抗菌药物相关性结肠炎者慎用。3 个月以下儿童的安全有效性尚未确定，因而不推荐使用。应叮嘱患儿家长，发现上述不良反应立即告诉医护人员及时处置。患者用药期间监测肾功能和血常规。

甲硝唑注射液：对本品或其他硝基咪唑类过敏者禁用；有活动性中枢神经系统疾病和血液病者慎用。肝肾功能异常者注意调整用药剂量，肾衰竭者剂量减半。患者用药教育：用药后尿液可呈深红色、口中金属味，停药后可消失。监测白细胞计数。用药期间禁止使用含有酒精的食物、饮品及药品，因为使用甲硝唑者如饮酒，部分人可能引起戒酒样反应（双硫仑样反应）。本品干扰双硫仑代谢，使用后饮酒可使患者出现精神症状，2 周内应用酒精者不宜使用甲硝唑注射液。

注射用盐酸万古霉素：给药期间定期复查尿常规与肾功能，必要时监测听力。有用药指征的肾功能不全、血液透析及帕金森患者、老年人、新生儿、早产儿或原有肾、耳疾病患者应根据肾功能减退程度调整剂量，同时监测血药浓度。每次输注时间至少为 60 分钟以上，输注浓度不超过 5mg/kg。

注射用盐酸克林霉素：不推荐用于新生儿；严重肝功能损害者半衰期延长 3~5 倍，使用剂量减半；无尿等严重肾功能损害时，静脉给药血药浓度可上升 1 倍，需减至正常剂量的 1/2。输注浓度 ≤6mg/ml，通常每分钟给药不超过 20mg（缓慢滴注），否则易出现低血压、心电图变化，甚至心搏、呼吸停止；监测肝肾功能。

（2）退热：骨折后一般体温正常，出血量较大的骨折血肿吸收可出现低热，一般不超过38℃。开放性骨折出现感染时会出现高热。一般情况下 38.5℃以下不需药物退热，可予以物理降温。体温超过 38.5℃时给予布洛芬或对乙酰氨基酚，同时给予物理降温，如头部冷敷、温水擦浴（勿用酒精擦浴）等，忌用大剂量药物降温，以免体温骤降、出汗过多而致虚脱。

1）药物的选择：可选用非甾体抗炎药，能抑制前列腺素的合成，具有解热、镇痛作用。

①布洛芬：口服或直肠给药。口服给药：3 个月 ~12 岁，5~10mg/（kg·次），口服，必要时 4~6 小时重复给药，最大剂量为 40mg/（kg·d）。12~18 岁，最大剂量不超过成人剂量。直肠给药：将药栓推入肛门内。6 个月 ~3 岁，每次 50mg；3 岁以上，一次 100mg。4 小时后可重复用药。

②对乙酰氨基酚：口服或直肠给药。口服给药：1~3个月，每次30~60mg，每8小时一次；3~12个月，每次60~120mg，每4~6小时一次(24小时最多4次给药)；1~6岁，每次120~250mg，每4~6小时一次(24小时最多4次给药)；6~12岁，每次250~500mg，每4~6小时一次(24小时最多4次给药)；12~18岁，每次500mg，每4~6小时一次。直肠给药：1~3个月，每次30~60mg，每8小时一次；3~12个月，每次60~125mg，每4~6小时一次(24小时最多4次给药)；1~5岁，每次125~250mg，每4~6小时一次(24小时最多4次给药)；5~12岁，每次250~500mg，每4~6小时一次(24小时最多4次给药)；12~18岁，每次500mg，每4~6小时一次。

临床有交替服用对乙酰氨基酚和布洛芬的报道，但是没有联合用药的安全性和有效性的循证依据。需关注两药长期合用可增加肾脏不良反应的发生率。

2)药学监护

【不良反应监护】

布洛芬：①可见消化不良，也较多见胃灼烧感、胃痛、恶心、呕吐等，但症状较轻，停药消失，不停药也可耐受。②偶见消化性溃疡和消化道出血。③少见肝功能异常，主要表现为氨基转移酶升高。④少数患者用药后会出现下肢水肿。⑤大剂量用药可见血液系统不良反应。用药期间需监测肝肾功能、血常规。

对乙酰氨基酚：①胃肠道刺激作用小，少见恶心、呕吐、腹痛等。②罕见过敏性皮炎(皮疹、皮肤瘙痒等)、粒细胞缺乏、血小板减少、高铁血红蛋白血症、贫血、肝肾功能损害和胃肠道出血。

【注意事项及用药教育】

布洛芬：①混悬液用前摇匀，宜饭后服用，栓剂推入肛门内2cm左右。②用药期间如出现胃肠出血、肝肾功能损害、视物障碍、血常规异常以及过敏反应等，应立即停药。③消化性溃疡病史、支气管哮喘、心功能不全、高血压或出血性疾病、有骨髓功能减退病史患儿慎用。

对乙酰氨基酚：①混悬液用前摇匀，栓剂推入肛门内2cm左右。②因阿司匹林过敏发生哮喘的患者中，会有少数于服用本品后发生轻度支气管痉挛反应。③用于解热镇痛建议不超过3日，不宜大量或长期用药以防引起造血系统和肝肾功能损害。

(3)止痛

1)药物的选择：典型的儿童骨折伴随着强烈的疼痛，止痛是儿童骨折管理的诸多因素之一。为了能够满意地实施骨骼肌肉伤的精准治疗，高效安全的止痛必不可少，其目的是使疼痛最小化。一些患者因原发疾病需术前镇痛治疗，应选用对凝血功能无影响的止痛药，阿司匹林对出血有影响，此时就不宜选用。解热镇痛药对锐痛和内脏痛疗效差，可以用于轻中度疼痛的治疗。骨科创伤手术术后疼痛多为急性疼痛，其程度多为重度，根据疼痛强度可选择硬膜外或内服阿片类镇痛药物。

阿司匹林：口服给药。80~100mg/(kg·d)(<25kg)或每日2 500mg/m²(>25kg)，1日用量不超过4.9g；每日分2~4次。

对乙酰氨基酚：见退热药对乙酰氨基酚。

布洛芬：见退热药布洛芬。

吲哚美辛：口服或直肠给药。口服：1.5~3mg/(kg·d)，分3次口服，一日最大剂量

200mg,并以最小剂量控制病情。直肠给药:每日 25~100mg,一日 1 次,一日最大剂量不超过 200mg。

萘普生:口服。1 个月 ~18 岁,5mg/(kg·次),一日 2 次。一日最大剂量 1g。

双氯芬酸:6 个月以上儿童剂量,肠溶片 1~3mg/(kg·d),一日最大剂量 150mg,分 3 次服用。

奈丁美酮:口服。30mg/(kg·d),一日最大剂量 2g,建议每日顿服。

塞来昔布:口服。2 岁以上儿童,体重范围 10~25kg 者,100mg/d;体重范围 25~50kg 者,200mg/d;1 日最大剂量不超过 200mg。

吗啡:口服或直肠给药、静脉滴注、肌内注射。口服或直肠给药:1~12 个月,80~200μg/(kg·次),每 4 小时一次;1~2 岁,200~400μg/(kg·次),每 4 小时一次;2~12 岁,200~500μg/(kg·次)(最大剂量 20mg),每 4 小时一次;12~18 岁,5~20mg/ 次,每 4 小时一次。皮下或肌内注射:新生儿,100μg/kg,每 6 小时一次;1~6 个月,100~200μg/kg,每 6 小时一次;6 个月 ~2 岁,100~200μg/kg,每 4 小时一次;2~12 岁,200μg/kg,每 4 小时一次;12~18 岁,2.5~10mg,每 4 小时一次。静脉注射:注射时间 5 分钟以上。新生儿,50μg/kg,每 6 小时一次;1~6 个月,100μg/kg,每 6 小时一次;6 个月 ~12 岁,100μg/kg,每 4 小时一次;12~18 岁,2.5mg,每 4 小时一次。静脉输注:新生儿,25~100μg/kg,静脉注射后根据反应静脉持续输注每小时 5~40μg/kg;1~6 个月,100~200μg/kg,静脉注射后根据反应静脉持续输注每小时 10~30μg/kg;6 个月 ~12 岁,100~200μg/kg,静脉注射后根据反应静脉持续输注每小时 20~30μg/kg;12~18 岁,2.5~10mg,静脉注射后根据反应静脉持续输注每小时 20~30μg/kg。皮下持续输注:1~3 个月,10μg/(kg·h);3 个月 ~18 岁,20μg/(kg·h)。

芬太尼:自主呼吸条件下术中镇痛,静脉注射,时间至少 30 秒以上,1 个月 ~12 岁儿童,初始剂量 1~3μg/kg,根据需要追加剂量每次 1μg/kg;12~18 岁儿童,初始剂量 50~100μg/kg(专科医生医嘱最大剂量 200μg),根据需要追加剂量每次 25~50μg。辅助通气下术中镇痛,静脉注射,时间至少 30 秒以上,新生儿 ~12 岁,初始剂量 1~5μg/kg,根据需要追加剂量每次 1~3μg/kg;12~18 岁,初始剂量 1~5μg/kg,根据需要追加剂量每次 50~200μg。辅助通气下 ICU 镇痛及呼吸镇静,静脉输注,新生儿初始剂量 1~5μg/kg,维持剂量每小时 1.5μg/kg;1 个月 ~18 岁,初始剂量 1~5μg/kg,维持剂量每小时 1~6μg/kg,根据反应调整。

曲马多:12 岁以上者,静脉、肌内、皮下注射时 50~100mg/ 次,缓慢注射或稀释于输液中滴注;而服用双控缓释片,1 次剂量 150mg,一日 1 次。1 岁以上、体重不低于 25kg 的儿童,单次剂量为 1~2mg/kg。必要时可重复,日剂量通常不超过 400mg。口服缓释剂型剂量同上,两次间隔时间不得少于 8 小时。

丁丙诺啡:舌下给药或注射。舌下给药:每 6~8 小时给药一次。体重 16~25kg,100μg/ 次;体重 25~37.5kg,100~200μg/ 次;体重 37.5~50kg,200~300μg/ 次;体重 ≥50kg,200~400μg/ 次。肌内注射或缓慢静脉注射,每 6~8 小时给药一次。6 个月 ~11 岁,3~6μg/(kg·次),单次最大给药剂量 9μg/kg;12~17 岁,300~600μg/ 次。

2)药学监护

【不良反应监护】

阿司匹林:消化系统如恶心、呕吐、上腹部不适、疼痛、溃疡、胃出血、GOT 及 GPT 升高。血液系统：凝血酶原减少、凝血时间延长、贫血、粒细胞减少、出血倾向。中枢神经系统：头晕、头疼、耳鸣、听力下降、精神障碍等。呼吸系统：呼吸困难、鼻息肉、肺水肿。内分泌系统：血尿酸增高。皮肤：过敏、脱发、皮疹。其他：味觉异常、水杨酸中毒等。

吲哚美辛：常见胃肠道消化不良、腹泻、严重者上消化道出血和溃疡；神经系统如头疼、头晕、焦虑和失眠等。少见血压升高、困倦、意识模糊、失眠、惊厥、妄想症、精神分裂；影响血液系统，如白细胞计数或血小板减少，甚至再生障碍性贫血；血尿、水肿、肾功能不全；各型皮疹；过敏反应、哮喘、休克。偶有肠道狭窄。视觉异常、咽部疼痛、角膜沉着、视网膜障碍。直肠用药可能导致直肠激惹或出血。

萘普生：常见不良反应主要为胃肠道轻度或暂时不适，严重者有胃肠出血，甚至穿孔；久服者有血压升高、头晕、嗜睡、头痛等。少见视物模糊或视觉障碍、听力减退、口腔刺激或痛感、心慌、多汗、下肢水肿、肾脏损害、荨麻疹、过敏性皮疹、精神抑郁、肌肉无力、粒细胞减少及肝功能损害。

双氯芬酸：常见上腹部疼痛及恶心、呕吐、腹泻、腹部痉挛、消化不良、腹部胀气、食欲缺乏。少见头疼、头晕、眩晕、皮疹、血清 GOT 和 GPT 升高、血压升高。罕见过敏反应、水肿、胃肠道溃疡、胃出血、胃穿孔。

奈丁美酮：常见胃肠道反应、神经系统及皮肤系统反应；少见黄疸、食欲增加或减退、吞咽困难、肠胃炎、肝功能异常、肝衰竭、光敏感、中毒性表皮坏死松解症、Stevens-Johnson 综合征等，罕见胆红素尿、十二指肠炎等。

塞来昔布：常见胃肠胀气、腹痛、腹泻、消化不良、咽炎、鼻炎；由于水钠潴留可出现下肢水肿、头疼、头晕、嗜睡、失眠。少见口炎、便秘、心悸、疲乏、四肢麻木、肌肉痉挛、血压升高。偶见 GOT、GPT 升高，罕见味觉异常、脱发，非常罕见癫痫恶化。

吗啡：急性中毒的主要症状为昏迷，呼吸极度抑制、瞳孔极度缩小、两侧对称或呈针尖样大、血压下降、发绀、尿少、体温下降、皮肤湿冷肌无力、由于严重缺氧致休克、循环衰竭、瞳孔放大、死亡。连用 3~5 日可产生耐药性，1 周以上可成瘾。可见胃肠道反应、嗜睡、眩晕、便秘、排尿困难、胆绞痛等，偶见瘙痒、荨麻疹、皮肤水肿等过敏反应。

芬太尼：常见眩晕、视物模糊、恶心、呕吐、低血压、胆道括约肌痉挛、喉痉挛及出汗等。偶有肌肉抽搐。严重的不良反应为呼吸抑制、窒息、肌肉僵直及心动过缓。如不及时治疗，可发生呼吸停止、循环抑制及心脏停搏等。

曲马多：最常见恶心和眩晕，其余包括疲乏、头晕、嗜睡、出汗等。过敏反应如呼吸困难、气管痉挛、血管神经性水肿、哮鸣等，戒断反应可能出现激越、焦虑、神经过敏、失眠、运动功能亢进、寒战等。停用曲马多时可能出现惊恐发作、严重焦虑、幻觉、感觉异常、耳鸣和异常中枢神经系统症状等。

丁丙诺啡：常见有头晕、嗜睡、恶心、呕吐、出汗、低血压、缩瞳、肺通气不足，以及其他中枢、心血管、呼吸、皮肤和眼部不良反应。

【注意事项及用药教育】

阿司匹林：胃、十二指肠溃疡，出血倾向患者禁用。严重肝肾功能障碍者慎用，肝功能减退时可加重肝毒性反应，加重出血倾向，肝功能不全和肝硬化患者易出现肾脏不良反应；肾损害时慎用，肾衰竭时可有加重肾毒性的危险；对其他镇痛药、抗炎药或抗风湿药过敏者，花粉性鼻炎、鼻息肉或慢性呼吸道感染者，同时使用抗凝药物者，支气管哮喘患者,慢性或复发性胃或十二指肠病变患者,肾损害、严重肝功能障碍、葡萄糖-6-磷酸脱氢酶缺陷者,痛风患者慎用;儿童或青少年患流感或水痘后禁忌使用,否则可能发生少见但致命的 Reye 综合征。应与食物同服或用水冲服,以减少胃肠刺激,扁桃体摘除后、口腔术后 7 日内应整片吞服,以免嚼碎后接触伤口引起损伤。外科手术患者应在术前 5 日停用,以免引起出血。肠溶片不可掰开或嚼碎服用。建议用药期间监测肝肾功能和凝血系列。

吲哚美辛:对阿司匹林及其他非甾体抗炎药过敏者、上消化道出血或活动性消化性溃疡及溃疡性结肠炎的患者,以及有血管性水肿和支气管哮喘者禁用;对有震颤麻痹、精神病、癫痫、肝肾功能不全者禁用;心功能不全及高血压患者慎用;对造血系统有抑制、可使出血时间延长,故血友病、再生障碍性贫血、粒细胞减少等患者慎用;有直肠炎或出血者,避免直肠给药。监测凝血功能、肝肾功能、血压和血象,并定期做眼科检查。直肠给药:将药栓推入肛门内 2cm 左右。缓释胶囊不可弃去胶囊服用。

萘普生:有增加胃肠道出血的风险并导致水钠潴留,轻度肾功能不全者可使用最小有效剂量,并密切监测肾功能和水钠潴留情况;有凝血机制或血小板功能障碍、哮喘、心功能不全或高血压者慎用;长期用药定期监测肝肾功能、血压和血象,并定期做眼科检查。服药期间禁止使用含酒精的饮品及药品,也不宜与其他非甾体抗炎药合用,否则可增加胃肠溃疡或出血的风险。

双氯芬酸:活动性消化性溃疡患者、中重度心血管病变患者禁用;胃溃疡史患者避免使用;可增加胃肠道出血的风险并导致水钠潴留,血压上升;轻度肾功能不全者可使用最小有效剂量并密切监测肾功能和水钠潴留情况;有使肝酶升高倾向,用药期间应监测肝功能;长期用药定期监测肾功能、血象和血压。肠溶片不宜掰开服用,胶囊剂不应弃去胶囊壳服用。

奈丁美酮:活动性消化性溃疡患者或出血、严重肝功能异常患者禁用;肾功能损害患者,减少剂量或禁用;餐中服用可使吸收率增加,应在餐后或晚间服用。

塞来昔布:对磺胺过敏者、对阿司匹林或其他非甾体抗炎药过敏或诱发哮喘者及严重心功能不全者、重度肝功能损害者禁用;有支气管哮喘史、过敏性鼻炎、荨麻疹史者慎用;中度肝肾功能损害者剂量应减低而慎用;有引起心血管栓塞事件发生的风险,且与剂量及疗程相关,用药期间监测血压、血象、肝肾功能。

吗啡:儿童慎用,早产儿禁用。吗啡片可以掰开、碾碎、咀嚼服用,吗啡缓释片必须整片吞服,不可切开或嚼碎。呼吸抑制已显示发绀、颅内压增高和颅脑损伤、支气管哮喘、肺源性心脏病代偿失调、甲状腺功能减退、皮质功能不全、前列腺肥大、排尿困难及严重肝功能不全、休克尚未纠正控制前、炎性肠梗等患者禁用。药物可致肝功能指标异常,可能出现假阳性,故应在停药 24 小时以上方可进行测定。能促使胆道括约肌收缩,引起胆管系的内压上升。吗啡注入硬膜外间隙或蛛网膜下腔后,应监测呼吸和循环功能,前者 24 小时,后者 12 小时。药液不得与氨茶碱、巴比妥类药钠盐等碱性液、溴或碘化合物、碳酸氢盐、氧化剂(如高锰酸钾)、植物收敛剂、氢氯噻嗪、肝素钠、苯妥英钠、呋喃妥因、新生霉素、甲氧西林、氯丙嗪、异丙嗪、哌替啶、磺胺嘧啶、磺胺甲噁唑以及铁、铝、镁、银、锌化合物等接触或混合,以免发生混浊甚至出现沉淀。与吩噻嗪类、镇静催眠药、单胺氧化酶抑制剂、三环类抗抑郁药、抗组胺药等合用,可加剧及延长吗啡的抑制作用。家长发现患儿口唇青紫、呼吸明显变慢,应立即告知医务人员。

芬太尼:有成瘾性。务必在单胺氧化酶抑制剂停用 14 日以上方可给药,否则会出现严重不良反应甚至死亡。

曲马多:禁用于对曲马多或其赋形剂过敏者;酒精、镇静剂、镇痛剂或阿片类和精神药物急性中毒者;经治疗未能充分控制的癫痫患者。不宜用于正在接受单胺氧化酶(MAO)抑制剂治疗或在过去 14 日内已服用过上述药物的患者。对阿片类药物依赖、有头部损伤、休克、不明原因的神志模糊、呼吸中枢及呼吸功能异常、颅内压增高的患者用药应特别小心。对阿片类药物敏感的患者慎用。尽量避免与酒精和其他精神药物合并使用。口服缓释剂型与双控缓释片均应吞服,不可嚼碎服用,口服缓释剂型两次间隔时间不得少于 8 小时。

丁丙诺啡:轻微疼痛和原因不明的疼痛禁用,7 岁以下儿童不宜使用。肝功能不全时,药物作用可延长,应注意调整给药间隔;颅脑外伤、呼吸抑制、老年患者慎用;口服易被胃肠道吸收,但是首过效应大,应舌下含服或注射给药。

(二) 骨髓炎

骨髓炎是指骨骼系统的细菌感染,它涉及骨膜、骨密质、骨松质与骨髓组织,儿童多数为血行性感染。骨髓炎根据年龄分类可分为:新生儿、儿童和成人;根据致病微生物可分为:化脓性或肉芽肿性感染;根据发病时间可分为:急性、亚急性、慢性;根据感染途径可分为:血源性感染,开放性骨折术后出现感染,邻近软组织感染直接蔓延至骨骼。

1. 一般治疗　因骨髓炎急性期能量消耗大,造血系统破坏,加上营养补充不足,需加强营养,包括充分休息与良好护理。给予输血、红细胞等;注意水、电解质平衡;给予易消化的富含蛋白质和维生素的饮食;加强护理,预防发生压疮及口腔感染等;使用镇痛剂,使患者得到较好的休息。

2. 抗感染治疗　及时采用足量而有效的抗菌药物,尽快控制感染。使用抗菌药物前留取标本,以确定病原菌。治疗骨髓炎的抗菌药物应具有可靠的骨组织浓度,对致病菌应有高度敏感性。开始可选用广谱抗菌药物,根据病情严重程度和致病原的复杂性,可考虑联合用药,以后再依据细菌培养和药物敏感试验的结果及治疗效果进行调整。在获得细菌培养及药敏试验结果后,原有用药方案是否需要修改应慎重考虑,尤其对于初步用药非常有效的情况。对于慢性骨髓炎时,对细菌培养及药敏试验结果的解释要慎重。抗菌药物应继续使用至体温正常、症状消退后 2 周左右,以防病灶复发而转为慢性。如经治疗后体温不退,或已形成脓肿,则药物应用需与手术治疗配合进行。急性血源性骨髓炎通常可仅用抗菌药物治疗;而慢性骨髓炎一般需外科手术,抗菌药物仅作为辅助治疗。

(1)药物的选择:0~3 个月的婴儿经验性抗菌治疗应覆盖金黄色葡萄球菌、革兰氏阴性杆菌和 B 组链球菌,经验选用第三代头孢菌素(如头孢噻肟)加抗葡萄球菌的药物(如万古霉素或氯唑西林 / 苯唑西林)。在耐甲氧西林金黄色葡萄球菌或凝固酶阴性葡萄球菌的风险增加的情况下,可以优先选择万古霉素治疗。

3 个月以上的患儿经验性抗菌治疗应覆盖金黄色葡萄球菌,以及其他革兰氏阳性病原体(如 A 组链球菌、肺炎链球菌),可选择氯唑西林 / 苯唑西林、头孢唑林、克林霉素和万古霉素。骨髓炎抗菌药物经验治疗方案见表 3-13-1。

表 3-13-1　不同类型骨髓炎常见致病菌以及相应的抗菌药物经验治疗方案

骨髓炎类型	易感染者	常见致病菌	首选方案	备选方案
急性血源性骨髓炎	一般人群	金黄色葡萄球菌，链球菌	氯唑西林或苯唑西林、头孢唑林	万古霉素，克林霉素
	镰状细胞贫血者	沙门菌属	头孢曲松	第三代头孢菌素
不伴有血供不足的邻近部位骨髓炎	骨折复位内固定术后	肠道杆菌，金黄色葡萄球菌，铜绿假单胞菌	氯唑西林＋妥布霉素或环丙沙星	
	胸骨劈开术后	金黄色葡萄球菌，表皮葡萄球菌	万古霉素	
	足底钉刺创伤后	铜绿假单胞菌	头孢他啶或头孢吡肟	氨基糖苷类
伴有血供不足的邻近部位骨髓炎	神经系统损害和压疮，动脉粥样硬化外周血管病、伴神经病变的糖尿病	病原菌多样：革兰氏阳性需氧/厌氧球菌，革兰氏阴性需氧/厌氧杆菌	轻症：阿莫西林/克拉维酸，氨苄西林/舒巴坦重症：哌拉西林/三唑巴坦；或头孢吡肟＋甲硝唑；或氨曲南＋万古霉素＋甲硝唑	
慢性骨髓炎		金黄色葡萄球菌，肠道杆菌，铜绿假单胞菌	不推荐经验用药；慢性骨髓炎急性发作可按急性骨髓炎进行经验用药。万古霉素＋利福平以及喹诺酮类药物较有效	

（2）给药方案：原则上均需静脉给药，可采用注射和口服给药的序贯疗法。用药过程中宜大剂量给药，疗程最少 4~6 周或者一直持续到 ESR 和 CRP 恢复正常为止，以更晚达到者为准。具体时间取决于细菌的毒性、对治疗的反应、手术方式以及手术清创的彻底程度等多种因素。抗菌药物应用终点通常参考以下因素：全身和局部症状缓解；炎症指标正常。非复杂骨髓炎的患者在出现临床改善之后，如退热 48 小时及以上，疼痛和红斑减轻，白细胞计数恢复正常和 CRP 下降至少 50% 之后，可转为口服治疗。上述改善一般见于抗菌治疗 5~10 日之后。

1）急性骨髓炎初始治疗宜静脉大剂量给药，体温正常和症状消退后可改为口服，用药总疗程通常为 4~6 周。大多数患者经治疗可完全清除感染，不能控制或已形成脓肿，则需手术治疗，特别注意是否需要调整或更换药物治疗方案。

2）慢性骨髓炎不推荐经验用药，应尽量依据深部抽吸或骨活检标本的培养结果进行针对性治疗。常需联合用药，一般静脉给药治疗 6~8 周后对疗效进行评估，考虑是否换用口服治疗，总疗程 3~12 个月。全身应用抗菌药物在局部很难达到有效抑杀菌浓度，局部应用抗菌药物（直接放置、闭式灌洗法、介入疗法、局部药物释放系统），有其不可取代的优点。需要注意的是，局部使用含抗菌药物的填塞物不能替代全身抗感染治疗。

3）术后感染应尽可能确定致病菌，进行抗菌药物针对性治疗，如已经抗感染治疗或正在治疗中发生的感染更应获得病原菌资料，可同时对穿刺标本进行需氧、厌氧和真菌培养。静脉给药症状缓解后，建议继续治疗 1~2 周后改为口服敏感抗菌药物。

（3）抗菌药物用法用量与注意事项见表 3-13-2。

表 3-13-2　常用抗菌药物的剂量和用法

抗菌药物	给药途径、剂量及给药间隔	注意事项
青霉素类		
青霉素	肌内注射或静脉滴注：2.0万~5.0万 U/(kg·次),q.6h.;大剂量 5.0万~10.0万 U/(kg·次),q.6h.	①使用前详细了解患儿既往用药史、过敏史,有无家族过敏反应疾病史。以往对青霉素过敏者禁用,使用前必须做皮肤敏感试验,阳性反应者禁用。②肾功能严重损害者慎用。③使用前新鲜配制
氯唑西林	按体重 50~100mg/(kg·d),分 2~4 次给药	大剂量或肾功能不全患儿使用,可发生神经毒性反应(青霉素脑病)
苯唑西林	肌内注射或静脉滴注：体重 40kg 以下者,12.5~25mg/(kg·次),q.6h.;体重超过 40kg 者,一日 4~8g,分 2~4 次给药	新生儿尤其是有黄疸者慎用本品。严重肾功能减退患者应避免应用大剂量,以防中枢神经系统毒性反应发生
阿莫西林	口服：常用剂量 10~15mg/(kg·次),q.6~8h.;大剂量:25~30mg/(kg·次),q.6~8h.;最大 2.0g/次	有过敏性疾病、肝功能损害者和新生儿尤其早产儿应慎用。严重肾功能减退者应避免应用过大剂量,应用于传染性单核细胞增多症特别易发生皮疹等过敏反应,应避免使用
氨苄西林/舒巴坦(2:1)	静脉滴注:(25.0/12.5)~(75.0/37.5)mg/(kg·次),q.6~8h.;最大 1.5g/次	过敏反应同青霉素类
阿莫西林/克拉维酸	口服:(规格:7:1 口服剂)(20.00/2.85)~(30.00/4.29)mg/(kg·次),q.8h.;最大 1.0/(0.143g)mg/(kg·次)静脉滴注:(规格:5:1 注射剂)30mg/(kg·次),q.6~8h.;最大 1.2g/次	注射剂不能与含有葡萄糖、葡聚糖或酸性碳酸盐的溶液混合,建议用 0.9% 氯化钠注射液稀释
哌拉西林/他唑巴坦(8:1)	静脉滴注：大于 9 月龄,体重小于 40kg 者,(100/12.5)mg/(kg·次),q.8h.;2~9 月龄,(80/10)mg/(kg·次),q.8h.;最大 4.5g/次	需要控制盐摄入量的患者使用时,应定期检查血清电解质水平
头孢菌素类		①对头孢菌素过敏者,有青霉素过敏性休克史者禁用。②对青霉素过敏者,严重肝肾功能不全者,有胃肠道疾病患者,尤有溃疡性结肠炎、局限肠炎或假膜性小肠结肠炎患者,高度过敏体质者慎用
头孢唑林	肌内注射或静脉滴注:15~25mg/(kg·次),q.6~8h.;最大 1.0g/次	早产儿及 1 个月以下新生儿不推荐应用
头孢拉定	口服:6.25~12.50mg/(kg·次),q.6h.;肌内注射或静脉滴注:1 周岁以上,12.5~25.0mg/(kg·次),q.6~8h.;最大 1.0g/次	肌内注射时局部疼痛明显,应深部注射;对肾功能减退者应减少剂量
头孢羟氨苄	口服:15~25mg/(kg·次),q.12h.;最大 1.0g/次	不良反应主要是胃肠道反应
头孢克洛	口服:10~15mg/(kg·次),q.8h.;最大 0.5g/次	宜空腹口服,食物可延迟吸收

续表

抗菌药物	给药途径、剂量及给药间隔	注意事项
头孢丙烯	口服：7.5~15.0mg/(kg·次)，q.12h.；最大 0.5g/次	肾功能不全或与利尿剂合用时应监测肾功能；<6个月婴儿不推荐使用
头孢地尼	口服：3~6mg/(kg·次)，q.8h.；最大 0.2g/次	饭前 1 小时或饭后 2 小时内服用；主要经肾排泄，肝功能受损者不需调整剂量
头孢呋辛	肌内注射或静脉滴注：15~25mg/(kg·次)，q.6~8h.；最大 1.5g/次	肾功能不全时应调整剂量
头孢噻肟	静脉滴注：50mg/(kg·次)，q.8h.；最大 2.0g/次	肾功能不全时应调整剂量
头孢曲松	肌内注射或静脉滴注：40~80mg/(kg·次)，q.d.；最大 2.0g/次	不能与含钙溶液同时使用。≤28 天新生儿如需要或预期需要使用含钙静脉输液营养液治疗，禁用头孢曲松
头孢他啶	肌内注射或静脉滴注：15~50mg/(kg·次)，q.8h.；最大 2.0g/次	肾功能不全时应调整剂量
头孢哌酮舒巴坦(2:1)	静脉滴注。常规：15~30mg/(kg·次)，q.6~12h.；大剂量：40~80mg/(kg·次)，q.6~12h.；最大：舒巴坦不超过 80mg/(kg·d)	用药期间应进行出血时间、凝血酶原时间监测。同时可应用维生素K，预防出血发生
头孢吡肟	静脉滴注：30~50mg/(kg·次)，q.8~12h.；最大 1.5g/次	存在引起凝血酶原活性下降危险因素的患者，应监测凝血酶原时间
糖肽类		
万古霉素	静脉滴注：10mg/(kg·次)，q.6h. 或 20mg/(kg·次)，q.12h.；最大 0.5g/次	具有一定耳、肾毒性。应掌握适应证，轻症感染不宜选用。给药期间应定期复查肾功能，必要时监测听力。肝功能不全不需调整剂量。必要时需监测血药浓度。稀释液药浓度需<5mg/ml，滴速应缓慢，以减少红人综合征、血栓性静脉炎
其他		
利福平	口服：10~20mg/(kg·次)，q.d.；最大 0.3g/次	肝功能不全应避免使用。定期复查肝功能及血常规。应于餐前 1 小时或餐后 2 小时服用,最好清晨空腹一次服用。服药后其粪、尿、唾液、汗液等分泌物均可显橘红色
氨曲南	肌内注射或静脉滴注：30mg/(kg·次)，q.6~8h.；最大 0.5g/次	肝肾功能已受损的患者应观察其动态变化
克林霉素	口服或静脉滴注：10mg/(kg·次)，q.8~12h.；最大 0.45g/次	口服胃肠道反应较多见，快速滴注可能发生低血压、心电图变化,以及神经-肌肉阻断作用
甲硝唑	口服：12.5mg/(kg·次)，q.12h.；最大 0.5g/次 静脉滴注：首剂 15.0mg/(kg·次)，后 7.5mg/(kg·次)，q.6~8h.；最大 1.0g/次	消化系统不良反应常见，恶心、呕吐、食欲缺乏、腹部绞痛可出现神经系统系统不良反应

(4)药学监护

【疗效监护】

根据患者症状(发热、疼痛、红斑、新感染灶)、实验室(白细胞计数、ESR、CRP)和影像学检查结果等判断疗效,评估是否需要调整治疗方案和外科处理。如果治疗有效,常在用药后 3~4 天即可观察到如症状减轻、体温和白细胞数下降、引流液转清等。

【不良反应监护】

因抗感染疗程较长,易出现不良反应,特别是常规治疗中少见或罕见的不良反应。用药期间应密切观察,及时处理。大剂量抗菌药物治疗的不良反应可能包括全血细胞减少,白细胞减少,肝肾功能损害和抗菌药物相关性腹泻。用药期间注意监测全血细胞计数及分类计数、血生化指标,包括血清氨基转移酶、肌酐、尿素氮,最初应一周监测 1 次。

【注意事项】

抗感染治疗常采用注射和口服给药的序贯疗法,患者可能有较长时间需要院外用药,治疗如不规范,感染清除不彻底可能慢性化并反复发作,将导致再次手术或致残。因此应保持与患者(或监护人)的充分沟通,使其对病情、预后和治疗注意事项有全面细致的了解和认识,自觉依从和配合治疗,避免临床症状明显改善时发生自行停药或随意减量的情况。

3. 手术和其他治疗

(1)只要有指征,均应及时手术进行清创和引流,彻底清创和引流能去除感染源,是保证抗感染有效的前提。同时还要注意进行全身支持治疗和对症处理。

手术适应证:①抗感染治疗无效者;②局部穿刺证实有脓肿形成;③有死骨或死腔形成;④有窦道形成;⑤其他需要手术清创的情况。

(2)早期肢体制动,防止畸形和病理学骨折,并有利于炎症消退。

(3)保持水电解质平衡,纠正酸中毒,提高机体免疫力。

(4)高压氧治疗可提高局部组织氧张力,被认为具有直接抑制厌氧菌,提高白细胞的吞噬功能,增强抗菌药物的活性,加快骨愈合等作用。因此,慢性骨髓炎患者若能配合高压氧治疗将会有助于疗效的提高。

(三) 化脓性关节炎

化脓性关节炎是指化脓性细菌引起的关节内感染,是一种对关节危害较严重的疾病。多见于儿童,常发生在髋关节和膝关节。治疗的目的是消除感染,减少炎症反应及关节内液压,以减少关节损伤,维持和 / 或恢复关节的可动性。

1. 一般治疗　改善全身状况,患者卧床休息,补充足够的液体,注意水、电解质平衡,防止酸中毒;给予足够的营养,如高蛋白质、多维生素饮食;必要时,少量多次输以新鲜冰冻血浆,以减轻全身中毒症状,改善全身状况,提高机体抵抗力。此外,注意退热、止痛,对小儿,适当给予镇静药物;对少数危重病例,可适当给予肾上腺皮质激素。如发现有原发病灶,应同时及时处理。

2. 抗感染治疗　在获得血液和脓性关节液标本做细菌培养和药物敏感试验的同时即应开始应用足量抗菌药物。如果涂片染色未能找到致病菌,可选择覆盖金黄色葡萄球菌和链球菌或淋病奈瑟球菌的经验治疗方案。多数情况下,宜选择广谱抗菌药物,可选用第三代头孢菌素。不可为了等待细菌培养及药物敏感试验结果而延误用药,以免失去有效抗感染治疗的最佳时机。

（1）药物的选择：0~3个月的婴儿经验性抗菌治疗应覆盖金黄色葡萄球菌、革兰氏阴性杆菌和B组链球菌，经验使用第三代头孢菌素（如头孢噻肟）联合抗葡萄球菌的药物（如万古霉素或氯唑西林/苯唑西林）。耐甲氧西林金黄色葡萄球菌（MRSA）或凝固酶阴性葡萄球菌风险增加的情况下可以优先选择万古霉素治疗。

3个月以上的患儿经验性抗感染治疗方案应针对金黄色葡萄球菌，以及其他革兰氏阳性病原菌（如A组链球菌、肺炎链球菌），可选择氯唑西林/苯唑西林、头孢唑林、克林霉素和万古霉素。不同人群常见致病菌以及经验用药方案见表3-13-3。

表 3-13-3 不同类型化脓性关节炎常见致病菌以及经验用药方案

类型或人群	常见致病菌	首选方案	备选方案
婴儿（<3个月）	金黄色葡萄球菌，肠杆菌科细菌，B组链球菌，淋病奈瑟球菌	氯唑西林/苯唑西林+第三代头孢菌素	氯唑西林/苯唑西林（若MRSA高发，则换用万古霉素）
儿童（3个月~14岁）	金黄色葡萄球菌，化脓性链球菌和肺炎链球菌，流感杆菌，革兰氏阴性杆菌，其他	氯唑西林/苯唑西林+第三代头孢菌素	万古霉素+第三代头孢菌素

（2）给药方案：原则上需静脉给药，可采用注射和口服给药的序贯疗法。尽量选用一种敏感的抗菌药物，应足量给药。抗菌药物应用终点通常参考以下因素：全身和局部症状缓解；炎症指标正常。以化脓性关节炎的关节腔积液培养及其他检查结果作为停药指标则不够准确。静脉给药治疗的患者，热退、关节腔积液培养阴性、关节疼痛减轻、活动度增加和实验室检查结果改善，才可考虑使用口服抗菌药物治疗，一般疗程4~6周，具体时间取决于细菌的毒性、对治疗的反应、手术方式以及手术清创的彻底程度等多种因素。大多数抗菌药物都可在关节腔达到有效浓度，一般不采用单纯关节内注射给药，但抗菌药物持续灌注+关节持续引流被视为有效的治疗方法。

（3）抗菌药物用法用量与注意事项见表3-13-2。

（4）药学监护

【疗效监护】

根据患者症状（发热消退，关节疼痛、肿胀和发红减轻，关节活动度增加）、实验室（白细胞计数、ESR、CRP、关节腔积液白细胞计数、关节腔积液培养结果）和影像学检查等判断疗效，评估是否需要调整治疗方案和外科处理。通常在开始抗菌药物治疗和进行引流的2日内关节症状改善。发热通常在3~5日内消退。症状缓解所需的时间与开始合适治疗前症状的持续时间和诊断时关节腔积液白细胞计数有关。

【不良反应监护】

因抗感染治疗时间比较长，易出现不良反应，特别是常规治疗中少见或罕见的不良反应。用药期间应密切观察，及时处理。大剂量抗菌药物治疗的不良反应可能包括全血细胞减少，白细胞减少，肝肾功能损害和抗菌药物相关性腹泻。用药期间注意监测全血细胞计数及分类计数，血生化指标，包括血清氨基转移酶、尿肌酐、尿素氮，最初应一周监测1次。

【注意事项】

抗感染治疗常采用注射和口服给药的序贯疗法,患者可能有较长时间需要院外用药,治疗如不规范,感染清除不彻底可能慢性化并反复发作,将导致再次手术或致残。因此应保持与患者(或监护人)的充分沟通,使其对病情、预后和治疗注意事项有全面细致的了解和认识,自觉依从和配合治疗,避免临床症状明显改善时发生自行停药或随意减量的情况。

3. 手术及其他治疗 根据病变轻重、发展阶段及时选择外科处理,可防止关节进一步破坏,抢救关节功能,减少并发症。常用的外科治疗方法有:关节穿刺吸引及注入抗菌药物疗法、关节镜灌洗疗法、闭合式持续冲洗吸引疗法及关节切开引流术。如为闭合性者,应尽量抽出关节液,再注入抗菌药物,每日进行一次。如为脓汁或伤后感染,应及早切开引流,伤口也可用抗菌药物滴注引流法处理,或局部湿敷,尽快控制感染。

患肢应予以适当的固定或牵引,避免感染扩散,并保持功能位置。防止挛缩畸形,或纠正已有的畸形,一旦急性炎症消退或伤口愈合,即开始关节的自动及轻度的被动活动,以恢复关节的活动度。但也不可活动过早或过多,以免症状复发。

患者恢复期应该注意休息,适量活动,劳逸结合,保持皮肤清洁卫生,防止感染。

(四) 骨关节结核

骨关节结核的治疗包含抗结核治疗和手术治疗,按治疗部位可分为全身治疗和局部治疗。

1. 全身治疗

(1)支持疗法:注意休息、营养,每日摄入足够的蛋白质和维生素。平时多卧床休息,必要时遵医嘱严格卧床休息。有贫血者可给予补血药,重度贫血或反复发热不退者可间断性输给少量新鲜血液。混合感染的急性期可给予抗感染治疗。

(2)抗结核治疗:骨关节结核患者抗结核治疗原则为早期、联合、适量、规律。药物选择与严重肺结核相似,需根据当前使用的治疗药物或耐药情况调整用药方案。

1)药物的选择:一线治疗方案包括异烟肼、利福平、吡嗪酰胺和乙胺丁醇,用于非耐药结核,通常异烟肼和利福平联合用药,根据其他临床情况增加其他药物。多种药物联用的目的是尽可能杀灭致病微生物,并且避免出现耐药,而耐药是复发和治疗失败的主要原因。二线治疗方案包括尚未耐药的一线方案治疗药物加注射类抗结核药(如氨基糖苷类的链霉素、卡那霉素或阿米卡星)。

①异烟肼:一般在强化期或对于重症或不能口服药物的患者静脉给药或肌内注射(国内较少采用),其余情况采用口服;10~15mg/(kg·次),每日 1 次,最大剂量为 300mg/d。

②利福平:一般口服给药,不能耐受口服给药的急症患者(如手术后、昏迷、胃肠吸收功能损害者)静脉滴注给药;10~20mg/(kg·次),每日 1 次,最大剂量为 600mg/d。

③吡嗪酰胺:口服,30~40mg/(kg·次),每日 1 次,最大剂量为 1.5g/d。

④乙胺丁醇:口服,15mg/(kg·次),每日 1 次,最大剂量为 1.6g/d。

⑤链霉素:肌内注射,20~40mg/(kg·次),每日 1 次,最大剂量为 1g/d。

⑥卡那霉素:肌内注射或静脉滴注,15~25mg/(kg·d),每日 2 次,最大剂量为 1.5g/d。

⑦阿米卡星:肌内注射或静脉滴注,强化期 15~30mg/(kg·次),每周 5~7 次;巩固期 15~30mg/(kg·次),每周 3 次;最大剂量为 1g/d。

初治患者推荐使用一线治疗方案,强化期基于用于重症肺结核的 3 或 4 种药物方案(异烟肼、利福平、吡嗪酰胺 ± 乙胺丁醇)治疗 2~3 个月;巩固期继之 2 种药物(异烟肼和利福平)4~6 个月;若患者存在广泛性或晚期病变,尤其是难以评估疗效的时候,应延长疗程(9~12 个月)。复治患者以药敏试验和以既往治疗方案为基础,制订个体化治疗方案,强化期至少含有 4 种有效药物,治疗 6 个月;巩固期至少含有 2~3 种有效药物,总疗程延长至 24 个月。

2)药学监护

【不良反应监护】

异烟肼:①肝毒性(5%~10% 发生转氨酶升高,罕见黄疸)。②步态不稳或麻木针刺感、灼烧感或手指疼痛等周围神经炎,偶尔可因神经毒性引发抽搐。③极少发生的有视物模糊或视力减退(视神经炎),发热、皮疹、血细胞减少等。

利福平:①常见胃灼热、上腹部不适等胃肠道反应,可能出现假膜性小肠结肠炎。②肝毒性发生率约为 1%,大多数为无症状的转氨酶一过性升高。③过敏反应(包括 Stevens-Johnson 综合征、中毒性表皮坏死松解症),流感样综合征(如阵发性发热、寒战、头痛、骨痛等)。④高剂量间歇疗法时常见血小板减少;可见肌病、肌无力,血尿素氮、尿酸升高,肾功能不全,间质性肾炎。

吡嗪酰胺:①由于高尿酸血症引发的轻度关节痛,常具有自限性。②肝毒性发生率较低。

乙胺丁醇:①单侧或双侧视神经炎,给药剂量大于 25mg/(kg·d)时更容易发生。②高尿酸血症、痛风发生率较低。③极少发生过敏反应和周围神经炎。

氨基糖苷类药物(链霉素、丁胺卡那、阿米卡星):①耳毒性,影响前庭功能及听神经功能。②少尿、血尿、食欲缺乏、口渴等肾毒性症状。③周围神经炎和神经肌肉阻滞。

联合用药时应监护的主要不良反应:①肝毒性;②视神经炎;③周围神经炎;④如使用二线方案时应监测肾毒性与耳毒性。

【注意事项及用药教育】

异烟肼:①用药期间避免饮用含酒精饮料。②用药期间需监测肝肾功能、血常规并观察是否出现外周神经炎的表现。③用药期间如出现转氨酶超过正常值 3 倍并伴深色尿、皮肤黄染、食欲不佳、异常乏力等肝毒性症状,出现不能耐受的手脚刺痛感、头晕或者呕血者,应立即停药。④维生素 B_6 可用于使用异烟肼治疗的哺乳期婴儿、严重营养不良患儿或伴有 HIV 感染存在高维生素缺乏风险的其他疾病患儿,其余患儿无须常规补充维生素 B_6。⑤精神病、癫痫、肝功能损害及严重肾功能损害的患儿慎用或酌减剂量。

利福平:①应空腹服用,最好清晨空腹一次服用。②用药期间需监测肝肾功能、血常规。③可能使尿液、汗液、痰液和泪液变为浅红至橘红色,但无须特殊处理。④严重肝功能不全、胆道阻塞者禁用;治疗期间出现肾衰竭、血小板减少、紫癜或溶血性贫血时应立即停药并且以后都不能再使用;肝功能损害患者仅在必要时谨慎使用,每日剂量 ≤ 8mg/kg,每 2~4 周监测肝功能,如出现肝损伤应立即停用。⑤患者出现如下症状时应立即就医:发热、食欲缺乏、恶心、呕吐、尿色加深、皮肤或巩膜黄染、关节疼痛或肿胀。

吡嗪酰胺:①用药期间需监测肝、肾功能,血清尿酸浓度。②糖尿病、痛风或严重肝功能不全者慎用。③患者出现如下症状时应立即就医:严重的关节肿痛,食欲缺乏、发热、皮肤或巩膜黄染。

乙胺丁醇：①如服用后有胃肠道不适可与食物同服。②用药期间应监测血清尿酸浓度,用药前及治疗中监测视野、视力、红绿鉴别力等,难以配合上述检查的低年龄患儿应进行视觉诱发电位监测。③发现视野缺损、色觉受损等情况时应立即停药。④痛风、视神经炎、肾功能减退患者慎用。

氨基糖苷类药物(链霉素、丁胺卡那、阿米卡星)：①儿童慎用,仅在必要时选用,早产儿和新生儿不宜使用。②用药期间监测肾功能、听力,最好进行血药浓度监测、有条件者在用药前进行氨基糖苷类药物相关的基因检测。③链霉素仅用于肌内注射,不可静脉给药。④避免与其他具有耳毒性、肾毒性的药物(如万古霉素、呋塞米、头孢噻吩等)合用。

2. 局部治疗

(1)局部制动：为了保证病变部位的休息,减轻疼痛,固定制动甚为重要。有石膏、支架固定与牵引等方法。临床实践证明,全身药物治疗及局部制动,其疗效优于单独抗结核药物治疗。皮肤牵引主要用来解除肌痉挛,减轻疼痛,防止病理性骨折、脱位,并可纠正关节畸形。

(2)局部应用抗结核药物：适用于早期单纯性滑膜结核患者。

药物的选择：常用异烟肼,剂量为每次 25~200mg,每周注射 1~2 次,视关节积液的多少而定,疗程 3 个月。每次穿刺时如果发现积液逐渐减少,液体转清,说明有效果,可以继续穿刺抽液及注射抗结核药物;如果未见好转,应及时更换治疗方法。

(3)药学监护：见全身治疗中异烟肼的药学监护。

3. 手术治疗　包括切开排脓,清除病灶术及关节融合、截骨术等其他手术。

(赵瑞玲　秦倩倩　高明娥　薛智民)

第十四节　肠外肠内营养专业儿科临床药师服务技能要求

一、培养目标

掌握肠外肠内营养专业儿科临床药师基本知识与技能,培养在肠外肠内营养专业深入开展临床药学服务的能力,能够具备参与疑难复杂病例会诊的能力。

1. 掌握肠外肠内营养基础理论知识、基本技能,熟悉常见临床疾病营养治疗原则。

2. 能够熟练阅读和分析疾病相关的实验室检查、影像学检查等检查报告。

3. 掌握肠外肠内营养治疗常用药物的相关知识,能够对常见疾病营养治疗方案进行分析与评价,制订常见疾病营养治疗药物监护计划。

4. 掌握不同生理、病理状态下儿童肠外肠内营养药物选择、营养支持途径及治疗方案优化调整的技能。

5. 具备儿童肠外营养组方审方技能,肠外肠内营养支持方案的设计技能。

二、培养大纲

1. 熟悉儿童不同生长发育阶段的生理、病理特点及营养需求特点。

2. 熟悉常见临床疾病营养支持治疗的原则和策略。

3. 熟悉常见疾病营养治疗监护要点。

4. 了解下列诊疗方法和技术在肠外肠内营养专业疾病诊疗中的临床意义。

(1)病史采集。

(2)体格检查。

(3)影像学检查(胃镜、肠镜、消化道造影、CT、腹部 B 超、腹部平片等)。

(4)中心静脉置管及 PICC 使用。

5. 熟悉下列常见症状、体征在儿童肠外肠内营养专业疾病诊疗中的临床意义。

(1)发热。

(2)呕吐。

(3)腹泻。

(4)腹胀。

(5)腹痛。

(6)便血。

(7)便秘。

(8)黄疸。

6. 熟悉儿童肠外肠内营养专业疾病相关的实验室检查结果,对相关临床检验具有初步的分析和应用能力。

(1)血常规、CRP、降钙素原、内毒素、真菌葡聚糖。

(2)粪便常规、隐血试验、粪便钙卫蛋白。

(3)各类病原微生物标本的涂片、培养及药敏试验等检查。

(4)血气分析。

(5)血糖、血脂、电解质检测。

(6)维生素、微量元素检测。

(7)甲状腺功能检测。

(8)凝血指标。

三、培养内容

(一) 短肠综合征

短肠综合征(short bowel syndrome,SBS)是指各种病因引起广泛小肠切除或旷置后,肠道实际消化吸收面积急剧减少,引起机体水、电解质代谢紊乱,以及各种营养物质吸收不良的综合征,需要长期的营养支持来满足其能量和营养素的供给。

1. 短肠综合征的营养治疗原则 SBS 的营养支持治疗可分为 3 个阶段。第一阶段为急性反应期,为手术后至 2 个月左右,主要临床表现为腹泻,此阶段患儿基本禁食,以平衡水电解质为主,应尽早给予肠外营养(PN)支持,以供给足够热能和营养素,建立正氮平衡,防止体重显著降低,并开始建立肠内营养,肠内营养可刺激肠道适应性,降低并发症的产生,改善患儿预后。第二阶段为功能代偿期,为术后 2 个月 ~2 年,此期小肠黏膜已发生代偿性变化,腹泻量逐渐减少,此阶段肠外肠内营养联合应用,热量供应早期以 PN 为主,以后逐渐增加肠内营养(EN)量,最后能量全部由 EN 提供。第三阶段为术后 2 年以上即为肠完全代偿期,剩余小肠的代偿功能达到 90%~95%,经口喂养可基本满足生长发育需要。近年来随着 SBS 治疗的进展,不再严格拘泥时间分期。

2. 肠外营养治疗

(1)肠外营养适应证:PN 应仅用于通过胃肠道无法满足机体的营养需求时,或肠道功能障碍导致长期不能耐受 EN 时。这里的"长期"可定义为:婴儿 1~3 天,儿童与青少年 4~5 天。

对于 SBS 患儿,持续给予 PN 的指征包括:体重增加不良;液体和电解质丢失过多以至无法通过肠内喂养补充。

(2)肠外营养禁忌证:PN 只有在患儿血流动力学稳定且能够耐受必需的液体输入时才能使用。存在休克、严重水电解质紊乱和酸碱平衡失调者,未纠治时禁用以营养支持为目的的补液。

(3)肠外营养输注途径:PN 可以通过外周或中心静脉给予,需根据营养液预计输注天数、营养液配方渗透压浓度、患儿个体状况(既往静脉置管史、血管条件、凝血功能等),选择合适的静脉置管途径。

外周静脉能耐受缓慢均匀输注常规能量与蛋白质密度的全合一肠外营养配方溶液,连续输注时间不超过 10~14 天,常规在 PN 联合部分 EN 时使用。肠外营养液配方的渗透压超过 900mOsm/L 时,通常无法经外周静脉通路提供儿童所需的全部营养素,需要通过中心静脉通路来满足。因此,若婴儿或儿童可能需要 PN 支持 2 周以上,则应采用中心静脉置管来满足患儿的营养需求。中心静脉置管途径包括:经外周置入中心静脉导管(PICC)、经皮直接穿刺中心静脉置管(暂时性中心静脉置管)和静脉输液港(永久性中心静脉导管)等。常用的中心静脉通路是锁骨下静脉和颈内静脉,股静脉发生血栓栓塞和感染并发症风险高,一般不推荐用于 PN。

(4)肠外营养配方组成:肠外营养的配方组成必须根据患儿的器官功能、疾病状态、代谢情况及其他治疗措施准确设计,个体化给予。开始 PN 前,应根据患儿的个体需求来设定液体、能量、氨基酸、碳水化合物、脂肪、电解质、维生素和微量元素的目标。明确 PN 是用于机体维持、正常生长,还是补充营养及追赶生长。

1)液体量:液体量应根据患儿每天情况计算提供。综合评估患儿出入量平衡(包括经口或经静脉补充的液体和尿量、其他途径液体丢失等情况)、肾脏、心脏功能,密切关注体重变化,监护患儿是否存在脱水、水肿或腔内液体积聚。

患儿存在发热、大量出汗、腹泻、外科引流等情况下,机体对水的需要量增加;心、肾功能不全时,需限制液体供给。

推荐用量(ESPGHAN/ESPEN/ESPR 指南):

新生儿:140~160ml/(kg·d)。

<1 岁:120~150ml/(kg·d)。

1~2 岁:80~120ml/(kg·d)。

3~5 岁:80~100ml/(kg·d)。

6~12 岁:60~80ml/(kg·d)。

2)能量:能量需求受年龄、体重和许多其他个体因素的影响,常规可根据患儿的年龄与体重估算能量需要量的大概范围。根据美国肠外肠内营养学会(ASPEN)指南推荐:

早产新生儿:90~120kcal/(kg·d)。

<6 月龄:85~105kcal/(kg·d)。

≥6~12 月龄:80~100kcal/(kg·d)。

≥1~7 岁:75~90kcal/(kg·d)。

≥7~12 岁:50~75kcal/(kg·d)。

≥12~18 岁:30~50kcal/(kg·d)。

在确定了患儿能量需要量的大概范围后,可结合患儿实际情况,如患儿对液体的耐受量情况、是否需要追赶生长、其他可能改变能量需要量的因素,确定一个具体的目标量。对于 SBS 患儿来说,一般存在部分程度的肠内热量吸收不良,PN 中的能量水平应主要根据体重增加情况决定。

碳水化合物和脂肪是肠外营养液中最主要的两种能量底物,即肠外营养配方中非蛋白能量以碳水化合物和脂肪共同提供,可促进蛋白质利用,改善氮平衡。1g 葡萄糖可提供约 3.4kcal 能量、1g 脂肪可提供约 9kcal 能量。60%~75% 的葡萄糖与 25%~40% 的脂肪配比是新生儿、儿童非蛋白热量供能的推荐配比,可根据患儿的耐受情况调整糖脂比。

3)氨基酸:因生长发育所需,婴幼儿比成人需要更多的必需氨基酸。小婴儿的必需氨基酸还应包括组氨酸、牛磺酸、胱氨酸/半胱氨酸、酪氨酸、脯氨酸和甘氨酸。<3 岁的婴幼儿推荐选用小儿专用氨基酸,包括小儿复方氨基酸(18AA-Ⅰ)、小儿复方氨基酸(18AA-Ⅱ)、小儿复方氨基酸(19AA-Ⅰ)。>3 岁的儿童和青少年可选用成人配方。

①对于器官功能正常的患儿,氨基酸目标摄入量(NICE 等指南推荐):

早产儿、新生儿:出生后 24 小时内即可应用,从 1.5~2.0g/(kg·d)开始,足月儿可增至 3g/(kg·d),早产儿可增至 3.5~4.0g/(kg·d)。

1~12 月龄:2.0~3.0g/(kg·d)。

体重>10kg,或 1~10 岁:1.0~2.0g/(kg·d)。

11~17 岁:0.8~1.5g/(kg·d)。

氨基酸的需要量受疾病严重程度的影响,如脓毒症、外科手术、创伤和造口处营养素丢失等应激因素可增加氨基酸的需要量。患有肾脏疾病、肝衰竭和遗传性代谢病等疾病时,可能需要降低氨基酸的需要量。

②药学监护

【注意事项】

Ⅰ.肠外营养液中,氨基酸浓度低时,对营养液的缓冲能力差,脂肪乳趋于不稳定。PN 的氨基酸终浓度 ≥2.5% 为宜。

Ⅱ.1g 氨基酸可提供约 4kcal 热量,含氮量约为 16%。儿童非蛋白热卡与氮的比率为 100~200kcal∶1g。

Ⅲ.输注速度过快,可引起恶心、呕吐、心悸、发热等不良反应。全营养液(TPN)外周输注时,建议总输注时间不少于 16 小时,匀速滴注。

Ⅳ.监测代谢及酸碱平衡。

4)脂肪:脂肪乳剂对静脉无刺激,能量密度高,而且可提供必需脂肪酸。儿科患者推荐使用 20% 的脂肪乳剂,需长期使用脂肪乳剂的患儿,建议选择中/长链脂肪乳剂。中/长链脂肪乳(MCT/LCT):$C_{6~24}$ 或 $C_{8~24}$,50% 中链甘油三酯(MCT)和 50% 大豆油组成,含少量甘油及卵磷脂,部分制剂含抗氧化剂维生素 E。MCT 分子量小,水解迅速而完全,半衰期短,肠外给予时不在脂肪组织中储存,较少发生肝脏脂肪浸润,尤其适用于因肉毒碱转运酶缺乏或活性降低而不能利用 LCT 者。

①儿科脂肪乳剂推荐剂量初始用量为 1g/(kg·d),如果需要提供足够的能量摄入量,在可耐受的情况下,按 0.5~1.0g/(kg·d) 的速度增加,早产儿和足月新生儿总量可增至 3~4g/(kg·d),儿童总量可增至 3g/(kg·d)。

目前研究表明,以大豆为基质的静脉脂肪乳可能与炎症和肝脏损伤增加相关,尤其是在接受全肠外营养治疗的婴儿中,可引起 PN 相关性肝病。SBS 这类肠衰竭患儿长期应用肠外营养可发生肠外营养相关性胆汁淤积(PNAC)。预防和治疗 PN 相关性肝病的措施之一包括限制脂肪剂量至 1g/(kg·d)。许多临床研究发现,减少或停用豆油脂肪乳剂,加用包含具有抗炎特性 ω-3 脂肪酸的鱼油脂肪乳剂可改善甚至逆转相关指标。

多种油脂肪乳注射液成分为大豆油、中链甘油三酯、橄榄油和鱼油,能提供必需脂肪酸和 ω-3 脂肪酸。新生儿和婴儿:起始剂量为 0.5~1.0g/(kg·d),在可耐受的情况下,按 0.5~1.0g/(kg·d) 的速度增加,推荐剂量不超过 3.0g/(kg·d)。儿童推荐剂量不超过 3.0g/(kg·d)。

近年来还有研究显示,当短肠综合征患儿发生 PNAC 时,与减少豆油脂肪乳剂量相比,单用鱼油脂肪乳剂可显著减少死亡率或肝脏移植率。

发生 PNAC 的患儿(直接胆红素 ≥2mg/dl),即可选用 ω-3 鱼油脂肪乳,FDA 推荐剂量为 1g/(kg·d)(也是每日最大剂量),最大输液速率不超过 1.5ml/(kg·h),相当于 0.15g/(kg·h)。根据临床情况,建议输注持续时间 8~24 小时。

②药学监护

【注意事项】

Ⅰ.营养不良的患者中,清除甘油三酯的能力降低。患者可很好地耐受浓度高达 100~150mg/dl 的甘油三酯。但若甘油三酯水平持续超过 150mg/dl,则应减少脂肪的剂量。常规监测血甘油三酯浓度,若新生儿和婴儿超过 3mmol/L(265mg/dl)或较大儿童超过 4.5mmol/L(400mg/dl),应减少脂肪乳剂用量,血清甘油三酯 >1 000mg/dl 禁用鱼油脂肪乳。

Ⅱ.血总胆红素 >170mmol/L(10mg/dl)时慎用脂肪乳剂;肠外营养时有高胆红素风险的婴儿应该监测血脂、胆红素、白蛋白,必要时调整脂肪用量。

Ⅲ.严重呼吸衰竭时不推荐使用高剂量[>2g/(kg·d)]脂肪乳剂,但应保证必需脂肪酸摄入量。

Ⅳ.严重不明原因的血小板减少症患者应密切监测血清甘油三酯,并减少脂肪乳剂用量。

Ⅴ.长期使用鱼油脂肪乳可导致必需脂肪酸的缺乏,连续使用时间不应超过 4 周。

5)碳水化合物:在 PN 溶液中,葡萄糖是碳水化合物的唯一来源,供能占总能量的 40%~60%,占非蛋白热量的 60%~75%。其以一水化合物的形式(一水合葡萄糖)供能,能量密度为 3.4kcal/g。

在 PN 处方中,碳水化合物的目标摄入量是总需求能量减去脂肪和蛋白质供能(热量)来确定的。计算出碳水化合物的目标摄入量后,还应计算葡萄糖输注速率(GIR),可耐受的 GIR 受患儿的年龄、PN 输注周期、代谢状况和疾病的影响,需密切监测。

①推荐量

新生儿:起始 2.5~5mg/(kg·min),目标 5~10mg/(kg·min),最大不超过 12mg/(kg·min)。

婴幼儿,<10kg,起始 4~6mg/(kg·min),维持 6~10mg/(kg·min)。

11~30kg,起始 2~4mg/(kg·min)。

31~45kg,起始 1.5~3mg/(kg·min)。

1~10 岁儿童,最大不超过 15mg/(kg·min),>10 岁儿童,最大不超过 8.5mg/(kg·min)。

②药学监护

【注意事项】

Ⅰ.注意监测血糖,避免摄入过多的葡萄糖,婴儿葡萄糖摄入不应大于 18g/(kg·d),可能发生应激性高血糖的重症患儿葡萄糖摄取必须限制在 5mg/(kg·min)。GIR 过高可引起高血糖、高渗透压和渗透性利尿。过多的葡萄糖可增加肝脂肪变的风险。新生儿 PN 时建议血糖<8.33mmol/L,如出现高血糖(8.33~10mmol/L),葡萄糖输注速率按 1~2mg/(kg·min)逐渐递减,如 4mg/(kg·min)仍不能控制高血糖,可用胰岛素 0.05IU/(kg·d)。停止输注时,葡萄糖输注速率必须逐步降低以避免低血糖症。

Ⅱ.对于营养不良的患儿,必须逐渐增加葡萄糖浓度以降低发生再喂养综合征的风险。对于机械通气的患儿,以及具有高血糖、脓毒症、胆汁淤积或肝病的患儿,应采用较低的 GIR 目标。

Ⅲ.由于高渗透压可损伤血管,故浓度大于 12.5% 的葡萄糖溶液不可用于外周静脉。中心静脉通路可耐受葡萄糖的最大浓度为 25%。

Ⅳ.使用生长激素和生长抑素等药物会影响葡萄糖代谢,应监测血糖变化。

6)电解质:水和电解质是体液的主要成分,体液平衡为机体细胞正常代谢提供所必需的内环境,也是维持机体生命及各脏器生理功能的必备条件。PN 中必须提供生理所需电解质,包括钠、钾、钙、镁和磷。

①目前肠外营养液中常用的电解质制剂一般均为单一制剂,主要是各种浓度的氯化钠、氯化钾、葡萄糖酸钙、硫酸镁和甘油磷酸钠(表 3-14-1、表 3-14-2)。

表 3-14-1　新生儿和儿童肠外营养中钠、钾的推荐摄入量

	新生儿	<1 岁	1~18 岁
Na/[mmol/(kg·d)]	2~3	2~3	1~3
K/[mmol/(kg·d)]	1.5~3	1~3	1~3

表 3-14-2　新生儿和儿童肠外营养中钙、磷、镁的推荐摄入量

	0~6 月龄	7~12 月龄	1~18 岁
Ca/[mmol/(kg·d)]	0.8~1.5	0.5	0.25~0.4
P/[mmol/(kg·d)]	0.7~1.3	0.5	0.2~0.7
Mg/[mmol/(kg·d)]	0.1~0.2	0.15	0.1

②药学监护

【注意事项】

Ⅰ.由于电解质浓度对脂肪乳的稳定性有一定影响,且阳离子浓度价位越高对脂肪乳稳定性影响越大。三价阳离子(如 Fe^{3+})作用强于二价阳离子(如 Ca^{2+}、Mg^{2+}),一价阳离子

（如 Na^+、K^+）虽然作用较弱，但如果达到一定高的浓度，也会产生"破乳"。因此，肠外营养液的一价阳离子浓度 <130~150mmol/L、二价阳离子浓度 <5~8mmol/L 为宜。

Ⅱ.PN 溶液中的钙磷比应接近 1∶1 摩尔比。钙磷比低于 1∶1 可导致血清及尿中磷的水平增高。

Ⅲ. 长期 PN 的患儿中发生代谢性骨病的风险增高，需定期监测钙、磷水平，以及维生素 D。

7）维生素：维生素是必需有机微量营养素，肠外营养时需补充 13 种维生素，临床上一般应用维生素混合制剂。

①制剂选择

Ⅰ. 注射用水溶性维生素，包含 9 种水溶性维生素，可满足每日生理需求。

新生儿及体重 <10kg 儿童，每日 0.1 支 /kg，最大剂量每日 1 支。

≥10kg 儿童，每日 1 支。

Ⅱ. 脂溶性维生素注射液，包含 4 种脂溶性维生素，维生素 A、维生素 D_2、维生素 E、维生素 K_1。脂溶性维生素注射液（Ⅰ）适用于 11 岁以下儿童及婴儿，每日 0.1 支 /kg，最大剂量每日 1 支。11 岁以上儿童可使用脂溶性维生素注射液（Ⅱ），每日 1 支（10ml）。

②药学监护

【注意事项】

Ⅰ. 维生素 A、C、E 极不稳定或极易被氧化，空气中的氧气、光照、包装材料的空气透过率等多种因素都会加速维生素的降解，因此在 PN 配制完成后尽量排尽营养袋中残留的空气；在储存、运输及输注过程中避光；PN 在 24 小时内使用完毕。

Ⅱ. 对于 SBS 患儿，由于肠道吸收功能衰弱，需定期监测维生素指标，特别是维生素 D，对于总 25- 羟维生素 D<50nmol/L 的患儿，应另外补充维生素 D 制剂。

8）微量元素：SBS 患儿接受长期肠外营养时，应补充微量元素，并定期监测。

①目前儿科专用制剂：多种微量元素注射液（Ⅰ）可用于治疗或支持婴幼儿、小儿对微量元素的基本需求。可补充铜、碘、锰、硒和锌等微量元素，婴幼儿、小儿推荐剂量为 1ml/（kg·d），每日最大剂量为 15ml。由于患儿个体的需要量不同，需根据疾病状况、实验室监测结果，在 PN 溶液提供量以外再额外补充，或进行其他调整。

②药学监护

【注意事项】

Ⅰ. 胆汁淤积患儿应监测血浆铜和铜蓝蛋白浓度，并根据检测结果相应调整铜供应量，防止铜中毒。肾功能损害的患儿无法排泄硒、钼和锌，应慎用。

Ⅱ. SBS 患儿常由于回肠造口，胃肠液输出量大，锌需求量较高，通常需要补锌。可监测血清锌、碱性磷酸酶。肠外锌补充的推荐剂量是小于 3 个月的婴儿 250μg/（kg·d），3~12 个月的婴儿 100μg/（kg·d），>12 个月儿童 50μg/（kg·d），最大剂量 5mg/d。

Ⅲ. 长期只采用 PN 的婴儿和儿童可能发生碘缺乏，可能导致甲状腺功能减退症，应定期监测血清促甲状腺激素（TSH）和游离甲状腺素（T_4）。

Ⅳ. 接受长期 PN 的患儿有缺铁的风险，应每 3~4 个月监测一次铁的状态，检测指标为血红蛋白、红细胞比容、血清铁、总铁结合力、铁蛋白等。SBS 患儿建议优选肠内途径补铁，肠内铁补充剂无法维持足够的铁需求，应接受静脉途径补铁，剂量为 200~250μg/（kg·d），最大剂量 5mg/d。

(5)肠外营养治疗的药学监护

1)导管相关感染并发症:中心静脉导管相关感染是 PN 时最常见、最严重的并发症,导管所致菌血症或脓毒血症,可发生于置管后的任何时候。患儿可出现寒战、高热、呼吸急促等症状,置管部位可能会有红肿、脓液等表现,实验室检查血常规可见白细胞、中性粒细胞、CRP 以及降钙素原等感染指标升高。如果临床上表现为菌血症但无明显感染部位时,应怀疑导管相关感染的存在。此时可从外周静脉和导管抽血培养,阴性结果可作为排除导管相关感染的依据。明确发生导管相关感染的患儿建议拔除导管,并送导管尖端培养。拔管后如患儿症状很快好转,则不需使用抗菌药物。若患儿发热等症状持续且感染指标呈上升趋势,则需开始抗感染治疗。导管相关感染常见病原菌以革兰氏阳性菌为主,如凝固酶阴性葡萄球菌、金黄色葡萄球菌、肠球菌,此外也可见念珠菌属以及革兰氏阴性菌。

由于 SBS 患儿需接受长期 PN 治疗,且儿童置管的不便性,可考虑在符合原静脉导管保留条件的患儿中采用全程抗菌药物封管结合全身抗感染的方案治疗导管相关性血流感染。

【可采取的药学监护措施】

①评估患儿是否具备保留原静脉导管,采用抗菌药物封管的临床条件:需要长期置管(>14 天)、临床一般情况与血流动力学稳定、病原学提示为凝固酶阴性的葡萄球菌、万古霉素敏感的肠球菌、多药敏感的革兰氏阴性杆菌。

②常用的抗菌药物封管液可选择万古霉素(5mg/ml)、头孢唑林(5mg/ml)、头孢他啶(10mg/ml)。

③监护过程中发现患儿出现下列情形时则建议拔除静脉导管:复杂感染,如化脓性血栓性静脉炎、心内膜炎、骨髓炎,或其他转移性感染;严重的败血症或血流动力学不稳定;选用药物敏感的抗菌药物治疗 48~72 小时后仍然发热,菌血症情况仍然存在;短期中心静脉导管(留置<14 天);病原学明确是金黄色葡萄球菌、真菌、铜绿假单胞菌感染等。

④密切监测血常规、CRP、降钙素原、真菌葡聚糖等感染指标,关注患儿体温变化,送检血培养,如拔管,送 PICC 导管尖端病原学培养。

2)肠外营养相关肝病:长期静脉营养会引发静脉营养相关性肝病(如胆汁淤积、肝损害)的风险,在新生儿和儿童常见。而 SBS 患儿由于特殊的病理生理特点使得这一并发症的风险进一步增加,从而成为发生肝脏疾病的高危人群。

【可采取的药学监护措施】

①短肠综合征患儿尽早建立肠内营养,可以降低胆汁淤积发病率和严重程度。

②当发生肠外营养相关胆汁淤积时,需进行营养成分之间的比例调整,减少脂肪乳剂剂量。

③合适的脂肪乳剂品种替换。可选用包含 ω-3 脂肪酸的鱼油脂肪乳复合制剂。国外临床研究发现,与减少豆油脂肪乳剂量相比,单用鱼油脂肪乳剂可显著减少死亡率或肝脏移植率。

④给予保肝利胆药物,口服熊去氧胆酸逆转严重胆汁淤积。

⑤避免合用其他加重肝脏损害的药物。

⑥每周 2 次监测肝功能、凝血指标、血清甘油三酯、血小板计数。

3）代谢并发症：肠外营养中各组分供给不足或过量，均会引起代谢性问题，必须积极开展营养监测，根据患儿的代谢需求调整营养方案。

【可采取的药学监护措施】

①糖代谢异常，低血糖或高血糖。应实施血糖监测，调整葡萄糖输注速度，必要时使用胰岛素，注意避免低血糖。

②氨基酸代谢紊乱，可导致氮质血症。此时应减量并控制输注速度；评估患儿是否存在脱水、肾功能不全或处于分解代谢状态。

③高脂血症、脂肪超载综合征等脂肪代谢相关并发症。定期监测血甘油三酯水平，一旦发生脂肪超载综合征立即停用脂肪乳剂，并对症处理。

④根据患儿临床状况，密切监测血电解质水平（钠、钾、镁、磷、钙），及时调整电解质制剂用量。

⑤定期监测维生素和微量元素，症状监测，足量补充。

3. 肠内营养治疗　肠内营养即通过胃肠道提供营养素，肠内营养治疗的优势在于：促进肠蠕动恢复和胃肠激素分泌，增强肠道免疫功能；保持肠黏膜细胞结构与功能的完整性，减少病原菌进入或细菌易位至腹膜及循环中的机会；由肠黏膜吸收营养，经门静脉入肝，不会导致肝功能受损；减少应激所致消化道出血的发生；相对于肠外营养，感染和代谢并发症较少；安全、简便、费用低。

肠内喂养是 SBS 患儿治疗的一个关键目标。患儿在小肠切除术后病情稳定时就应迅速开始肠内喂养，并根据患儿的耐受情况小心地持续增加喂养量。早期开始肠内喂养，使得肠腔内存在营养素可促进肠道适应，避免诱发肠道黏膜萎缩。随着肠内喂养的增加，PN 可随之减少，从而降低肠外营养相关肝病和代谢性骨病等长期 PN 并发症的风险。

（1）肠内营养制剂选择：SBS 婴儿的初始肠内喂养应尽可能选择母乳，母乳含有生长所需的最佳宏量营养素成分，可促进肠道适应，以及可增强黏膜屏障功能的免疫球蛋白和其他免疫因子。如果母乳无法获取或耐受性差，可改用更易吸收分解的氨基酸配方奶或深度水解配方奶，并可在 1~2 岁之间逐步过渡到整蛋白配方。如果 SBS 在儿童期或青春期首次发病，则初始肠内喂养可尝试整蛋白配方，整蛋白配方中的复合营养素可能有助于刺激肠道适应。如使用整蛋白配方后出现临床变化，如腹泻、呕吐或体重增加不良，需换回氨基酸配方或深度水解配方。

肠内营养制剂主要可分为氨基酸型、深度水解配方、短肽型、整蛋白型。SBS 患儿存在胃肠道功能障碍，可选择预消化配方，如氨基酸型、深度水解配方、短肽型。如果存在脂肪消化吸收障碍可选择含中链甘油三酯（MCT）配方。

（2）肠内营养途径选择：SBS 患儿首选通过鼻胃管或胃造口持续管饲，持续性肠内喂养可很大程度提高患儿的耐受性，还可促进载体转运蛋白持续饱和，从而充分利用吸收表面积并增强肠道适应。对于存在胃排空障碍和肠动力障碍的患儿，可通过胃空肠管喂养。满足所需能量后过渡至间歇管饲。间歇管饲符合生理节律，餐前餐后可观察患儿，但可能增加反流、呕吐、腹泻和腹胀的机会。

（3）肠内营养喂养方式：肠内喂养量应缓慢而稳定地增加，同时相应地减少 PN，以维持营养状态及补充液体丢失。增加喂养量的速率取决于患儿的年龄和体重、残余肠管的长度以及总体吸收能力。一般原则是从小剂量开始，根据患儿胃肠道耐受情况多次少量地增加肠内喂养,对于婴儿,以 10~20ml/(kg·d)速度增加,每日监测有无腹胀、呕吐、胃潴留情况,大便量及性状,同时持续评估生长参数。

需要根据个体情况调整喂养量增加的速率。排便量为 10~20g/(kg·d)可以作为评估患儿达到肠内喂养耐受的主要指标。高于该范围时则表明已超过肠内耐受程度,有必要暂停肠内喂养或小幅降低喂养速率。

(4)肠内营养治疗的药学监护:肠内营养治疗主要需监护是否发生胃肠道并发症,主要症状包括腹泻、呕吐、脱水、便秘、胃食管反流等。

【可采取的药学监护措施】

①准确记录 24 小时液体出入量,包括肠内营养摄入量、饮水量、大便量、尿量、胃肠减压液量等。

②重点监测患儿大便量、次数及性状。如出现腹泻首先应排除是否为疾病或药物等可能因素的影响。根据大便量及性状,评估目前肠内营养制剂是否适宜。

③观察有无呕吐和明显腹胀,有无胃潴留,下次喂养前回抽胃内残余量大于每次喂养量的 50%,需更改管饲速度或方式;增加肠内营养量需遵循循序渐进的原则。

④每周 2 次监测体重变化,评估营养支持效果。肠内营养耐受达到阈值而体重增长不满意的情况下,需考虑增加肠外营养量以满足生长发育需要。

⑤每周监测血常规、肝肾功能、电解质、血糖等。定期监测微量元素、维生素、甲状腺素水平。

(二)克罗恩病

克罗恩病(Crohn's disease,CD)是一种病因尚不明确的慢性非特异性肠道炎症性病变,其临床表现主要包括腹痛、腹泻、便血、体质量下降等。儿童克罗恩病患者常存在营养问题,常表现为体质量下降、生长发育迟缓。炎症导致机体处于分解代谢状态,为满足能量需求需要增加摄入量。另外肠道炎症可使消化道症状,如直肠出血、严重腹泻、腹痛等进一步加剧,均导致营养不良风险增加。

在 CD 患儿中,肠道病变及症状造成患儿摄入减少,肠道对营养素吸收减少、丢失增加,活动期患儿每日能量消耗增加,以及克罗恩病治疗药物,如激素、甲氨蝶呤等的影响,均会导致机体宏量营养素、微量元素及维生素的缺乏。因此,营养治疗是治疗儿童克罗恩病导致生长发育迟缓的重要手段。

对于确诊 CD 的患儿,需在初诊时对其进行营养筛查和营养评估,测量身高、体重及BMI 指数,在标准生长曲线上标定,并在治疗过程中进行长期的随访及营养监测。常用的营养不良筛查工具以儿科营养不良筛查方法(STAMP)及改良版营养不良风险及发育不良筛查工具(STRONGkids)为主。

1. 克罗恩病患儿营养治疗的适应证

(1)轻中度 CD(不含合并肛周病变、肠外表现或单纯口腔累及的患儿)的诱导缓解,可采用全肠内营养治疗。

(2)营养不良或存在营养风险者。

(3)围手术期患儿。在围手术期,患儿需经历禁食及逐渐恢复饮食的过程。这个时期的营养监测对于 CD 患儿非常重要,尤其是营养不良或有营养风险的患儿。需根据患儿的具体情况及时进行营养干预。

2. 营养支持治疗方式　完全肠内营养(exclusive enteral nutrition,EEN)、部分肠内营养(partial enteral nutrition,PEN)、完全肠道外营养(total parenteral nutrition,TPN)。

(1)肠内营养治疗:肠内营养可维持营养、免疫、改善肠上皮激素应答反应,并稳定肠屏障功能,从而降低肠外营养尤其是感染相关并发症的发生率。肠内营养可帮助恢复肠道菌群环境,亦可达到减轻肠道炎症的作用。因此,肠内营养是 CD 患儿首选的营养干预方式,包括全肠内营养(EEN)及部分肠内营养(PEN)治疗。肠内营养的实施需从制剂、方式和途径 3 个方面进行考虑。

1)完全肠内营养(EEN)治疗:EEN 治疗是指回避常规饮食,将肠内营养制剂作为唯一的饮食来源。通过流质配方膳提供所有的营养需求能促进活动性疾病患者的黏膜愈合并抑制肠道炎症。

①制剂:目前 EEN 的营养制剂类型可分为以下几类:

Ⅰ.要素饮食:由单氨基酸组成。

Ⅱ.寡肽或半要素饮食:由水解的蛋白质组成,包括长链氨基酸以及 4 或 5 种氨基酸组成。

Ⅲ.多聚饮食:由动植物整蛋白组成。

EEN 制剂首选整蛋白配方,对于存在牛奶蛋白过敏的患儿可选择要素或半要素配方。有研究显示,肠内营养配方(整蛋白、半要素或要素),补充谷氨酰胺或中链三酰甘油,对缓解率及依从率无明显影响。

②途径:首选口服,口服不能完成目标量者可选择管饲途径(鼻胃管或胃造口)给予。无论是口服或管饲,EEN 可用于诱导疾病缓解,改善患者的营养状态,并且在黏膜愈合方面起显著作用。

③方法:EEN 作为诱导缓解治疗的疗程通常为 6~8 周,患儿回避常规饮食,完全通过配方膳获取能量。随后在 2~3 周逐渐引入低脂少渣饮食,待患儿耐受后,每 3~4 天逐步引入一种易消化食物,直至幼儿普通饮食。其间在保证患儿体重稳步增长的条件下逐渐减少 EEN 的量。但如果 EEN 治疗后 2 周临床症状未得到任何改善或疾病活动度加重,建议及时启动其他治疗方案。

2)部分肠内营养(PEN)治疗:对于有明显生长障碍且不能自愿增加能量摄入的患儿,部分肠内营养治疗可以作为克罗恩病患儿其他传统治疗的辅助治疗,帮助患儿维持缓解。此类加强营养的干预可帮助防止或逆转营养不良的后果,包括生长障碍、青春期延迟和骨病。

PEN 剂量需根据患儿的营养状况、疾病的活动程度及对 PEN 的耐受情况决定。患儿通常在日间自由进食,然后在夜间睡眠时,经鼻胃管给予营养制剂。

对于疾病活动期或吸收不良的患者,能量摄入目标通常高于一般人群。生长障碍患儿,即使其疾病处于非活动期,追赶生长的能量需求也有所增加。追赶生长所需要的能量通常为日推荐摄入量的 125%~150%,能量摄入每日 85~90kcal/kg,蛋白质为 2.4~3g/(kg·d)。

PEN 治疗制剂选择及途径同 EEN 治疗。肠内营养治疗的注意事项及药学监护同短肠综合征营养治疗章节。

(2)肠外营养治疗:当患儿不能通过肠内营养来达到足够的生理需要量时,需要考虑肠外营养(PN)治疗。克罗恩病患儿的 PN 指征包括:①无法进行肠内营养或存在肠内营养治疗禁忌；②肠内营养不能给予充足能量时（＜正常生理需要量的60%）；③CD继发短肠综合征早期或伴严重腹泻；④高流量小肠瘘；⑤高位肠瘘；⑥严重腹腔感染未得到控制；⑦中毒性巨结肠。

在炎症性肠病患儿发生穿孔、梗阻、大出血等无法实施肠内营养的情况下，全肠道外营养（TPN）有助于改善患儿营养状况，提高机体免疫功能等。

肠外营养治疗的注意事项及药学监护同短肠综合征营养治疗章节。

（3）微量元素及维生素补充：对处于克罗恩病活动期的患儿，需警惕钙、铁、锌、镁的缺乏。若腹泻持续超过4周，需检测血中锌和镁的水平，若存在缺乏，需及时补充，并在2~4周复查相应元素的水平。贫血在CD患儿中常见，尤其是缺铁性贫血。由于铁的吸收部位在十二指肠及空肠上段，在此部位存在病变或曾手术切除的患儿易发生缺铁，需严密监测。一旦发现，需及时补充铁剂，根据贫血程度及患儿情况酌情考虑口服或静脉补充。对于进行激素治疗的患儿，需监测其骨密度及血钙的水平，及时进行补充。

特殊的疾病累及部位及手术切除可能对维生素的吸收有影响，如维生素 B_{12} 主要在回肠被吸收，对于回肠末端切除20cm以上，或接受回肠储袋手术的患儿，需警惕血清维生素 B_{12} 的缺乏。对于远端回肠切除60cm以上者，需要终生补充维生素 B_{12}。某些药物可干扰叶酸的代谢，如柳氮磺吡啶会干扰叶酸的吸收，导致患儿出现巨幼红细胞贫血；甲氨蝶呤作为二氢叶酸还原酶抑制剂，对叶酸的代谢有影响。因此，对于上述2种药物治疗的患儿，需警惕叶酸的缺乏，并给予及时补充。对于存在维生素D缺乏（血清25-OH-维生素D水平低于50nmol/L）的患儿，需要补充维生素D。对于存在慢性肝病的患儿，需要检测血清维生素A、维生素E和维生素K水平。

3. 药学监护

【疗效监护】

EEN要求在至少6~8周内只饮用流质配方膳，不可吃其他食物，而依从性对治疗成功至关重要。应告知患者及家属：治疗可能需要一定时间才能见效。EEN可能尤其适用于有生长障碍的患者和/或类固醇依赖性患者。EEN可在一定程度上诱导缓解和黏膜愈合，且有助于预防骨密度降低等糖皮质激素的不良反应。

【不良反应监护】

EEN不良反应较少，包括恶心、呕吐、腹泻、腹胀等，多较轻微。对于重度营养不良患儿，EEN启动时需密切监测再喂养综合征。预防的关键在于逐渐增加营养素摄入量。

【注意事项及用药教育】

（1）营养监测：由于克罗恩病是肠道疾病，且部分药物对代谢的影响，在疾病初诊时及随访过程中均可出现微量元素或维生素D缺乏。因此，需要对其及时监测及补充。

（2）生活教育：应给予所有克罗恩病患者饮食建议，以确保饮食均衡，并获得足够的能量以优化生长。克罗恩病患儿部分EN时添加普通饮食的推荐：主食以精制面粉、大米；副食可选用瘦肉、鱼、鸡、肝、蛋等作为提供蛋白质的主要来源；各种菜汁、果汁、去油肉汤、枣汤、肝汤等，以补充维生素B、维生素C及无机盐钾、铁；限制脂肪和膳食纤维；采用少油的食物和少油的烹调方法，对伴脂肪泻者，可采用中链脂肪酸油脂；采用流食或少渣半流食，少食多餐；对病情严重不能口服者可用管饲要素膳或静脉营养支持，待营养状况改善后逐渐增加口服食物。应避免高脂肪、高蛋白、高糖、低蔬果饮食；避免含有大量乳化剂的食物和饮料（如调料、人造黄油、冰激凌等）。

（三）急性胰腺炎

急性胰腺炎（acute pancreatitis，AP）不仅可以引起多脏器功能的损害，还可致机体的高代谢状态，研究发现重症急性胰腺炎患者的蛋白质代谢增加了 80%，能量消耗增加了20%。因此营养支持治疗成为治疗急性胰腺炎的重要环节。儿童急性胰腺炎同样处于高代谢、高消耗状态，同时禁食、胃肠减压等治疗会使水分、电解质等严重丢失，导致病情进一步加重。儿童由于本身营养储备不足、营养需求高，相比成人来讲，更加具有发生营养不良的风险，因此合理的营养治疗对于儿童急性胰腺炎治疗更为重要。

轻症急性胰腺炎短暂禁食病情可恢复，无须特别的营养支持治疗，对于 1 周以上仍不能耐受常规进食，或临床指征表明该患儿为重症或预计无法常规饮食时间需超过 1 周以上者，应及时予以营养支持治疗。

1. 重症急性胰腺炎患儿的营养支持治疗原则

（1）减少胰腺分泌，防治炎症和坏死继续发展。

（2）纠正重症急性胰腺炎所致的营养物代谢异常。

（3）在禁食条件下提供有效的营养底物，尽可能降低分解代谢，预防和减轻营养不良。

（4）通过特殊营养支持及合理的肠内营养，降低炎症反应，改善黏膜屏障功能，预防肠道细菌移位和多器官功能障碍综合征的发生。

（5）经过手术治疗的急性重症胰腺炎患儿，术后可进行肠外营养或通过空肠管进行肠内营养。

《2018 年北美小儿胃肠病、肝脏病和营养胰腺学会临床报告：儿童急性胰腺炎的管理》中，结合儿童急性胰腺炎的特点，建议早期肠内营养，或肠内营养与肠外营养联合，优于单一肠外营养。尽早开始肠内营养有助于恢复肠屏障功能，减少肠内细菌移位，降低感染率和并发症，在病程早期可加用部分肠外营养以补充热卡和蛋白质不足，很快过渡到全肠内营养。

2. 肠内营养治疗

（1）制剂选择：EN 配方分为三种，要素和半要素配方（氨基酸或短肽型）、整蛋白配方或非要素膳（完整的蛋白成分）和免疫增强配方（如谷氨酰胺、鱼油可以作为肠道免疫增强剂）。但目前无足够证据支持 AP 患者在使用免疫增强配方中获益。国内研究表明，短肽型肠内营养制剂具有改善患儿营养及免疫状况、维持体内正氮平衡的作用，从而对维持内稳态及肠黏膜屏障、缩短患儿住院时间起到积极作用。

根据胰腺炎病程的不同阶段，选用不同营养组分。整个过程可分为三个阶段：

1）起始阶段：选用 5% 葡萄糖盐水，目的是使肠道适应喂养。

2）适应阶段：选用低脂和以氨基酸（或短肽型水解蛋白）为氮源的配方奶，此期喂养量逐渐增加。

3）稳定阶段：全部营养从肠内途径进入，病情稳定过渡到整蛋白配方喂养。

（2）途径：以往长期经验，重症急性胰腺炎是胰腺局部自身消化性疾病，营养支持需避免对胰腺刺激，减少胰液分泌，在远离十二指肠悬韧带 60cm 处的空肠内营养不会刺激胰腺的分泌。因此，空肠 EN 喂养途径多采用鼻空肠管喂养，也可经皮内镜空肠造口或手术空肠造口途径喂养。但近期的临床研究表明经鼻胃管行肠内营养也是同样安全有效的。

分析胃管安全有效的可能原因主要有：一方面中度及重度胰腺炎患者胰腺腺泡细胞破坏严重，经胃管鼻饲的生理刺激并不会加剧胰腺腺泡细胞过度分泌；另一方面经鼻胃管匀速鼻饲能减轻胃窦扩张所致的胰液分泌，鼻饲速度在低于 1.5ml/min 时不会加剧胰液分泌。相比鼻空肠管放置过程烦琐，成功率低，鼻胃管放置过程简单且经济有效，因此，在患者耐受的前提下可作为肠内营养的首选。

（3）方式：EN 经空肠管用营养泵 24 小时连续滴注能增加患者的耐受性，减少对胰腺的刺激、避免腹胀、腹泻、呕吐和促进肠蠕动。在每天滴注同样总量的情况下，连续滴注可选择更低的速率，如果可以耐受一定速率和浓度的 EN，则可采用间隙滴注的方法。经验的应用为选择 1kcal/ml 营养密度的营养液，量从少到多，浓度从低到高。

（4）营养治疗时机与疗程：重症急性胰腺炎早期肠屏障功能破坏、肠道细菌移位，因此，主张早期实施 EN。根据《2018 美国胃肠病学会指南：急性胰腺炎的初期处理》建议，能耐受情况下，早期饮食对患者有益（24 小时内）。目前普遍认为 48 小时内实施 EN 大多可以耐受，与 TPN 相比，明显降低并发症和败血症的发生率。超过 72 小时实施 EN 在降低并发症和败血症方面与 TPN 无显著差异。对儿童重症急性胰腺炎的研究表明，48 小时内启动肠内营养可降低多器官功能障碍和腹腔感染的风险。鉴于实施困难，国内尚无较大样本的关于儿童 SAP 的肠内营养研究报道。部分临床仍坚持对 SAP 患儿给予传统疗法，即先给予全静脉营养，病情稳定后再行肠内营养。

停止 EN 恢复经口饮食，通常指征为：

1）腹痛消失。

2）恶心呕吐消失、食欲恢复。

3）并发症好转。在恢复饮食时，约 20% 患者腹痛复发。经口饮食从少量开始，4~7 天加至全部需要量。饮食的选择从清水开始，逐步更改成低脂饮食，最后恢复平衡饮食。从流质逐步向固体食物转换。

3. 药学监护

（1）肠内营养治疗药学监护同短肠综合征章节。

（2）重症急性胰腺炎患者行肠内营养时肠道功能未完全恢复，入院 5 天后营养量仍未能达到目标营养量的 60% 或无法耐受经鼻管饲，需辅以肠外营养，肠外营养治疗及药学监护可参考短肠综合征章节。

（李　方）

第十五节　儿童生长发育行为（含精神内科）专业临床药师服务技能要求

一、培养目标

掌握儿童生长发育行为临床药师基本知识与技能，进一步提升在相关科室深入开展药学服务的能力，能够具备开设儿科药学专科门诊、参与疑难复杂病例会诊的能力。

1. 熟悉儿童生长发育行为常见疾病的发病机制、临床表现、诊断要点，掌握治疗原则和治疗方法。

2. 能够熟练阅读和分析儿童生长发育行为相关疾病的实验室检查、量表评估和功能评估等检查报告。

3. 掌握常用药品的相关知识,能够对儿童生长发育行为常见疾病药物治疗方案进行分析与评价,制订相关临床药物治疗监护计划,具备参与药学会诊、优化药物治疗方案的能力。

4. 掌握儿童生长发育行为常见疾病需要开展治疗药物监测和基因检测的药品品种,熟练运用血药浓度监测及基因检测结果制订个体化给药方案。

5. 掌握不同生理、病理状态下儿童生长发育行为常见疾病药物选择及治疗方案优化调整的方法。

6. 掌握儿童门诊慢病药物治疗依从性评估、用药管理和随访方法。

二、培养大纲

通过管理患儿和参与各种教学活动(教学查房、病例讨论、专业讲座等)学习本专业相关疾病诊疗知识及临床技能。

1. 熟悉儿童生长发育行为的生理、病理特点。

2. 熟悉儿童生长发育行为常见疾病病因、发病机制和病理生理。

3. 熟悉儿童生长发育行为常见疾病的临床诊疗过程。

4. 了解下列诊疗方法和技术在儿童生长发育行为疾病诊疗中的临床意义。

(1)采集病史。

(2)体格检查。

(3)神经影像学检查(头颅/脊柱 X 线检查、血管造影、MRI、CT)。

(4)脑电图、肌电图。

(5)腰椎穿刺及相关检查。

(6)头颈部血管超声。

5. 熟悉下列常见症状、体征在儿童生长发育行为疾病诊疗中的临床意义。

(1)头痛。

(2)眩晕。

(3)晕厥。

(4)躯体感觉障碍。

(5)意识障碍。

(6)不自主运动。

(7)瘫痪

6. 熟悉儿童生长发育行为疾病相关的实验室检查结果,对相关临床检验具有初步的分析和应用能力。

(1)血液常规及各项生化等检查。

(2)尿液常规等检查。

(3)大便常规等检查。

(4)脑脊液常规、生化、特殊检查。

(5)血脂、血糖、电解质检测。

7. 熟悉儿童生长发育行为的药学监护过程,在以下所列病种中选择至少 2 种作为学习病种。其中(1)和(2)为必选学习病种,其余应根据学员需求选择。

(1)注意缺陷多动障碍。

(2)抽动障碍。

(3)儿童抑郁症。

三、培养内容

(一) 注意缺陷多动障碍

注意缺陷多动障碍(attention deficit hyperactivity disorder, ADHD)是儿童期最常见的精神行为障碍之一,在我国俗称"儿童多动症",是指有明显注意力不集中并伴有情绪冲动和过度活动等表现的一组综合征。部分患者症状可持续至成年。ADHD 病因复杂,可能与遗传因素、神经生理学因素、心理社会因素以及相关营养元素的缺乏有关。

临床上多达 1/3 的 ADHD 患儿合并一种或多种疾病,如学习障碍、对立违抗障碍(oppositional defiant disorder, ODD)、品行障碍(conduct disorder, CD)、焦虑障碍、心境障碍、抽动症和睡眠障碍。其治疗应以治疗首发病或者原发病为主,同时兼顾共患病的治疗。药物治疗是 ADHD 最重要的治疗方式,通过多学科、多模式以及个体化的综合治疗,缓解临床症状,减少共患病发生,改善社会功能,提高社会适应能力。

1. 药物治疗基本原则　药物治疗应考虑患儿既往治疗情况,确定药物的使用顺序;根据个体化原则,宜从小剂量开始,逐渐调整至最佳剂量并维持治疗;采用合适方法对药物治疗效果进行评估;监测可能出现的不良反应。

2. 特殊疾病状态下药物的使用

(1)患有高血压、心力衰竭、近期心肌梗死或室性心律失常的 ADHD 患儿,无论使用兴奋剂或中枢去甲肾上腺素调节药均应监测血压和心律,必要时调整药物剂量。

(2)伴有双相情感障碍的 ADHD 患者使用兴奋剂治疗应特别谨慎,因为可能诱导这些患者的混合 / 躁狂性发作。开始治疗前,应该充分筛选伴抑郁症状的患者,确定他们是否处于双相情感障碍的风险中。

(3)兴奋剂能减低惊厥阈值,对于有癫痫病史的患者应密切监测,一旦出现癫痫症状,立即停用。

(4)对于肝、肾功能异常的患者,以及使用沙丁胺醇或其他受体激动剂的患者,慎用选择性去甲肾上腺素再摄取抑制剂。因患者出现散瞳症的危险性会增加,闭角型青光眼患者禁用。

3. 治疗药物　ADHD 的治疗药物从作用机制上大致可分为中枢神经系统兴奋剂和去甲肾上腺素调节药。

(1)中枢神经系统兴奋剂:中枢神经系统兴奋剂是目前临床上治疗 ADHD 的主要药物。在我国使用的主要是哌甲酯。该药主要作用部位在大脑皮质和皮质下的纹状体,主要作用于多巴胺转运体,阻断多巴胺再摄取回突触前神经末梢,调节多巴胺能神经传递的增加,进而增强大脑的控制能力,克制无目的的多动,提高注意力和学习能力。

1)药物的选择:哌甲酯短效制剂与哌甲酯控释制剂。

①哌甲酯短效制剂:用于治疗 ADHD 和发作性睡病,6 岁以上儿童从 5mg/ 次,1~2 次 /d

开始(早餐或午餐前服用);然后按需每周递增 5~10mg,最大量不超过 40mg/d。个别患儿如病情需要,在家长知情同意下,可酌情增加剂量,部分患儿需要用到 3 次 /d(附加剂量在放学后使用),最大量不超过 60mg/d,最后一次给药时间不晚于入睡前 4 小时。

②哌甲酯控释剂:对目前未接受哌甲酯治疗的患者,本品推荐起始剂量为 18mg/ 次,每日 1 次,应在早晨(餐前或餐后)服药,通常每周调整一次剂量,最大剂量为 54mg/d。对于正在接受哌甲酯短效制剂治疗的患儿,根据速释剂的使用剂量,调整使用本品时,推荐 18mg/d 或 36mg/d,最大不超过 54mg/d。

2)药学监护

【疗效监护】

治疗开始后,每周记录 ADHD 相关症状(包括多动、冲动行为、起床及自我管理时间、上课注意力集中时间、作业完成时间)的程度和症状好转或消失时间。可参考 Conners 教师用量表、Conners 父母用问卷、儿童感觉统合检核表、4~16 岁儿童行为量表等,进行评估,调整剂量。

【不良反应监护】

治疗中最常见的不良反应是食欲缺乏、入睡困难和嗜睡,但这些不良反应均为轻度,患儿通过早餐增加高蛋白食物摄入或者改善进食基本可以耐受,并未因此而中断治疗。对入睡困难患儿可短期观察一段时间,大部分患儿可逐步耐受和减轻症状,严重情况可在休息日调整服药时间。对出现嗜睡的患儿采用分次给药或者睡前服药可缓解,待患儿耐受后再逐渐改为晨间顿服,与每日 2 次给药疗效相当。

治疗前后进行体格检查、测量身高、体质量,如达不到正常发育标准则应停药;进行实验室检查(肝、肾功能和血、尿常规)和心电图检查,治疗期间禁用其他药物及含咖啡因和 / 或酒精的饮料、果汁。

【注意事项及用药教育】

有癫痫病史或者痫样放电异常脑电图的儿童慎用本品;长期应用应监测生长发育情况及全血细胞计数;可能加重抽动 - 秽语综合征,使用前应进行抽动症的临床评价;禁用于正在使用或者 2 周内使用过单胺氧化酶抑制剂的患儿;有明显焦虑、紧张和激越症状的患儿慎用;停药时应逐渐减量,避免突然停药;6 岁以下患儿避免使用。使用哌甲酯者一旦出现或恶化精神病症状,应立即停药。对有严重心脏问题(如心脏结构严重异常、心肌病、心脏节律严重异常)者不推荐使用哌甲酯。控释片应整片用水送服,不能咀嚼、掰碎服用。

(2)中枢去甲肾上腺素调节药

1)药物选择

①选择性去甲肾上腺素再摄取抑制剂:代表药物是托莫西汀,该药是第一个被批准用于 ADHD 的非兴奋性药物。该药主要作用于前额叶皮质的去甲肾上腺素转运体,适用于共患抽动、焦虑和物质使用障碍的患儿。研究显示,托莫西汀对 ADHD 的治疗效果与哌甲酯相当。对于体重小于 70kg 的儿童或者青少年,可早晨单次服用或分次服用,初始剂量为 0.5mg/(kg·d),服用至少 3 日后根据治疗反应和耐受情况和现有的托莫西汀剂型规格增加至目标剂量,推荐的维持剂量为 1.2mg/(kg·d),早晨一次服用或者早晚平均 2 次服用,最大剂量不超过 1.4mg/(kg·d)或者 100mg/d,以两者中低值为准。对于体重 >70kg 的儿童、青少年患者,起始剂量为 40mg/d,服用至少 3 日后增加至目标剂量,通常总量为

80mg/d,早晨单次服用或早晚平均分为 2 次服用。继续服用 2~4 周,如仍未达到最佳疗效,可增加到最大剂量 100mg/d。长期治疗应再评价对患者的有效性,停药时不必逐渐减量。

②中枢性 α 肾上腺受体激动剂:可乐定和胍法辛是 α 肾上腺受体激动剂,能增加神经末梢中去甲肾上腺素的含量,改善 ADHD 症状,适用于合并有冲动、攻击行为及不能耐受中枢兴奋治疗的 ADHD 患者。这两种药物都通过突触前自身受体的激动起作用,可能会造成低血压、镇静,并反弹高血压。与可乐定相比,胍法辛有较多的选择性,且副作用较少。

2)药学监护

【疗效监护】

托莫西汀的疗效在 1~2 周内可能不明显。在剂量调整阶段,应该每周评估儿童的核心症状(包括注意缺陷、多动和冲动三大主征),可以通过父母和老师的反馈和 / 或评定量表进行监测,并且根据需要调整药物剂量。可参考 Conners 教师用量表、Conners 父母用问卷、儿童感觉统合检核表、4~16 岁儿童行为量表等,进行评估,调整剂量。

【不良反应监护】

托莫西汀最常见的不良反应包括消化不良、恶心、呕吐、疲劳、食欲缺乏、眩晕和心境不稳。严重的不良反应包括震颤、僵直、自杀倾向等;罕见的不良反应包括肝损害、癫痫发作、闭角型青光眼、雷诺现象等。在剂量调整阶段,应该每周评估不良反应。不良反应可以通过父母和老师的反馈和 / 或评定量表进行监测。患者通常至少每个月就诊一次,以监测体重、身高、心律和血压。

【注意事项及用药教育】

①闭角型青光眼患者禁用托莫西汀,因为会增加患者出现散瞳症的风险。另外,该药不可与单胺氧化酶抑制剂(如苯乙肼、苯环丙胺等)合用。若必须给予单胺氧化酶抑制剂,则应在停用该药至少两周后才可使用。对该药过敏者禁用。托莫西汀可使血压和心律增高,因此,嗜铬细胞瘤患者禁用;患高血压、心脏病或心血管 / 脑血管疾病的患者应由心脏专科医生进行进一步评价后谨慎使用。在治疗前、托莫西汀剂量增加时和治疗中应定期测量脉搏和血压。②本品可单服或与食物同服。不推荐将本品混在食物中或水中用药,因为这有碍于患者接受完整剂量,或者对味觉有负面影响。应告知患者不要打开胶囊,应整粒吞服。托莫西汀口服液含山梨醇。患罕见遗传性果糖不耐受的患者不应服用托莫西汀口服液。③ FDA 黑框警示:托莫西丁口服给药(胶囊),儿童和青少年患者出现自杀意念的风险增加,临床试验中未出现自杀病例。应密切监测患者的自杀想法和行为,以及行为的临床加重或异常变化。④有黄疸或者实验室检查证实有肝损伤的患者应停用托莫西汀,而且不得重新使用。⑤有精神病性或躁狂症状但既往无精神病或躁狂史的患者,在治疗中出现的精神病性或躁狂症状,例如幻觉、妄想、躁狂或激越,可能是由常用剂量的托莫西汀引起的,应考虑停止治疗。⑥应对接受托莫西汀长期治疗的儿童和青少年患者生长和发育情况进行监测,对生长或体重增长不佳的儿童和青少年应考虑降低治疗剂量或中断治疗。

(3)其他药物:如患儿经上述治疗无效,或不适合选用上述药,或伴有明显情绪问题,可选用抗抑郁药。抗抑郁药可选用舍曲林、安非他酮等。

4. 非药物治疗

(1)认知行为治疗：可改善患儿的多动、冲动和攻击行为，使其学会适当的社交技能。

(2)家庭治疗：使父母了解该障碍，正确地看待患儿的症状，有效避免与孩子之间的矛盾和冲突，和谐地与孩子相处和交流，掌握行为矫正的方法，并用适当的方法对患儿进行行为方面的矫正。

(3)学校教育：使老师了解该障碍，运用适合于患儿的方法对患儿进行教育，采取适当的行为矫正方法改善患儿症状，针对患儿的学习困难给予特殊的辅导和帮助。

(4)感觉统合治疗、脑电生物反馈治疗对 ADHD 亦有一定疗效。

（二）抽动障碍

抽动障碍(tic disorder,TD)是起病于儿童期，以不自主的、反复快速的一个或多个部位运动抽动和 / 或发声抽动为主要特征的一类神经精神疾病，包括短暂性抽动障碍、慢性运动或发声抽动障碍、发声与多种运动联合抽动障碍(即抽动 - 秽语综合征，Tourette 综合征)，其发病是遗传、生物、心理和环境等因素相互作用的综合结果，确切病因和发病机制不清，中枢神经递质失衡，纹状体多巴胺活动过度或突触后多巴胺受体超敏感为其发病机制的关键环节。TD 的治疗方式有多种，包括药物治疗、心理治疗等，其中药物治疗是最主要的治疗方法。

TD 的首选药物包括硫必利、舒必利、阿立哌唑、可乐定、胍法辛等。治疗方案包括①起始治疗：从最低剂量起始，缓慢加量(1~2 周增加一次剂量)至目标治疗剂量。②强化治疗：病情基本控制后，需继续治疗剂量至少 1~3 个月。③维持治疗：强化治疗阶段后病情控制良好，仍需维持治疗 6~12 个月，维持剂量一般为治疗剂量的 1/2~2/3。强化治疗和维持治疗的目的在于巩固疗效和减少复发。④停药：经过维持治疗阶段后，若病情完全控制，可考虑逐渐减停药物，减量期至少 1~3 个月。若症状再发或加重，则恢复用药或加大剂量。⑤联合用药：当使用单一药物仅能使部分症状改善，或有共患病时，可考虑请神经科会诊，考虑联合用药；难治性 TD 亦需要联合用药。

短暂性抽动障碍预后良好，患儿症状在短期内减轻或消失；慢性运动或发声抽动障碍的预后也相对较好，虽症状迁延，但对患儿社会功能影响较小。Tourette 综合征预后较差，对患儿社会功能影响较大，需较长时间药物治疗才能控制症状，停药后症状易加重或者复发，大部分患儿到少年后期症状逐渐好转，但也有部分患儿症状持续到成年，甚至终生相伴。

1. 药物治疗基本原则

(1)如抽动症状严重，应尽早开始药物治疗。如确诊为发声与多种运动联合抽动障碍，应长期系统治疗。

(2)合理选择治疗药物。

(3)一般从低剂量开始，根据病情和治疗效果，逐渐调整药物剂量以达到最佳效果。

(4)起始宜单药治疗，单药充分治疗无效时可换药，单药充分治疗效果不佳时，可考虑联合用药。

(5)注意监测药物不良反应及药物之间的相互作用。

2. 特殊疾病情况下药物的使用

(1)心功能不全、骨髓抑制、重症肌无力患者禁用氟哌啶醇。

（2）部分药物可能影响呼吸肌及肝功能，肺功能不全及肝功能不全患者应注意监测。

（3）部分药物有降压作用，对于高血压患儿应注意监测血压，调整药物剂量。

（4）癫痫、心脏疾病、青光眼、肾功能不全及尿潴留、甲状腺功能亢进或中毒性甲状腺肿大患者慎用。

3. 治疗药物　TD 常用的治疗药物见表 3-15-1，表中超说明书用药包括超病种适应证范围用药和超年龄适应证范围用药，使用前应与患儿家长充分沟通，并签订超说明书用药知情同意书，用药期间注意监测药物的不良反应。

表 3-15-1　儿童抽动障碍常用治疗药物

药物名称	作用机制	起始剂量	治疗剂量	常见副作用	备注
硫必利	D_2 受体拮抗剂	50~100mg/d	150~500mg/d	胃肠道反应、嗜睡等	一线药物，有 TD 适应证
舒必利	D_2 受体拮抗剂	50~100mg/d	200~400mg/d	嗜睡、体重增加等	一线药物，超说明书用药
阿立哌唑	D_2 受体部分激动剂	1.25~2.5mg/d	2.5~15mg/d	胃肠道反应、嗜睡等	一线药物，超说明书用药
可乐定	α_2 受体激动剂	0.025~0.05mg/d（口服）1mg/w（透皮贴）	0.1~0.4mg/d（口服）1~2mg/w（透皮贴）	嗜睡、低血压、心电图改变等	一线药物（TD+ADHD），超说明书用药
胍法辛	α_2 受体激动剂	0.25~0.5mg/d	1~4mg/d	嗜睡、低血压、心电图改变等	一线药物（TD+ADHD），超说明书用药
氟哌啶醇	D_2 受体拮抗剂	0.25~0.5mg/d	1~4mg/d	嗜睡、锥体外系反应	二线药物，同服等量盐酸苯海索，有 TD 适应证
利培酮	D_2 受体拮抗剂	0.25mg/d	1~3mg/d	锥体外系反应、体重增加	二线药物，超说明书用药
奥氮平	D_2 受体拮抗剂	2.5mg/d, q.o.d.	2.5~20mg/d	体重增加、静坐不能	二线药物，超说明书用药
托吡酯	增强 GABA 作用	0.5mg/(kg·d)	1~4mg/(kg·d)	体重下降、认知损害	二线药物，超说明书用药
丙戊酸钠	增强 GABA 作用	5~10mg/(kg·d)	15~30mg/(kg·d)	体重增加、认知损害	二线药物，超说明书用药

（1）多巴胺受体拮抗剂：常用药物包括氟哌啶醇、硫必利等。

1）氟哌啶醇：5~12 岁儿童，0.5mg/d，睡前顿服，根据病情需要和耐受情况逐渐调整用量，一般治疗剂量 1~6mg，分 2 次服。通常同服等量盐酸苯海索，以防止氟哌啶醇可能引起的药源性锥体外系反应。12 岁以上儿童，抽动症严重时可进行肌内注射，从低剂量开始，根据病情需要，一次 2.5~5mg，2 次 /d，病情好转后改为口服。

2）硫必利：7~12 岁儿童，从 50mg/d 起始，逐渐增至 50mg/ 次，1~2 次 /d，如病情需要,在家长知情同意的情况下,可酌情增加剂量,但最高不超过 300mg/d,需分 3 次服用。12~18 岁儿童,低剂量起始,逐渐增至 300~600mg/d,分 3 次服用,待症状控制后 2~3 个月,剂量酌情减少,维持 150~300mg/d。

3)药学监护

【疗效监护】

对于药物的治疗效果,采用耶鲁抽动症整体严重程度量表(YGTSS)进行评价。

氟哌啶醇具有以下特性:①一次给药可获得长达 4 周的稳定疗效。②氟哌啶醇可逐渐释放,因此血药浓度曲线呈宽广的平台,没有不规则峰;2~3 个月后可获得稳态血药浓度。③从情感退缩的患者身上可观察到社交恢复作用。

【不良反应监护】

氟哌啶醇的主要不良反应包括:锥体外系综合征、嗜睡、体重增加等。严重不良反应主要包括①心血管系统:Q-T 间期延长、心源性猝死、尖端扭转型室速。②胃肠道:麻痹性肠梗阻。③血液系统:粒细胞缺乏症。④神经系统:肌张力障碍、抗精神病药恶性综合征、癫痫发作、迟发性运动障碍。需密切观察患者有无相关不良反应,定期检查肝功能与白细胞计数,若出现不良反应及时进行干预。

硫必利较常见的不良反应包括:嗜睡、消化道反应、头晕、乏力等,个别可出现肌肉强直、心率加快等;严重循环系统障碍、肝功能障碍及营养不良患者慎用。

【注意事项及用药教育】

使用氟哌啶醇须注意:①有严重心血管疾病者慎用。②有惊厥史且使用抗惊厥药的患者或脑电图异常者慎用。③存在已知变态反应或对多种药物有过敏史者慎用。④有时,在治疗特定精神或情绪症状时,必须服用氟哌啶醇几日到几周才能达到全效。⑤未征得医生同意时不要突然停药。⑥完全停药前应逐渐减少服药的剂量。⑦本药会增强酒精和其他中枢神经系统抑制剂的作用。中枢神经系统抑制剂包括抗组胺药或治疗花粉症药物、其他变态反应治疗药及感冒用药;镇静剂、镇静药或催眠药;镇痛药物或麻醉药,巴比妥类药物,抗惊厥药,三环类抗抑郁药或麻醉药品(包括口腔麻醉剂)。使用本药时,如果使用中枢神经系统抑制剂,请与医生联系。⑧此药可能使某些人困倦或不够警醒,尤其药物加量时。即便在睡前用药,醒来时也可能会感到困倦或不够警醒。⑨某些患者可能产生眩晕、头重脚轻或晕厥症状,特别是从卧位起立时,慢慢起身会有帮助。然而,如果问题持续存在或恶化,应该就医。⑩少数应用本药的患者可能会比平时对阳光更敏感。如果是初次用药,请使用防晒霜,或避免太多阳光或过多使用日光灯。如果反应强烈,请就诊。

硫必利能增强中枢抑制药的作用,可与镇痛药、镇静药、催眠药、抗抑郁药、抗震颤麻痹药及抗癫痫药合用,但在治疗开始时,应减少合用中枢抑制药剂量。嘱咐患者应按时服药,出现不良反应及时就医。

(2)中枢性 α 肾上腺素受体激动剂:常用药物为可乐定和胍法辛。

1)可乐定:特别适用于共患 ADHD 的 TD 患儿,大于 7 岁儿童初始治疗:0.025~0.05mg/d,每隔 3~4 日增加 0.025mg,直至治疗剂量 0.1~0.4mg/d,分为 3~4 次服用。对口服制剂耐受性差者,可使用可乐定贴片治疗,一般体重 40kg 以下,一周用量为 1.0mg,体重 40~60kg 时,一周用量为 1.5mg,体重 ≥60kg 时,一周用量为 2mg。

2)药学监护

【疗效监护】

采用耶鲁抽动症整体严重程度量表(YGTSS)对治疗效果进行评价,具体评价标准与氟哌啶醇相同。

【不良反应监护】

可乐定常见不良反应包括心血管系统:低血压,体位性低血压;内分泌与代谢系统:体温升高;胃肠道:便秘,恶心,咽痛,上腹部疼痛,口干;神经系统:意识混乱,头晕,失眠,镇静,嗜睡;耳部:耳痛、耳鸣(硬膜外注射);精神症状:童年情绪障碍,易怒,梦魇;呼吸系统:鼻塞,上呼吸道感染;其他:乏力。严重不良反应:心血管系统如房室传导阻滞。

【注意事项】

可乐定:①可乐定透皮贴片敷贴部位首选背部肩胛骨下,也可贴上胸部及耳后乳突等部位,更换新贴片时,更换新的贴用部位,贴用本品时不宜长时间浸泡或搓洗贴药部位,防止贴片脱落。②未经医师许可,患者不得擅自停药。在一些病例中,突然停止可乐定治疗,出现了诸如神经紧张、激动、头痛、头晕、血压快速升高及血液中儿茶酚胺浓度升高等症状。决定停止可乐定治疗时,医生应逐渐减少剂量,时间应超过 2~4 日,以避免断药症状出现。③建议患者服用本药期间不要饮酒及使用中枢神经系统(CNS)抑制剂,本品不宜与单胺氧化酶抑制剂及阿米替林合用。

(3)多巴胺受体部分激动剂

1)多巴胺受体部分激动剂常用药物为阿立哌唑。

用于抽动秽语综合征时,6~18 岁儿童推荐剂量范围为 5~20mg/d。

体重<50kg 的儿童:起始剂量为 2mg/d;2 日后增量至目标剂量 5mg/d;若抽搐未得到最佳控制,可增量至 10mg/d。剂量调整应逐渐进行,调整间隔时间至少为 1 周。

体重 ≥50kg 的儿童:起始剂量为 2mg/d;2 日后增量至 5mg/d;再隔 5 日后增量至目标剂量 10mg/d;若抽搐未得到最佳控制,可增量至 20mg/d。剂量调整应逐渐进行,日剂量调整幅度为 5mg/d,调整间隔时间至少为 1 周。应对患者进行定期评估,以决定是否需继续维持治疗。

2)药学监护

【疗效监护】

采用耶鲁抽动症整体严重程度量表(YGTSS)对治疗效果进行评价,具体评价标准与氟哌啶醇相同。

【不良反应监护】

阿立哌唑常见不良反应包括内分泌系统与代谢:体重增加;胃肠道:便秘、恶心、呕吐;神经系统:静坐不能、头晕、锥体外系症状、头痛、失眠、镇静、嗜睡、震颤;眼科:视物模糊;精神症状:焦虑、不安;其他:疲劳。严重不良反应包括心血管系统:心跳呼吸骤停、心肺功能衰竭、心肌梗死、Q-T 间期延长;内分泌系统与代谢:糖尿病酮症酸中毒;胃肠道:胰腺炎;血液系统:粒细胞缺乏症、白细胞减少症、中性粒细胞减少症;肌肉骨骼:横纹肌溶解症;神经系统:脑血管意外、癫痫发作、迟发性运动障碍、短暂性脑缺血发作;精神症状:自杀风险,自杀行为;其他:血管神经性水肿、体温升高、抗精神病药恶性综合征。

【注意事项】

阿立哌唑:①阿立哌唑具有 α_1 肾上腺素能受体的拮抗作用,可能引起体位性低血压;

阿立哌唑可能增加癫痫发作风险,应慎用于有癫痫病史的患者或癫痫阈值较低的情况;潜在的认知和运动损害,可能会影响判断、思考或运动技能;当阿立哌唑处方给处于体温可能升高的患者(如剧烈运动、过热、同时服用抗胆碱药或脱水)时,建议进行适当护理;可能导致吞咽障碍;自杀倾向,阿立哌唑的剂量应控制在最低水平,并且对患者进行良好管理;抗精神病药恶性综合征与服用抗精神病药(包括阿立哌唑)有关;迟发性运动障碍在停止抗精神病治疗后会部分或完全缓解,应采用一种使迟发性运动障碍的发生降低到最小的方式。②相互作用:停用CYP3A4抑制剂时,应增加阿立哌唑的剂量;当同时服用CYP2D6抑制剂(例如奎尼丁、氟西汀或帕罗西汀)时,应将阿立哌唑的剂量至少减至其常用量的一半,停用CYP2D6抑制剂时,应增加阿立哌唑的剂量;同时服用CYP3A4诱导剂的剂量调整:当同时服用CYP3A4诱导剂(例如卡马西平)时,阿立哌唑的剂量应加倍;追加剂量应建立在临床评估基础之上;当停用卡马西平时,阿立哌唑的剂量应下调。③监测项目:精神状态、生命体征、血压、体重、身高、体重指数、腰围、血常规、血糖水平 / 糖化血红蛋白、血脂等。

(4)其他药物:新型非典型抗精神病药相对于经典抗精神病药而言更容易让人接受,在新型抗精神病药中,目前临床数据证明利培酮、喹硫平、奥氮平、齐拉西酮均可有效控制抽动症状。此类药物出现迟发性运动障碍的风险明显低于经典抗精神病药,但有些药物急性肌力障碍、静坐不能、烦躁不安等副作用发生率与经典抗精神病药类似。利培酮、奥氮平还可引起体重增加,齐拉西酮可能出现心功能异常(如 Q-T 间期延长),使用药物前后最好进行心电图监测。

新型抗抑郁药,如氟西汀、帕罗西汀、舍曲林、氟伏沙明等,有抗抽动作用;与利培酮合用可产生协同作用;适用于抽动障碍合并强迫障碍的治疗。

(三)儿童抑郁症

抑郁症(depression disorder)是一种以持续的情绪低落、兴趣缺失、精神不足等为特征的精神障碍,常伴随相应的精神和躯体症状。根据发作症状的数量、类型和严重程度分为轻度、中度和重度。抑郁症在儿童少年中较为常见,常共患其他精神障碍,严重影响患儿社会功能,是导致儿童和青少年自杀的重要原因。抑郁症的治疗方式有多种,包括药物治疗和心理干预。药物治疗是中、重度儿童抑郁症以及心理干预无效的轻症抑郁症的重要治疗手段。

在诸多治疗抑郁症的药物中,根据作用机制大致分为以下几类:选择性 5-HT 再摄取抑制剂(selective serotonin reuptake inhibitor,SSRI)如氟西汀、舍曲林、帕罗西汀、氟伏沙明、艾司西酞普兰等;5-HT 及去甲肾上腺素再摄取抑制剂(serotonin and noradrenaline reuptake inhibitor,SNRI)如文拉法辛、度洛西汀;5-HT 受体拮抗剂如曲唑酮;四环类抗抑郁药如马普替林;三环类抗抑郁药如阿米替林、多塞平等。但有些药物在儿童使用的安全性尚待验证。

1. 药物治疗基本原则

(1)综合患儿年龄、症状特点、共患病及既往用药史选择合适药物。

(2)从小剂量开始,根据疗效和出现不良反应的情况逐渐增加至有效剂量。

(3)大多数抗抑郁药通常 2 周后开始起效,4~6 周效果明显,故应足疗程治疗,切忌频繁换药。

（4）足量及足疗程治疗无效时，可考虑换成同类药物或作用机制不同的药物。

（5）尽可能单药治疗。只有在足量、足疗程疗效不理想时，方可考虑两种作用机制不同的药物联合使用。不建议两种以上抗抑郁药物联用，以免发生相互作用。

（6）缓慢停药或减药。除非临床必需，避免突然停药，以免出现停药反应和症状波动。

（7）抗抑郁药可能增加抑郁症儿童少年自杀风险，应监测患儿相关表现，尤其是治疗初期。

2. 特殊疾病状况下药物的使用

（1）有癫痫病史、双相情感障碍病史、急性心脏病、有自杀倾向、有出血倾向者慎用。

（2）对糖尿病患者应密切监测血糖，SSRIs 可能影响血糖水平，可能需要调整胰岛素和/或口服降糖药的剂量。

（3）患有闭角型青光眼或者有青光眼病史的患者，SSRIs 类药物可能影响瞳孔大小，造成瞳孔扩大。该散瞳作用可能引起房角狭窄，导致眼内压升高和闭角型青光眼，因此应谨慎使用。

（4）肝功能损害患者应根据严重程度，减低服药剂量或给药频率。肾功能损害患者起始剂量应低，并密切监控。

3. 治疗药物

（1）选择性 5-HT 再摄取抑制剂

1）药物的选择：选择性 5-HT 再摄取抑制剂是儿童抑郁症治疗的一线药物。常用的有以下几种：

①氟西汀：用于 8~18 岁儿童中重度抑郁症的发作，儿童抑郁障碍急性期的一线治疗药物。对于 8~12 岁的儿童，初始剂量为 5~10mg/ 次，1 次 /d，根据病情需要，1~2 周后可加量，最大量 20mg/ 次，1 次 /d；对于 12~18 岁的儿童，初始剂量为 10~20mg/ 次，1 次 /d，根据病情需要，1~2 周后可加量，最大量不超过 60mg/d，可单次或分次服用。对肝脏 CYP2D6 酶抑制作用较强，与其他药物合用时须注意。肝功能不全者应考虑减少用量。停止治疗应逐渐减量，以避免出现戒断综合征。如果出现无法忍受的症状，按预先指定的剂量重新开始治疗，并缓慢减量。

②舍曲林：用于治疗 6 岁以上儿童抑郁症的相关症状，包括伴随焦虑、有或无躁狂史的抑郁症。如病情需要，在家长知情同意情况下，起始剂量 25mg/ 次，1 次 /d；以 12.5~25mg 增量，以 ≥1 周的间隔时间进行滴定，通常有效剂量为 50~200mg/d，单次服用，早、晚均可。肝功能损害者减小剂量，肾功能损害无须调整剂量。停止治疗应逐渐减量，若减量或停药后出现无法耐受的症状，可考虑恢复先前的剂量，随后可以继续减量，但应采用更慢的减量速度。

③艾司西酞普兰：美国 FDA 批准用于 12~17 岁儿童重度抑郁症，国内说明书建议不适用于 18 岁以下人群。起始剂量一次 5~10mg，1 次 /d。1~2 周后根据病情需要可调整剂量，最大剂量一次 20mg，1 次 /d，可与食物同服。肝功能不全者应减少用量，轻中度肾功能不全者无须调整剂量，严重肾功能不全者（Ccr<20ml/min）需要谨慎使用。

2）药学监护

【疗效监护】

参考抑郁自评量表、焦虑自评量表、YALE-BROWN 强迫量表等，对患儿症状进行评判,调整剂量。

【不良反应监护】

氟西汀:常见恶心、腹泻、焦虑、头痛、失眠、过敏(例如,瘙痒、皮疹、风疹、过敏反应、脉管炎、血清反应、颜面水肿等),少见咳嗽、胸痛、味觉改变、呕吐、胃痉挛、食欲缺乏或体重下降、便秘、视力改变、多梦、头晕、口干、心率加快、乏力、震颤、尿频、痛经等,亦可见幻觉、躁狂反应、意识错乱、激越、注意力及思考能力减弱等,偶见诱发癫痫发作、低血糖等,罕见肝功能检测异常及 5- 羟色胺综合征。

舍曲林:常见腹泻、口干、消化不良和恶心、食欲下降、眩晕、嗜睡、震颤、失眠,少见GPT 及 GOT 升高、低钠血症、体重下降、心动过速、心电图异常、静坐不能、痛经、闭经等,偶见肝功能异常、攻击性反应、激越、焦虑、癫痫发作、凝血障碍、水肿等,罕见 5- 羟色胺综合征等。

艾司西酞普兰:不良反应多发生在开始治疗的第 1~2 周,持续治疗后不良反应的严重程度和发生率都会降低。常见的不良反应有恶心、失眠、多汗、便秘、口干、疲劳、嗜睡等。艾司西酞普兰能够导致剂量依赖性 Q-T 间期延长,可能出现包括尖端扭转型室性心动过速在内的室性心律失常病例。偶见躁狂和低钠血症。艾司西酞普兰过量可能引起 5-羟色胺毒性、5- 羟色胺综合征和 Q-Tc 间期延长。代谢产物可能有心脏毒性,摄入药物的患者至少在摄入后 6 小时接受一次心电图检查,如果这些患者有任何 Q-Tc 间期延长或QRS 时限延长的体征,或相比初始心电图,Q-Tc 间期延长,或者出现过一次心律失常,应收入院行心脏监护和观察直至心电图间期恢复正常。

【注意事项】

氟西汀:①对于 18 岁以下的儿童少年,与安慰剂相比,氟西汀更容易发生自杀相关行为(自杀企图和自杀想法),敌对行为(主要是攻击、对立行为和发怒)。如果根据临床需要应当给予氟西汀治疗,在治疗过程中应小心观察自杀性症状的表现。②在儿童临床应用中常发现躁狂和轻度躁狂病例。建议对躁狂和轻度的躁狂的发生进行定期监测,如发生躁狂,立即停药。③氟西汀须慎用于既往有抽搐发作史的患者。患者发生抽搐发作或抽搐发作频率增加,应立即停药。氟西汀应避免用于不稳定性抽搐发作 / 癫痫患者,如用于癫痫控制稳定的患者,则应加强监护。④禁止与单胺氧化酶抑制剂合用,包括利奈唑胺或静脉注射亚甲蓝;氟西汀的治疗必须在不可逆的单胺氧化酶抑制剂停药至少 2 周后开始;不推荐合用可逆性单胺氧化酶抑制剂(例如吗氯贝胺),氟西汀的治疗可以在可逆性单胺氧化酶抑制剂停药后第 2 天开始;至少应在停用氟西汀 5 周后方可使用单胺氧化酶抑制剂。⑤禁止与匹莫齐特或硫利达嗪合用,因为有 Q-T 间期延长的风险。⑥由于氟西汀及其主要活性代谢产物的半衰期很长,所以其临床疗效在最初几周内可能不明显,在此期间应该密切监护患者,直至症状明显好转。⑦建议患者勿突然停药。

舍曲林:①有增加自杀相关行为(自杀企图和自杀想法)的风险,在治疗过程中应小心观察自杀性症状的表现。②在突然停药时,可出现下列症状:情绪烦躁、易激惹、激越、头晕、感觉障碍、焦虑、意识模糊、头痛、昏睡、情绪不稳定、失眠和轻躁狂。当停用本品时,应监测这些症状。如果可能,推荐逐渐减量而非突然停药。③舍曲林与 NSAID、阿司匹林或其他可影响凝血的药物合用存在出血风险,应注意监护。④停用 MOAI 至少 2 周才可服用舍曲林,同样,舍曲林需停用至少 14 天才可进行 MOAI 治疗。⑤禁止舍曲林与匹莫齐特同服。⑥以下患者应慎用舍曲林:癫痫患者、患有影响代谢或血流动力学疾病或状况的患者、伴发肝脏疾病的患者。⑦告知患者症状可能不会在几周内得到改善。⑧建议患者勿突然停药。

艾司西酞普兰:①在治疗过程中应小心观察自杀性症状的表现以及敌意(攻击性,对抗行为和易怒)表现。②需使用本品,应在不可逆转 MOAI 至少停药 2 周,可逆转 MOAI 停药后 1 天改服本品。停用本品至少间隔一周再开始服用 MOAI。③在患有严重心动过缓的患者中或在最近出现急性心肌梗死或者失代偿性心力衰竭的患者用药时应谨慎,如必须用药,应进行 ECG 监测。④应避免突然停药。需要停止本品治疗时,应该在 1~2 周内逐渐减少剂量,以避免出现停药症状,如果是长期使用(以年计算),减量期可长达 4~6 个月,密切监测至停药后 6 个月,如果减量后出现了不耐受的症状,需要考虑将剂量调整回减量前或以更小的减药剂量进行。⑤对同时应用影响血小板功能的药物(三环类抗抑郁药、阿司匹林、NSAID 等),以及有不正常出血史的患者,应加强监测。⑥癫痫是使用抗抑郁药物时的一个潜在风险。癫痫发作的患者应该停止使用本品。在患有不稳定性癫痫症的患者中应该避免使用本品。

(2)三环类抗抑郁药:三环类属于传统抗抑郁药,主要包括丙米嗪、阿米替林、去甲替林、多塞平和去甲丙米嗪。20 世纪 90 年代用于儿童抑郁症的治疗,但一些双盲对照试验发现,三环类抗抑郁药治疗儿童抑郁症的效果与安慰剂相似。另因三环类抗抑郁药不良反应大,过量可能致死,而且会损害患者的认知功能,目前已不建议将其用于儿童抑郁症的治疗,仅对于少数合并 ADHD 或遗尿病例采用三环类抗抑郁药与其他药物联合应用。

1)丙米嗪:用于 12 岁以上儿童抑郁症,在家长知情同意下,初始低剂量,逐渐加量,50~200mg/d,分早上和中午两次服用,最大剂量不超过 300mg/d。

2)氯米帕明:12 岁以上儿童抑郁症,在家长知情同意下,低剂量起始,根据需要和耐受情况逐渐调整剂量,最大剂量不超过 200mg/d,分 2~3 次服用。

3)多塞平:用于 12 岁以上儿童抑郁症,初始剂量 25~75mg/d,分次或睡前一次服用。通常剂量 30~300mg/d。剂量超过 100mg/d 时,分 3 次服用。

4)药学监护

【疗效监护】

参考抑郁自评量表、焦虑自评量表、YALE-BROWN 强迫量表等,对患儿症状进行评判,调整剂量。

【不良反应监护】

丙米嗪:所有年龄段的开始接受抗抑郁治疗的患者都应该进行适当的监测,并密切观察临床恶化、自杀或行为异常变化。

治疗初期可能出现失眠与抗胆碱能反应,如多汗、口干、震颤、眩晕、心动过速、视物模糊、排尿困难、便秘或麻痹性肠梗阻等。大剂量可发生心脏传导阻滞、心律失常、焦虑等。其他有皮疹、体位性低血压等。偶见癫痫发作和骨髓抑制或中毒性肝损害。

氯米帕明:所有年龄段的开始接受抗抑郁治疗的患者都应该进行适当的监测,并密切观察临床恶化、自杀或行为异常变化。

常见嗜睡、疲劳、恶心、腹泻、晕眩、震颤、头痛、肌阵挛、口干、出汗、便秘、视力调节失调、视物模糊、排尿障碍等,也可出现意识模糊、定向障碍、激越、躁狂、攻击行为、言语障碍、感觉异常及转氨酶升高等。

多塞平:对所有年龄段的开始接受抗抑郁治疗的患者都应该进行适当的监测,并密切观察临床恶化、自杀或行为异常变化。

治疗初期可出现嗜睡和抗胆碱能反应如多汗、口干、便秘、视物模糊、眩晕、震颤等,某些症状可在继续用药中自行消失。其他有皮疹、体位性低血压等。偶见癫痫发作和骨髓抑制。

【注意事项及用药教育】

丙米嗪:密切监视患者的临床恶化、自杀或行为的异常变化,特别是在最初的 1~2 个月治疗期间或在剂量调整期间(增加或减少),应提醒患者的家人或照顾者注意患者出现自杀行为和相关行为,如焦虑、激动、恐慌发作、失眠、易怒、敌对、冲动、无症状、轻躁狂和躁狂;如果出现上述症状或恶化的抑郁或精神病,应立即就近就医。

本品不得与单胺氧化酶抑制剂合用,应在停用单胺氧化酶抑制剂后 14 天,才能使用本品。用药期间应定期检查血象及肝、肾功能,患者有转向躁狂倾向时应立即停药。宜在餐后服用以减少胃部刺激。不宜骤然停药,不然容易出现头痛、恶心等反应。严重心脏病、青光眼、排尿困难、支气管哮喘、癫痫、甲状腺功能亢进、谵妄、粒细胞减少、肝功能损害者禁用。对三环类抗抑郁药过敏者禁用。

氯米帕明:密切监测患者的自杀倾向,尤其在治疗初期或者剂量调整时。为了减小用药过量的危险,宜从小剂量开始,逐渐调整剂量;在停止单胺氧化酶抑制剂治疗后的至少两周内不要使用氯米帕明,在停止氯米帕明治疗后,欲服用单胺氧化酶抑制剂时,上述规定同样适用。氯米帕明与 5- 羟色胺激活药物同时使用可能会发生 5- 羟色胺综合征。对于氟西汀而言,建议在使用氟西汀进行治疗之前和之后都要经过 2~3 周的洗脱期;患者有转向躁狂或者轻躁狂发作时,应减少用量或停药。停药时宜在 1~2 个月周期内逐渐减少用量,避免骤然停药。

多塞平:本品不得与单胺氧化酶抑制剂合用,停用单胺氧化酶抑制剂至少 14 天后才能使用本品,反之亦然;用药期间定期检查血象及心、肝、肾等功能,患者有转向躁狂倾向时应立即停药。停药时,宜在 1~2 个月内逐渐减少用量,骤然停药可出现头痛、恶心等不适。对三环类抗抑郁药过敏者、严重肝功能不全、青光眼、心肌梗死恢复期、甲状腺功能亢进、尿潴留、出现谵妄、躁狂的患者禁用。

(3)其他抗抑郁药

1)米氮平:对去甲肾上腺素和 5- 羟色胺具有双重抑制作用的抗抑郁药物,有较强的镇静和抗焦虑作用。但因目前尚缺乏儿童服用此药对于他们的成长、发育、认知和行为发展的长期安全数据,因此不建议用于 18 岁以下儿童患者,如果基于临床需要,决定服用此药,需要严密地监测患者表现出的自杀症状。成人用法用量为:口服给药,吞服不宜嚼碎,每次 15mg,1 次 /d(最好在临睡前服用),剂量合适时,药物应在 2~4 周内有显著疗效,若效果不够显著,可逐渐加大剂量至获得最佳疗效。但若剂量增加 2~4 周后仍无作用,应停止使用该药。有效剂量通常为 15~45mg/d。建议临睡前服用,也可分次服用(如早晚各服 1 次)。患者应连续服药,最好在症状完全消失 4~6 个月后再逐渐停药。

米氮平常见的副作用有食欲和体重增加、嗜睡、疲乏、头晕,通常发生在服药后的前几周。少见的副作用有体位性低血压、躁狂症、惊厥发作、震颤、肌痉挛、急性骨髓抑制、血清转氨酶水平增高、药疹等。当 SSRI 与其他 5- 羟色胺激活药物合并使用时,可能会出现 5-羟色胺综合征;2 周之内或正在使用单胺氧化酶抑制剂的患者不宜使用米氮平。对于有以下病症者,应注意用药剂量并定期做检查:癫痫和器质性脑综合征、肝损伤、肾损伤、心脏病、低血压、糖尿病等。

2)其他:包括文拉法辛和丁胺苯丙酮等。一部分儿童患者出现急性抑郁发作后,使用氟西汀无法得到缓解,对于这些治疗抵抗性患者,建议使用舍曲林,艾司西酞普兰或文拉法辛也是合理选择之一。如果第一次尝试使用氟西汀,第二次尝试另一种 SSRI 以及第三次尝试文拉法辛均无效,则安非他酮可作为选择之一。

文拉法辛是 5-HT 和去甲肾上腺素再摄取抑制剂,对青少年抑郁症可能有效,且具有良好的抗焦虑作用,但其对儿童抑郁症的疗效和安全性目前尚不明确,临床一般不建议用于儿童抑郁症的治疗。尽管尚无研究直接评估本品对儿童生长、发育和成熟的影响,但先前的研究提示本品可能对身高和体重带来负面的影响,当决定给儿童患者使用本品,尤其是长期用药时,建议定期监测身高和体重。与成年患者相似,儿童患者(6~17 岁)中观察到食欲下降、体重减轻,血压升高和胆固醇水平升高。如果儿童应用文拉法辛,建议定期测查体重和血压。如有持续血压升高,应该停用文拉法辛,长期应用应测查血清胆固醇。

安非他酮是一种新型非典型单环类抗抑郁药,可对儿茶酚胺、多巴胺和去甲肾上腺素系统产生影响,但对 5-HT 系统几乎无影响,尚未确立 18 岁以下儿童患者的安全性和有效性,有研究发现安非他酮对儿童抑郁症有效,耐受性好,但目前尚缺乏多中心临床试验结果支持。常见不良反应包括口干、失眠、头晕、头痛、发热、恶心、呕吐、水肿、皮疹、尿频等。

4. 药物治疗建议 循证医学研究表明认知行为治疗(CBT)、人际心理治疗(IPT)、家庭治疗和行为治疗等心理治疗对抑郁症有一定疗效,且 CBT 治疗儿童和青少年抑郁症在 3 个月内症状减轻,并且可在治疗结束 2 年内维持疗效。同时考虑药物的利弊,有观点认为 CBT 合并氟西汀是较为理想的治疗方法。

儿童抑郁症容易反复发作,因而在急性期治疗症状缓解后,继续 6~12 个月的巩固治疗,如无明显不良反应,抗抑郁药应维持原有剂量,同时继续进行心理治疗。根据抑郁发作的次数和严重程度考虑是否需要维持治疗,一般情况下,单次发作、两次轻度发作或间隔 5 年以上的发作可不采用维持治疗,而三次或者更多次发作,特别是短期内反复发作的,都应接受 1~3 年的维持治疗,治疗应选用用过并取得较好疗效的药物,并定期随访检查,对预防复发有重要作用。

(何艳玲 吴玮哲 欧阳珊)

参考文献

[1] 中华医学会儿科学分会神经学组. 儿童社区获得性细菌性脑膜炎诊断与治疗专家共识 [J]. 中华儿科杂志, 2019, 57 (8): 584-591.

［2］ American Academy of Pediatrics. Herpes simplex. In: Red Book: 2018-2021 Report of the Committee on Infectious Diseases [M]. 31st ed. Kimberlin D W, Brady M T, Jackson M A, Long S S (Eds). Elk Grove Village: American Academy of Pediatrics, 2018: 437.

［3］ American Academy of Pediatrics. Pneumococcal infections. In: Red Book: 2018 Report of the Committee on Infectious Diseases [M]. 31st ed. Kimberlin D W, Brady M T, Jackson M A, Long S S (Eds). Itasca: American Academy of Pediatrics, 2018: 639.

［4］ WEIGELT J A. Empiric treatment options in the management of complicated intra-abdominal infections [J]. Cleveland Clinical Journal of Medicine, 2007, 30 (suppl. 4): s29-37.

［5］ 王卫平, 孙锟, 常立文. 儿科学 [M]. 9 版. 北京: 人民卫生出版社, 2018

［6］ 徐虹, 孙锟, 李智平, 等. 临床药物治疗学. 儿科疾病 [M]. 北京: 人民卫生出版社, 2016.

［7］《抗菌药物临床应用指导原则》修订工作组主编. 抗菌药物临床应用指导原则 (2015 年版)[M]. 北京: 人民卫生出版社, 2015.

［8］ 中华医学会儿科学分会呼吸学组,《中华儿科杂志》编辑委员会. 儿童侵袭性肺部真菌感染诊治指南 (2009 版)[J]. 中华儿科杂志, 2009, 47 (2): 96-98.

［9］《手足口病诊疗指南 (2018 版)》编写专家委员会. 手足口病诊疗指南 (2018 年版)[J]. 中华传染病杂志, 2018, 36 (5): 257-263.

［10］ 江载芳, 王天有, 申昆玲, 等. 诸福棠实用儿科学 [M]. 9 版. 北京: 人民卫生出版社, 2022.

［11］ NICE Guideline Updates Team (UK). Fever in under 5s: assessment and initial management [M]. London: National Institute for Health and Care Excellence (UK), 2019.

［12］ 罗双红, 舒敏, 温杨, 等. 中国 0 至 5 岁儿童病因不明急性发热诊断和处理若干问题循证指南 (标准版)[J]. 中国循证儿科杂志, 2016 (2): 81-96.

［13］ 中华医学会儿科学分会神经学组. 热性惊厥诊断治疗与管理专家共识 (2016)[J]. 中华儿科杂志, 2016, 054 (10): 723-727.

［14］ 申昆玲, 邓力, 李云珠, 等. 支气管舒张剂在儿童呼吸道常见疾病中应用的专家共识 [J]. 临床儿科杂志, 2015 (4): 89-95.

［15］ CAFFREY OSVALD E, CLARKE J R. NICE clinical guideline: bronchiolitis in children [J]. Arch Dis Child Educ Pract Ed, 2016, 101 (1): 46-48.

［16］ 范娟, 李茂军, 吴青, 等. 毛细支气管炎的临床管理——美国儿科学会临床实践指南简介 [J]. 中华实用儿科临床杂志, 2015, 30 (10): 730-732.

［17］《中华儿科杂志》编辑委员会, 中华医学会儿科学分会呼吸学组. 毛细支气管炎诊断、治疗与预防专家共识 (2014 年版)[J]. 中华儿科杂志, 2015, 53 (3): 168-171.

［18］ RALSTON S L, LIEBERTHAL A S, MEISSNER H C, et al. Clinical practice guideline: the diagnosis, management, and prevention of bronchiolitis [J]. Pediatrics, 2014, 134 (5): e1474-e1502.

［19］ 申昆玲, 邓力, 李云珠, 等. 糖皮质激素雾化吸入疗法在儿科应用的专家共识 (2018 年修订版)[J]. 临床儿科杂志, 2018, 36 (2): 95-107.

［20］ BRADLEY J S, BYINGTON C L, SHAH S S, et al. The management of community-acquired pneumonia in infants and children older than 3 months of age: clinical practice guidelines by the Pediatric Infectious Diseases Society and the Infectious Diseases Society of America. Clin Infect Dis [J]. 2011, 53 (7): e25-e76.

［21］ 中华人民共和国国家健康委员会, 国家中医药局. 儿童社区获得性肺炎诊疗规范 (2019 年版)[J]. 中华临床感染病杂志, 2019, 12 (1): 6-13.

［22］ 何礼贤, 肖永红, 陆权, 等. 国家抗微生物治疗指南 [M]. 2 版. 北京: 人民卫生出版社, 2017.

［23］ 桑福德, 范洪伟. 热病——桑福德抗微生物治疗指南 [M]. 北京: 中国协和医科大学出版社, 2021.

［24］ Global Initiative for Asthma. Global Strategy for Asthma Management and Prevention, 2022. https://ginasthma. org/.

［25］ 中华医学会儿科学分会呼吸学组,《中华儿科杂志》编辑委员会. 儿童支气管哮喘诊断与防治指南(2016 年版)[J]. 中华儿科杂志, 2016, 54 (3): 167-181.

［26］ 胡欣, 游一中. 吸入制剂药物治疗的药学监护 [M]. 北京: 人民卫生出版社, 2018.

［27］ 中华耳鼻咽喉头颈外科杂志编辑委员会鼻科组, 中华医学会耳鼻咽喉头颈外科学分会鼻科学组. 中国变应性鼻炎诊断和治疗指南 (2022 年, 修订版)[J]. 中华耳鼻咽喉头颈外科杂志, 2022, 57 (2): 106-129.

［28］ Allergic rhinitis and its impact on asthma (ARIA) guidelines—2016 revision [J]. The Journal of allergy and clinical immunology, 2017, 140 (4).

［29］ 孙立薇, 沙骥超, 孟粹达, 等. 2017 年美国季节性变应性鼻炎治疗循证指南更新解读 [J]. 中国耳鼻咽喉头颈外科, 2018, 25 (04): 26-28.

［30］ 储俊才, 程雷. 变应性鼻炎变应原免疫治疗新指南 [J]. 中国中西医结合耳鼻咽喉科杂志, 2018, 26 (3): 161-162.

［31］ 李华斌, 王向东, 王洪田, 等. 口服 H1 抗组胺药治疗变应性鼻炎 2018 广州共识 [J]. 中国眼耳鼻喉科杂志, 2018, 18 (03): 5-12

［32］ NICE Guideline Updates Team (UK). Epilepsies in children, young people and adults (UK); 2022. www.nice. org. uk/guidance/ng217.

［33］ 中国抗癫痫协会编著. 临床诊疗指南- 癫痫病分册. 2015 修订版 [M]. 北京: 人民卫生出版社, 2015.

［34］ 中华医学会儿科学分会神经学组. 生酮饮食疗法在癫痫及相关神经系统疾病中的应用专家共识 [J]. 中华儿科杂志, 2019, 57 (11): 820-825.

［35］ 李久伟, 方方, 任晓暾等. 他克莫司治疗儿童重症肌无力的疗效研究 [J]. 中国当代儿科杂志, 2020, 22 (9): 964-969.

［36］ 中国免疫学会神经免疫分会. 中国重症肌无力诊断和治疗指南 (2020 版)[J]. 中国神经免疫学和神经病学杂志, 2021, 28 (1): 1-12.

［37］ 中国国家处方集编委会. 中国国家处方集 (化学药品与生物制品卷·儿童版)[M]. 北京: 人民军医出版社, 2013.

［38］ ANDRES M K, ERIC A, MD, DAVID G, et al. Efficacy and tolerability of the new antiepileptic drugs II: Treatment-resistant epilepsy [J]. Neurology, 2018, 91 (2): 82-90.

［39］ VAN DE BEEK D, CABELLOS C, DZUPOVA O, et al. ESCMID guideline: diagnosis and treatment of acute bacterial meningitis [J]. Clin Microbial Infet, 2016, 22: S37-S62.

［40］ STEINER I, BUDKA H, CHAUDHURI A, et al. Viral meningoencephalitis: a review of diagnostic methods and guidelines for management [J]. European Journal of Neurology, 2010, 17: 999-1009.

［41］ KEVIN MESSACAR, MARC FISCHER, SAMUEL R DOMINGUEZ, et al. Encephalitis in US Children [J]. Indect Dis Clin North Am, 2018, 32 (1): 145-162.

［42］ 中国医药教育协会感染疾病专业委员会. 抗菌药物药代动力学/ 药效学理论临床应用专家共识 [J]. 中华结核和呼吸杂志, 2018, 41 (6): 409-446.

［43］ TAKETOMO C K, HODDING J H, KRAUS D M. Pediatric & Neonatal Dosage Handbook [M]. 25th. Lexi-Comp Inc, 2018.

［44］ 中华医学会神经病学分会, 中华医学会神经病学分会周围神经病协作组中, 华医学会神经病学分会肌电图与临床神经电生理学组, 中华医学会神经病学分会神经肌肉病学组. 中国吉兰-巴雷综合征诊治指南 [J]. 中华神经科杂志, 2019, 52 (11): 877-882.

［45］ KORINTHENBERG R, TROLLMANN R, FELDERHOFF-MÜSER U, et. al. Diagnosis and treatment of Guillain-Barr e Syndrome in childhood and adolescence: An evidence-and consensus-based guide-line [J]. European Journal of Paediatric Neurology, 2020,(25): 5-16.

［46］AMELIAEVOLI, GIOVANNI ANTONINI, CARLO ANTOZZI, et. al. Italian recommendations for the diagnosis and treatment of myasthenia gravis [J]. Neurological Sciences, 2019, 40 (6), 1111-1124.

［47］YAMOUT B, SAHRAIAN M, BOHLEG S. et. al. Consensus recommendations for the diagnosis and treatment of multiple sclerosis: 2019 revisions to the MENACTRIMS guidelines Multiple Sclerosis and Related Disorders [J]. Mult Scler Relat Disord, 2020, 37: 101459.

［48］中华医学会儿科学分会神经学组. 热性惊厥诊断治疗与管理专家共识 (2017 实用版)[J]. 中华实用儿科临床杂志, 2017, 32 (18): 1379-1382.

［49］中华医学会儿科学分会内分泌遗传代谢学组,《中华儿科杂志》编辑委员会. 中枢性性早熟诊断与治疗共识 (2015)[J]. 中华儿科杂志, 2015, 53 (6): 412-418.

［50］中华医学会儿科学分会内分泌遗传代谢学组. 中国儿童 1 型糖尿病标准化诊断与治疗专家共识 (2020 版)[J]. 中华儿科杂志, 2020, 58 (6): 447-454.

［51］中华医学会糖尿病学分会. 中国 1 型糖尿病胰岛素治疗指南 [M]. 中华糖尿病杂志, 2016, 8 (10): 591-597.

［52］中华医学会糖尿病学分会神经病变学组. 基础胰岛素临床应用常见问题指导建议——三十三问 [J]. 中华糖尿病杂志, 2020, 12 (5): 8.

［53］张珈宁, 侯新琳. 先天性甲状腺功能减退症: 2020—2021 年欧洲儿科内分泌学学会和欧洲内分泌学学会共识指南更新[J]. 中华新生儿科杂志, 2022, 37 (3): 286-288.

［54］Committee on Pharmaceutical Affairs, Japanese Society for Pediatric Endocrinology, The Pediatric Thyroid Disease Committee, et al. Guidelines for the treatment of childhood-onset Graves' disease in Japan, 2016 [J]. Clin Pediatr Endocrinol, 2017, 26: 29-62.

［55］中华医学会核医学分会. ^{131}I 治疗格雷夫斯甲亢指南 (2021 版)[J]. 中华核医学与分子影像杂志, 2021, 41 (4): 242-253.

［56］王唯, 任艳. 类固醇 21- 羟化酶缺乏导致的先天性肾上腺皮质增生症 2018 年新版指南解读 [J]. 西部医学, 2019, 31 (10): 1484-1492.

［57］中华医学会儿科学分会内分泌遗传代谢学组. 先天性肾上腺皮质增生症 21- 羟化酶缺陷诊治共识 [J]. 中华儿科杂志, 2016 (8): 569-576.

［58］宁光, 马志中, 王卫庆, 等糖皮质激素类药物临床应用指导原则 [J]. 中华内分泌代谢杂志, 2012, 28 (2): 171-202.

［59］杨帆, 蒋小云. 儿童激素敏感、复发/ 依赖肾病综合征诊治循证指南 (2016)[J]. 中华儿科杂志, 2017, 55 (10): 729-734.

［60］高春林, 夏正坤. 激素耐药型肾病综合征诊治循证指南 (2016)[J]. 中华儿科杂志, 2017, 55 (11): 805-809.

［61］ROVIN B H, ADLER S G, BARRATT J, ET A L. KDIGO 2021 clinical practice guideline for the management of glomerular diseases [J]. Kidney international, 2021, 100 (4): S1-S276.

［62］朱春华, 黄松明. 紫癜性肾炎诊治循证指南 (2016)[J]. 中华儿科杂志, 2017, 55 (09): 647-651.

［63］党西强, 易著文. 狼疮性肾炎诊治循证指南 (2016)[J]. 中华儿科杂志, 2018, 56 (02): 88-94.

［64］王芳, 丁洁. 原发性 IgA 肾病诊治循证指南 (2016)[J]. 中华儿科杂志, 2017, 55 (09): 643-646.

［65］DIONNE J M. Evidence-based guidelines for the management of hypertension in children with chronic kidney disease [J]. Pediatric Nephrology, 2015, 30 (11).

［66］徐虹, 沈茜. 泌尿道感染诊治循证指南 (2016)[J]. 中华儿科杂志, 2017, 55 (12): 898-901.

［67］中华医学会儿科学分会免疫学组,《中华儿科杂志》编辑委员会. 儿童过敏性紫癜循证诊治建议 [J]. 中华儿科杂志, 2013, 51 (7): 502-507.

［68］中华医学会儿科学分会免疫学组,《中华儿科杂志》编辑委员会.幼年特发性关节炎 (多/ 少关节型)诊疗建议 [J]. 中华儿科杂志, 2012, 50 (1): 20-25.

［69］李彩凤, 黄新翔, 王永福, 等. 幼年特发性关节炎诊疗规范 [J]. 中华内科杂志, 2022, 61 (2): 142-156.

［70］中华医学会儿科学分会风湿病学组. 幼年特发性关节炎生物制剂及小分子靶向药物治疗专家共识(2022 版)[J]. 中华实用儿科临床杂志, 2022, 37 (14): 1066-1073.

［71］中国中西医结合学会消化系统疾病专业委员会.慢性萎缩性胃炎中西医结合诊疗共识意见(2017 年)[J].中国中西医结合消化杂志, 2018, 26 (2): 121-131.

［72］中华医学会消化病学分会. 中国慢性胃炎共识意见精简版 (2017 年, 上海)[J]. 上海医学, 2017, 40 (12): 705-708.

［73］WORLD SOCIETY OF EMERGENCY SURGERY. Perforated and bleeding peptic ulcer: WSES guidelines [J]. World J Emerg Surg, 2020, 15: 3.

［74］中华消化杂志编辑委员会. 消化性溃疡诊断与治疗规范 (2016 年, 西安)[J]. 中华消化杂志, 2016, 36 (8): 508-513.

［75］中华医学会儿科学分会, 临床药理学组. 儿童质子泵抑制剂合理使用专家共识 2019 [J]. 中国实用儿科杂志, 2019, 34 (12): 977-981.

［76］中华消化杂志编辑委员会. 急性非静脉曲张性上消化道出血多学科防治专家共识 (2019 版)[J]. 中华消化外科杂志, 2019, 18 (12): 1094-1100.

［77］中华医学会儿科学分会消化学组. 儿童幽门螺杆菌感染诊治专家共识 [J]. 中华儿科杂志, 2015, 53 (7): 496-498.

［78］INTERNATION CONSENSUS UPPER GASTROINTESTINAL BLEEDING CONFERENCE GROUP. Management of Nonvariceal Upper Gastrointestinal Bleeding: Guideline Recommendations From the International Consensus Group [J]. Ann Intern Med, 2019, 68 (5): 776-789.

［79］中华医学杂志编辑委员会, 中国医师协会内镜医师分会. 急性非静脉曲张性上消化道出血诊治指南 (2018 年, 杭州)[J]. 中华内科杂志, 2019, 58 (3): 173-180.

［80］BRITISH SOCIETY OF GASTROENTEROLOGY. Diagnosis and management of acute lower gastro-intestinal bleeding: guidelines from the British Society of Gastroenterology [J]. Gut, 2019, 68(5): 776-789.

［81］中国医师协会检验医师分会, 感染性疾病检验医学专家委员会. 中国成人艰难梭菌感染诊断和治疗专家共识 [J]. 协和医学杂志, 2017, 8 (2-3): 131-138.

［82］Italian Society of Colorectal Surgery. Inflammatory bowel disease position statement of the Italian Society of Colorectal Surgery (SICCR): Crohn's disease [J]. Tech Coloproctol, 2020, 24 (5): 421-448.

［83］European Cron's and Colitis Organisation. ECCO Guidelines on Therapeutics in Crohn's Disease: medical treatment [J]. J Crohns Colitis, 2020, 14 (1): 4-22.

［84］Infectious Diseases Society of America. 2017 Infectious Diseases Society of America Clinical Practice Guidelines for the Diagnosis and Management of Infectious Diarrhea [J]. Clin Infect Dis, 2017, 65 (12): e45-e80.

［85］中华医学会儿科学分会消化学组. 中国儿童急性感染性腹泻病临床实践指南 [J]. 中华儿科杂志, 2016, 54 (7): 483-488.

［86］Federation of Internation Societies of Pediatric Gastroenterology, Hepatology, And Nutrition. Universal Recommendations for the Management of Acute Diarrhea in Nonmalnourished Children [J]. J Pediatr Gastroenterol Nutr, 2018, 67 (5): 586-593.

［87］American Society of Colon and Rectal Surgeons. The American Society of Colon and Rectal Surgeons' Clinical Practice Guideline for the Evaluation and Management of Constipation [J]. Dis Colon Rectum,

2016, 59 (6): 479-492.

[88] European Society for Paediatric Gastroenterology, Hepatology, and Nutrition. North American Society for Pediatric Gastroenterology, Hepatology, and Nutrition. Evaluation and treatment of functional constipation in infants and children: evidence-based recommendations from espghan and naspghan [J]. J Pediatr Gastroenterol Nutr, 2014, 58 (2): 258-274.

[89] European Association for the Study of the Liver. EASL Clinical Practical Guidelines on the management of acute (fulminant) liver failure [J]. J Hepatol, 2017, 66 (5): 1047-1081.

[90] American College of Gastroenterology. ACG Clinical Guideline: The Diagnosis and Management of Idiosyncratic Drug-Induced Liver Injury [J]. Am J Gastroenterol, 2014, 109 (7), 950-966.

[91] 中华医学会肝病学分会药物性肝病学组. 药物性肝损伤诊治指南 [J]. 中华肝脏病杂志, 2015, 23 (11): 810-820.

[92] 段晴冀蔓, 李中跃. 儿童药物性肝损害的诊治进展 [J]. 中华实用儿科临床杂志, 2016, 31 (7): 554-556.

[93] 刘春峰. 儿童心力衰竭诊治—需要关注的一些变化 [J]. 中国小儿急救医学, 2017, 24 (3): 161-164.

[94] 钱阳明, 洪钿. 儿童心力衰竭的诊断与治疗进展 [J]. 中华实用儿科临床杂志, 2020, 35 (1): 14-17.

[95] PRICE J F. Congestive heart failure in children [J]. Pediatr Rev, 2019, 40 (2): 60-70.

[96] 中华医学会儿科学分会心血管学组, 中华医学会儿科学分会风湿学组, 中华医学会儿科学分会免疫学组, 等. 川崎病诊断和急性期治疗专家共识 [J]. 中华儿科杂志, 2022, 60 (1): 6-13.

[97] MCCRINDLE B W, ROWLEY A H, NEWBURGER J W, et al. Diagnosis, treatment, and long-term management of Kawasaki disease: a scientific statement for health professionals from the American Heart Association [J]. Circulation, 2017, 135 (17): e927-e999.

[98] NIENKE DE G, NOORTJE G, SEZA O, et al. European consensus-based recommendations for the diagnosis and treatment of Kawasaki disease-the SHARE initiative [J]. Rheumatology, 2019, 58 (4): 672-682.

[99] 国家药典委员会. 中华人民共和国药典临床用药须知. 2015 版 [M]. 北京: 中国医药科技出版社, 2017.

[100] 中国中医药研究促进会中西医结合心血管病预防与康复专业员会高血压专家员会, 北京高血压防治协会, 中国高血压联盟, 北京大学医学部血管健康研究中心. 特殊类型高血压临床诊治要点专家建议 [J]. 中国全科医学, 2020, 23 (10): 1202-1228.

[101] 国家卫生计生委合理用药专家委员会, 中国医师协会高血压专业委员会. 高血压合理用药指南 (第 2 版) [J]. 中国医学前沿杂志 (电子版), 2017, 9 (7): 28-126.

[102] 中国医师协会急诊医师分会, 中国高血压联盟, 北京高血压防治协会. 中国急诊高血压诊疗专家共识 (2017 修订版)[J]. 中国急救医学, 2018, 38 (1): 1-13.

[103] 胺碘酮规范应用专家建议专家写作组. 胺碘酮规范应用专家建议 [J]. 中华内科杂志, 2019, 58 (4): 258-264.

[104] 中国生物医学工程学会心律分会心律失常药物工作委员会. 索他洛尔抗心律失常中国专家共识 [J]. 中国循环杂志, 2019, 34 (8): 741-751.

[105] KLIEGMAN R M, STANTON B F, ST GEME III J W, et al. Nelson textbook of pediatrics [M]. Edition 20. Philadelphia: Elservier, 2016.

[106] LURBE R, AGABITI-ROSEI E, CRUICKSHANK J K, et al. 2016 European Society of Hypertension guidelines for the management of high blood pressure in children and adolescents [J]. J Hypertens, 2016, 34 (10): 1887-1920.

[107] FLYNN J T, KAEBLER D C, BAKER-SMITH C M, et al. Clinical Practice Guideline for Screening

and Management of High Blood Pressure in Children and Adolescents [J]. Pediatrics, 2017, 140 (3): e20171904.

[108] NERENBERG K A, ZARNKE K B, LEUNG A A, et al. Hypertension Canada's 2018 Guidelines for Diagnosis, Risk Assessment, Prevention, and Treatment of Hypertension in Adults and Children [J]. Can J Cardiol, 2018, 34 (5): 506-525.

[109] CROSSON J E, CALLANS D J, BRADLEY D J, et al. PACES/HRS expert consensus statement on the evaluation and management of ventricular arrhythmias in the child with a structurally normal herat [J]. Heart Rhytm, 2014, 11 (9): e55-e78.

[110] BRUGADA J, BLOM N, SARQUELLA-BRUGADA G, et al. Pharmacological and non-pharmaco-logical therapy for arrhythmias in the pediatric population: EHRA and AEPC-Arrhythmia Working Group joint consensus statement [J]. Europace, 2013, 15 (9): 1337-1382.

[111] FAZIO G, VISCONTI C, D'ANGELO L, et al. Pharmacological therapy in children with atrial fibril-lation and atrial flutter [J]. Curr Pharm Des, 2008, 14 (8): 770-775.

[112] NCCN Clinical Practice Guidelines in Oncology. Pediatric Acute Lymphoblastic Leukemia, Version 1, 2022.

[113] SHEN S, CHEN X, CAI J, et al. Effect of Dasatinib vs Imatinib in the Treatment of Pediatric Philadel-phia Chromosome-Positive Acute Lymphoblastic Leukemia: A Randomized Clinical Trial [J]. JAMA Oncol, 2020, 6 (3): 358-366.

[114] HIJIYA N, ZWAAN C M, RIZZARI C, et al. Pharmacokinetics of Nilotinib in Pediatric Patients with Philadelphia Chromosome-Positive Chronic Myeloid Leukemia or Acute Lymphoblastic Leukemia [J]. Clin Cancer Res, 2020, 26 (4): 812-820.

[115] KIM D Y, JOO Y D, LIM S N, et al. Nilotinib combined with multiagent chemotherapy for newly diagnosed Philadelphia-positive acute lymphoblastic leukemia [J]. Blood, 2015, 126 (6): 746-56.

[116] LUCA L N, GIULIO P, EMANUELA C, et al. Feasible and effective administration of Bortezomib with Rituximab in children with relapsed/resistant B-cell precursor acute lymphoblastic leukemia (BCP-ALL): A step toward the first line" [J]. Pediatr Hematol Oncol, 2019, 36 (7): 438-444.

[117] YEO K K, GAYNON P S, FU C H, et al. Bortezomib, Dexamethasone, Mitoxantrone, and Vinorel-bine (BDMV): An Active Reinduction Regimen for Children With Relapsed Acute Lymphoblastic Leukemia and Asparaginase Intolerance [J]. J Pediatr Hematol Oncol, 2016, 38: 345-349.

[118] YANG Y D, JULIE W S, TRACEY F J, et al. Clinical efficacy of ruxolitinib and chemotherapy in a child with Philadelphia chromosome-like acute lymphoblastic leukemia with GOLGA5-JAK2 fusion and induction failure [J]. Haematologica, 2018, 103 (9): e427-e431.

[119] KATHRYN G R. Why and how to treat Ph-like ALL？[J]. Best Pract Res Clin Haematol, 2018, 31 (4): 351-356.

[120] LESLEY J S. Azacitidine: A Review in Myelodysplastic Syndromes and Acute Myeloid Leukaemia [J]. Drugs, 2016, 76 (8): 889-900.

[121] COURTNEY D D, KEITH P, VINOD P, et al. Venetoclax combined with decitabine or azacitidine in treatment-naive, elderly patients with acute myeloid leukemia [J]. Blood, 2019, 133 (1): 7-17.

[122] WINTERS A C, GUTMAN J A, PUREV E, et al. Real-world experience of venetoclax with azaciti-dine for untreated patients with acute myeloid leukemia [J]. Blood Adv, 201, 22, 3 (20): 2911-2919.

[123] BRIAN A J, DANIEL A P. How we use venetoclax with hypomethylating agents for the treatment of newly diagnosed patients with acute myeloid leukemia [J]. Leukemia, 2019, 33 (12): 2795-2804.

[124] MARTIN W S, SUSAN K W, BRAUN J T, et al. Acute myeloid leukemia induction with cladribine:

Outcomes by age and leukemia risk [J]. Leuk Res, 2018, 68: 72-78.

［125］ AYMAN Q, WALED B, LIEN Q, et al. Cladribine in the remission induction of adult acute myeloid leukemia: where do we stand？[J]. Ann Hematol, 2019, 98 (3): 561-579.

［126］ ZHOU A, HAN Q, SONG H, et al. Efficacy and toxicity of cladribine for the treatment of refractory acute myeloid leukemia: a meta-analysis [J]. Drug Des Devel Ther, 2019, 13: 1867-1878.

［127］ PEIPEI Y, RENZHI P, JIE J, et al. Modified cladribine, cytarabine, and G-CSF as a salvage regimen in patients with relapsed/refractory acute myeloid leukemia: a bridge to myeloablative allogeneic hematopoietic stem cell transplantation [J]. Ann Hematol, 2019, 98 (9): 2073-2080.

［128］ Chinese Society of Hematology, Chinese Medical Association, 中华医学会血液学分会. 骨髓增生异常综合征中国诊断与治疗指南 (2019 年)[J]. 中华血液学杂志, 2019, 40 (2): 88-97.

［129］ 中华医学会儿科学分会血液学组,《中华儿科杂志》编辑委员会. 儿童骨髓增生异常综合征诊断与治疗中国专家共识 (2015 年版)[J]. 中华儿科杂志, 2015, 53 (11): 804-809.

［130］ 中华医学会儿科学分会新生儿学组,《中华儿科杂志》编辑委员会. 新生儿高胆红素血症诊断和治疗专家共识 [J]. 中华儿科杂志, 2014, 52 (10): 745-748.

［131］《新生儿黄疸规范化用药指导专家建议》专家编写组. 新生儿黄疸规范化用药指导专家建议 [J]. 中国医药导报 2019, 16 (27): 105-109.

［132］ 邵肖梅, 叶鸿瑁, 丘小汕, 等. 实用新生儿学 [M]. 5 版. 北京: 人民卫生出版社, 2019.

［133］ 中华医学会肠外肠内营养学分会儿科学组. 中国新生儿营养支持临床应用指南 [J]. 中华小儿外科杂志, 2013, 34 (10): 782-787.

［134］ MIHATSCH W A, BREAGGER C, BRONSKY J. ESPGHAN/ESPEN/ESPR/CSPEN guidelines on pediatric parenteral nutrition [J]. Clin Nutr, 2018, 37 (6 Pt B): 2303-2305.

［135］ JOCHUM F, MOLTU S J, SENTERRE T, et al. ESPGHAN/ESPEN/ESPR/CSPEN guidelines on pediatric parenteral nutrition: Fluid and electrolytes [J]. Clin Nutr, 2018, 37 (6 Pt B): 2344-2353.

［136］ JOOSTEN K, EMBLETON N, YAN W, et al. ESPGHAN/ESPEN/ESPR/CSPEN guidelines on pediatric parenteral nutrition: Energy [J]. Clin Nutr, 2018, 37 (6 Pt B): 2309-2314.

［137］ VAN GOUDOEVER J B, CARNIELLI V, DARMAUN D, et al. ESPGHAN/ESPEN/ESPR/CSPEN guidelines on pediatric parenteral nutrition: Amino acids [J]. Clin Nutr, 2018, 37 (6 Pt B): 2315-2323.

［138］ MESOTTEN D, JOOSTEN K, VAN KEMPEN, et al. ESPGHAN/ESPEN/ESPR/CSPEN guidelines on pediatric parenteral nutrition: Carbohydrates [J]. Clin Nutr, 2018, 37 (6 Pt B): 2337-2343.

［139］ LAPILLONNE A, FIDLER MIS N, GOULET O, et al. ESPGHAN/ESPEN/ESPR/CSPEN guidelines on pediatric parenteral nutrition: Lipids [J]. Clin Nutr, 2018, 37 (6 Pt B): 2324-2336.

［140］ BRONSKY J, CAMPOY C, BRAEGGER C. ESPGHAN/ESPEN/ESPR/CSPEN guidelines on pediatric parenteral nutrition: Vitamins [J]. Clin Nutr, 2018, 37 (6 Pt B): 2366-2378.

［141］ MIHATSCH W, FEWTRELL M, GOULET O, et al. ESPGHAN/ESPEN/ESPR/CSPEN guidelines on pediatric parenteral nutrition: Calcium, phosphorus and magnesium [J]. Clin Nutr, 2018, 37 (6 Pt B): 2360-2365.

［142］ DOMELLOF M, SZITANYI P, SIMCHOWITZ V, et al. ESPGHAN/ESPEN/ESPR/CSPEN guidelines on pediatric parenteral nutrition: Iron and trace minerals [J]. Clin Nutr, 2018, 37 (6 Pt B): 2354-2359.

［143］ 中华医学会儿科学分会新生儿学组,《中华儿科杂志》编辑委员会. 新生儿肺动脉高压诊治专家共识 [J]. 2017, 55 (3): 163-168

［144］ DAVID G S, VIRGILIO C, GORM G, et al. 欧洲新生儿呼吸窘迫综合征防治共识指南: 2016 版 [J]. 中华儿科杂志, 55 (03), 169-176.

［145］ 中国医师协会新生儿科医师分会, 早产儿呼吸窘迫综合征早期防治专家共识 [J]. 中华实用儿科

临床杂志, 2018, 33 (6): 438-439.

［146］陈超. 新生儿坏死性小肠结肠炎的临床问题及防治策略 [J]. 中华儿科杂志, 2013, 51 (5): 321-325.

［147］王雪莲, 陈超. 新生儿坏死性小肠结肠炎的病因及危险因素研究进展 [J]. 中华儿科杂志, 2013, 51 (5): 340-344.

［148］陈洁, 程茜, 黄瑛, 等. 益生菌儿科临床应用循证指南 [J]. 中国实用儿科杂志, 2017 (2): 6-15.

［149］SOLOMKIN J S, MAZUSKI J E, BRADLEY J S, et al. Diagnosis and management of complicated intra-abdominal infection in adults and children: guidelines by the Surgical Infection Society and the Infectious Diseases Society of America [J]. Surgical infections, 2010, 11 (1): 79-109.

［150］DESHPANDE G, RAO S, PATOLE S. Probiotics for prevention of necrotising enterocolitis in preterm neonates with very low birthweight: a systematic review of randomised controlled trials [J]. Lancet, 2007, 369 (9573): 1614-1620.

［151］ATHALYE-JAPE G, DESHPANDE G, RAO S, et al. Benefits of probiotics on enteral nutrition in preterm neonates: a systematic review [J]. Am J Clin Nutr, 2014, 100 (6): 1508-1519.

［152］湖南省新生儿医疗质量控制中心, 湖南省医学会围产医学专业委员会新生儿学组. 早产儿早发型败血症的诊断与抗生素使用建议: 湖南省新生儿科专家共识 [J]. 中国当代儿科杂志, 2020, 22 (1): 1-6.

［153］中华医学会儿科学分会新生儿学组, 中国医师协会新生儿科医师分会感染专业委员会. 新生儿败血症诊断及治疗专家共识 (2019 年版)[J]. 中华儿科杂志, 2019, 057 (004): 252-257.

［154］曹云, 程国强, 侯新琳, 等. 新生儿细菌性脑膜炎病因、诊断与治疗 [J]. 中华围产医学杂志, 2016, 19 (12): 881-884.

［155］MICHAEL J R, JENNIFER L E, THOMAS P L, et al. Therapeutic monitoring of vancomycin for serious methicillin-resistant Staphylococcus aureus infections: A revised consensus guideline and review by the American Society of Health-System Pharmacists, the Infectious Diseases Society of America, the Pediatric Infectious Diseases Society, and the Society of Infectious Diseases Pharmacists [J]. Am J Health Syst Pharm, 2020, 77 (11): 835-864.

［156］卫生部新生儿疾病重点实验室, 复旦大学附属儿科医院,《中国循证儿科杂志》编辑部. 足月儿缺氧缺血性脑病循证治疗指南 (2011- 标准版)[J]. 中国循证儿科杂志, 2011, 06 (5): 327-335.

［157］中华医学会神经外科学分会小儿学组, 中华医学会神经外科学分会神经重症协作组,《甘露醇治疗颅内压增高中国专家共识》编写委员会. 甘露醇治疗颅内压增高中国专家共识 [J]. 中华医学杂志, 2019, 99 (23): 1763-1766.

［158］CARNEY N, TOTTEN A M, O'REILLY C, et al. Brain Trauma Foundation. Guidelines for the management of severe traumatic brain injury, fourth edition [J]. Neurosurgery, 2017, 80 (1): 6-15.

［159］KOCHANEK P M, CARNEY N, ADELSON P D, et al. "Guidelines for the Acute Medical Management of Severe Traumatic Brain Injury in Infants, Children, and Adolescents--Second Edition" [J]. Pediatr Crit Care Med, 2012, 13 (Suppl 1): 1-82.

［160］Queensland Clinical Guidelines Steering Committee. Newborn hypoglycaemia [J]. Queensland, 2013: S1-S21.

［161］SCOTT L W, MARK J P, WALEED A, et al. Surviving Sepsis Campaign International Guidelines for the Management of Septic Shock and Sepsis-Associated Organ Dysfunction in Children [J]. Intensive Care Med, 2020, 46 (Suppl 1): 10-67.

［162］中华医学会儿科学分会急救学组, 中华医学会急诊医学分会儿科学组, 中国医师协会儿童重症医师分会. 儿童脓毒性休克 (感染性休克) 诊治专家共识 (2015 版)[J]. 中华实用儿科临床杂志, 2015, 30 (22): 1687-1691.

［163］ 中华医学会儿科学分会急救学组, 中华医学会急诊医学分会儿科学组, 中国医师协会儿童重症医师分会. 中国儿童重症监护病房镇痛和镇静治疗专家共识 (2018 版)[J]. 中华儿科杂志, 2019, 57 (5): 324-330.

［164］ National Institute for Health and Care Excellence (NICE). Acute kidney injury: prevention, detection and management [R/OL]. (2019-12-18) [2022-10-11]. https://www.nice.org.uk/guidance/ng148.

［165］ 中华医学会感染病学分会肝衰竭与人工肝学组, 中华医学会肝病学分会重型肝病与人工肝学组. 肝衰竭诊治指南 (2018 年版)[J]. 临床肝胆病杂志, 2019, 35 (1): 38-44.

［166］ TRACY G, SHLOMO S, DAVID G, et al. Evidence-Based Guideline: Treatment of Convulsive Status Epilepticus in Children and Adults: Report of the Guideline Committee of the American Epilepsy Society [J]. Epilepsy Curr, 2016, 16 (1): 48-61.

［167］ BROPHY G M, BELL R, CLAASSEN J, et al. Guidelines for the Evaluation and Management of Status Epilepticus [J]. Neurocrit Care, 2012, 17 (1): 3-23.

［168］ RONDON H, BADIREDDY M. Hyponatremia [M]. In: StatPearls. Treasure Island (FL): StatPearls Publishing. 2022 Jan.

［169］ 中华医学会外科学分会胰腺外科学组. 中国急性胰腺炎诊治指南 (2021)[J]. 中华外科杂志, 2021, 59 (7): 10.

［170］ BHANGU A, SØREIDE K, DI SAVERIO S, et al. Acute appendicitis: modern understanding of pathogenesis, diagnosis, and management [J]. The Lancet, 386. 10000 (2015): 1278-1287.

［171］ WANG C, LI Y, JI Y. Intravenous versus intravenous/oral antibiotics for perforated appendicitis in pediatric patients: a systematic review and meta-analysis.[J]. BMC pediatrics, 2019, 19 (1): 407.

［172］ SAVERIO S D, PODDA M, SIMONEBD B D, et al. Diagnosis and treatment of acute appendicitis: 2020 update of the WSES Jerusalem guidelines [J]. World Journal of Emergency Surgery, 2020, 15 (1): 27.

［173］ 吴秀文, 任建安. 国内外腹腔感染诊治指南解读 [J]. 中华胃肠外科杂志, 2020, 23 (11): 1023-1027.

［174］ European Association for the Study of the Liver (EASL). EASL Clinical Practice Guidelines on the prevention, diagnosis and treatment of gallstones [J]. Journal of Hepatology, 2016, 65 (1): 146-181.

［175］ SHABANZADEH D M, CHRISTENSEN D W, EWERTSEN C, et al. National clinical practice guidelines for the treatment of symptomatic gallstone disease: 2021 recommendations from the Danish Surgical Society [J]. Scandinavian Journal of Surgery, 2022, 111 (3): 11-30.

［176］ European Association for the Study of the Liver, Electronic address: easloffice@easloffice. eu, European Association for the Study of the Liver, et al. EASL Clinical Practice Guidelines: The diagnosis and management of patients with primary biliary cholangitis [J]. Journal of Hepatology, 2017, 67 (1): 145-172.

［177］ FABIO T, ISABEL W C E. AREND S. Latest development in the synthesis of ursodeoxycholic acid (UDCA): a critical review [J]. Beilstein J Org Chem, 2018, 14: 470-483.

［178］ GIANPIERO M, GREGORIOS P, LARS A, et al. Endoscopic management of common bile duct stones: European Society of Gastrointestinal Endoscopy (ESGE) guideline [J]. Endoscopy, 2019, 51 (5): 472-491.

［179］ 赵禹博, 王锡山. 恶性肠梗阻的诊断与治疗 [J]. 中华结直肠疾病电子杂志, 2015, 4 (5): 538-539.

［180］ 中华医学会外科学分会外科感染与重症医学学组. 中国腹腔感染诊治指南 (2019 版)[J]. 中国实用外科杂志, 2020, 40 (1): 1-16.

［181］ AMARA Y, LEPPANIEMI A, CATENA F, et al. Diagnosis and management of small bowel obstruction in virgin abdomen: a WSES position paper [J]. World Journal of Emergency Surgery, 2021, 16 (1): 36.

［182］　赵玉沛, 杨尹默, 楼文晖, 等. 外科病人围手术期液体治疗专家共识 (2015)[J]. 中国实用外科杂志, 2015 (09): 48-54.

［183］　GREENBERG J A, JONATHAN H, MOHAMMAD B, et al. Clinical practice guideline: management of acute pancreatitis [J]. Canadian Journal of Surgery, 2016, 59 (2): 128-140.

［184］　FREEMAN A J, MAQBOOL A, BELLIN M D, et al. Medical Management of Chronic Pancreatitis in Children: A Position Paper by the North American Society for Pediatric Gastroenterology, Hepatology, and Nutrition Pancreas Committee [J]. Journal of Pediatric Gastroenterology and Nutrition, 2021, 72 (2): 324-340.

［185］　汤佳美, 刘志峰. 胆道闭锁 Kasai 术后胆管炎的病因及诊治进展 [J]. 中国小儿急救医学, 2020, 27 (2): 139-143.

［186］　中华医学会小儿外科学分会肝胆外科学组, 中国医师协会器官移植医师分会儿童器官移植学组. 胆道闭锁诊断及治疗指南 (2018 版)[J]. 中华小儿外科杂志, 2019, 40 (5): 392-398.

［187］　中华医学会小儿外科学分会肝胆外科学组. 胆道闭锁 Kasai 术后胆管炎诊疗专家共识 (2022 版)[J]. 中华小儿外科杂志, 2022, 43 (9): 769-774.

［188］　张兴国, 胡丽娜. 临床药物治疗学各论 (下册)[M]. 北京: 人民卫生出版社, 2018: 1-31.

［189］　吴永佩. 临床药物治疗学- 感染性疾病 [M]. 北京: 人民卫生出版社, 2017: 285-288.

［190］　卓超, 钟南山. 骨关节外科相关感染的抗菌药物应用 [J]. 中华关节外科杂志 (电子版), 2014,(6): 817-819.

［191］　Italian Pediatric TB Study Group. Recommendations Concerning the First-Line Treatment of Children with Tuberculosis [J]. Paediatr Drugs, 2015, 25: 206-212.

［192］　NAHID P, DORMAN S E, ALIPANAH N, et al. Official American Thoracic Society/Ceenters for Disease Control and Prevention/Infectious Society of America Clinical Practice Guidelines: Treatment of Drug-Susceptible Tuberculosis [J]. Clin Infect Dis, 2016, 63: e147.

［193］　中国防痨协会. 耐药结核病化学治疗指南 (2019 年简版)[J]. 中国防痨杂志, 2019, 41 (10): 1025-1072.

［194］　中华医学会肠外肠内营养学分会儿科协作组. 中国儿科肠内肠外营养支持临床应用指南 [J]. 中华儿科杂志, 2010, 48 (6): 436-441.

［195］　中国短肠综合征治疗协作组. 中国短肠综合征诊疗共识 (2016 年版, 南京)[J]. 中华胃肠外科杂志, 2017, 20 (1): 1-8.

［196］　罗优优, 陈洁. 儿童炎症性肠病的营养治疗 [J]. 中华实用儿科临床杂志, 2019, 34 (7): 485-487.

［197］　许玲芬, 孙梅. 儿童急性胰腺炎的营养支持疗法 [J]. 中华实用儿科临床杂志, 2019, 34 (7): 492-495.

［198］　郑毅, 中华医学会. 儿童注意缺陷多动障碍防治指南 [M]. 北京: 北京大学医学出版社, 2007.

［199］　中华医学会儿科学分会神经学组. 儿童抽动障碍的诊断与治疗建议 [J]. 中华儿科杂志, 2013, 51 (1): 72.

［200］　刘智胜, 秦炯, 王家勤, 等. 儿童抽动障碍诊断与治疗专家共识 (2017 实用版)[J]. 中华实用儿科临床杂志, 2017, 32 (15): 1137-1140.

［201］　中华医学会儿科学分会发育行为学组. 注意缺陷多动障碍早期识别、规范诊断和治疗的儿科专家共识 [J]. 中华儿科杂志, 2020, 58 (03): 188-193.

［202］　WOLRAICH M L, HAGAN JR J F, ALLAN C, et al. Clinical Practice Guideline for the Diagnosis, Evaluation, and Treatment of Attention-Deficit/Hyperactivity Disorder in Children and Adolescents [J]. American Academy of Pediatrics, 2019, 144 (4): e20192528

［203］　VERDELLEN C. European clinical guidelines for Tourette Syndrome and other tic disorders. Part Ⅲ : behavioural and psychosocial interventionS [J]. Eur Child Adolesc Psychiatry, 2011, 20: 197.

［204］ MULLEN S. Major depressive disorder in children and adolescents [J]. Ment Health Clin, 2018, 8 (6): 275-283.

［205］ CHEUNG A H, ZUCKERBROT R A, JENSEN P S, et al. Guidelines for Adolescent Depression in Primary Care (GLAD-PC): Part Ⅱ. Treatment and ongoing management [J]. Pediatrics, 2018, 141 (3): e20174082.

［206］ IGNASZEWSKI M J, WASLICK B. Update on randomized placebo-controlled trials in the past decade for treatment of major depressive disorder in child and adolescent patients: a systematic review [J]. J Child Adolesc Psychopharmacol, 2018, 28 (10): 668-675.

第四章

儿科临床药师能级体系的建立

第一节　临床药师能级体系的构建及职业发展通道设计

临床药学是医院药学的重要组成部分,也是医院药学发展的方向。2002年颁布的《医疗机构药事管理暂行规定》已明确了临床药学的工作内容,提出逐步建立临床药师制,并规定了临床药师的职责。2011年颁布的《医疗机构药事管理规定》更清晰地规定了临床药学和临床药师的含义,明确了临床药师的工作职责,确立临床药师的地位,发挥临床药师的作用,从而确保患者的利益,减少医疗责任事故的发生。

我国临床药学起步较晚,儿科临床药学学科发展相对滞后,卫生部于2005年在第一批临床药师培训专业中开设了儿科用药专业,目前已培养了一批儿科临床药师。但临床药师人才教育和培养目前仍存在一定的不足和局限性。在美国、欧洲等临床药学学科建设发展较早的国家,已开展并建立了一套较为完善的临床药学服务体系,并根据儿科药物治疗的特殊性,对儿科临床药师建立并实行了更为细致的工作模式和有针对性的人才培养制度。对此,国内多家医院正在不断探索,通过开展人力资源管理项目,探索临床药师人才梯队建设与绩效管理的模式,对促进临床药师的培养和管理起到积极作用。上海交通大学医学院附属新华医院(以下简称新华医院)为全国首家儿科用药专业临床药师培训基地,并联合全国21家具有儿科临床药师培训经验的医疗机构共同编撰本书。本章节主要内容借鉴新华医院建立的临床药师能级体系。

一、临床药学人才梯队建设规划

目前临床药学发展的瓶颈之一是临床药学专业人才的缺乏,包括人员数量不足、专业能力欠缺,尤其是专家级人才匮乏。临床药师人才梯队的建设需要进行长期规划,建立培养和发展的架构,包括制订人才准入标准、确定岗位能力要求、制订专业培训规划、建立绩效考评体系,建立适应临床药师的职业发展通道。

(一)制订人才准入标准

设定担任临床药师必须的准入资格,普通药师经过培养和考核之后才能担任临床药师。新华医院临床药师的准入标准规定:具有本科及以上学历、在药学部各调剂岗位轮转满1~3年,由本人提出申请,同时经过科主任和高年资临床药师的考核后,可有条件地进入临床药师组,担任见习临床药师。见习临床药师在经过一段时间的培训和工作经验积累并符合条件后,可由本人提出申请,通过科室临床药师考核组的考核,可参加能级评定,按照年限和工作成绩,逐级升级,成为初、中级乃至高级临床药师。总体来说,儿科临床药师的能级体系和发展架构同样适用于其他专科。

1. 见习儿科临床药师准入条件

(1)本科以上学历(必须包含药学学历)。

(2)获得药师职称。

(3)药学本科学历者需在药剂科各调剂岗位轮转满 5 年,具有研究生教育学历或临床药学专业者需要在药剂科各个岗位轮转满 1~3 年,或已通过中国医院协会药事管理专业委员会或中华医学会临床药师培训基地培训 1 年并通过考核的人员。

(4)经过科室主任和临床药师组长的面试考核,合格者进入临床药师组,成为见习儿科临床药师。

2. 初级儿科临床药师准入条件

(1)见习儿科临床药师工作满 1 年,可申请参加临床药师能级测评。

(2)已经过中国医院协会药事管理专业委员会或中华医学会临床药师规范化培训 1 年并通过考核的人员,可申请直接参加临床药师能级测评。

(3)已获得中级以上(含)药师职称人员可在担任见习临床药师满半年时,申请参加临床药师能级测评。

(4)经过专业能力测评,达到初级儿科临床药师各项标准:即在最近 6 个月的平均业绩达到初级临床药师的要求,考核合格后,可晋级为初级儿科临床药师。

3. 中级儿科临床药师准入条件

(1)基本条件:职称为中级以上(含)药师职称人员,经中国医院协会药事管理专业委员会或中华医学会临床药师培训基地培训 1 年并通过考核;工作经历:①初级临床药师满 2 年;②已具有副高级药师职称(含)以上者在见习期满 1 年,可直接申请。

(2)准入条件:①初级临床药师期间最后 1 年业绩指标达标[月平均业绩 ≥ 中级临床药师指标,业绩达成率(稳定程度)≥ 9 个月]。②已具有副高级药师职称(含)以上者,最后 6 个月业绩指标达标[月平均业绩 ≥ 中级临床药师指标,业绩达成率(稳定程度)≥ 5 个月]。

(3)资格评定:胜任力问卷 60%+ 案例测评 40%。

(4)能级评定:资格评定合格者,根据科室名额,择优成为中级儿科临床药师。

4. 高级儿科临床药师准入条件

(1)基本条件:职称为副主任药师(含)以上;经过中国医院协会药事管理专业委员会或中华医学会临床药师培训基地培训 1 年并通过考核;工作经历:中级临床药师满 3 年。

(2)准入条件:中级临床药师期间最后 1 年业绩指标达标[月平均业绩 ≥ 高级临床药师指标,业绩达成率(稳定程度)≥ 9 个月]。

(3)资格评定:胜任力问卷 60%+ 案例测评 40%。

(4)能级评定:资格评定合格者,根据科室名额,择优成为高级儿科临床药师。

(二) 确定岗位能力要求

各能级儿科临床药师所需承担的岗位能力要求是不同的,随着能级的提升,临床药师将承担更多体现较高专业水平的药学服务工作。以新华医院药学部为例,各能级儿科临床药师岗位能力要求见表 4-1-1。

表 4-1-1　各能级儿科临床药师的岗位能力要求

能级	查房	药物咨询	治疗方案设计	带教工作	病例讨论	培训交流	临床讲课	会诊
初级儿科临床药师	独立查房,具有和所在病区的专科医生对话的能力	能在第一时间或通过查阅文献,独立回答临床的药物咨询	参与临床住院医师及以上医师的治疗方案讨论,并被接受建议至少3例/月	能协助带教见习临床药师	参与负责病区的病例讨论并能发表个人观点	参加相关培训或会议,并能在相关培训或会议上提出问题	可在上级临床药师的指导下承担临床科室讲课任务	了解药物治疗结果与评价方法,能与高年资临床药师一起参与会诊任务
中级儿科临床药师	独立查房,准确回答临床医生提出的用药问题	能在第一时间回答临床的药物咨询	参与临床主治医师以及以上医师的治疗方案讨论,并被接受建议至少3例/月,至少包括1例重症和复杂疾病	能够独立带教,指导新职工	能带教低年资临床药师参与病例讨论,能够对复杂病情的专科用药进行系统、深入的分析	参加相关培训或会议,并能在相关培训或会议上发表观点或讨论	可以独立承担并结合具体病例为临床科室讲课	熟悉药物治疗结果评价方法,独立承担普通会诊任务
高级儿科临床药师	独立查房,与临床医生能很好地沟通交流,建议被采纳	能在第一时间回答临床的药物咨询,并能对相关资料进行归纳总结	参与临床主任医师的治疗方案讨论,并被接受建议至少5例/月,至少包括3例重症和复杂疾病	能对新职工给予系统的培训	能带教低年资临床药师参与病例讨论,能够对复杂病情的专科用药进行系统、深入的分析	参加相关培训或会议,并能在相关培训或会议上讲课	进行具有专业深度的临床讲课,能进行市级以上的大会讲课	能够针对复杂、疑难病例进行会诊,制订合理的药物治疗方案,有良性治疗结果的案例

二、制订专业培训规划,培养专科化临床药师

全科化方式培养出来的临床药师,在深入临床工作时会感到方向不明、专业不精、信心不足。可以参照临床医学分科管理的经验,培养专科的临床药师。临床药师的专科化发展目标并不强求临床药师在广泛的医药领域"全面开花",而是采取"各个击破"的办法,从专科角度入手,这一点与医学科学发展的客观规律相符。新华医院儿科一直是医院的特色学科,药学部对于儿科临床药学也极为重视。2006 年,作为中国医院协会首批国家临床药师培训基地,制订了"儿科用药"专业一年期临床药师培训标准,并从专科入手,根据临床药师专科化发展的要求,设置包括儿科感染、儿科呼吸、儿科重症监护病房(ICU专业)、儿科血液、儿科神经内科、儿科消化营养、儿科骨科等儿科亚专业方向,培训要求涵盖了各亚专业临床基础知识、药物基础知识、临床用药实践技能。同时兼顾综合能力的培养,包括学习能力、沟通与交流技能、文字与语言表达能力、分析和协调能力。根据岗位能力的具体要求制订相应的培训规划,并针对不同人员的能力来制订有重点的个性化培训方案。

以儿科感染亚专业方向为例,儿科感染专业临床药师培训要求见下。①第一年:熟

悉细菌学基础知识,包括微生物学及其耐药机制,熟悉常用的细菌学检查方法,熟悉常见的病原菌和药敏试验情况;掌握抗菌药物基础知识,包括各种抗菌药物的作用机制、药效学、药动学、适应证、常用剂量和给药方法、不良反应、禁忌证、药物相互作用;熟悉各种常见感染性疾病的临床表现、临床过程及治疗规范;掌握药历书写的方法。②第 2~3 年:熟悉工作病区常见致病微生物及其耐药情况;掌握各种常见感染性疾病的临床表现、临床过程及治疗规范;掌握抗感染药物治疗感染性疾病的疗程及终点判断;当使用抗感染药物治疗感染性疾病疗效不佳时,能够进行药物因素分析以及其他影响疗效的原因分析;掌握常用抗感染药物引起的常见不良反应的临床表现和处理方法。③第 4~5 年:掌握抗感染药物的经验用药方案设计;掌握个体化给药方案的设计,熟练掌握抗感染药物个体化给药剂量的计算方法;掌握血药浓度测定结果的意义,能对结果进行合理解释和正确利用;掌握对重症感染患者进行用药方案建议或会诊的技能。

三、职业发展通道设计

现有的药学专业职称系列并不完全适用于儿科临床药师,应制订适合儿科临床药师的职业发展规划和通道,使儿科临床药师有明确的工作方向和职业发展方向,有利于儿科临床药师对所从事的事业建立信心和明确的个人发展目标。新华医院药学部首次尝试设立儿科临床药师能级系列,即根据临床药师能力水平的不同设置不同的能级,如初级儿科临床药师、中级儿科临床药师和高级儿科临床药师,建立评估标准,并规定各能级儿科临床药师的工作内容。

(一)儿科临床药师能级的评定

临床药师能级体系作为一种职业发展通道,指引未来职业发展方向,是基于胜任力模型的分级标准,每一能级的入级标准是胜任该能级岗位的起点水平;临床药师可清晰地知道晋级到下一能级岗位的要求,做好通往下一能级岗位的发展规划。

临床药师能级岗位的晋升需具备相应的药师职称、临床药学工作年限并通过相应的能级评定考核。新华医院药学部规定:各能级临床药师需具有相应的药师职称,如中级临床药师需具有主管药师职称的基本条件。各能级临床药师须具有的从事临床药学工作最低年限为:初级 1 年,中级 3 年,高级 6 年。临床药师能级评定考核包括:临床药师岗位能力测评(包括专业能力和综合能力)和案例测评。前者通过对既往工作的考评得出测评结果,后者通过临床药师案例分析答辩、评委专家组(包括药学专家和医学专家)集体测评的方式,考察临床药师在案例中提供临床药学服务的能力,并通过现场回答专家提问,考察临床药师的专业能力。儿科临床药师能级评定的具体要求见表 4-1-2。

表 4-1-2　儿科临床药师能级评定的具体要求

项目	初级(儿科)临床药师	中级(儿科)临床药师	高级(儿科)临床药师
药师职称	药师以上(含)	主管药师以上(含)	副主任药师以上(含)
临床药师工作年限	1 年	3 年	6 年
案例测评	≥3.5	≥4.0	≥4.5
业绩考核	须达到初级业绩指标	须达到中级业绩指标	须达到高级业绩指标

（二）胜任力测评

通过访谈和数据收集，收集现有临床药师在岗人员及上下级对岗位能力及所对应的典型行为的看法，确定胜任关键岗位时各项能力的等级要求，建立胜任力素质模型，包括①反映工作态度方面的素质特点：责任心、学习能力、纪律性、团队合作等。②反映专业能力方面的素质特点：专业知识、分析能力、沟通协调能力、药学服务能力。

（三）案例测评

案例测评是一种接近现场工作情境的情境测评形式，主要测评的是专业能力；测评目的是能尽量贴近临床药师日常的工作情况，相对真实地反映和观察出被测人员的能力水平。

临床药师专业能力测评以案例考核的形式进行，由被测评者在规定时间内对本人提交的案例进行个人观点的阐述，测评委员会对被测评者的论述进行打分和提问。测评委员会成员应具有副高以上专业技术职称，至少包括临床医学专家2人、临床药学专家3人。测评流程分为病例描述、病例分析和提问答辩三个环节；测评的结果用于发展性评估，作为临床药师在培养发展过程中不同阶段的能力评估。

案例测评关注的内容包括以下几个方面。①病例简述：病例描述是否完整；表达是否清晰、有层次。②观点陈述：能够参与到临床治疗方案决策过程中，发挥临床药师的作用；对问题的分析有一定的深度，能够按层次逐步细化，能运用循证医学分析问题。③提问答辩：准确回答临床药学服务问题；对问题的分析有一定的深度，能够按层次逐步细化；能够在有限的时间内准确且清晰地表达个人观点，所阐述的内容能够让评分委员理解。案例测评评分方案参见案例测评现场评分表（表4-1-3）。

表4-1-3　案例测评现场评分表

委员现场评分方案						
评委成员	科主任	科室副主任	本专业组长（1位）	其他专业组长（2位）	本专业临床专家（2位）	其他专业临床专家（4位）
评分权重	1.2	1.1	0.95	0.9	0.95	0.9

四、界定各能级临床药师的工作内容和难度系数

不同能级临床药师应具有不同的工作内容，避免笼统、含糊的职责界定，较高能级的临床药师应负责需较高专业水平的临床药学服务，并肩负带教较低能级临床药师的责任。初级临床药师的工作内容有查房、药物咨询、参与治疗方案设计、病例讨论和培训交流，而高级临床药师的工作内容对上述基本要求有所弱化，更强调临床讲课、多学科联合会诊（MDT）、参与危重病患救治和培训带教的任务。同时，对于每项临床药学服务工作均有基本的数量和质量要求；如对药师查房、用药咨询、用药建议、用药教育、会诊等临床药学服务项目规定每月必须完成的基本数量，且同一能级内不同工作年限的数量指标逐年递增；质量评价方面，如对于药物咨询、用药建议、会诊等临床药学服务项目，则根据不同能级的标准，分别设立不同的评价维度和相应难度系数，以体现服务质量的差异，能级越高，要求系数越大。各能级儿科临床药师的重点工作内容见表4-1-4和药学服务工作的质量评价标准见表4-1-5。

表 4-1-4　各能级儿科临床药师的重点工作内容

临床药师能级	从事儿科临床药师的时间	重点工作内容
见习儿科临床药师	第 1 年	查房、药物咨询、治疗方案设计、培训交流
初级儿科临床药师	第 2~3 年	查房、药物咨询、治疗方案设计、病例讨论、培训交流、临床讲课、会诊
中级儿科临床药师	第 4~6 年	查房、药物咨询、治疗方案设计、病例讨论、培训交流、临床讲课、会诊、培训带教
高级儿科临床药师	第 7 年及以上	培训交流、临床讲课、多学科联合会诊（MDT）、危重患者会诊、培训带教

表 4-1-5　各能级（儿科）临床药师药学服务工作的质量评价标准

临床药学服务内容	评价项目	系数 0.9	系数 0.95	系数 1.0
药物咨询（初级临床药师重点关注）	解决问题的复杂程度	一般药学信息（说明书）	运用较复杂的药学信息	汇总整理（大于 5 个药物）
	服务对象	初级医师	中级医师	高级医师
用药建议（中级临床药师重点关注）	解决问题的复杂程度	调整用法用量	调整疗程	改变方案
	服务对象	初级医师	中级医师	高级医师
	治疗结果	无明显疗效	好转后有反复	痊愈
会诊（高级临床药师重点关注）	解决问题的复杂程度	一般患者	ICU 非重症疾病	重症疾病
	服务对象	初级医师	中级医师	高级医师
	治疗结果	无明显疗效	好转后有反复	痊愈

五、儿科临床药师职业通道设计

按照以往的职业发展模式，基层业务员工成为业务骨干后，有可能往管理岗位发展，成为基层管理者，进而发展成为中层和高层管理者。然而受管理岗位名额的限制，使临床药师的发展通道受到限制，传统的药学专业职称系列并不完全适用于临床药师。除了管理岗位职业发展通道外，设置适合儿科临床药师的发展通道，是对儿科临床药师工作的激励，将有利于增强儿科临床药师的职业发展信心。在新华医院药学部的设置中，初级儿科临床药师的能级系数类同于部门组长，中级儿科临床药师的能级系数类同于科主任助理，高级儿科临床药师的能级系数类同于科副主任。

通过儿科临床药师能级体系的建立，探索儿科临床药师的职业发展规划，对现有的儿科临床药师按不同的标准匹配为不同的能级，每个能级对应相应的职责任务，也对应相应的绩效回报。新晋级的儿科临床药师按从低到高的发展通道逐步升级，在每一阶段都有相应的培训计划和下一步发展目标，使儿科临床药师的发展按计划进行，避免所有儿科临床药师使用同一个工作任务标准和薪酬标准，有效缓解临床药师成长过程中的盲目感，明确前进的方向。通过对临床药师制度和人才梯队建设方面的不断摸索和实践,可以有效促进儿科临床药学工作的开展,有助于培养一批能服务于临床、有利于提高医疗质量的儿科临床药师队伍。

第二节　见习儿科临床药师的主要职责和岗位规范

见习儿科临床药师一般为从事临床药师岗位的第 1 年,临床药师的日常业务占见习儿科临床药师工作内容的 95%,具体包括:参加临床查房,进行药学咨询、医嘱审核、用药教育、用药建议、全医嘱病史调查,书写药历、药物不良反应(ADR)报告,出具药物相关基因检测报告和治疗药物监测(TDM)用药方案调整报告等。

一、见习儿科临床药师的主要职责

(一)临床查房相关工作(60%)

1. 临床查房与协同查房工作　查房是初级临床药师的主要工作,占工作内容 60%。查房前进行病例预习,做好预习记录,开展临床查房工作,给临床医护人员用药指导,做好查房记录,对来自医生、护士、患者的用药咨询,进行详细解答,做好"临床药师用药咨询记录",并做好"查房药历";此外,配合上级领导进行协同查房工作,每次协查后在"协同查房观察表"签字确认。

2. 药学咨询　对来自医生、护士、患者的用药咨询,进行详细解答,并在"临床药师工作站"中做好"临床药师用药咨询记录"。

3. 医嘱审核　每个查房日完成相应的医嘱审核任务,记录应符合规范、及时、完整;记录不合理医嘱并反馈给临床,若临床接受则补登记一条建议。

4. TDM/基因检测　完成新的 TDM、基因检测项目调研,及时完成检测报告,并反馈给临床。

5. 疑难病例讨论　负责在当次讨论结束后及时做成记录并归档。每月完成总结报告并提交组长审核,组长审核后上报科室主任。

6. 用药教育　完成规定次数的患者日常或出院用药教育,形成用药教育材料并备案。

7. 用药建议　参与临床病例讨论,提出用药建议,并登录临床药师信息管理平台,做好相关记录。日常查房过程中,跟踪观察患者采纳/不采纳用药建议之后的病情变化情况,进而补充完善用药建议。

(二)其他临床药学工作(20%)

1. 定期开展的其他临床药学工作

(1)每月开展不良反应监测等工作,填写"药品不良反应报告表",报科室不良反应申报员。

(2)每月开展全医嘱使用调查工作,抽查病史,完成"全医嘱病史调查报告"。

(3)定期开展药品专项调查,形成"药品专项调查报告"。

(4)每月向质控部门上报抗菌药物使用调查报告。

(5)完成抗菌药物监测的相关工作,每半年向"全国抗菌药物临床应用监测网"报告。

2. 组会　参与小组内例行工作会议,完成各类上级检查报告。

3. 不定期开展其他临床药学工作 包括：接听用药咨询电话，接受网络药物咨询，参加科室药物咨询工作，参加社区用药咨询。

4.《药讯》的编写与修订工作 根据《药讯》等刊物安排，收集相关资料（包括文章、图片、药品信息等），撰写相关文章，在刊物定期出版前1个月交稿。

5. 完成上级领导临时交办的任务。

（三）培训与发展(20%)

1. 参加科内业务培训 接受科室组织的相关业务学习培训；接受科室组织的相关管理知识培训。

2. 院外学术交流与继续教育培训 参加继续教育培训；参加临床药师培训以及国内外药学院校线上、线下培训；参加院外学术交流，参加临床药学专业知识培训。

3. 科研工作

(1) 撰写科研论文。

(2) 积极申报各级课题，开展科研工作。

二、见习儿科临床药师的岗位规范

详见表4-2-1。

表4-2-1 见习儿科临床药师的岗位规范

岗位资格	学历与专业	本科及以上学历； 药学、临床药学、中药学或相关专业
	职称与证书	药士及以上
	资历与经验	药学本科及硕士需满足3年以上部门轮转相关工作经验； 药学博士需满足1年以上部门轮转相关工作经验
	竞聘条件	临床药师组轮转结束后： (1)临床药师胜任力素质模型词典"通用胜任力"项目下所有分项目各自平均分能达到B级水平。 (2)临床药师胜任力素质模型词典"专业胜任力"项目下所有分项目各自平均分能达到B级水平
职能要求	技能、能力	责任心、学习能力、沟通能力
	知识	药学专业基础知识
培训经历	基础培训	药学专业课程
	发展培训	临床药学课程
工作特征	使用工具、设备	办公软件、医院信息系统、临床药师工作平台
	工作环境	主要在某几个相对固定的临床科室和药学部门之间进行工作交流
	工作时间	正常班制：一般情况下，周一至周五上班，每日自8时开始到17时结束，特殊任务由组织安排
其他要求	身体健康	

第三节 初级儿科临床药师的主要职责和岗位规范

初级儿科临床药师一般为从事临床药师岗位的第 2~3 年。在从事见习儿科临床药师岗位满 1 年以上，业绩指标达到初级儿科临床药师的能级要求后，可申请参加初级儿科临床药师能级评定。在科室统一组织的能级评定中通过的药师，可正式成为初级儿科临床药师。临床药师日常业务同样占初级儿科临床药师工作内容的 95%，除了见习儿科临床药师应完成的查房、药学咨询、用药建议、医嘱审核、用药教育、全医嘱病史调查、ADR 报告、疑难病例讨论、出具药物相关基因检测报告和 TDM 用药方案调整报告等基本工作之外，初级儿科临床药师还增加了院内会诊的要求。

一、初级儿科临床药师的主要职责

（一）临床查房相关工作（60%）

临床查房与协同查房工作、药学咨询、用药建议、医嘱审核、TDM/基因检测、疑难病例讨论、用药教育等工作与见习儿科临床药师要求一致。此外，要求初级儿科临床药师参与临床药学会诊，提出会诊意见，填写"会诊记录"，每月例数提交专业组长汇总，上报主任助理与主任。

（二）其他临床药学工作（20%）

除完成见习儿科临床药师所要求的工作以外，还要定期开展院内讲课/开展药学教育，包括：参与科室业务学习讲课、为临床科室进行药学讲课和参与在校生药学课程授课。

（三）培训与发展（20%）

1. **参与临床药师培训基地日常工作**

（1）根据培训计划的安排，带教学员，给予学员指导，辅导学员完成考核任务。

（2）督促学员定期接受临床药师培训基地组织的各项培训，检查并批改各类培训记录，如查房日志、药历、典型病例分析、抗菌药物使用调查报告、咨询记录、用药建议记录、不良反应报告等。

（3）指导学员撰写临床药学病例讨论材料；辅导学员做好病例讨论主讲。

（4）按照基地考核要求，参与考题设计。

（5）定期接受临床药师培训基地组织的各项培训及考核。

2. **参加科内业务培训** 接受科室组织的相关业务学习培训；接受科室组织的相关管理知识培训。

3. **参加院外学术交流与继续教育培训**

（1）参加继续教育培训。

（2）参加临床药师学员培训、师资培训、国外药学院校培训。

（3）参加院外学术交流，安排参与者传达会议内容。

（4）参加临床药学专业知识培训。

4. **科研工作**

（1）撰写论文。

（2）积极申报各级课题，开展科研工作。

二、初级儿科临床药师的岗位规范

详见表 4-3-1。

表 4-3-1　初级儿科临床药师的岗位规范

岗位资格	学历与专业	本科及以上学历； 药学、临床药学、中药学或相关专业
	职称与证书	药师及以上
	资历与经验	药学本科及硕士需满足 3 年以上部门轮转相关工作经验； 药学博士需满足 1 年以上部门轮转相关工作经验； 满足见习儿科临床药师 1 年工作经验
	竞聘条件	(1)临床药师胜任力素质模型词典"通用胜任力"项目下所有分项目各自平均分能达到 B~C 级水平。 (2)临床药师胜任力素质模型词典"专业胜任力"项目下所有分项目各自平均分能达到 B~C 级水平。 (3)欲申请晋级者：既往 1 年连续业绩须符合欲晋级能级标准，须同时符合平均业绩≥欲晋级指标，以及业绩达成率(稳定程度)≥75%。 (4)已取得高职称申请低级别能级者，绩效考察年限为半年(6 个月)
职能要求	技能、能力	责任心、学习能力、沟通能力
	知识	抗感染专业基础知识、诊断学基础知识、临床化验指标解读基础知识、药理学及临床药理学基础知识、药学相关法律和法规
培训经历	基础培训	药学专业知识培训课程、药学信息检索培训课程
	发展培训	语言表达和沟通能力相关培训
工作特征	使用工具/设备	办公软件、医院信息系统、临床药师信息管理平台
	工作环境	日常业务有相对固定的科室，必要时在不同部门/科室之间进行工作交流，如临床药理实验室的日常业务交流
	工作时间	正常班制：一般情况下，周一至周五上班，每日自 8 时开始到 17 时结束，特殊任务由组织安排
其他要求	身体健康	

第四节　中级儿科临床药师的主要职责和岗位规范

从事初级儿科临床药师岗位满 2 年以上、被医院聘任为主管药师、达到中级儿科临床药师能级要求的临床药师，可申请参加中级儿科临床药师能级评定。在科室统一组织的能级评定中通过的药师，可正式成为中级儿科临床药师。

中级儿科临床药师具备较为丰富的临床药学工作经验，能够胜任临床药学日常工作，并带教下级药师和临床药师培训学员。中级儿科临床药师的日常工作项目和初级儿科临床药师基本相同，但应完成的次数和要求有所不同，具体工作量的要求将在第五章详细阐述。

一、中级儿科临床药师的主要职责

（一）临床查房相关工作（60%）

1. 临床查房与协同查房工作　药学咨询、用药建议、医嘱审核、TDM／基因检测、用药教育要求同见习儿科临床药师，会诊要求同初级儿科临床药师。

2. 疑难病例讨论　①将在查房中记录的病例资料按相应格式要求汇总整理成病例讨论材料；②主讲者在病历讨论会议上讲读病例材料，并作病例分析，其他临床药师对主讲者的病例展开讨论，提出问题；③主讲者负责在当次讨论结束后及时做成记录并归档；④每月完成总结报告，提交组长审核，组长审核后上报科室主任。

（二）其他临床药学工作（20%）

除完成初级儿科临床药师所要求的工作以外，还要定期开展各类药物专项点评。

（三）培训与发展（20%）

1. 参与临床药师培训基地日常工作

(1) 根据培训计划的安排，带教学员，给予学员指导，辅导学员完成考核任务。

(2) 督促学员定期接受临床药师培训基地组织的各项培训，检查并批改各类培训记录，如查房日志、药历、典型病例分析、抗菌药物使用调查报告、咨询记录、用药建议记录、不良反应报告等。

(3) 指导学员撰写临床药学病例讨论材料；辅导学员做好病例讨论主讲。

(4) 按照培训基地考核要求，参与考题设计。

2. 定期接受临床药师培训基地组织的各项培训及考核

(1) 参加科内业务培训。

(2) 接受科室组织的相关业务学习培训。

(3) 接受科室组织的相关管理知识培训。

3. 参加院外学术交流与继续教育培训与科研工作　同初级儿科临床药师。

二、中级儿科临床药师的岗位规范

详见表 4-4-1。

表 4-4-1　中级儿科临床药师的岗位规范

岗位资格	学历与专业	本科及以上学历； 药学、临床药学、中药学或相关专业
	职称与证书	主管药师（中级）及以上，中国医院协会药事管理专业委员会或中华医学会临床药师培训基地颁发的学员合格证书
	资历与经验	药学本科及硕士需满足 3 年以上部门轮转相关工作经验； 药学博士需满足 1 年以上部门轮转相关工作经验； 在原能级须满足 2 年工作经验
	竞聘条件	(1) 临床药师胜任力素质模型词典"通用胜任力"项目下所有分项目各自平均分能达到 C~D 级水平。

岗位资格	竞聘条件	(2)临床药师胜任力素质模型词典"专业胜任力"项目下所有分项目各自平均分能达到C~D级水平。 (3)欲申请晋级者：既往1年连续业绩须符合欲晋级能级标准，须同时符合平均业绩≥欲晋级指标，以及业绩达成率(稳定程度)≥75%。 (4)已取得高职称申请低级别能级者，绩效考察年限为半年(6个月)
职能要求	技能、能力	学习能力、沟通能力、理解判断能力、分析总结能力
	知识	药学专业知识、基础管理知识、统计学知识
培训经历	基础培训	药学专业课程、临床医学相关课程、临床药学课程
	发展培训	临床药师带教培训
工作特征	使用工具/设备	办公软件、医院信息系统、临床药师工作平台、统计软件
	工作环境	日常业务有相对固定的科室，必要时在不同部门/科室之间进行工作交流，如临床药理实验室的日常业务交流、有一定的业内对外交流
	工作时间	正常班制：一般情况下，周一至周五上班，每日自8时开始到17时结束，特殊任务由组织安排
其他要求	身体健康	

第五节 高级儿科临床药师的主要职责和岗位规范

从事中级儿科临床药师岗位满3年以上、被医院聘任为高级职称药师、达到高级临床药师能级要求的临床药师，可申请参加高级儿科临床药师能级评定。在科室统一组织的能级评定中通过的药师，可正式成为高级儿科临床药师。

高级儿科临床药师具备丰富的临床药学工作经验，能够胜任临床药学所有工作，并带教下级药师和临床药师培训学员，同时增加了参与院内多学科联合会诊(MDT)和危重患者会诊的要求。高级儿科临床药师一般从事管理岗工作，作为部门负责人对各级药师进行日常管理和绩效考核，并领导团队达成工作目标。

一、高级儿科临床药师的主要职责

(一)临床查房相关工作(60%)

1. 临床查房与协同查房工作 药学咨询、用药建议、医嘱审核、TDM/基因检测、用药教育、会诊要求同中级儿科临床药师。

2. 开展多学科联合会诊(MDT) 参与院内多学科联合会诊(MDT)，为患者提供精准的治疗方案，为临床医生提供及时有效的支持。

(二)其他临床药学工作(20%)

除完成中级儿科临床药师所要求的工作以外，还需审核"药品专项调查报告"。

(三)培训与发展(20%)

1. 参与临床药师培训基地日常工作

(1)根据培训计划的安排，带教学员，给予学员指导，辅导学员完成考核任务。

（2）督促学员定期接受临床药师培训基地组织的各项培训，检查并批改各类培训记录，如查房日志、药历、典型病例分析、抗菌药物使用调查报告、咨询记录、用药建议记录、不良反应报告等。

（3）指导学员撰写临床药学病例讨论材料；辅导学员做好病例讨论主讲。

（4）按照培训基地考核要求，参与考题设计。

2. 定期接受临床药师培训基地组织的各项培训及考核

（1）参加科内业务培训。

（2）接受科室组织的相关业务学习培训。

（3）接受科室组织的相关管理知识培训。

3. 参加院外学术交流与继续教育培训

（1）参加继续教育培训。

（2）参加国外药学院校培训。

（3）参加院外学术交流，安排参与者传达会议内容。

（4）参加临床药学专业知识培训。

4. 科研工作

（1）撰写科研论文。

（2）积极申报各级课题，开展科研工作。

二、高级儿科临床药师的岗位规范

详见表 4-5-1。

表 4-5-1 高级儿科临床药师的岗位规范

岗位资格	学历与专业	硕士及以上学历； 药学、临床药学、中药学或相关专业
	职称与证书	副主任药师及以上、中国医院协会药事管理专业委员会或中华医学会临床药师培训基地颁发的学员合格证书
	资历与经验	药学本科及硕士需满足 3 年以上部门轮转相关工作经验； 药学博士需满足 1 年以上部门轮转相关工作经验； 在原能级须满足 3 年工作年限
	竞聘条件	（1）临床药师胜任力素质模型词典"通用胜任力"项目下所有分项目各自平均分能达到 D~E 级水平。 （2）临床药师胜任力素质模型词典"专业胜任力"项目下所有分项目各自平均分能达到 D~E 级水平。 （3）欲申请晋级者：既往 1 年连续业绩须符合欲晋级能级标准，须同时符合平均业绩 ≥ 欲晋级指标，以及业绩达成率（稳定程度）≥75%。 （4）已取得高职称申请低级别能级者，绩效考察年限为半年（6 个月）
职能要求	技能、能力	创新能力、人际沟通能力、学习能力、分析总结能力
	知识	临床药物治疗学、循证医学及临床科研设计相关知识、统计学应用知识

续表

培训经历	基础培训	药学专业课程、业务管理、临床药师一年规范化培训
	发展培训	临床药师带教培训、国内外先进医院临床药学工作进修培训
工作特征	使用工具/设备	电脑、办公软件、医院信息系统、临床药师信息管理平台、统计软件
	工作环境	日常业务有相对固定的科室，必要时在不同部门/科室之间进行工作交流，如临床药理实验室的日常业务交流，时常会有业内对外交流
	工作时间	正常班制：一般情况下，周一至周五上班，每日自8时开始到17时结束，特殊任务由组织安排
其他要求	身体健康	

第六节　儿科临床药师专业组管理岗位的主要职责和岗位规范

一、儿科临床药师专业组管理岗位的主要职责

（一）日常业务与管理（35%）

此处以专业组长的管理工作为主要内容。

1. 临床查房相关管理工作

(1)按三级协同查房机制对分管专业组组员进行协同查房，对查房过程进行评分与查房后辅导，填写协同查房观察表。

(2)按三级协同查房机制接受分管主任对专业组组长进行协同查房。

(3)指导组员规范查房工作流程，做好查房预习工作和查房工作，参与临床病例讨论。

(4)督促组员完成医嘱审核、审核不合理医嘱相关记录，辅导组员一起分析不合理医嘱临床接受情况。

(5)督促组员对临床各类咨询及时反馈，并做好咨询记录。

(6)督促组员参与临床治疗方案的讨论，提出用药建议，并做好用药建议记录。

(7)督促指导组员及时做好临床药学会诊，填写会诊记录。

(8)组织专业组内疑难病例讨论，并做好记录。

(9)督促组员完成月度总结和年度总结。

(10)督促与检查临床查房工作各项记录的登记情况，包括查房记录、咨询记录、用药建议记录；对患者未采纳用药建议的情况进行集中讨论分析。

(11)督促指导组员完成规定次数的患者日常或出院用药教育。

(12)督促指导组员完成TDM/基因检测报告，并及时与临床反馈。

(13)督促指导组员为临床进行药学讲座。

2. 药物使用监测管理

(1)督促组员按时完成每月的抗菌药物使用调查，并完成总结报告。

(2)督促组员按时完成药品专项调查报告和医嘱审核报告。

(3)督促指导组员对抗菌调查报告内容与临床进行沟通。

(4)督促组员按时完成市抗菌药物监测网的工作。

(5)配合院部和科室完成抗菌药物使用监测的其他工作。

3. 督促临床药师培训基地工作的开展

(1)根据培训计划,制订各专业培训要求。

(2)组织组员完成理论课的教学,检查学员上课记录。

(3)督促学员定期接受临床药师培训基地组织的各项培训,检查培训记录,如查房日志、药历、典型病例分析、抗菌药物使用调查报告、咨询记录、用药建议记录、不良反应报告等。

(4)督促组员做好培训基地的学员的带教,检查带教记录。

(5)督促组员和学员定期参与病例讨论,检查病例讨论记录。

(6)每季度组织对学员的考核,完成考核记录。

4. 督促药学信息工作的开展　阶段性向信息管理员提出药学信息工作需改进的方向和建议。

5. 其他临床药学工作

(1)督促组员落实不良反应监测工作;安排不良反应报告培训,检查"药品不良反应报告表"的填写情况。

(2)每月定期组织各专业组内的工作交流会议。

(3)汇总与审核专业组组员上交的各类临床服务报告。

(4)督促完成各类上课任务。

(5)督促完成专业组内各类咨询工作包括电话咨询。

(6)督促完成《药讯》《药品手册》的编写与修订工作。

(7)配合科室医疗干事执行科级以上检查工作。

(8)协助上级落实重点专科临床药师制建设方面工作的开展。

(9)执行重点专科临床药师制建设项目的实施计划。

(10)组织督导组员执行重点专科临床药师制建设项目的具体实施工作。

(11)负责重点专科建设项目在专业组内的调配工作。

(二)儿科临床药师具体业务工作(35%)

1. 开展临床查房相关工作

(1)病历预习,了解患者的病史和各项检验指标,做好预习记录。

(2)临床查房,给临床医护人员用药指导,做好查房记录。

(3)回答医生、护士、患者的用药咨询及电话咨询,参加科室药物咨询工作,做好咨询纪录。

(4)参与临床病例讨论,提出用药建议,做好用药建议记录。

(5)参与临床药学会诊。

(6)参与专业组内病例讨论。

2. 医嘱审核　每个查房日完成相应的医嘱审核任务,记录应符合规范、及时、完整;不合理医嘱及时登记记录并反馈给临床,若临床接受则补登记一条建议。

3. 用药教育　完成规定次数的患者日常或出院用药教育,并形成并备案用药教育材料;督促组员完成用药教育,并做好用药教育材料记录。

4. TDM/基因检测

(1)督促组员开拓新的TDM/基因检测项目,把握调研工作进度。

(2)及时完成检测报告,并反馈给临床。

(3)定期完成总结报告,及时上交主任助理,报告科室主任。

5. 其他临床药学工作

(1)开展不良反应监测等工作,填写"药品不良反应报告表",报科室不良反应申报员。

(2)定期开展抗菌药物使用调查工作,每月抽查病史,写"抗菌药物使用报告"。

(3)每月向质控部门上报抗菌药物使用调查报告。

(4)完成"抗菌药物监测网"的相关工作,向监测网报告。

(5)参加社区用药咨询。

6. 承担各类教学任务。

7. 积极申报各级课题,开展科研工作。

8. 参与《药讯》《药品手册》的编写与修订工作。

9. 参与临床药师培训基地日常工作

(1)根据培训计划的安排,带教学员,给予学员指导。

(2)督促学员定期接受临床药师培训基地组织的各项培训,检查各项培训记录。

(3)参与临床药学病例讨论。

(4)定期接受临床药师培训基地组织的各项培训。

(三)工作计划、组织与制度管理(10%)

1. 专业组内工作计划管理

(1)制定本专业组的工作计划。

(2)决策本专业组的日常工作。

(3)年度工作总结向分管副主任/主任汇报工作计划及工作进度等。

2. 监督、执行各项管理制度和院纪、院规等

(1)督查各项规章制度、劳动纪律、安全防范措施执行情况,落实临床药师工作的各项要求。

(2)制定、优化部门管理制度。

(3)为科室管理制度的制定和修改提出拟订方案或合理化建议。

(4)执行临床药学组管理制度。

(5)根据管理制度,制定或优化本专业组工作的管理实施细则。

(6)参与制定/完善/优化临床药学组的业务流程,岗位职责制度和工作操作规程。

(四)培训与发展(10%)

1. 参加科内业务培训 接受科室组织的相关业务学习培训;接受科室组织的相关管理知识培训。

2. 开展药学教育 包括参与科室业务学习讲课、为临床科室进行药学讲课以及参与在校生药学课程授课。

3. 参加院外学术交流与各类培训

(1)参加临床药师学员证、师资培训、国外药学院校培训以及继续教育培训。

(2)参加院外学术交流,安排参与者传达会议内容。

(3)参加临床药学专业知识培训。

(4)安排本专业组人员参与继续教育培训或学习活动。

4. 科研工作 撰写论文、申报课题等。

5. 能级晋升 积极参加并争取获得临床药师的能级晋升资质。

（五）人员管理与行政管理（10%）

1. 人员管理

（1）人员沟通，与组员交流工作方法和思想状况。

（2）绩效考核，组内奖金的计算和发放。

（3）团队建设，组织员工参加团队建设方面的培训。

（4）临床药师能级晋升。

2. 科室会议管理

（1）定期参加（或根据主任指令组织）各类会议，如小组长会议、科务会议等。

（2）召集小组现场人员举行小组会议，传达和落实院部或科室布置的任务并传阅会议记录告知组员、阅后签名。

（3）负责召集会议时，负责会议资料的准备、会议室的预定、会议纪要的整理。

（4）了解和听取组员对布置的任务落实执行情况及反馈意见。

二、儿科临床药师专业组管理岗位的岗位规范

此处以专业组长的岗位规范为例，详见表 4-6-1。

表 4-6-1　儿科临床药师专业组长的岗位规范

岗位资格	学历与专业	学历：本科及以上； 专业：药学相关专业
	职称与证书	职称：主管药师及以上； 证书：中国医院协会药事管理专业委员会或中华医学会临床药师培训基地颁发的合格证（以上两者皆备）
	资历与经验	从事临床药学相关工作经验大于 5 年
	竞聘条件	①有较强的首问负责精神，遇事不推诿，积极组织各方力量尽力解决。 ②有较强的大局观念，能从科室整体工作安排的角度出发协调开展组内工作。 ③面对临时任务或科室变革有较强的应变能力，能及时调整状态应对突发事件。 ④精神状态积极向上、对周围的同事有一定的感染力和带动力
职能要求	技能、能力	计划组织能力、人际沟通能力、分析总结能力
	知识	专业技能相关知识、人际交往、统筹安排
培训经历	基础培训	药学专业课程、业务管理、自我管理、临床药师一年规范化培训
	发展培训	国内外先进医院专业或管理相关培训
工作特征	使用工具/设备	电脑、办公软件、医院信息系统、临床药师信息管理平台
	工作环境	日常业务有相对固定的科室，必要时在不同部门/科室之间进行工作交流，如临床药理实验室的日常业务交流，时常会有业内对外交流
	工作时间	正常班制：一般情况下，周一至周五上班，每日自 8 时开始到 17 时结束，特殊任务由组织安排
其他要求		

（刘昕竹　陆晓彤　张　健）

参考文献

［1］张健, 陆晓彤, 卜书红. 建立绩效管理平台, 提高人力资源效率 [J]. 药学服务与研究, 2008, 8 (1): 1-4.

［2］卜书红, 张健, 陆晓彤, 等. 我院临床药师的绩效管理实践与探索 [J]. 中国药房, 2009, 20 (10): 758-760.

［3］张健, 陆晓彤, 卜书红, 等. 浅谈新形势下临床药师专科化建设与人员管理 [J]. 中国药房, 2010 (30): 2791-2793.

［4］张健. 医院人力资源管理—药学部分册 [M]. 杭州: 浙江科学技术出版社, 2008.

［5］杨慧琴, 胡灿, 周凌云, 等. 以临床药师工作胜任力为导向的临床药师培养模式探讨 [J]. 卫生职业教育, 2022, 40 (18): 8-10.

［6］闫美玲. 儿科临床药师培养模式探析 [J]. 继续医学教育, 2016, 30 (11): 1-2.

［7］王培培, 汪慧芳, 栾家杰. 以提升药学服务胜任力为导向的临床药师培训模式探索 [J]. 继续医学教育, 2022, 36 (3): 65-68.

［8］许嵘, 林水森, 谢娜娜, 等. 美国药师实践培训对我国临床药师培养启示 [J]. 海峡药学, 2019, 31 (5): 71-75.

［9］张文, 杨魁, 徐诗霞, 等. 以岗位胜任能力为导向在临床药师培训中的应用 [J]. 中国继续医学教育, 2022, 14 (1): 135-139.

第五章

儿科临床药师绩效管理体系的建立

    我国医院开展绩效考核工作始于 2002 年左右,目前,越来越多的医院在全院开展绩效考核与管理工作。通过绩效管理,能够评价员工的能力与潜力、工作态度,为未来的培训提供依据,实现持续改进,有助于医院和科室发展。2019 年 1 月,国家卫生健康委员会全面启动三级公立医院绩效考核工作,国务院办公厅印发了《关于加强三级公立医院绩效考核工作的意见》,明确提出三级公立医院要加强绩效考核。

    自 2012 年起,我国每年都有临床药师开展绩效考核的研究发表,华东地区开展此类研究较多。目前,我国临床药师绩效考核的构建方法较为多元,考核指标多样。临床药师的绩效管理和考核模式仍需不断完善。在本书的第四章主要阐述了儿科临床药师的能级设定和职业发展通道,职业规划可以激励药师的工作积极性,促进个人发展。在临床药师能级确定后,日常管理应按照不同能级设立绩效管理体系。绩效考核是绩效管理的重要内容,采用定量指标评价药学服务的过程和结果,统一药师的工作标准,将药学服务同质化,从而客观评估临床药师工作,激励优秀药师,保证团队完成战略目标。本章将重点阐述儿科临床药师绩效管理体系的建立和运行。

第一节 临床药师绩效考核体系的构建

一、医院绩效管理和绩效考核

(一)绩效管理

1. 绩效管理的概念   绩效也称业绩、效绩、成效等,即特定行为主体的生产或管理活动所取得的成就或产生的社会效果。绩效管理,是指管理者通过一定的方法和制度,确保企业及其子系统(部门、流程、工作团队和员工个人)的工作表现和业务成果,能够与组织的战略目标保持一致,并促进组织战略目标实现的过程。一般来说,绩效管理应基于组织的战略目标,通过员工与管理者达成关于目标、标准和所需能力的协议,在双方相互理解的基础上,使组织、群体和个人取得较好的工作绩效并循环往复。

2. 绩效管理的目标和内容   绩效管理是人力资源管理的核心,其目标在于持续提升个人、部门和组织的绩效。绩效管理可分为事前管理、过程管理和事后管理阶段。事前管理包括制订计划和指标;过程管理包括培训与辅导;事后管理包括考核与评估、薪酬激励和反馈等。这一系列管理活动是连续不断的循环过程。通过这种循环,个体和组织的绩效得以持续发展。

3. 绩效管理的意义 绩效管理作为人力资源管理体系的重要组成,承担着传达管理主体的核心价值观念、促进人员综合能力提升和改进管理能力的重要责任。理想的绩效管理体系应该具备计划合理、实施严格、绩效反馈及时公开、绩效考核标准量化程度高、考核流程完整、员工参与度好、提高工作效率和工作质量等特点。

(二) 绩效考核

1. 绩效考核的概念 绩效考核又称绩效评估或绩效评价,是采用科学的方法,按照预定标准考查、审核组织和员工对职务所规定的职责、任务履行的程度,以确立其工作绩效的一种系统管理方法。绩效考核作为绩效管理循环中的一个环节,能够实现业绩和结果考评、价值评价、明确薪酬、持续改进等目的。良好的绩效考核不仅是追溯过去、评价历史的工具,更应关注未来的潜力和发展,将个人潜力和能力纳入绩效评价的范畴中。

2. 建立绩效考核体系的一般方法 绩效考核一般以月度、季度或年度为考核周期,可采用业绩考核表、态度能力多维度评价表等方法进行评估。绩效考核的对象可以是个人,也可以是部门。

建立一套完整的绩效考核体系,至少包括以下几个方面步骤:①岗位设计;②岗位分析;③绩效考核方案设计;④绩效考核方案试运行(包括考核结果反馈);⑤绩效考核方案满意度调查;⑥绩效考核方案的修订。

在岗位分析环节筛选合理的绩效评价指标,这是工作的重点,也是难点之一。国内医院较为常见的绩效评价方法有:业务指标体系、医疗护理质量指标体系、服务质量指标体系、科室管理指标体系、科研教学指标体系等。

3. 医院建立绩效考核体系的目的和意义 现代医院管理制度是中国特色基本医疗卫生制度的重要组成部分。2017 年 7 月,国务院发布《关于建立现代医院管理制度的指导意见》(国办发〔2017〕67 号),明确提出建立健全绩效考核指标体系,对不同岗位、不同职级医务人员实行分类考核的改革要求。目前,我国大部分医疗卫生机构绩效考核体系较为单一,考核制度不能完全反映医护人员的工作贡献度,影响了医院人才的稳定和医疗队伍的规范。

医院建立绩效考核体系的目的是将医院的战略目标逐级分解到部门和个人,并通过流程加以规范。

从医院发展的角度来看,绩效考核与管理适应了全面衡量评价医院的需求。量化工作指标,以岗位为基点进行绩效考核,是现代医院管理势在必行的发展方向。各级管理者和员工为了达到组织目标,应共同参与绩效计划的制订、绩效辅导沟通、绩效考核评价、绩效结果应用,以提升绩效目标。

(三) 药学部门的绩效考核

医院绩效考核是员工胜任、招聘、淘汰、晋升、提职、增加薪酬、保留岗位、降职的最基本依据。药学部可通过绩效考核,将工作计划和业务指标进行任务分解,在相对固定的时间点,通过评语或者数据结果进行评估,为薪酬激励提供参考,并进行反馈。

对于药学部来说,不同部门的业务指标有所不同。调剂部门如门急诊药房和病区药房,审核处方或医嘱、配发药和用药交代等工作易于量化。静脉用药调配的医嘱审核和冲配输液等工作也可计数,便于量化。可计数工作的完成数量可以直接作为业务考核指标。

然而,调剂部门还有药品的账务管理、出入库、仓储、养护和窗口药学服务等难以量化的工作,这些工作经常指定人员兼岗完成,采用相对固定的统一劳动报酬。

随着临床药学的发展,临床药师在合理用药中起到的促进作用已得到普遍认可。多项研究表明,临床药师对于改善患者用药、提升卫生资源的利用率、降低患者发病率和死亡率、提升患者生活质量方面有显著贡献。

但临床药师的工作具有较强的独立性和自主性,在病区独立工作的质量和劳动成果的数量难以准确评估。因此,有必要建立临床药师的规范化工作标准,促进不同专业临床药师提供同质化药学服务,并通过绩效管理手段,将药学服务过程和结果转化为定量评价指标,从而客观评估临床药师个体,鼓励优秀临床药师,激励团队完成战略目标。

二、临床药师绩效管理体系的构建

对于临床药师的岗位设计,目前全国已形成统一共识,但临床药师个体之间工作能力的差异往往比较大。根据本章对临床药师能级的设定可以看出,不同能级的临床药师在工作能力和工作内容上均有较大差异。随着能级的提升,部门管理者对临床药师的工作要求有所不同,这将体现在业绩考核表的设计上。国内外临床药师的绩效管理体系并不相同,我们可以借鉴国外临床药师的管理经验,探索符合国内发展要求的临床药师绩效管理体系。

(一) 国外临床药师绩效管理的发展

对美国、澳大利亚、加拿大、英国、日本等国家医院药学部门和药师工作的调查显示,医院各病区都必须配备有临床药师,负责对医师处方和用药医嘱的全面审核,未经药师审核与签名的处方和用药医嘱,不能进入医院信息系统(HIS)。临床药师的职责是参加药物治疗工作,审核处方和用药医嘱,指导患者安全用药等。其中,对患者的安全用药教育是临床药师最基本的工作职责。临床药师的工作目标是保障患者安全、有效、经济和合理用药,维护患者的用药权益。

以美国临床药师绩效评估体系为例,美国绝大多数医院开展了临床药学服务,临床药师的工作地点相对比较分散,专业分工较为细化。和国内有所不同的是,美国临床药师薪酬支付复杂,不同专科甚至科室内不同临床药师的薪酬支付来源均不相同。如伊利诺伊大学医学中心(University of Illinois Medical Center, UIMC),临床药师的薪酬可以来自医院、药学院、临床科室以及挂号费结余等渠道,不同科室临床药师的薪酬来源和各占比例也不一致。

美国 UIMC 的临床药师绩效评价体系分为 3 个部分:①员工评估指标;②工作特定指标;③年度绩效规划和发展评估指标。该绩效评估体系主要用于临床药师个人绩效纵向对比以及下一年度工作计划的制订和实施,而较少用于在临床药师团队中的横向比较。UIMC 的临床药师绩效评估主要体现在能力的评估,而较少在常规工作指标中作具体数量的要求。作为药物使用安全项下的指标,药品不良反应填报例数是整个绩效评估体系中为数不多的数字量化指标之一。

美国临床药师绩效评估总体上以临床药师自我评估为主,主要体现对常规工作开展情况的描述,较少涉及数字量化指标。实施过程中,由临床药师本人自我评估后填写提交绩效评估表,主管领导与之约谈,之后确定最终的评估等级。该评估的目的重在督促临床药师自我规划和发展,评估等级与年度薪酬调整适度衔接。

(二) 国内临床药师绩效管理的现状

绩效考核制度的建立与完善,对于增强公立医院的公益性、深化合理用药管理、调动药师积极性起着关键作用。我国大多数医院都希望建立定性分析与定量分析相结合的临床药师绩效考核指标体系,对此,全国多家医院正在不断探索,但尚未形成较为统一的绩效管理制度和考核体系。国内不同医院建立的绩效考核模式各具特色,典型的绩效考核模式列举如下:

1. **参照临床药师培养目标为基本点设计绩效考核指标** 有些基层医院如广东省某医院参照临床药师培养目标为基本点设计绩效考核指标,比如书写药历、临床药学病例分析、抗菌药物使用调查等。以培养药师为目的,制定绩效考核指标,适用于临床药学工作初期;参照临床药师规范化培训模式为绩效考核要求,可有效敦促药师成长,在工作实践中为基层培养合格的临床药师。

2. **结合数量和质量、月度与阶段性考核的绩效考核模式** 国内还有医院制定了数量和质量相结合、月度常规考核与阶段性考核相结合的绩效考核模式。如广西医科大学某附属医院对临床药师的考核评价指标包括药学查房、书写药历、药学监护、用药教育、会诊与病例讨论、药物不良反应申报、课题的申报及论文的撰写等;并在临床药师的考核中,增加同行间评价,如选取和临床药师共事的医护人员为该药师评分。

3. **根据 SMART 原则,对绩效考核指标进行遴选与设计** 苏州大学医学院某附属医院根据 SMART 原则,对临床药师绩效考核指标进行遴选与设计。对临床药师从职业素质(10%)、专业技能(25%)、工作态度(10%)、工作质量(55%)这四方面进行考核,并设立加分项。加分项包括主动承担科室困难、积极参加竞赛、科研学术成绩、获得相关荣誉以及患者提名表扬等。

同济大学某附属医院对临床药师定科后进行绩效考核,分日常工作、教学科研和制度执行三大类指标,总分 100 分。对于临床药师的其他贡献,设有总分为 30 分的额外积分奖励。考核项目有药学查房、审核医嘱、药学监护、用药教育、病例讨论与临床会诊、处方点评及门诊药物咨询等。每一项下设立具体的子项目和考核指标。这些探索,对进行规范化绩效考核、调动临床药师工作积极性,积累了较好的经验。

4. **以工作量为核心,工作质量、时效和成果并重的绩效考核体系** 随着临床药师队伍的不断壮大,工作覆盖面日益扩大,分工更加明确并趋于专业化,对临床药师的绩效考核难度也大大增加。浙江省肿瘤医院制定了以工作量为核心,以创新性、效益性、推广性工作为导向,工作质量、时效性和成果并重的绩效考核体系。将临床药师工作按事务性工作、服务性工作、创新性工作、研究性工作分为 4 大板块,从日常工作、牵头工作、科研服务、工作态度、对外交流与学术辐射、教学工作、临床问题挖掘与创新性工作、科研成果、学术任职与个人荣誉、医德医风等 10 大模块开展考核。该考核体系采取全面量化指标,考核内容全面,精简日常工作,重视成果考核,鼓励科研互助。通过考核结果,将临床药师的工作业绩分为 3 个层级,基于考核明细,将科研方向药师和临床方向药师加以区分。相对来说,这一考核体系更重视临床药师在科研方面的发展。

5. **建立在人力资源管理体系基础上的临床药师绩效管理** 作为我国较早实行临床药师全面绩效考核的先行者,上海交通大学医学院附属新华医院药学部积累了十几年的临床药师业绩考核实践经验。自 2006 年起,该药学部引入了人力资源管理体系,在全科范围开展了工作内容、制度和岗位的梳理,建立了由"工作制度""工作流程""岗位说明书"和"月度绩效考核表"等组成的药师人力资源管理体系。药师绩效管理体系是人力资源管理体系的重要组成,在多年的实施过程中,不断地调整和完善。严格的管理制度、渐趋合理的绩效管理计划和标准化考核办法,为推动学科发展发挥了积极的作用。

临床药学科室领导和部门管理者,应共同参与考核制度的细化和各职位考核指标的建立。部门管理者(如临床药师组长)负责绩效管理的实施,包括临床药师绩效管理的计划、交流、观察、评价、考核、沟通反馈等。提炼合适的绩效考核指标,是建立绩效考核体系的重点和难点之一。

新华医院临床药师绩效考核体系,从药师人才队伍梯队建设出发,由见习临床药师、初级临床药师、中级临床药师、高级临床药师共同组成的能级体系,为药师建立了良好的职业发展通道,起到了激励药师、培养人才、促进学科发展的作用。

三、临床药师的薪酬结构

药师的薪酬主要由基本工资和奖金组成。基本工资是岗位工资、薪级工资、各类津贴和补贴的累积。奖金一般由基本奖金、工作指标计数奖金、绩效考核奖金、兼岗或其他津贴等组成。临床药师薪酬结构见图 5-1-1。

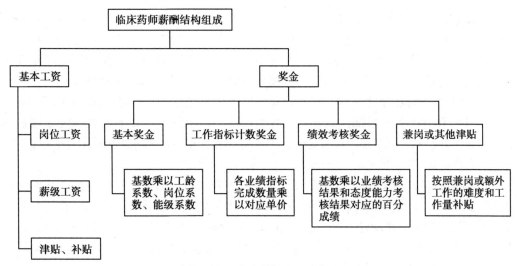

图 5-1-1　临床药师薪酬结构图

基本工资由医院人力资源部门核算,并根据工龄和岗位任职情况每年调整。在奖金收入中,基本奖金兼顾了工龄系数、岗位系数、临床药师能级系数,定期调整。工作指标计数奖金,一般会提取该岗位主要的工作任务来计数,如查房次数、审核处方或医嘱数、用药咨询例数、用药建议例数、会诊例数、药品不良反应报告例数、用药教育数、治疗药物监测(therapeutic drug monitoring,TDM)或药物基因检测报告数、病史调查例数、药物使用专项点评例数等。这些计数指标,根据工作重要性、工作难度和所用时间等因素考量,设定对应工作的单价。工作指标计数奖金由工作量乘以单价得出。

绩效考核奖金包括业绩考核和态度能力考核两个部分。其中业绩考核的设计和执行是本章最主要的内容,后续将详细阐述。

四、临床药师的绩效考核指标

(一)临床药师绩效考核指标的构成

临床药师绩效评价可采用定量指标和定性指标结合的方式。考核内容包括态度能力考核和业绩考核两方面。

态度能力考核的内容在各能级临床药师中,保持相同的评价方式。

业绩考核含日常业务、制度管理、技能提升 3 个模块。业绩考核 3 个模块的内容,在轮转、见习、初级临床药师、中级临床药师、高级临床药师以及管理岗临床药师这 6 种情况下,工作的内容、工作重点和各项工作的考核占比各有不同。从本章的第二节起,将对各能级(儿科)临床药师的业绩考核内容进行详细的阐述。

(二)临床药师的业绩考核

临床药师业绩考核含日常业务(95%)、制度管理(5%)、技能提升 3 个模块。日常业务和制度管理为常规考核项,技能提升模板一般为额外工作或开拓性工作,可申请额外绩效奖励。

1. 临床药师日常业务考核　日常业务考核通常占到业绩考核表 95%,其中临床查房相关工作占 80%~85%。临床查房相关工作基本上均可计数考核,包括查房、药学咨询、用药建议、医嘱审核、用药教育、会诊、全医嘱病史调查、撰写药历、药物不良反应(adverse drug reaction,ADR)报告、疑难病例讨论等工作。除查房相关工作以外,日常业务还包括月度工作报告、药讯及科普供稿、培训与教育(主讲以及参加业务学习、继续教育项目等)、临床药师培训基地带教工作,以及科研任务考核(包括发表学术论文和申请课题)。

2. 临床药师制度管理考核　制度管理考核包括遵守科室劳动纪律、执行本部门规章制度和及时有效落实上级部门新颁布的各项制度。劳动纪律包括不迟到、早退;佩戴胸卡,考勤记录完整,不因私离岗(未请假);无长时间私人电话;在岗时不看无关书籍;工作场所不大声喧哗、聊天等。

3. 临床药师技能提升考核　临床药师技能提升考核的内容具有一定的开拓性和前瞻性。不同能级阶段的临床药师来说,技能提升考核的内容设计有所不同。技能提升考核包括参与多学科协作诊疗(multi-disciplinary teamwork,MDT)、药学门诊初诊复诊人数、药学门诊咨询和医嘱重整、患者表扬信、讲座授课、药学专科门诊随访表格设计、编写专著、不合理医嘱干预报告、超说明书用药分析报告、病史用药调查报告等。

各能级药师的日常业务月度绩效考核的内容,将从本章第二节起分别阐述。

(三)临床药师的态度能力考核

临床药师的态度能力考核和业绩考核这两项考核内容在整个绩效考核中所占的比例,可以视本单位管理情况进行调整。在新华医院临床药师绩效考核体系中,工作业绩考核占 70%,工作态度和能力考核占 30%。工作业绩考核一般以全部完成为打分上限。态度能力考核,在表现优秀的情况下可获得加分,加分值一般不超过 10%。

1. 临床药师工作态度考核的内容　临床药师工作态度考核主要包括责任心、纪律性和主动性三个方面。临床药师工作态度考核表见表 5-1-1。

表 5-1-1 临床药师工作态度考核表

分类	定义	基础分	加分事实依据	加分	减分事实依据	减分
责任心	对按规定应该完成或承诺完成的工作,认真执行并及时反馈结果	3	按业绩表要求应完成的工作或业绩表以外的本人承诺完成的工作认真执行并及时反馈结果		未认真执行或完成后未及时反馈结果	
	向上级反映本职的工作状况与突发事件,并采取处理措施	3	每月主动向上级反映本职工作状况(在临床开展工作的状况)与突发事件(指常规工作以外较难解决的问题),并主动采取处理措施		1个月内未向上级反映本职的工作状况,有突发事件未汇报,未积极采取处理措施	
	遇事不推诿,首问负责,对上级不敷衍	3	对来自非查房科室的临床咨询(如电话咨询)等不推诿,首问负责,对上级布置的任务认真完成,不敷衍		对来自非查房科室的临床咨询(如电话咨询)等不愿承担,对上级布置的任务敷衍完成或不完成	
	具有主人翁精神、集体荣誉感	3	在参加一些对外交流的工作时具有集体荣誉感,尽可能圆满地完成工作,提升集体形象		在参加一些对外交流的工作时不具有集体荣誉感,未尽力圆满地完成工作,影响集体形象	
纪律性	是否迟到、早退或无故缺席	3	在参加外出开会时不迟到、不早退、不无故缺席		在参加外出开会时迟到、早退、无故缺席	
	执行工作计划或各项新政策时,按照时间节点或内容执行,在征得领导同意后方可进行计划调整	3	执行工作计划时按照时间节点或内容执行,有困难可能会影响执行的,及时征求领导同意后方可进行计划调整		执行工作计划时到了时间节点未完成,再以各种理由向领导解释原因	
	无无故长时间离岗现象(不在临床,也不在科室从事相关工作),特殊情况向上级说明	3	本条不设加分项		无故长时间离岗现象(不在临床,也不在科室从事相关工作),并未向上级说明情况	
	严格执行各项规章制度及与上级共同制订的工作计划,做到充分和坚定地执行	3	对已制订的工作计划,必须严格执行,并超出预先估计的结果		对已制订的工作计划,未能认真地执行	
主动性	积极参与和承担任何能提升科室荣誉的事,具有奉献精神	3	如参与一些其他单位组织的会议,承担能提升本单位荣誉或影响力的额外工作		不愿参加考核表外的工作,如其他单位组织的会议和能提升本单位荣誉或影响力的额外工作	

分类	定义	基础分	加分事实依据	加分	减分事实依据	减分
主动性	努力提高业务水平,把握好每一次学习的机会	3	外出开会时认真参与,珍惜学习机会		外出开会时不认真参与,浪费学习机会	
	积极配合上级和同事解决突发事件,积极参与有利于科室建设的各项活动	3	积极参与并配合同事完成科室各类活动,如学习班、人力资源项目工作		对科室各项工作事不关己,不愿参与	
合计	基础分小计		加分小计		减分小计	

注:"基础分"为参考值,可根据实际工作进行调整。并在态度能力整体考核中按比例进行折算。

(1)临床药师工作责任心考核包括4个方面:①对按规定应该完成或承诺完成的工作,认真执行并及时反馈结果。"按规定应该完成或承诺完成的工作"包括且不限于业绩考核表要求的工作。②向上级反映本职的工作状况与突发事件,并采取处理措施。指每月主动向上级反映本职的工作状况(在临床开展工作的状况)与突发事件(指常规工作以外较难解决的问题),并主动采取处理措施。③遇事不推诿,首问负责,对上级不敷衍。对临床的咨询(如电话咨询)等不推诿,首问负责,接待咨询应包括且不限于该药师负责的病区。对上级布置的任务认真完成,不敷衍。④具有主人翁精神、集体荣誉感。在参加一些对外交流的工作时具有集体荣誉感,尽可能圆满地完成工作,提升集体形象。

(2)临床药师工作纪律性考核包括4个方面:①是否迟到、早退或无故缺席,包括日常上下班及会议等情况。②执行工作计划或各项新政策时,按照时间节点或内容执行,在征得上级同意后方可进行计划调整。有困难可能会影响执行的,应及时征求上级意见。③是否无故长时间离岗。④严格执行各项规章制度及与上级共同制订的工作计划,做到充分和坚定地执行。对已制订的工作计划,必须严格执行,如超出预先估计的结果,可获得加分。

(3)临床药师工作主动性考核包括3个方面:①积极参与和承担任何能提升科室荣誉的事,具有奉献精神,如参与有影响力的会议,承担能加强本单位荣誉或影响力的额外工作等。②努力提高业务水平,把握好每一次学习的机会。③积极配合上级和同事解决突发事件,积极参与有利于科室建设的各项活动。

2. 临床药师工作能力考核的内容 临床药师工作能力的考核包括专业知识、客户导向、团队合作、学习与适应能力等4个方面。临床药师工作能力考核表见表5-1-2。

(1)临床药师专业知识能力:指熟悉本职工作相关业务,有能力独立完成相关业务;有符合SMART原则的年度个人专业知识学习计划(包括专业能力、学历等的提升);了解行业动向和竞争环境等,对本行业新知识和新技术能快速掌握。

(2)临床药师客户导向能力:包括换位思考能力、服务导向能力、建立有效的客户反馈系统、满足客户需求能力等方面。对于临床药师而言,客户的概念可以延伸为医疗团队成员和患者。儿科临床药师的客户还应包括患儿家长。

换位思考能力,指仔细倾听和了解领导和同事等内部客户和外部客户的需求。服务导向能力,应真诚地向客户提供帮助和支持,尽最大努力帮助他人,达到其合理期望,提高业务工作的附加价值。建立有效的客户反馈系统,主动获取客户反馈信息,持续跟进各项工作,致力于提高客户满意度,并通过增加工作计划性满足客户当前要求和潜在需求。

表 5-1-2 临床药师工作能力考核表

分类	定义	基础分	加分事实依据	加分	减分事实依据	减分
专业知识	熟悉本职工作相关业务,有能力独立完成相关业务	3	熟悉本职工作相关业务,并不断学习,提升能力		不能独立完成相关业务,或熟悉本职相关业务,但没有通过积极学习不断提升能力	
	有符合 SMART 原则的年度个人专业知识学习计划(包括专业能力、学历等的提升)	3	包括学历、论文、课题等方面对自己提出要求,并有计划地实施		在学历、论文、课题等方面对自己没有要求,也没有实施计划	
	了解行业动向和竞争环境等,对本行业新知识和新技术能快速掌握	3	不满足于现状,积极拓展新知识(如在掌握抗感染专业外向其他专业拓展)		满足于现状,不愿积极拓展新知识(如在掌握抗感染专业外停滞不前,不愿向其他专业拓展)	
客户导向	换位思考:仔细倾听和了解领导和同事等内部客户和外部客户的需求	3	组员和组长之间要相互体谅,多站在对方的立场思考		仅从自己的角度考虑问题	
	服务导向:真诚地向客户提供帮助和支持,尽最大努力帮助他人,达到其合理期望,提高业务工作的附加价值	3	对在临床遇到的较难解决的问题,尽可能通过各种途径给予解决		对在临床遇到的较难解决的问题,不能积极主动通过各种途径给予解决,随手放过	
	建立有效的客户反馈系统:主动获取客户反馈信息,持续跟进各项工作,致力于提高客户满意度	3	对提出的用药建议或会诊建议主动听取临床反馈,并主动跟进后续服务		对提出的用药建议或会诊建议未主动听取临床反馈,未进行后续跟进服务	
	客户需求:通过增加工作计划性满足客户当前要求和潜在需求	3	对临床要求的授课或其他任务,主动与他们沟通时间与内容方面的安排		对临床要求的授课或其他任务,未能主动与他们沟通时间与内容方面的安排,只凭主观想象或仓促安排	
团队合作	建立信任:通过个人意见和贡献在团队成员中建立信任;与团队成员分享信息、知识、意见	3	在其他同事有不能解决的临床用药问题时能主动提供尽己所能的帮助		在其他同事有不能解决的临床用药问题时事不关己,不愿提供帮助	
	提供协助:当团队成员需要帮助时提供支持和协助;跨组织界限充分合作,提高客户满意度	3	当其他同事有困难时,能主动帮其承担一部分工作		当其他同事有困难时事不关己,不愿提供帮助	

续表

分类	定义	基础分	加分事实依据	加分	减分事实依据	减分
团队合作	团队合作:参与、接受、支持团队的决议,放弃本位主义思想(无"我们""他们"的界限);包容多元文化	3	能与本小组外的其他同事合作,以科室目标为导向,协助完成目标		不能与本小组外的其他同事合作,有本位主义思想	
	团队互动:遇到问题时,能够听取不同意见和不同的解决方法	3	病例讨论时充分发言,并认真听取其他人的观点		病例讨论时不积极发言,或不愿认真听取其他人的观点	
学习与适应能力	学习的愿望:积极确定学习的方向和范围;积极寻求他人的评价反馈,勇于接受批评;工作中积极寻求多种解决问题的方案	3	有不断学习新知识的愿望,工作中不断探索,解决问题		没有不断学习新知识的愿望,满足于现状,并为自己的不努力找借口	
	持续学习:持续地拓展知识面的宽度和深度	3	不满足于现状,积极拓展新知识		满足于现状,不能持续地拓展知识面的宽度和深度	
	学以致用:善于总结成功的经验或失败的教训,提高未来工作的绩效,并在实践工作中积极运用所学知识	3	对临床不接受的用药建议,认真分析,总结经验		对临床不接受的用药建议,放之而去,不总结经验,或认为只是医师方面的责任	
	适应性:愿意并有能力调整团队个体的多种需求;根据团队成员的不同个体需求调整自己的行为和管理模式	3	能迅速适应新的轮转岗位,积极学习新知识		较慢适应新的轮转岗位,不积极学习新知识	
合计	基础分小计		加分小计		减分小计	

注:"基础分"为参考值,可根据实际工作进行调整。并在态度能力整体考核中按比例进行折算。

(3)临床药师团队合作能力:包括建立信任、提供协助、团队合作和团队互动等。建立信任指通过个人意见和贡献在团队成员中建立信任,与团队成员分享信息、知识、意见等。提供协助指当团队成员需要帮助时提供支持和协助,跨组织界限充分合作,提高客户满意度。团队合作指参与、接受、支持团队的决议,放弃本位主义思想,包容多元文化。团队互动指遇到问题时,能够听取不同意见和不同的解决方法。

(4)临床药师学习与适应能力:包括学习的愿望、持续学习、学以致用及适应性。临床药师在职业生涯中,持续的学习能力非常重要。临床药师应具有学习的愿望,积极确定学习的方向和范围,积极寻求他人的评价反馈,勇于接受批评,并在工作中积极寻求多种解决问题的方案。持续地拓展知识面的宽度和深度,善于总结成功的经验或失败的教训,提高未来工作的绩效,并在实践工作中积极运用所学知识。临床药师的适应性指愿意并有能力调整团队个体的多种需求;根据团队成员的不同个体需求调整自己的行为和管理模式。

五、儿科临床药师的绩效管理

在临床药师的岗位职责明确后,通过建立绩效考核指标来完成的绩效管理。随着临床药师绩效管理体系在全国各地的建立,儿科临床药师的绩效管理也相应开展。

随着(儿科)临床药师的能级不同,绩效管理要求也有变化。对能级依次为轮转(儿科)临床药师、见习(儿科)临床药师、初级(儿科)临床药师、中级(儿科)临床药师、高级(儿科)临床药师,以及管理岗位的(儿科)临床药师,分别进行差异化绩效管理。

一般来说,随着临床药师的能级提升,对从事专科临床药师工作年限、工作能力和产出的要求随之逐级提高。对于管理岗位的(儿科)临床药师,还有一些人员和部门管理方面的考核要求。临床药师绩效考核的实施方法有月度绩效考核、年度绩效考核及能级评定考核等方法。不同能级和不同岗位的临床药师的月度绩效管理要求并不一致。一般来说,低能级临床药师主要从事难度较低、基础性临床药学工作,高能级的临床药师主要从事对药学服务能力要求较高的工作,如疑难病例会诊等。详见本章第二、三节。

第二节　临床药师绩效考核的实施

临床药师的绩效考核管理设置月度和年度周期。按周期对药师进行绩效管理。另外,定期组织临床药师能级评定。

一、临床药师的月度绩效考核

1. 临床药师的组内月度绩效考核　临床药师月度绩效管理包括绩效目标的制订、实施、考核评分、反馈与辅导等,由部门负责人牵头,并与被考核临床药师共同完成。临床药事部门负责人一般由管理岗临床药师担任。

临床药师月度绩效考核,包括日常业绩考核和态度能力考核两部分。日常业绩考核含临床药师岗位各类工作量的统计、工作质量的评定、制度管理执行情况等。部门负责人应将月度绩效考核结果反馈给临床药师,并辅导其改进不足之处。

每月底临床药师应完成月度工作报告,简称月报。月报应包括当月各项工作完成汇报、原始记录和业绩考核自评分等内容。部门负责人应审核临床药师月报,对其工作完成的数量和质量进行核对和评分,作为月度考核结果,为分配薪酬提供参考。月度考核结果应作为人员辅导的内容之一,反馈给被考核临床药师。当月考核如有未完成情况或质量有缺陷,部门负责人应及时辅导临床药师,并在下月考核中重点跟进。

临床药师月度考核结果和工作记录,将作为部门月度工作报告的一部分,由部门负责人汇总后提交给科主任。

2. 不同能级临床药师的月度业绩考核的内容　临床药师的常规月度业绩考核内容由日常业务(通常占95%)和制度管理(5%)两部分组成。制度管理包括劳动纪律和规章制度的执行等方面,全科药师考核标准一致。由于科研课题和发表论文周期较长,一般放在年度考核中进行。

临床药师的日常业务考核由临床查房相关工作、其他临床药学工作、培训与教育三部分组成。不同能级的临床药师日常业务考核的内容有所区分。其他临床药学工作各能级临床药师考核标准相同。在培训与教育考核中，从初级临床药师起，增加临床药师培训学员、带教工作，包括临床实践带教、批改药历、辅导典型病例分析和病例讨论等内容。

临床药师的日常业务考核的重点内容是临床查房相关工作，包括参加临床查房（含查房次数、协同查房考核、查房记录），撰写查房药历（中高级临床药师不要求），进行药学咨询、用药建议（轮转临床药师不要求），审核医嘱，面向患者进行用药教育（中级管理岗和高级临床药师不要求），参加会诊（初级以上临床药师），撰写药物不良反应报告，进行疑难病例讨论，全医嘱病史调查等。其中查房记录应按照 SOAP 记录，不缺项。SOAP 记录应包括患者主观性资料 S（Subjective）、客观性资料 O（Objective）、临床诊断以及对药物治疗过程的分析与评价 A（Assessment）、治疗方案 P（Plan）。对于疑难病例讨论，要求轮转临床药师参加，见习、初级和中级临床药师主讲，中级管理岗和高级临床药师进行指导。

各能级临床药师完成同一工作的质量考核标准一致，但各能级药师考核的数量要求和侧重点有所不同，各能级临床药师月度业绩考核项目对比见表 5-2-1。

3. 分管临床药学的科主任对临床药师的辅导与考核

(1)每月参与临床药师三级协同查房。在协同查房中，分管临床药学的科主任对临床药师、参与协同查房的上级临床药师进行辅导和评分。

(2)审阅临床药学部门月度工作报告。分管临床药学的科主任对临床药师的各项工作报告进行审阅，提出改进意见。

(3)每月对临床药学部门进行现场工作检查。现场检查全部门工作完成情况，对管理岗临床药师的月度业绩考核进行评分，对临床药师的原始记录进行核查，对药历等工作进行抽查。

4. 管理岗临床药师的月度考核　管理岗临床药师的月度考核由分管副主任负责。分管副主任审核每月工作报告后，在对该部门的现场检查中，逐一检查业绩考核表完成情况，进行评分、反馈与辅导。当月考核如有未完成情况或质量有缺陷，分管副主任应及时辅导该管理岗临床药师，并在下月考核中重点跟进。

二、临床药师的年度工作总结与考核

临床药师一般在年终进行年度工作总结与考核，由临床药师、部门负责人、分管临床药学的副主任和科室主任共同参与。

年度工作总结包括年度业绩回顾与分析、年度绩效目标达成情况、工作亮点与待改进完善方面、下一年度工作目标及计划等内容。临床药师在年度考核中，应对全年业绩考核表完成情况进行总结，从药学服务工作、教学和继续教育情况、科研课题和论文三方面的目标达成情况进行回顾与分析。科研课题和论文一般放在年终考核，完成情况较好的临床药师在考核中会有相应加分。

临床药事部门负责人、医教研工作科室负责人员、分管临床药学的副主任和科室主任，分别对临床药师的年度工作进行权重不同的评分。根据评分结果的排名，评定优秀临床药师。年度考核排名末位的临床药师，或难以胜任临床药师工作的人员，根据工作需要可以进行转岗。

表 5-2-1　各能级临床药师月度业绩考核项目对比

分类	考核项目	考核内容及要求	见习临床药师	初级临床药师	中级临床药师	中级管理岗临床药师	高级临床药师
日常业务 95%	临床查房相关工作 80%	查房次数（含药学门诊次数）	查房次数 ≥14次/月	查房次数 ≥12次/月	查房次数 ≥8次/月	查房次数 ≥8次/月	查房次数 ≥6次/月
		协同查房/重点病区药学协同查房	在上级临床药师协同下开展重点病区独立药学查房 ≥1次/月			协助查房；安排重点病区查房工作，检查重点病区查房工作质量	安排重点病区查房工作，检查重点病区查房工作质量
		查房记录	查房记录按患者归纳有序，SOAP 各项内容完整，日查房记录例数 ≥3例			SOAP 各项内容完整（包括查房记录本、电子日志等内容记录准确、完整）	不要求查房药历
		药历记录完整，书写质量符合 SOAP，每份药历药物治疗日志 ≥3次	每月完成 ≥2份	每月完成 ≥1份	不要求查房药历	不要求查房药历	
	药学咨询	咨询记录准确、完整，内容限定临床药学相关内容	药学咨询次数 ≥7次/月	药学咨询次数 ≥9次/月	药学咨询次数 ≥5次/月	药学咨询次数 ≥3次/月	药学咨询次数 ≥1次/月
	用药建议	建议记录准确、详细、格式完整	建议次数 ≥8次/月	建议次数 ≥12次/月	建议次数 ≥14次/月	建议次数 ≥10次/月	建议次数 ≥10次/月
	医嘱审核	记录符合规范、及时、完整	医嘱审核次数 ≥600条	医嘱审核次数 ≥600条	医嘱审核次数 ≥400条	医嘱审核次数 ≥200条	医嘱审核次数 ≥200条
	用药教育	记录符合规范、完整、有患者签名	用药教育 ≥25例	用药教育 ≥20例	用药教育 ≥15例	无用药教育要求	无用药教育要求
	药物相关基因检测或 TDM 报告		无报告要求		基因位点和 TDM 报告例数达到一定数量		
	会诊	包括普通会诊、全院会诊	无会诊要求	会诊次数 ≥5次/月	会诊次数 ≥12次/月	会诊次数 ≥12次/月	会诊次数 ≥16次/月

续表

分类	考核项目	考核内容及要求	见习临床药师	初级临床药师	中级临床药师	中级管理岗临床药师	高级临床药师
日常业务95%	临床查房相关工作80%	疑难病例讨论 每月参加疑难病例讨论次数≥2次	要求参加并主讲病例讨论	要求参加并主讲病例讨论	要求参加并主讲病例讨论	要求参加并指导病例讨论	要求参加并指导病例讨论
	其他临床药学工作10%	月度工作报告	每月工作报告≥1份;报告准确、完整,及时提交				
		ADR报告	每月报告ADR≥1次 报告准确、完整,及时提交				
		全医嘱病史调查	完成组内计划任务,报告准确、完整,及时提交				
		科普供稿	按组内计划完成药学讯组公众号科普文供稿				
		承担临时性工作	在规定时间内完成、质量符合要求				
	培训与教育5%	临床药师培训带教 培训带教任务	无带教要求	按培训大纲要求带教	按培训大纲要求带教	按培训大纲要求带教	按培训大纲要求带教
		业务学习和继续教育:每月完成科室业务学习≥1次,思考题达标;组内会议≥1次;完成继续教育任务					
制度管理5%		科室劳动纪律:遵照本组相关的各项制度执行,不迟到、早退;佩戴胸卡;考勤卡记录完整,不因私离岗(未请假),不长时间同私人电话;在岗时不看无关书籍;工作场所不大声喧哗、聊天					
		本部门规章制度:按规定执行					
		对上级部门新颁布的各项制度:及时有效落实					

三、临床药师的能级测评管理

临床药师的绩效考核是针对该药师工作完成情况来设定的,而能级测评则更应侧重于工作胜任力。低能级临床药师工作应以日常业务的基础性工作为重点,注重药师能力的培养;高能级临床药师以难度较高、拓展性工作为重点。

临床药师能级测评定期举办。满足晋级条件的临床药师,可向科室提出能级晋升申请。晋级应满足基本条件和准入条件,并完成胜任力问卷测评和案例测评。案例测评环节,应由部门负责人、分管临床药学的副主任、科室主任共同参与外,还应增加临床医师团队参与评定。

具体的临床药师能级评定见本书第四章。

第三节　各能级(儿科)临床药师的月度绩效考核

一、见习(儿科)临床药师的月度绩效考核

轮转期结束后,达到见习临床药师能力要求的临床药师,可申请成为见习临床药师。经部门负责人审核,确认该药师工作能力满足见习临床药师岗位要求,向科室申请成为见习临床药师。从轮转期到见习期,无需经过全科能级评定。

(一)见习临床药师的日常业务

日常业务占了见习临床药师工作内容的 95%。包括查房、药学咨询、医嘱审核、用药教育、全医嘱病史调查、药历、药物不良反应报告、疑难病例讨论、用药建议、出具药物相关基因检测报告和 TDM 用药方案调整报告等工作。

1. 临床查房相关工作

(1)查房和协同查房:见习临床药师查房次数和轮转期相同,每月应 ≥14 次。在协同查房中,增加了重点病区药学协同查房的辅导与考核,以协同查房评分达到优秀为目标。要求在上级临床药师协同下,开展重点病区独立药学查房 ≥1 次/月(以上级药师要求次数为准),查房前应制订查房计划,有完整的查房记录,根据 SOAP 要求,各项内容记录完整。查房后有药学监护计划及监护内容并跟踪随访。

(2)查房药历:见习临床药师的查房药历每月 ≥2 例。药历书写质量符合 SOAP,每份药历记录的药物治疗日志应 ≥3 次。

(3)药学咨询:在轮转见习临床药师在工作中,应接受来自医生、护士、住院患者及专科门诊患者等的药学咨询。每月药学咨询次数应 ≥7 次,并做好药学咨询记录。咨询记录应准确、完整,需记录药物咨询对象,如为患者咨询,需填写病史号或门诊号。

(4)用药建议:见习临床药师应对病区用药提出优化建议,每月应 ≥8 例。用药建议应包含患者基本信息,如年龄、体重、诊断、用药方案调整、原因分析、药学监护等。如仅建议检测 TDM、基因检测、完善相关检查等,无药物调整相关内容者,不计入指标及绩效;用药建议存在错误者不计绩效。用药建议的记录应准确、详细、格式完整。如为不合理医嘱,必须要写用药建议,同时登记不合理医嘱。

(5)医嘱审核:促进病区合理用药,进行医嘱审核是见习临床药师比较重要的工作。

见习临床药师医嘱审核条目数为每月应≥600条。医嘱审核工作要求一致。

（6）用药教育：见习临床药师每月用药教育增加到≥25例。

（7）疑难病例讨论：见习临床药师增加了按计划完成疑难病例讨论的主讲工作，每月参加疑难病例讨论次数应≥2次。

（8）药物相关基因检测报告和TDM用药方案调整报告：这些工作为见习临床药师新增，应分析药物相关基因检测结果或TDM测定结果，对患者的用药方案提出建议，出具报告。

2. 其他临床药学工作　在日常业务中，包括撰写药学科普文、全医嘱病史调查、药品不良反应报告，以及完成临时性工作任务。临时性工作包括超说明书用药评价、前置审方规则库维护、药物综合评价、门急诊处方点评、指南或共识编撰等工作。另外还包括重点病区、重点病种工作报告等。

（1）全医嘱病史调查：临床药师应根据《关于印发医疗机构处方审核规范的通知》（国卫办医发〔2018〕14号）、《处方管理办法》、《医院处方点评管理规范》（试行）、《中国药典临床用药须知》（2015年版）和《抗菌药物临床应用指导原则》（2015年版），并参考药品说明书和临床指南以及所在医院处方点评制度，对被调查病史的适应证、药物选择、剂量、给药频次、给药途径、疗程、联合用药及抗菌药物应执行的管理流程等方面进行合理性评价，汇总不合理医嘱，并提出改进措施。

（2）药品不良反应报告：见习临床药师每月应完成1例以上药品不良反应报告，应符合药品不良反应报告表的要求，完整记录发生药品不良反应的药品信息、用药过程、不良反应症状等情况。

3. 培训与教育　见习临床药师应完成岗位培训和继续教育要求，如每月完成科室业务学习≥1次，每年完成继续教育的学分要求。

（二）见习临床药师的制度管理

制度管理全科临床药师要求统一，包括3个方面。

1. 科室劳动纪律　遵照所在部门相关的各项制度执行，不迟到、早退；佩戴胸卡，考勤卡记录完整，不因私离岗（未请假）；无长时间私人电话；在岗时不看无关书籍；工作场所不大声喧哗聊天等。

2. 本部门规章制度　按规定执行。

3. 对上级部门新颁布的各项制度及时有效落实。

二、初级（儿科）临床药师的月度绩效考核

从事见习临床药师岗位满1年以上，达到初级临床药师能级要求的临床药师，可申请参加初级临床药师能级评定。在科室统一组织的能级评定中通过的药师，可正式成为初级临床药师。

（一）初级临床药师的日常业务

日常业务占了初级临床药师工作内容的95%，除了见习临床药师应完成的查房、药学咨询、用药建议、医嘱审核、用药教育、全医嘱病史调查、药历、药物不良反应报告、疑难病例讨论、出具药物相关基因检测报告和TDM用药方案调整报告等基本工作之外，初级临床药师增加了会诊要求。初级临床药师的业务指标数量和种类和见习临床药师有所改

变,同一项工作的完成要求保持一致。

1. 临床查房相关工作

(1)查房和协同查房:初级临床药师的查房次数要求比见习临床药师每月减少 2 次,查房次数应 ≥ 12 次 / 月。初级临床药师在药学门诊出诊可计入查房次数统计。

协同查房或重点病区药学协同查房的要求同见习临床药师。但增加了协同下级临床药师开展重点病区独立药学查房工作,要求 ≥ 1 次 / 月。在查房前先检查查房计划,指导下级药师制订重点患者药学监护计划,关注随访结果。协同下级药师查房后,及时完成查房质量评价表,对下级药师进行客观评价。

(2)查房药历:初级临床药师的查房药历减少至每月 ≥ 1 例。药历的书写要求同见习临床药师。

(3)药学咨询:初级临床药师每月完成药学咨询的 ≥ 9 次,要求和见习临床药师相同,咨询内容限定临床药学相关内容。

(4)用药建议:初级临床药师用药建议例数有所增加,要求每月 ≥ 12 例。用药建议要求同见习临床药师。

(5)医嘱审核:要求同见习临床药师,为每月 ≥ 600 条。

(6)用药教育:初级临床药师每月用药教育数量比见习临床药师减少了 5 例,数量和轮转见习临床药师一致,为 ≥ 20 例 / 月。

(7)疑难病例讨论:要求同见习临床药师。

(8)药物相关基因检测报告和 TDM 用药方案调整报告:同见习临床药师。

(9)会诊:初级临床药师要求参加会诊,次数 ≥ 5 次 / 月,包括普通会诊、全院会诊。会诊应及时,报告准确、完整。

2. 其他临床药学工作　各能级临床药师其他临床药学工作要求统一,详见见习临床药师相关要求。

3. 培训与教育　除了原有的业务学习要求之外,初级临床药师增加了临床药师培训基地学员带教工作。应按培训大纲要求,完成相关的带教任务。在临床药师学员轮转到初级临床药师所在科室时,每月应批改药历 2 份,或辅导病例讨论 1 次,或辅导典型病例分析 1 例。批改或辅导学员作业应使用修订模式,保留批改作业的痕迹记录。

(二)初级临床药师的制度管理

全科药师制度管理标准统一,详见见习临床药师制度管理要求。

三、中级(儿科)临床药师的月度绩效考核

从事初级临床药师岗位满 2 年以上、被医院聘任为主管药师、达到中级临床药师能级要求的临床药师,可申请参加中级临床药师能级评定。在科室统一组织的能级评定中通过的临床药师,可正式成为中级临床药师。

中级临床药师具备较为丰富的临床药学工作经验,能够胜任临床药学日常工作,并带教下级药师和临床药师培训学员。

从事管理岗位的中级临床药师,作为部门负责人对各级药师进行日常管理和绩效考核,并负责领导团队达成工作目标。

（一）中级临床药师的日常业务

中级临床药师的日常工作项目和初级临床药师基本相同,但应完成的次数和要求有所不同。中级临床药师应完成查房、药学咨询、用药建议、医嘱审核、用药教育、全医嘱病史调查、药物不良反应报告、疑难病例讨论、出具药物相关基因检测报告和TDM用药方案调整报告、会诊等基本日常业务,同一项工作的完成要求保持一致。

1. 临床查房相关工作

(1)查房和协同查房:中级临床药师的查房次数要求比初级临床药师每月减少了4次,查房次数应≥8次/月,在药学门诊出诊可计入查房次数统计。

中级临床药师不作协同查房的要求,但强调了重点病区药学协同查房,此项工作的具体要求、查房记录和初级临床药师一致。中级临床药师不再要求撰写查房药历。

(2)药学咨询:中级临床药师每月完成药学咨询的≥5次,比初级临床药师减少了4次,咨询要求和见习/初级临床药师相同。

(3)用药建议:中级临床药师用药建议例数继续增加,要求每月≥14例。用药建议要求同见习临床药师。

(4)医嘱审核:工作数量要求比初级临床药师减少,为每月≥400条。

(5)用药教育:工作数量要求比初级临床药师减少,为每月≥15例。

(6)疑难病例讨论:要求同见习/初级临床药师。

(7)药物相关基因检测报告和TDM用药方案调整报告:同见习/初级临床药师。

(8)会诊:中级临床药师的会诊数量要求大幅增加,次数≥12次/月,包括普通会诊、全院会诊。会诊应及时,报告准确、完整。

2. 其他临床药学工作　各能级临床药师其他临床药学工作要求统一,详见见习临床药师相关要求。

3. 培训与教育　包括业务学习要求和临床药师培训基地学员带教工作,具体要求详见初级临床药师。

（二）中级临床药师的制度管理

全科药师制度管理标准统一,详见见习临床药师制度管理要求。

四、中级管理岗临床药师的月度绩效考核

（一）中级管理岗临床药师的日常业务

中级管理岗临床药师的日常业务中,和中级普通岗临床药师相比,查房和会诊次数要求不变,下调了药学咨询、用药建议、医嘱审核工作的数量要求,对用药教育不作要求。全医嘱病史调查、药物不良反应报告、疑难病例讨论、出具药物相关基因检测报告和TDM用药方案调整报告等工作,要求同见习/初级/中级临床药师。

1. 临床查房相关工作

(1)查房和协同查房:同中级临床药师的查房要求。

(2)药学咨询:中级管理岗临床药师每月完成药学咨询的≥3次,比中级普通岗临床药师减少了2次。

(3)用药建议:中级管理岗临床药师用药建议例数减至每月≥10例。

(4)医嘱审核:工作数量要求比初级临床药师减少,为每月≥400条。

(5)用药教育：管理岗中级临床药师不作用药教育要求。

(6)疑难病例讨论：要求同中级临床药师。

(7)药物相关基因检测报告和 TDM 用药方案调整报告：要求同中级临床药师。

(8)会诊：要求同中级临床药师。

2. 其他临床药学工作　各能级临床药师其他临床药学工作要求统一，详见见习临床药师相关要求。

3. 培训与教育　包括业务学习要求和临床药师培训基地学员带教工作，具体要求详见初级临床药师。

（二）中级管理岗临床药师的制度管理

全科药师制度管理标准统一，详见见习临床药师制度管理要求。

五、高级（儿科）临床药师的月度绩效考核

从事中级临床药师岗位满 3 年以上、被医院聘任为高级职称药师、达到高级临床药师能级要求的临床药师，可申请参加高级临床药师能级评定。在科室统一组织的能级评定中通过的临床药师，可正式成为高级临床药师。

高级临床药师具备丰富的临床药学工作经验，能够胜任临床药学所有工作，并带教下级药师和临床药师培训学员。高级临床药师一般从事管理岗工作，作为部门负责人对各级药师进行日常管理和绩效考核，并领导团队达成工作目标。

（一）高级（儿科）临床药师的日常业务

高级临床药师的日常工作项目和中级管理岗临床药师基本一致，但应完成的次数要求稍有不同。高级临床药师的查房和药学咨询数量要求低于中级临床药师；用药建议和医嘱审核的数量要求和中级管理岗临床药师一致；会诊数量要求高于中级管理岗临床药师。全医嘱病史调查、药物不良反应报告、疑难病例讨论、出具药物相关基因检测报告和TDM 用药方案调整报告等工作，要求同其他各级临床药师。

1. 临床查房相关工作

(1)查房和协同查房：高级临床药师的查房次数比中级管理岗临床药师继续减少，查房次数应 ≥ 6 次 / 月，在药学门诊出诊可计入查房次数统计。查房要求同其他各级临床药师。

在协同查房工作中，高级临床药师负责安排重点病区查房工作，检查重点病区查房质量。

(2)药学咨询：高级临床药师每月完成药学咨询的 ≥ 1 次，低于中级临床药师和中级管理岗临床药师，咨询要求和其他各级临床药师相同。

(3)用药建议：高级临床药师的用药建议例数低于中级临床药师，和中级管理岗临床药师数量一致，要求每月 ≥ 10 例。

(4)医嘱审核：工作数量要求比中级临床药师减少，和中级管理岗临床药师数量一致，要求为每月 ≥ 200 条。

(5)用药教育：高级临床药师不作用药教育要求。

(6)疑难病例讨论：要求同见习 / 初级 / 中级临床药师。

(7)药物相关基因检测报告和 TDM 用药方案调整报告：同见习 / 初级 / 中级临床药师。

（8）会诊：高级临床药师的会诊数量要求继续增加，次数≥16次/月，包括普通会诊、全院会诊。会诊应及时，报告准确、完整。

2. 其他临床药学工作　各能级临床药师其他临床药学工作要求统一，详见见习临床药师相关要求。

3. 培训与教育　包括业务学习要求和临床药师培训基地学员带教工作，具体要求详见初级临床药师。

（二）高级（儿科）临床药师的制度管理

全科药师制度管理标准统一，详见见习临床药师制度管理要求。

（田怀平　陆晓彤　张　健）

参考文献

［1］李嘉琪, 张海霞, 李俐, 等. 我国临床药师绩效考核体系的描述性系统评价 [J]. 中国医院药学杂志, 2020, 40 (3): 250-253.

［2］闫岩, 安卓玲, 刘莹, 等. 医改背景下公立医院药事管理绩效考核探索与实践 [J]. 临床药物治疗杂志, 2018, 16 (11): 23-25.

［3］刘桦, 廖永凯, 杨湘怡. 我院药师绩效管理体系的建立与实践 [J]. 中国药房, 2019, 30 (3): 307-310.

［4］杨昇玥, 林国华, 蒙凯, 等. 临床药师绩效评价指标体系构建方法综述 [J]. 中国药师, 2019, 22 (10): 1910-1914.

［5］方罗, 郑小卫, 许高奇, 等. 临床药师绩效考核制度的构建 [J]. 中国现代应用药学, 2019, 36 (6): 745-748.

［6］吴颖其, 张圣雨, 殷桐, 等. 公立医院"国考"形势下临床药师绩效考核体系的构建 [J]. 中国药房, 2021, 32 (18): 2184-2189.

［7］王永, 鲍志伟, 胡霞, 等. 临床药学科绩效二次分配方案的实践探索 [J]. 江苏卫生事业管理, 2020, 30 (7): 882-884.

［8］曹文静, 雷海波, 郭小兰, 等. 三级公立医院临床药师精细化绩效考核体系的构建 [J]. 临床医药实践, 2022, 31 (7): 523-525.

［9］白玛央宗, 索朗央宗, 泽碧, 等. 医院药学绩效考核研究现状的文献分析 [J]. 中国药师, 2020, 23 (4): 736-741.